SCHÖNHEIT

Die Texte übersetzten aus dem Französischen
Dorothee Asendorf
(»Die Kosmetik«, »Die Frauenmagazine«)
Holger Fock und Sabine Müller
(»Die fremde Schönheit«)
Sabine Herting
(»Das 20. Jahrhundert – die Jahrzehnte«)
Barbara Kleiner (»Parfüms«)
Annette Lallemand
(»Die Schönheit und ihre Geschichte«)
Die Einführung übersetzten aus dem Amerikanischen
Holger Fock und Sabine Müller

Abbildung auf dem Umschlag: Milla Jovovich, photographiert von Peter Lindbergh für die italienische *Vogue*, New York 1996.

Wir danken Milla Jovovich und Peter Lindbergh für die freundliche Genehmigung, die auf dem Umschlag abgebildete Photographie verwenden zu dürfen.

Die Deutsche Bibliothek – CIP-Einheitsaufnahme
Schönheit: eine Kulturgeschichte des 20. Jahrhunderts = Beauty / mit einer Einl. von Dorothy Schefer Faux. Mit Texten von Nathalie Chahine ... [Die Texte übers. aus dem Franz. Dorothee Asendorf ... Die Einf. übers. aus dem Amerikan. Holger Fock und Sabine Müller]. – München: Schirmer/Mosel, 2000
ISBN 3-88814-946-0
Satz: EDV-Fotosatz Huber/Verlagsservice G. Pfeifer, Germering
Printed in Italy
ISBN 3-88814-946-0
Schirmer/Mosel Programminformation im Internet:
http://www.schirmer-mosel.de

Die Autoren:

Nathalie Chahine ist Journalistin und hat sich als Buchautorin auf die Geschichte der Schönheit im 20. Jahrhundert spezialisiert (*100 ans de beauté*, 1996).

Catherine Jazdzewski ist Redakteurin der französischen *Vogue* und Mitarbeiterin von *Le Monde*. Von ihr erschienen *Helena Rubinstein* (1999) und *On se fait une beauté?* (2000).

Marie-Pierre Lannelongue, Journalistin, arbeitet seit vier Jahren für die französische *Elle*.

Françoise Mohrt leitete von 1960 bis 1978 das Ressort »Beauté« der französischen *Vogue*. Sie schrieb zahlreiche Artikel für Zeitschriften und veröffentlichte Bücher über Marcel Rochas (1983) und Givenchy (1998).

Fabienne Rousso, die seit 1983 der Redaktion der französischen *Elle* angehört, ist Autorin mehrerer Bücher (z.B. *Rendez-vous d'amour à Paris*, 2000). Als Filmemacherin erhielt sie 1999 den Dokumentarfilmpreis auf dem internationalen Filmfestival in Chicago.

Dorothy Schefer Faux, die für *Mirabelle* und *Vogue* gearbeitet hat und noch heute für die großen Frauenmagazine in den USA tätig ist, gründete und leitet eine Website im Internet für das Thema Schönheit. 1997 veröffentlichte sie das Buch *What is Beauty?*

Francine Vormese ist seit 1977 für die französische *Elle* tätig, als Modejournalistin, Reiseredakteurin und Mitarbeiterin von *Elle Décoration*.

SCHÖNHEIT

BEAUTY BEAUTÉ

EINE KULTURGESCHICHTE DES 20. JAHRHUNDERTS

EINFÜHRUNG VON
DOROTHY SCHEFER FAUX

MIT TEXTEN VON
NATHALIE CHAHINE
CATHERINE JAZDZEWSKI
MARIE-PIERRE LANNELONGUE
FRANÇOISE MOHRT
FABIENNE ROUSSO
FRANCINE VORMESE

SCHIRMER/MOSEL

»Die Menschen sagen wohl, die Schönheit sei etwas Äußerliches. Mag sein. Aber gewiß ist sie nicht so äußerlich wie das Denken. Für mich ist die Schönheit das Wunder der Wunder. Nur Hohlköpfe urteilen nicht nach dem Äußeren. Das wahre Geheimnis der Welt liegt im Sichtbaren, nicht im Unsichtbaren.«

Oscar Wilde, Das Bildnis des Dorian Gray

INHALT

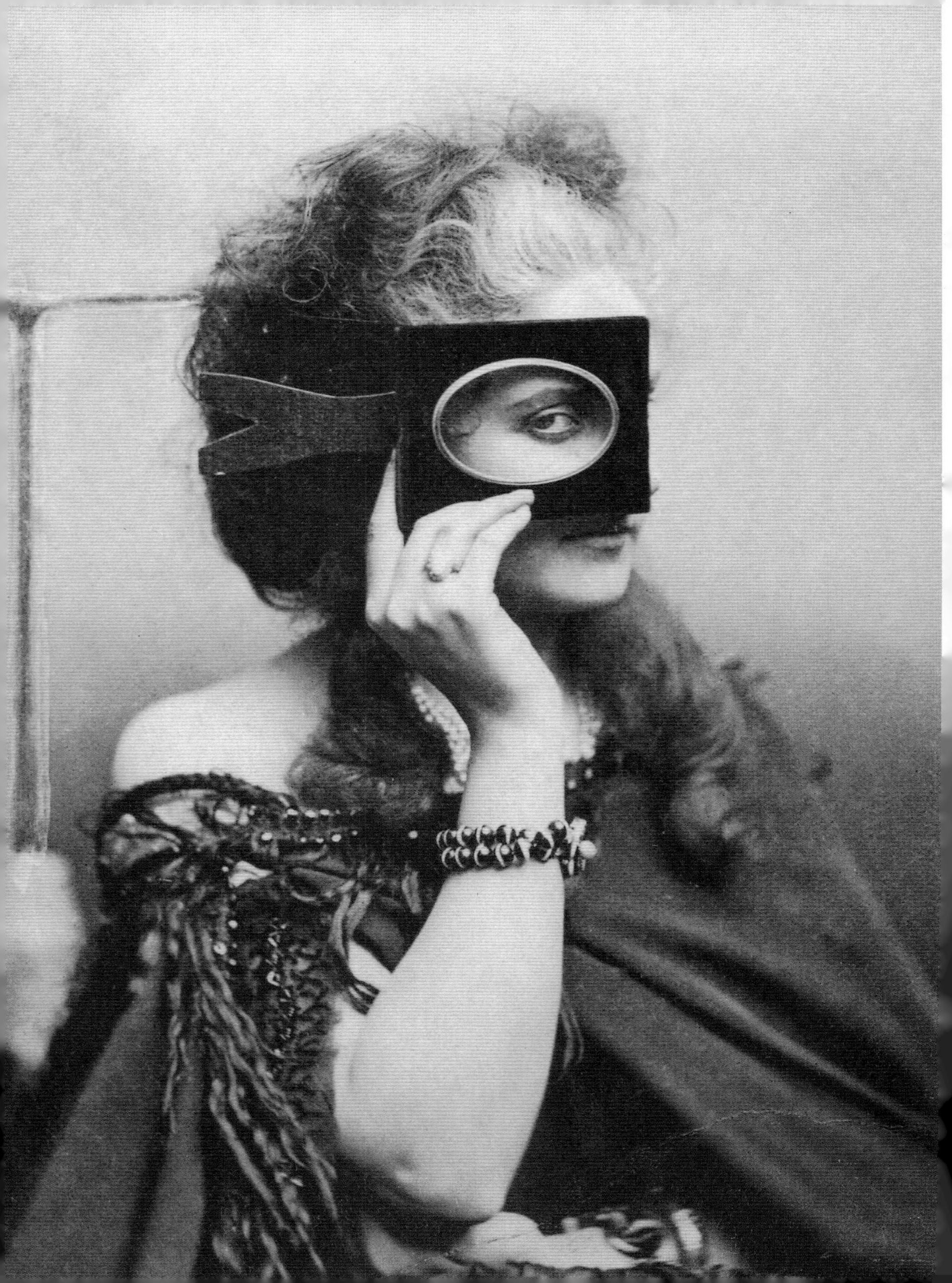

Die Schönheit

Einführung

Die Schönheit

Einführung

Die Zukunft der weiblichen Schönheit: vom Ideal befreit

New York, wenige Wochen vor dem Jahrtausendwechsel. An einem regnerischen Dezemberabend kommt es zu einem historischen Moment in der Geschichte des Metropolitan Museum of Art. Der Sound der Rolling Stones dröhnt durch die hehren Ausstellungsräume mit den zeitlos schönen Kunstwerken und den zeitgemäß illustren Gästen, die sich dort versammelt haben. Man feiert »the Party of the Year«, die jährliche Wohltätigkeitsgala, bei der in diesem Jahr das Metropolitan Costume Institute die anwesenden Rockmusiker stellvertretend ehrt für ihren Beitrag zur Stilbildung unserer Zeit und natürlich für ihre Wirkung auf die Mode. »Man kann den Einfluß der Rockmusik auf den Stil des ausgehenden 20. Jahrhunderts kaum überschätzen«, hat Richard Martin, der bis zu seinem Tod im November 1999 die Kostümsammlung leitete, einmal geäußert. »Die Rockmusik hat auf visuellem Gebiet mehr bewirkt als Film oder Modeindustrie, sogar mehr als beide zusammen.«

Die Welt der Mode und Schönheit hat die Rockmusik regelrecht vereinnahmt: Ende der neunziger Jahre werden die Defilees großer Couturiers orchestriert wie Rockkonzerte, und Rockmusiker treten in der Werbung von Modeschöpfern wie Calvin Klein statt der Models in Erscheinung. Farbpaletten von Kosmetiklinien, von Tommy Hilfiger bis MAC, werden nach Rockstars benannt, und selbst die großen Visagisten suchen Inspiration beim Rock 'n' Roll. »Bei Musik fallen mir oft Farben ein, und ich bekomme Ideen für neue Looks«, sagt Dick Page, bekannt als Vorreiter des minimalistischen Make-up.

Doch wie konnte die Rockmusik Stil, Mode und die Idee von Schönheit im ausgehenden Jahrhundert so weitgehend prägen? Ausschlaggebend sind die Persönlichkeit der Musiker, ihr Glamour und ihre Vielfältigkeit, ihre Provokationslust und die Themen, die sie aufgreifen, womit sie im Einklang mit unserem Zeitgeist stehen. Ein hübsches Gesicht zu haben mag ausreichen, um zu verführen, doch um zu überzeugen,

Cindy Sherman, *Untitled Film Still,* 1977.

Seite 6:
Comtesse de Castiglione.
Die Gräfin, von ihren Zeitgenossen häufig als Jahrhundertschönheit bezeichnet, nutzte das Medium der Photographie ihr Leben lang gerne zur Selbstinszenierung. (*Scherzo di Follia*, Photographie von Pierre-Louis Pierson, 1861–67.)

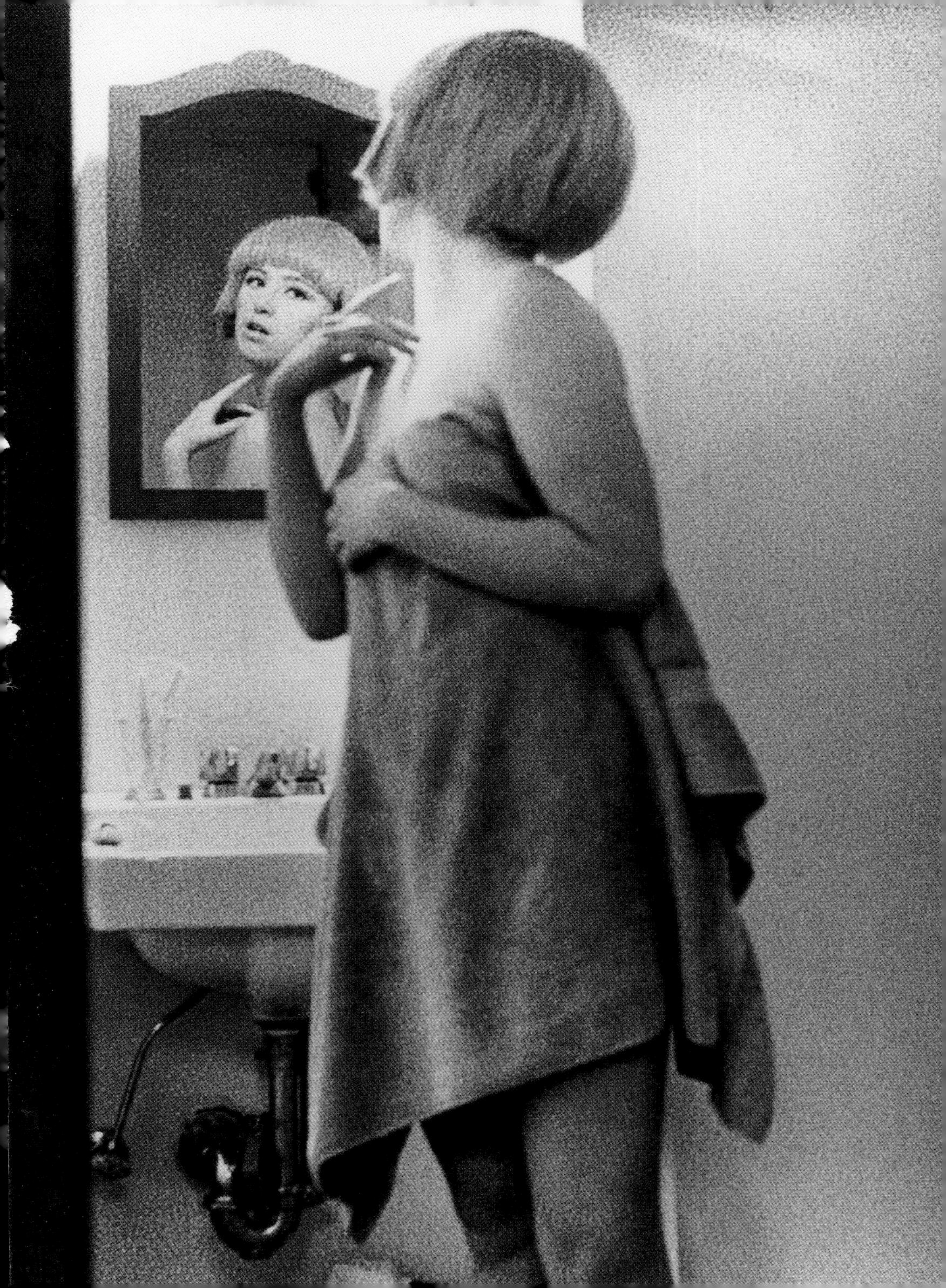

muß »Schönheit« mehr sein als nur Fassade. Sie muß für etwas stehen, das größer ist, das einen bewegt. Musik transportiert die Gefühle, Gedanken, Leidenschaften des Künstlers, was ein Gesicht allein nie vermitteln kann. Daher war der Auftritt der Musik neben Design und Mode bei diesem Ereignis im Metropolitan Museum auch so bedeutend, denn dies symbolisiert unsere Zeit. Die Gäste waren spektakuläre Repräsentanten der zeitgenössischen Schönheitsideale – Idole: Musikstars wie Liz Phair, Jennifer Lopez, Whitney Houston und die Rap-Lady Lil' Kim; Models wie Kate Moss, Naomi Campbell und Iman; Frauen der Gesellschaft wie Diane von Fürstenberg, Prinzessin Marie Chantal von Griechenland und Aerin Lauder; die Schauspielerinnen Gwyneth Paltrow, Heather Graham und Elizabeth Hurley, die zugleich als Model für Estée Lauder arbeitet. André Leon Talley, leitender Redakteur für besondere Themen der amerikanischen *Vogue*, bemerkte zu einem Journalisten der *New York Times*: »Hätten Sie sich eine derartige Szenerie je vorstellen können? Annette de la Renta in ihren wogenden Seidenroben und daneben Lil' Kim in ihrem Versace-Bikini – zusammen sind sie geradezu das Sinnbild für diesen Abend.« Und, wie es scheint, für das Jahrhundert.

Fünfzig Jahre lang hatten wir uns über gesellschaftliche Probleme wie Armut, Rassismus, Bigotterie, die Frauenrechte und die Rollenverteilung unter Männern und Frauen Gedanken gemacht und uns um Lösungen bemüht, und nun, in den Neunzigern, auf dem Weg ins neue Jahrtausend, waren die diversen Moden der Spiegel, in dem wir uns wiedererkennen konnten. Unser Erscheinungsbild spiegelte in allen Darstellungsformen, auch den extremsten, den gesellschaftlichen Wandel wider: Dekonstruktivismus, Anti-Schönheit, Grunge, Globalisierung und multikulturelle Vielfalt, das androgyne Ideal, um nur einige zu nennen. Im Zeichen der Postmoderne suchten wir nach Veränderung und danach, das verlorene Gleichgewicht zurückzugewinnen. Als Ergebnis haben wir heute eine Vorstellung von Schönheit, die es uns erlaubt, irgendeinen der genannten Trends zu wählen oder auch etwas völlig anderes. Heute ist Schönheit pluralistisch, mehr denn je bestimmt jeder für sich allein, was schön ist. Die Suche nach uns selbst und die Meilensteine, die wir im gerade vergangenen Jahrhundert gesetzt haben, zeigen langsam ihre Wirkung. Hat eine Revolution der Schönheit stattgefunden? Vielleicht.

Individuelle Schönheit, wie wir sie heute verstehen, hat sich erst seit den sechziger Jahre zu einem allgemeinen Phänomen entwickelt. Heute kann es vorkommen, daß wir uns erdrückt fühlen von der Vielfalt der Schönheitsideale, Looks und Stile, die uns zur Auswahl angeboten werden, wenn wir auf der Suche nach unserem individuellen Ausdruck

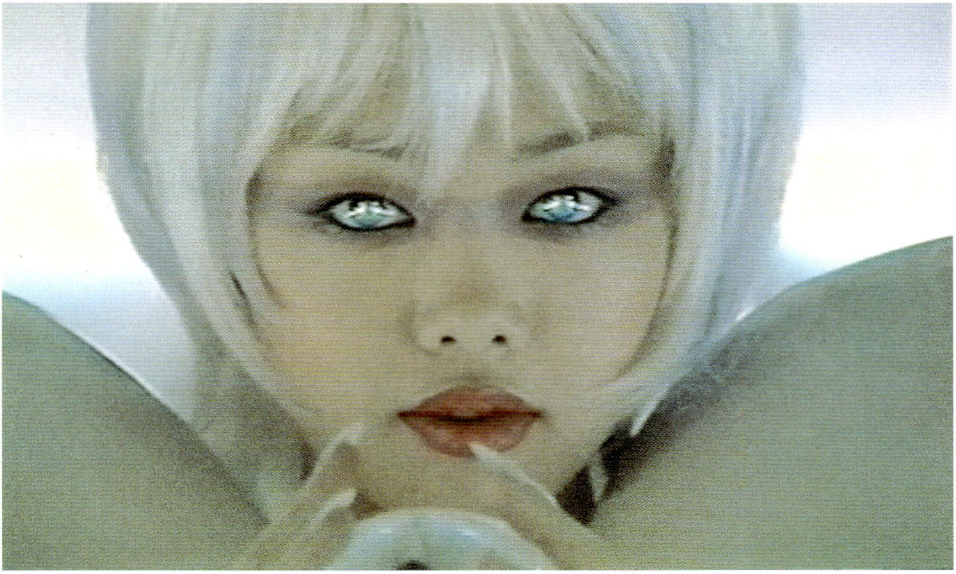

Mariko Mori,
Mirage, 1997.

sind. In der ersten Hälfte des 20. Jahrhunderts gab es in der Regel jeweils nur ein Schönheitsideal, dem die meisten Frauen nacheiferten. Um 1910, zum Beispiel, als die Belle Époque langsam ausklang, orientierten sich die Frauen an Photographien, auf denen Damen der Aristokratie mit den neuesten Frisuren und Kleidern abgebildet waren. Um die vorgegebene Wespentaille und S-Linie zu erreichen, zwängten sie sich in ein mit Fischbein verstärktes Schnürkorsett. Breite, schwere Hüte, die auf einer Turmfrisur aus Haarteilen saßen und nur mühsam in der Balance gehalten werden konnten, wenn man den Schwanenhals bewegte, dazu ein Gesicht, dessen Bemalung natürlich wirken sollte, waren unverzichtbare Bestandteile des modischen Erscheinungsbilds der Frau. Dieser Aufputz ist mit unserem beschleunigten Lebensstil unvereinbar. Er konnte nur von Frauen getragen werden, die nicht weit zu gehen und keine Hausarbeit zu erledigen hatten, da die angestrebte, zweifellos anmutige Silhouette eine starre, verkrampfte Körperhaltung erforderte.

In den zwanziger Jahren wurde das Kino immer populärer und entwickelte sich zur beliebtesten Unterhaltungsform der Nachkriegszeit. Wie ein Lauffeuer verbreitete sich damit ein moderner Stil, der Frauen jeden Alters und aus allen Klassen begeisterte. In ihrem Einfluß auf die Mode hatten die schönen, angebeteten Leinwandstars die Damen der Gesellschaft bald verdrängt. So radikal umwälzend wie das Medium wirkte der neue, nie dagewesene Stil: kurze Kleider, kurz geschnittenes Haar, auffälliges Make-up und sportliche Kleidung. Die exotisch anmutende Schönheit von Schauspielerinnen wie Louise Brooks und Gloria Swanson, mit Bubikopf, schwarz umrandeten Augen, dunkelrot geschminkten Lippen, schlankem, korsettfreien Körper, sollte eine ganze Generation von Frauen prägen. Wer in den Zwanzigern das Haar nicht kurz trug, war einfach nicht modern. Mag das Modediktat noch uniform und streng gewesen sein, mit den zwanziger Jahren begann die Schönheit im heutigen modernen Sinn. Und der Stil, den diese Leinwandstars schufen, war so bildhaft und hatte so durchschlagenden Erfolg, daß er im Laufe des Jahrhunderts immer wieder Neuauflagen erfuhr.

In den folgenden drei Jahrzehnten behielt Hollywood seinen maßgeblichen Einfluß darauf, was Stil und Schönheit ist, weiterhin bei. Nach der Wirtschaftskrise 1929 lieferte es in den dreißiger Jahren die Traumwelten und Zufluchten, die die Vereinigten Staaten so bitter nötig hatten. Nie zuvor hatten Hollywoods Stil und Glamour eine solche Macht. Die erotische Ausstrahlung von Stars wie Marlene Dietrich und Greta Garbo wirkte international. Ihr eindringlicher Blick, die scharf konturierten Lippen, die schmalen, geschwungenen Brauen und das seidenweiche Haar prägten den unverwechselbaren Stil dieses Jahrzehnts. Jean Harlow färbte als erster Filmstar das Haar platinblond und schuf damit einen Trend, der für alle Zeit mit dem Glamour Hollywoods in Verbindung gebracht und bis in unsere Tage nachgeahmt wird: Marlene Dietrich, Carole Lombard, Veronica Lake, Lauren Bacall, Marilyn Monroe, Grace Kelly, Anita Ekberg, Brigitte Bardot, Farrah Fawcett, Catherine Deneuve und Gwyneth Paltrow, alle standen in der Tradition des sensationellen Platinblonds der Harlow.

Während des Zweiten Weltkriegs trug Hollywood erneut mit seinen Leinwand-Diven dazu bei, die Frauen an der Heimatfront zur Pflichterfüllung und Ergebenheit zu ermahnen und die Moral der Truppen zu stärken. Veronica Lake, Rita Hayworth und Lauren Bacall

Helmut Newton, Photographie für die Zeitschrift *Votre Beauté*, 1970.

Titelbild, *Esquire*, 1968, von George Lois, bedeutender »image maker« der sechziger Jahre.

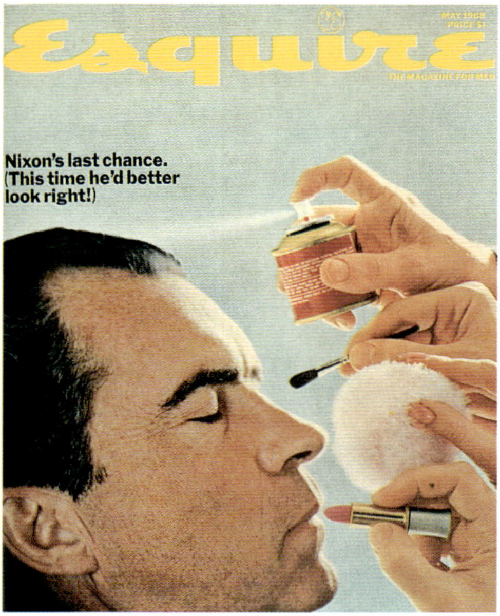

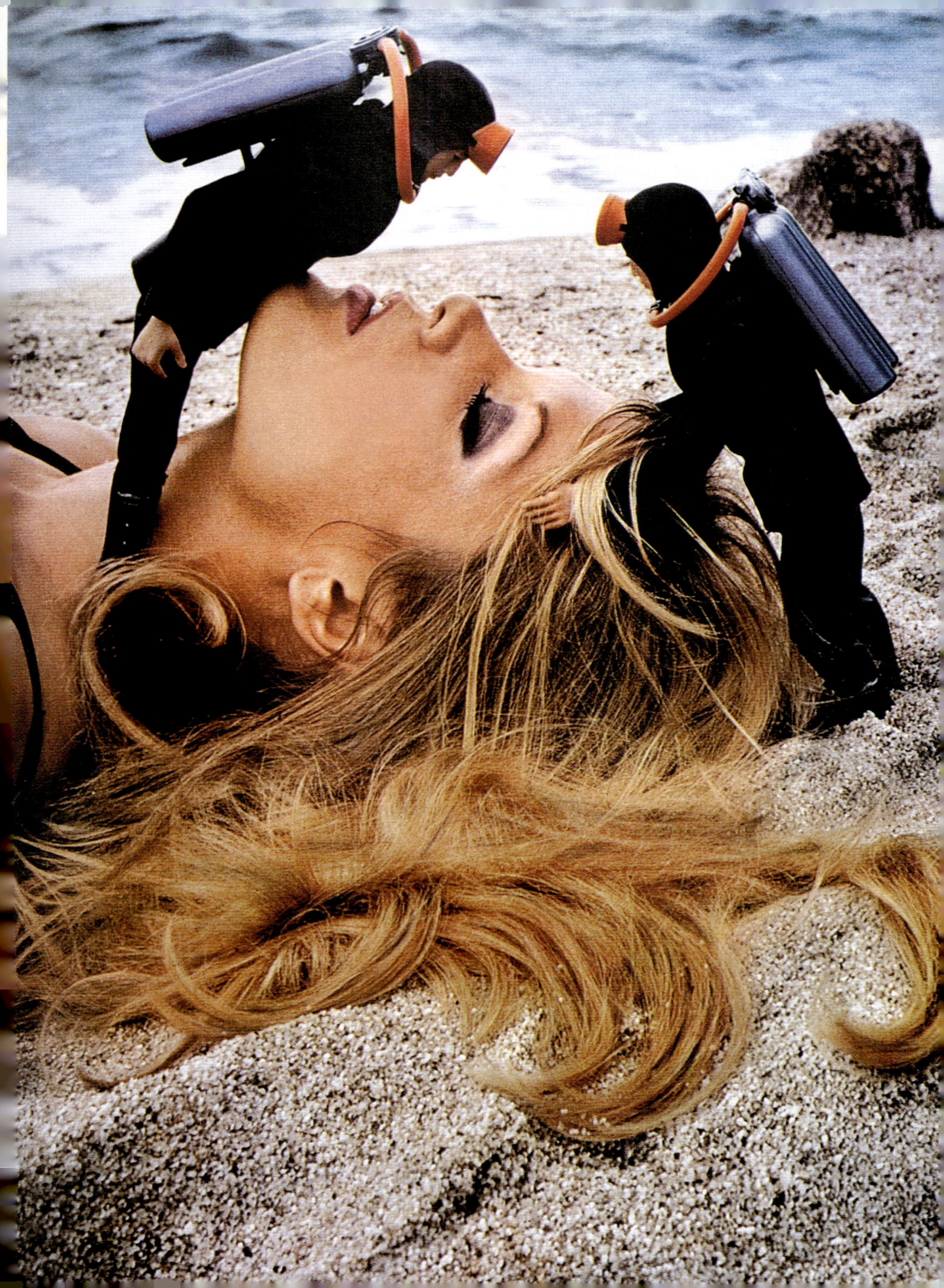

verkörperten einen extrem weiblichen Typ, mit langem, vollem, sanft gewelltem Haar, stark geschminktem Gesicht, großen Rehaugen und vollen Lippen, ideal als Pin-up also. Sinnliche Posen, gewagte Bekleidung wie kurze Hosen, knappe Hemdchen und wallendes Haar schufen ein neues Idealbild der Schönen: die Sexbombe. Frauen wie Marilyn Monroe, Brigitte Bardot, Cindy Crawford und Laetitia Casta haben seither die Männer zur Bewunderung und die Frauen zur Nachahmung getrieben.

Schon immer hat die Mode die Schönheitsideale beeinflußt und umgekehrt. Noch heute halten die Hochglanz-Magazine der Haute Couture am Bild einer Schönheit fest, die unverschämt teuer, extrem schlank und für die meisten Frauen unerreichbar ist. Nichtsdestotrotz lieben sie diese Idealbilder wegen der Würde, die sie ausstrahlen, und dafür, daß sie ihre Sehnsüchte verkörpern. Diese Vision wurde in den späten vierziger und frühen fünfziger Jahren geschaffen, als Richard Avedon und Irving Penn in prachtvollen, hoch stilisierten Photographien den New Look von Dior festhielten. Im zerstörten Nachkriegseuropa, das seine wenigen Kräfte und seine letzten Reste an Lebensmut für den Wiederaufbau mobilisieren mußte, brauchte es einen so inspirierten Geist wie Dior, um wieder Hoffnung zu wecken. Er sah in der Schönheit der Frau eine Macht, um Frankreich von den Toten wieder auferstehen zu lassen, und schuf einen Stil, der Frauen wie zur Zeit der Belle Époque in lebendige Blumen verwandelte, die auf den Trümmern erblühten. Der New Look, wie Dior ihn nannte, umfaßte die ganze Frau, vom trägerlosen Kleid mit weitem Rock und Wespentaille über die erforderliche – übertrieben disziplinierte – Haltung bis hin zum nach hinten gekämmten Haar über den Make-up-Farben. Diors schnelle Lösung, um Frauen einen würdevollen Auftritt zu verschaffen, war für sie mit erheblichen Einschränkungen verbunden; wobei er auf eine Menge Vorstellungen zurückgriff, die um die Jahrhundertwende das Bild der Schönheit bestimmt hatten. Er mutete den Frauen strenge Schnitte in Form des A, H oder Y zu, auch in Oval- oder Scherenform, und forderte von ihnen eine neue Körperhaltung, die nichts anderes war als die Umkehrung der S-Linie. Frauen wurden wieder in enge Stangenkorsetts und Röcke gesteckt, die sie ihrer Beweglichkeit beraubten – das Bild der starren Blume aus der Belle Epoque feierte fröhliche Urstände. Coco Chanel war aufgebracht. Dior wolle, »daß Frauen aussehen wie Sessel, deshalb steckt er sie in Schonbezüge«, empörte sie sich und startete ihr Comeback.

Chanel hatte eine andere Vorstellung von Schönheit und elegantem Auftreten. Sie glaubte, daß jede Frau Würde besitzt, wenn sie nur die Freiheit hat, sie zu zeigen. Die neue Version der von Chanel erstmals in

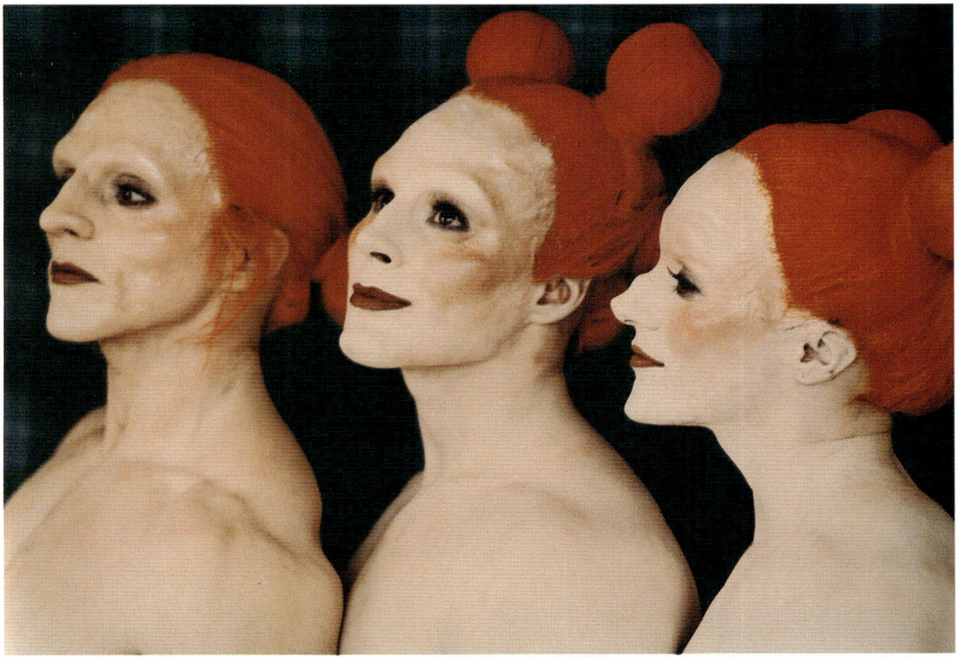

Matthew Barney,
CR_4: Faerie Field,
1997.

den zwanziger Jahren entworfenen, elegant-sportlichen Kleidung gab den Frauen der fünfziger Jahre nicht nur ihre natürliche Gestalt und ihre Bewegungsfreiheit zurück, sondern zeigte wieder eine Richtung auf dem Gebiet der Mode und Schönheit an, die bis heute fortdauert: natürliche Formen, Basics, weiche Stoffe, einfache Accessoires. Die lockere und natürlichere Struktur ihrer Modelle wirkte sich auch auf die Erscheinung im Alltag aus. Make-up und Frisur wurden diskreter, im Gegensatz zu den streng geschminkten Gesichtern, den hochgezogenen Augenbrauen und den dunkelroten Lippen Diors. Chanels Philosophie beeinflußte und prägte einige der bedeutendsten »image maker« des 20. Jahrhunderts, wie Modeschöpfer und -photographen. In den siebziger Jahren veränderte Diane von Fürstenberg, von *Newsweek* als »marktfähigste Frau in der Mode seit Coco Chanel« erachtet, die Art und Weise, wie sich Amerikanerinnen – insbesondere die neue Gruppe der Karrierefrauen – kleideten, mit einem einzigen Entwurf: dem Wickelkleid. Es war weiblich und leicht zu tragen, tagsüber ebenso wie am Abend, gab Frauen volle Bewegungsfreiheit und sah doch immer chic und sexy aus. Diane von Fürstenberg wollte, daß Frauen ihrer Kleidung ihren eigenen Stil und ihre eigene Schönheit verliehen und nicht umgekehrt. In den achtziger und neunziger Jahren entwickelte Donna Karan diesen weiblichen Stil noch einen Schritt weiter mit ihrer revolutionären Basismode, die nicht nur chic und leicht tragbar war, sondern auch natürlich und sexy wirkte. Anzüge im männlichen Power-Look, gestyltes Haar und schweres Make-up wurden ausrangiert. Wie Coco Chanel war sie eine moderne, berufstätige Frau, die sich ihren arbeitenden Geschlechtsgenossinnen und deren Bedürfnissen eng verbunden fühlte.

In den fünfziger Jahren veränderten sich die Faktoren, die bestimmten, was Schönheit ist. Während die Mütter versuchten, gleichzeitig der Rolle der perfekten Hausfrau, wie June Cleaver (die *super mom* des amerikanischen Fernsehens) sie verkörperte, dem Sex Appeal einer Marylin Monroe und der von *Vogue* propagierten Eleganz einer Lisa Fonssagrives, Suzy Parker oder Bettina gerechtzuwerden, orientierten sich ihre Töchter eher an ihrer jeweilig bevorzugten Musikrichtung oder ihren Lieblingsstars aus dem Fernsehen. Die Vorbilder erzeugten höchst unterschiedliche Looks: Elvis – Jeans und Pferdeschwanz; Audrey Hepburn – schwarzer Lidstrich und Capri-Hose; Brigitte Bardot – strohblondes Haar und hautenge Pullis. Der Stil der »Mütter« aus den Fünfzigern ist nie mehr aufgegriffen worden, aber die Ikonen der damaligen Jugend beherrschen uns heute noch. Die Visagistin Sandy Linter, der viele der heutigen Stars ihr Gesicht anvertrauen, kann das bestätigen: »Die Stars, die ich schminke, möchten alle wie Madonna oder Audrey Hepburn aussehen.«

Der Schnurrbart von Salvador Dalí, Photographie von Philippe Halsman.

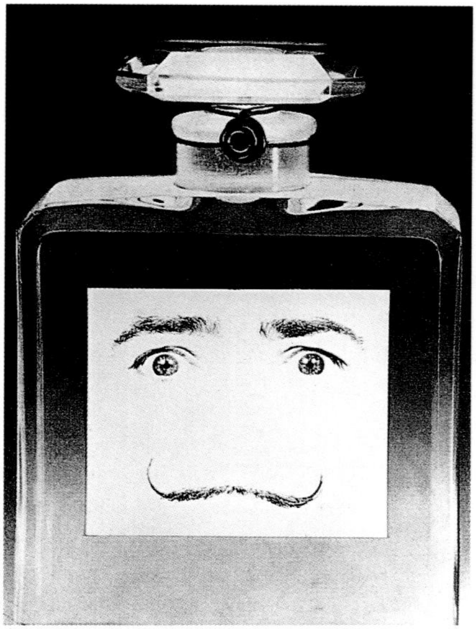

Als die Mädchen der fünfziger Jahre älter wurden, blieben sie den Werten ihrer Generation treu, und sie spürten, daß die Kluft zwischen diesen und den Werten ihrer Eltern immer größer wurde. Nachdem Yves Saint Laurent 1957 das Modehaus Dior übernommen hatte, lancierte er den »Beat Look«, in dem er den eleganten Stil der Mütter mit der Mode »von der Straße« mischte – damit begann die Haute Couture sich mehr und mehr der Dynamik und dem Veränderungsdrang einer jüngeren Generation zuzuwenden. Die sechziger Jahre waren in Europa wie in Amerika eine Zeit großer gesellschaftlicher Veränderungen und politischer Unruhen. Als die Kennedys 1960 ins Weiße Haus einzogen, schlugen sie die Welt mit ihrer Jugendlichkeit, ihrem Idealismus und

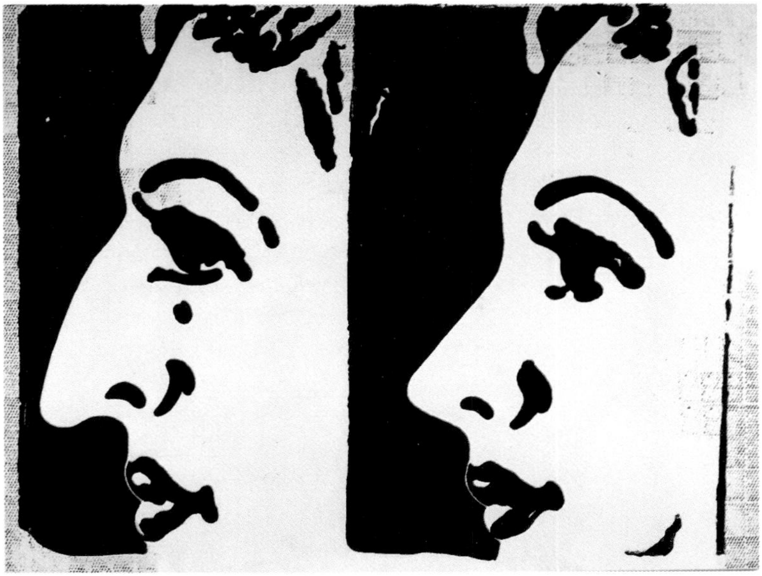

Andy Warhol,
Before and After,
1960.

Reformwillen in den Bann. Und Jackie wurde zeit ihres Lebens wegen ihres so kultivierten wie modischen Stils, ihrer anmutigen und eleganten Erscheinung bewundert.

Mit den Massenhysterien bei den Auftritten der Beatles und der Rolling Stones erreichte die Musik als gesellschaftliche Kraft ihren Zenith. Bald schien die ganze westliche Welt, die unter dreißig war, *swinging English* zu sein und den Look von Twiggy, Biba und der King's Road zu tragen. Mary Quants Minirock, ihre großen Augen und falschen Wimpern bestimmten das Straßenbild, dazu krauses Haar, zu Bienenstöcken aufgetürmte Frisuren oder Bubikopf sowie matte Töne auf den Lippen. Die Pop Art und Op Art von Andy Warhol, Bridget Riley, David Hockney und Frank Stella beeinflußten Kleidung, Frisur und Make-up, brachten geometrische Muster und Schnitte. Zu diesem Look gehörten Vidal Sassoons' exakter Bob, ein voller, tief in die Stirn reichender Pony, Haarknoten, Lidstriche, die in den Augenwinkeln zu schwarzen Dreiecken zusammentrafen, sowie klar konturierte, aber blaß geschminkte Lippen. Doch nach der Ermordung John F. Kennedys und dem Ausbruch des Vietnamkriegs wurden Mode und Kosmetik mit einem Mal für trivial gehalten. Die Kluft zwischen den Generationen war unüberbrückbar geworden, die Jugend beanspruchte die Zukunft für sich. Antikriegsdemonstrationen, Feminismus, Bürgerrechtsbewegung, Rockmusik, die Pille und die sexuelle Befreiung bewirkten, daß die Frauen der sechziger

Jahre sich und die Welt mit anderen Augen betrachteten. Second-hand- und Trödelläden, langes unfrisiertes Haar mit Mittelscheitel, das natürliche Make-up einer Grace Slick oder das psychedelisch entrückte Gesicht einer Penelope Tree waren Ausdruck von Idealismus und Antimaterialismus.

Die siebziger Jahre sahen das Ende des Vietnamkriegs, den Ausbruch der Watergate-Affäre und die Zuspitzung der Ölkrise. In der amerikanischen Innenpolitik sorgten der Feminismus und die Bürgerrechtsbewegung für schwierige, aber notwendige Umwälzungen. Es war eine Zeit der Desillusionierung und Ungewißheit, des Mißtrauens gegenüber der Obrigkeit, was sich in allem widerspiegelte, auch in der Mode. Um Probleme zu bewältigen, wandte man sich mystischen Religionen, der Psychotherapie oder radikalen Bewegungen zu. In der Kunst, die sich vom Konzept der Schönheit und Idealisierung der menschlichen Gestalt verabschiedete, verzichtete die abstrakte Malerei weiterhin auf eine Darstellung des Menschen, und Hyperrealisten wie Chuck Close versuchten, jeden Idealismus im Keim zu ersticken und den Blick des Betrachters zu irritieren. Die Idealfigur der siebziger Jahre war sehr groß und schlank; man hatte lange, oft unechte Fingernägel. Das Haar war in Dauerwellen gelegt, gestuft geschnitten und oft mit schrillen, bunten Strähnen versehen. Das Make-up zeigte kräftige, kühle Farbschattierungen mit dunkel- oder korallenrot geschminkten Lippen; gezupfte Augenbrauen und Rouge auf den Wangen betonten die Konturen des Gesichts.

Die sozialen Ungewißheiten der Siebziger erzeugten eine nostalgische Sehnsucht nach vermeintlich unkomplizierten alten Zeiten oder die Flucht in Phantasiewelten. Die erste Tendenz zeigte sich im romantischen Gypsy-Look mit langem glatten, dauergewellten oder federartig geschnittenem Haar und einem betont weiblichen, aber leichten Make-up. Die zweite Tendenz drückte sich im provokanten Glitter-Rock, im Discostil und beginnenden Punk aus – Bianca Jagger, Diana Ross, Debbie Harry und der braungebrannte Jet-Set-Look von Cheryl Tiegs, Lauren Hutton und Farrah Fawcett. Schließlich hielt mit dem Model Beverly Johnson der multikulturelle Aspekt Einzug in die Mode und durchbrach die Schranken, die die Modeindustrie vor Farbigen errichtet hatte.

Die Maßlosigkeit der achtziger Jahre führte zu einem extremen Wandel. Die Flut der neuen Reichtümer brachte einen unverfrorenen und gedankenlosen Materialismus hervor: Markenzeichen und Labels wurden offen und auffällig getragen, der Reichtum schlug sich in einem durch und durch »gestylten« Leben nieder. Je größer, desto besser – das galt für

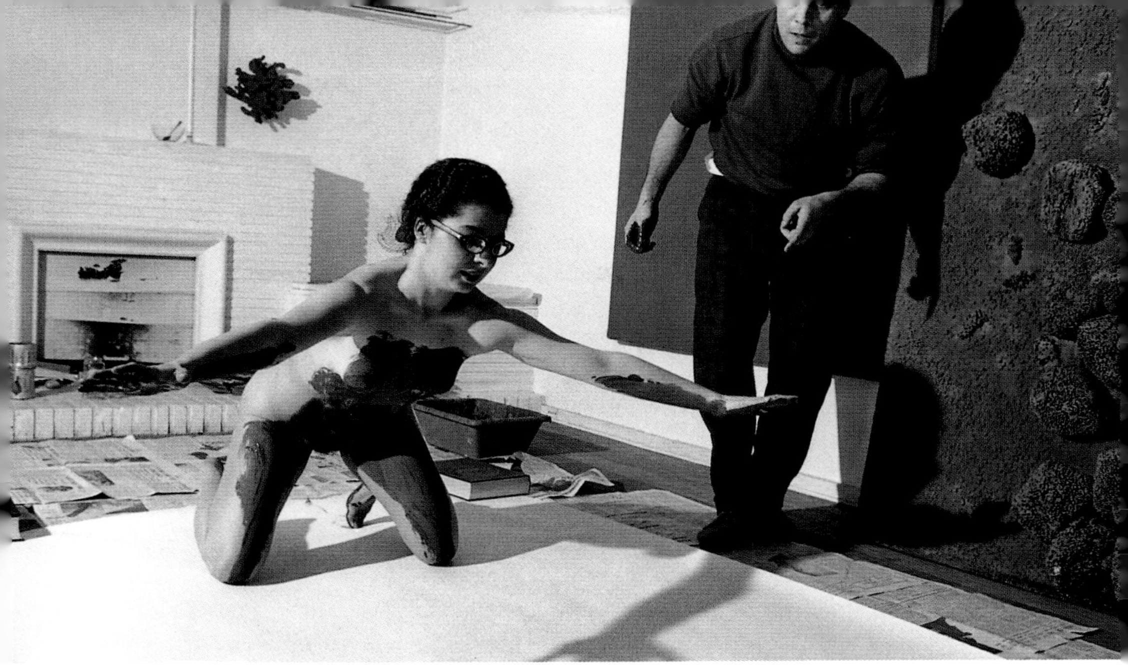

Yves Klein gibt einem Modell Anweisungen zu einer *Anthropometrie*, sechziger Jahre.

die Haartracht wie für Schulterpolster, Körpergröße, Brüste. Gleichzeitig setzte der Fitness- und Gesundheitswahn ein, die Frauen stellten ihre neuen, athletischen Körper in hautenger Kleidung zur Schau. In der Arbeitswelt erreichten sie allmählich auf breiter Ebene machtvolle Positionen. Im Look der Powerfrau, mit einem kraftvollen, jede Facette ihrer Weiblichkeit akzentuierenden Make-up, überwanden sie alle Hindernisse. Sie versuchten, allen Aspekten ihres Lebens – Familie, Karriere, Haus, Lifestyle – gleichermaßen gerecht zu werden, die »Superfrau« wurde zum Begriff. Und in deren Folge das »Supermodel«, das zugleich Manager seines eigenen Erfolgs war. Cindy Crawford, Claudia Schiffer, Naomi Campbell, Linda Evangelista und Christy Turlington wurden zu Symbolen unerreichbarer Schönheit, und sie selbst steuerten und verwalteten ihre weltweite Präsenz, ihre Einkünfte und Karriere. Sie traten in Musikvideos und Werbefilmen auf und produzierten zum Teil ihre eigenen Fitness-Videos. Auch wenn es kaum möglich war, so gut auszusehen wie sie, brachte die Macht, die sie im Laufe ihrer Karriere errungen hatten, die Frauen dazu, über ihre Schönheit selbst zu bestimmen.

Zum Ende des Jahrzehnts holte Donna Karan die Mode mit einfach geschnittenen Basics in die Wirklichkeit zurück. Zehn Jahre später sollte Karan eine der ersten Modeschöpferinnen sein, die in ihren Werbekampagnen und auf dem Laufsteg mit Frauen über fünfzig warb.

In dieser Zeit wurde auch das Make-up wieder natürlicher. Vorreiter war der Visagist Bobbi Brown mit seinen matten, unauffälligen Farben, die aussehen sollten, als würde kein Make-up verwendet werden. Zum ersten Mal bekam auch das Make-up, das zu gesellschaftlichen Anlässen getragen wurde, ein persönlichere Note, seine Grundierung wurde dem individuellen Teint angepaßt.

Der Materialismus der achtziger Jahre wurde in den Neunzigern als abstoßend empfunden. Die pompöse Zurschaustellung des Reichtums hielt man nun für geschmacklos und unmoralisch. Zwar gaben die Top-Models weltweit immer noch den Ton an, aber ihr Styling war zurückhaltender. Mode war chic, doch minimalistisch und den natürlichen Proportionen des Körpers angepaßt. Calvin Klein, der Minimalist, und Helmut Lang, der Dekonstruktivist, zielten auf Natürlichkeit und Ungezwungenheit: einfache Make-ups und Frisuren, klare Linien, lockere, schnörkellose, aber elegante Kleidung. Den größten Einfluß auf dieses neue Bewußtsein und Aussehen hatte allerdings die Musikindustrie. Am Grunge-Look (ungekämmtes Haar, kaum oder kein Make-up, Trödelkleidung und Springerstiefel), den ein paar aufmüpfige Bands aus Seattle erfanden, kam die Haute Couture nicht vorbei. Dazu war der Erfolg zu groß, den der Sound und die konsumfeindlichen Ideale dieser Bands weltweit bei Jugendlichen hatten. Es war das perfekte Gegenmittel zu den achtziger Jahren. Doch häufig war bei diesen Bands Heroin im Spiel, und bald stürzten sich auch die Modephotographen auf den Look der »Verwahrlosung« und münzten ihn für sich um, indem sie ihn mit dem Glamour der Frauen der »lost generation« umgaben: den Absinth- und Opium-süchtigen der zwanziger Jahre,

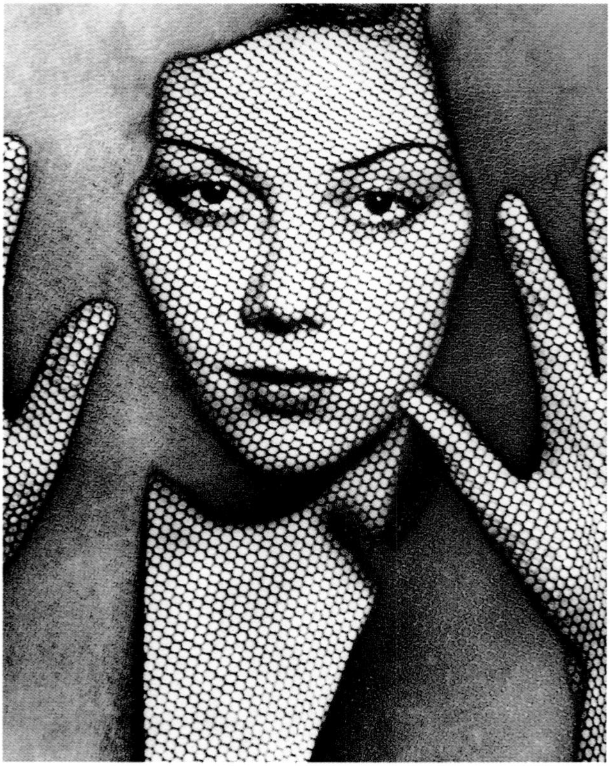

Man Ray, ***La résille,*** 1931. Das Haarnetz: »Ein Kunstgriff, der die Schönheit des Modells nicht verbirgt, sondern sie erst richtig zur Geltung bringt.«

den Chelsea Girls und den No-Future Adepten unserer Tage. Unterernährte Models posierten mit zerzaustem Haar und schwarz umrandeten Augen, in düsterer, tragischer, aber dennoch verführerischer Haltung.

Das Model, das den Grunge Look wie keine andere verkörperte, war Kate Moss. Viele reagierten mit Entsetzen auf ihre zierliche, dünne, abgemagerte Figur und sahen in ihr eine Werbung für Magersucht oder den Traum eines Pädophilen. Andere empfanden ihren Auftritt als befreiend, da Kate Moss kein bißchen den üblichen Anforderungen an ein Model entsprach: Mit einer Größe von knapp einem Meter fünfundfünfzig war sie viel kleiner, außerdem trieb sie keinerlei Sport und weigerte sich, ihre Brust durch jene Silikonimplantate zu vergrößern, mit denen oft von der Magerkeit vieler Models abgelenkt wird. Häufig wurde sie ohne jedes Make-up photographiert. Als regelrechtes Anti-Model, verkörperte sie den Zeitgeist: natürliche Schönheit, nachdenklicher Blick, ein Minimum an Körperlichkeit und Stilisierung. Sie war im gleichen Maße jungenhaft, wie die männlichen Models, die an Popularität gewannen, mit ihrem langen Haar und ihren mageren Körpern immer »mädchenhafter« wurden. Die Merkmale der Geschlechter verschwammen, in den Grundzügen glichen sich die Idealbilder für Männer und Frauen, wie in den zwanziger Jahren wurde das androgyne Ideal stilbildend.

Gewappnet mit Rockmusik und Fernsehserien, überwanden die Kinder der fünfziger Jahre die Grenzen der Vergangenheit und führten uns in kurzer Zeit vom Industrie- ins Computerzeitalter. Nachdem das eine Jahrhundert zu Ende gegangen ist und das nächste gerade begonnen hat, sind wir noch immer damit beschäftigt, die Rolle der Technologie in unserem Leben zu bestimmen. Was einst als *Schöne neue Welt* gefürchtet war, ist nun ein Medium der unbegrenzten Möglichkeiten. Am Beginn des 21. Jahrhunderts spiegelt Schönheit den krassen Gegensatz zwischen der Uniformität eines Microchips und dem Aufblühen größtmöglicher Individualität wider. Mit dem einfachen Zugang zu Informationen aller Art und der direkten Kommunikation mittels Internet kann man, jenseits aller physischen, wirtschaftlichen und kulturellen Grenzen, die Schönheit neuer Stimmen und Visionen entdecken. Der Einzelne verfügt über mehr Möglichkeiten, sich auszudrücken und darzustellen, und kann unter mehr Ideen und Images wählen. Das beste Beispiel für eine moderne Schönheit ist Madonna. Sie hat sich selbst immer wieder neu erfunden, um auf das zu reagieren, was ihr im Augenblick bedeutsam erschien. Dabei hat sie sich so unterschiedlicher Quellen wie der indianischen Schönheit und der Hollywood-

Stars der dreißiger und vierziger Jahre bedient. Und heute steht jedem die ganze Welt per Mausklick zur Verfügung.

Es brauchte ein Jahrhundert, um den Spielraum für Schönheit so weit auszudehnen, wie er heute ist. Doch nun wird sich die Zeit des exponentiellen Fortschritts verkürzen, da das Thema Schönheit ins Internet eingetreten ist – inhaltlich, wirtschaftlich und in Form von Interessensgemeinschaften – und Ideen und Informationen global verbreitet und diskutiert werden. Schon heute erkennen wir die Auswirkung auf das Erscheinungsbild: Der Spielraum für Schönheit ist, was Alter, Größe, Figur, Herkunft betrifft, viel größer geworden. Die Idole der Jahrtausendwende, Madonna, Lauryn Hill, Gwyneth Paltrow, Jennifer Lopez, Lauren Hutton und Lucy Liu, um nur einige zu nennen, beweisen es. Die Frauen akzeptieren sich und andere mehr denn je. Schönheit hat ein natürlicheres Gesicht bekommen und war noch nie so individuell, gelassen und selbstsicher. Würde wird erworben, nicht aufgezwungen. Zu Beginn des 21. Jahrhunderts können es alle Frauen den Top-Models der achtziger Jahre gleichmachen und über ihre Schönheit selbst bestimmen. Mit dem neuen Jahrtausend und den Neuen Medien bricht auch für die Schöheit eine neue Ära an. Die »Schöne neue Welt« der Schönheit ist da – und sie ist wundervoll.

DOROTHY SCHEFER FAUX

Schönheit, gesehen von David Seidner, 1988.

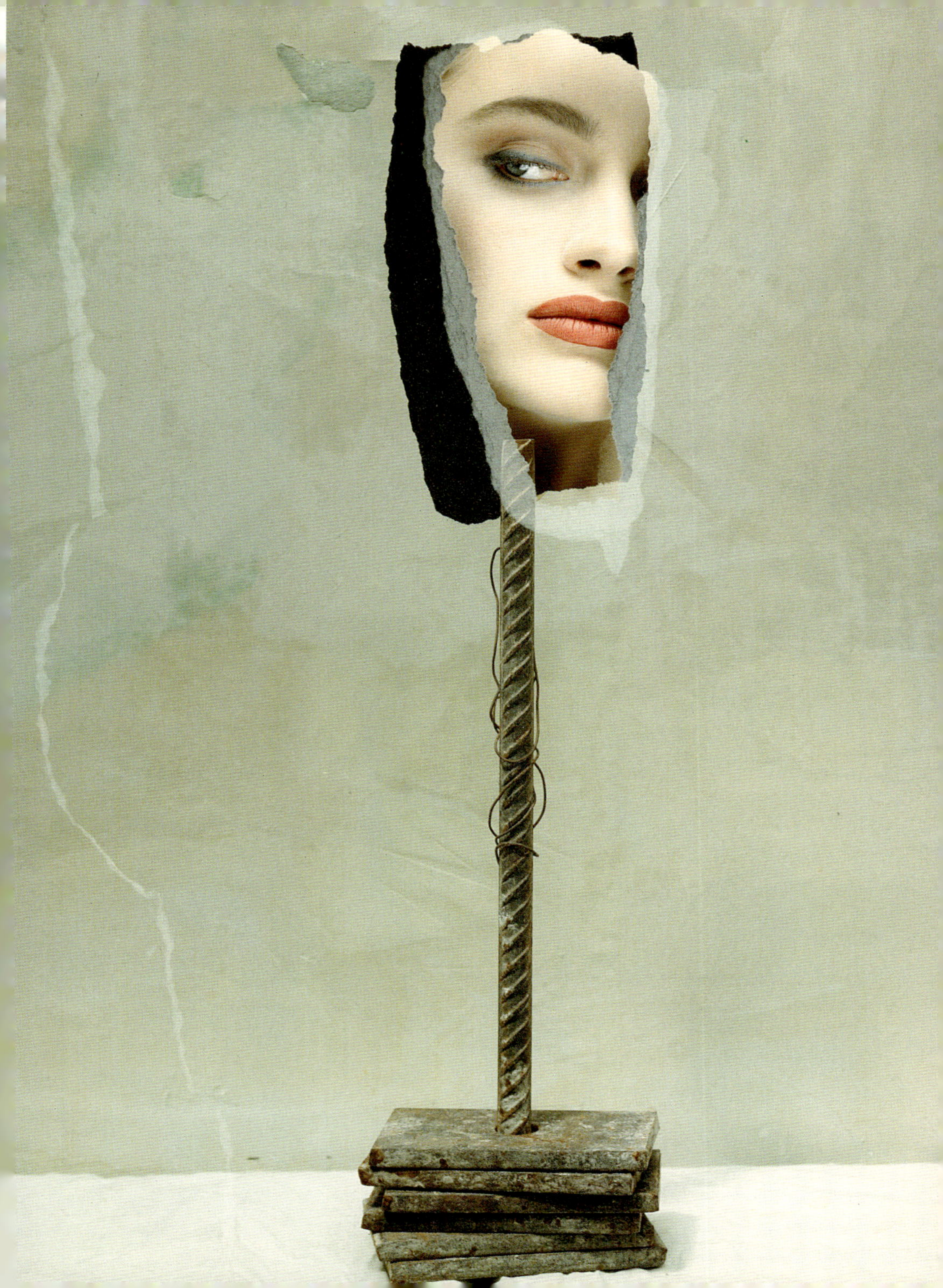

Die Schönheit und ihre Geschichte

Schönheit

Die Antike

Kleopatra, Semiramis, Bilquis von Saba, Bethsabee von Israel, Isebel und Nofretete ... Wer hat es sich nicht schon einmal erträumt, dieses wundervolle Defilee der Schönheiten aus früher Zeit? Ihren wirklichen Glanz werden wir nie ergründen, aber ihre magischen Namen klingen noch immer, allen Zeitschranken trotzend, wie ein Echo vom Inbegriff der Schönheit.

Flechtperücke, geschminkte Brauen und Augen einer Ägypterin. (Relief in der Grabstätte des Imeneminet, um 1335 v. Chr.)

Die schöne Nofretete. Stilisiert geschminkt, zeigt diese Büste aus polychrom bemaltem Kalkstein deutlich Khol und Farbpigmente ihres Make-up.

Welche Frau stand nicht schon einmal verträumt im Louvre oder British Museum vor all den herrlichen Salbenschälchen, Salblöffeln, Schminkpaletten und Kholstäbchen, geschnitzt aus Elfenbein oder Ebenholz, aus Knochen oder Alabaster, mundgeblasen aus Glas, handgeformt aus Ton, gar noch glasiert?

Göttinnen, Pharaoninnen, Priesterinnen, Königinnen, Sklavinnen ... Mit seinen Frauengestalten und all den Spuren, die sie hinterließen, führt der alte Orient uns vor Augen, was Schönheit ist. Ihre Namen sprechen für sich selbst und erreichen daher – auch über Jahrtausende hinweg – noch unsere moderne Welt.

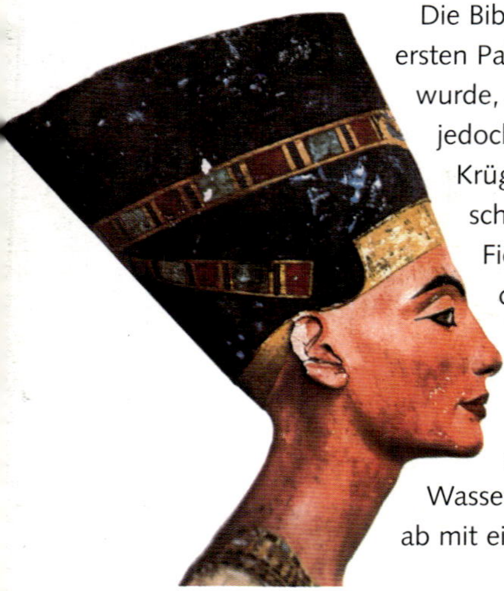

Die Bibel erwähnt die Gepflogenheit des Schminkens, und die ersten Paletten, auf denen Gestein zu farbigem Pulver zerrieben wurde, sind zehntausend Jahre alt. Erst auf etwa 5000 v. Chr. jedoch läßt sich eine ganze Reihe von Schminkutensilien, Krügen und Näpfen datieren, deren Inhalt nahezu unbeschädigt ist. Die Archäologie hat die Geheimnisse dieser Fiolen enthüllt, so daß sich der alltägliche Ablauf einer quasi rituellen Körperpflege jetzt nachvollziehen läßt. Und an Gründlichkeit stand sie der unsrigen in nichts nach!

Im Jahre 1372 v. Chr., als Nofretete Amenophis IV. heiratete, der sich später Echnaton nennen sollte, wusch sich die Ägypterin allmorgendlich den ganzen Körper mit Wasser, dem Kalkspat beigemischt war, und rubbelte ihn dann ab mit einer aus dem Nilschlamm gewonnenen Tonerde. Ägypten

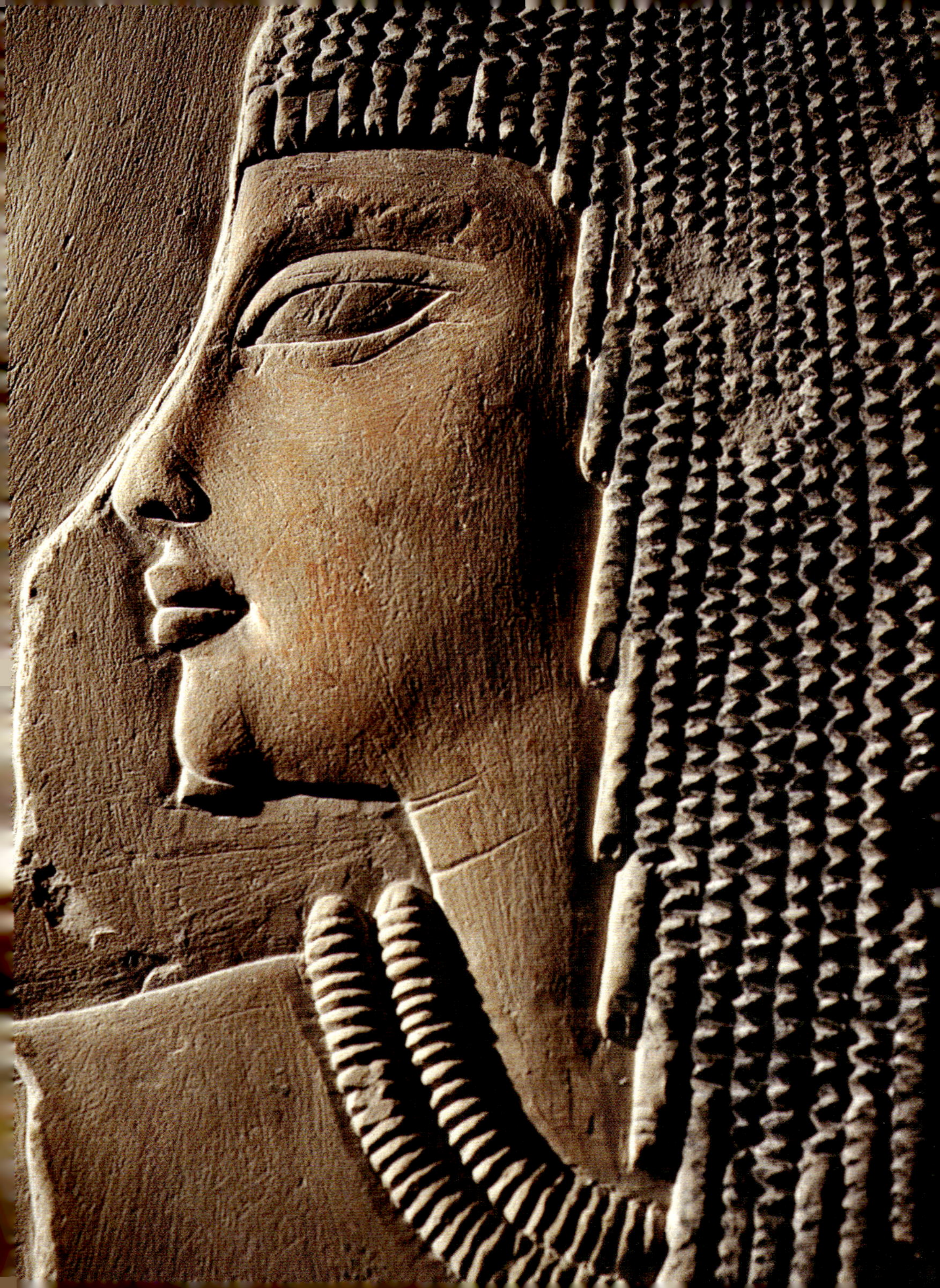

Die Frauen im archaischen Griechenland: geschminkt, geflochtenes Haar, gegürtetes Gewand (»Peplos-Kore«, 6. Jh. v. Chr., Athen, Akropolis-Museum.)

Die »Aphrodite von Arles«: das Schönheitsideal im klassischen Griechenland. (Römische Kopie nach Praxiteles, um 360 v. Chr.)

ist ein heißes Land, und die Körperpflege muß Schädigungen durch Klima und vor allem Sonne vorbeugen. Füße und Ellenbogen wurden regelmäßig abgerieben mit einem äußerst feinkörnigen Stein, der auch fürs »Ganzkörperpeeling« geeignet war. Nach dem Bad kam die Massage. Das pflanzliche Öl von Palme, Olive oder Nuß wurde mit einer Mischung aromatischer Kräuter parfümiert; es sollte die Haut geschmeidig erhalten, vor der Sonne schützen und die Mücken abwehren: eine »Dreifachwirkung«. Von Zeit zu Zeit gönnte man sich auch eine Maske, wobei ein Straußenei in Milch verrührt, mit Tonerde und Öl angereichert und mit Mehl und Harz eingedickt wurde. Danach erst wurden Körper und Gesicht geschminkt. Die Zubereitung der stets parfümierten Schminke, die ursprünglich den Priestern vorbehalten und mit den Bestattungsriten verbunden war, wurde im Laufe der Zeit zu einem einträglichen Geschäft einer Laienbruderschaft, die ihre Formeln eifersüchtig hütete und ihre zahllosen Produkte sehr teuer verkaufte. Die Haut wurde eingerieben mit einer ockergelben Masse, die bei Licht golden schimmerte, die Wangen wurden ockerrot betont und die Äderchen an Schläfen und Brustansatz blau nachgezeichnet. Das wichtigste aber waren die Augen, die – wie Statuen und Fresken zeigen – immer durch Schminke hervorgehoben wurden. Während in einer streng hierarchisch gegliederten Gesellschaft tägliche Waschung und Körperpflege das Privileg der hohen Rangstufen waren, durften geschminkte Augen sich sogar Sklavinnen leisten. Als erstes wurden ein paar Tupfer Kholpuder auf dem Augeninnenrand verteilt, und zwar als Schutz gegen Wind und Sand. (Erhaltene Döschen mit Augenschminke nennen ein Herstellungs- und Verfallsdatum, was den Schluß zuläßt, daß Arzneipflanzen zum Schutz vor Augenkrankheiten verwendet wurden.) Das Oberlid wurde stets mit kräftigem Lidschatten betont: Am gängigsten war das dunkle *moszimit*-Grün, zerriebener Malachit, aus Syrien importiert; hoch im Kurs standen aber auch Türkispulver, rote, braune oder violette Tonerde, rein oder mit Kupfer- bzw. Eisenoxyd gemischt, um neue Farbnuancen zu erzielen. Ein i-Tüpfelchen zu besonderem Anlaß war ein anderer Farbton unterhalb des Auges, wie man es – über Jahrhunderte hinweg tradiert – auch von der letzten Königin, der legendären Kleopatra,

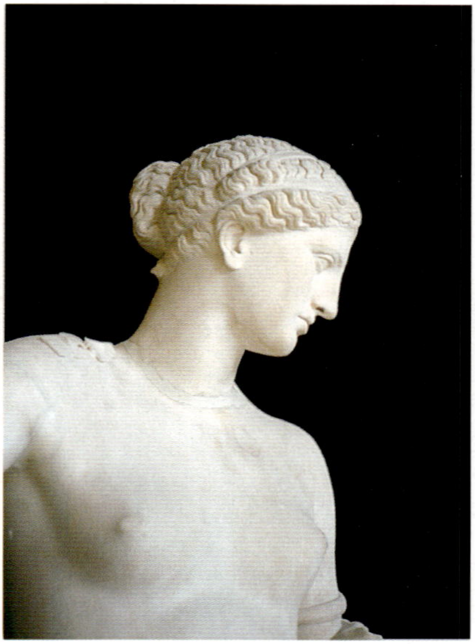

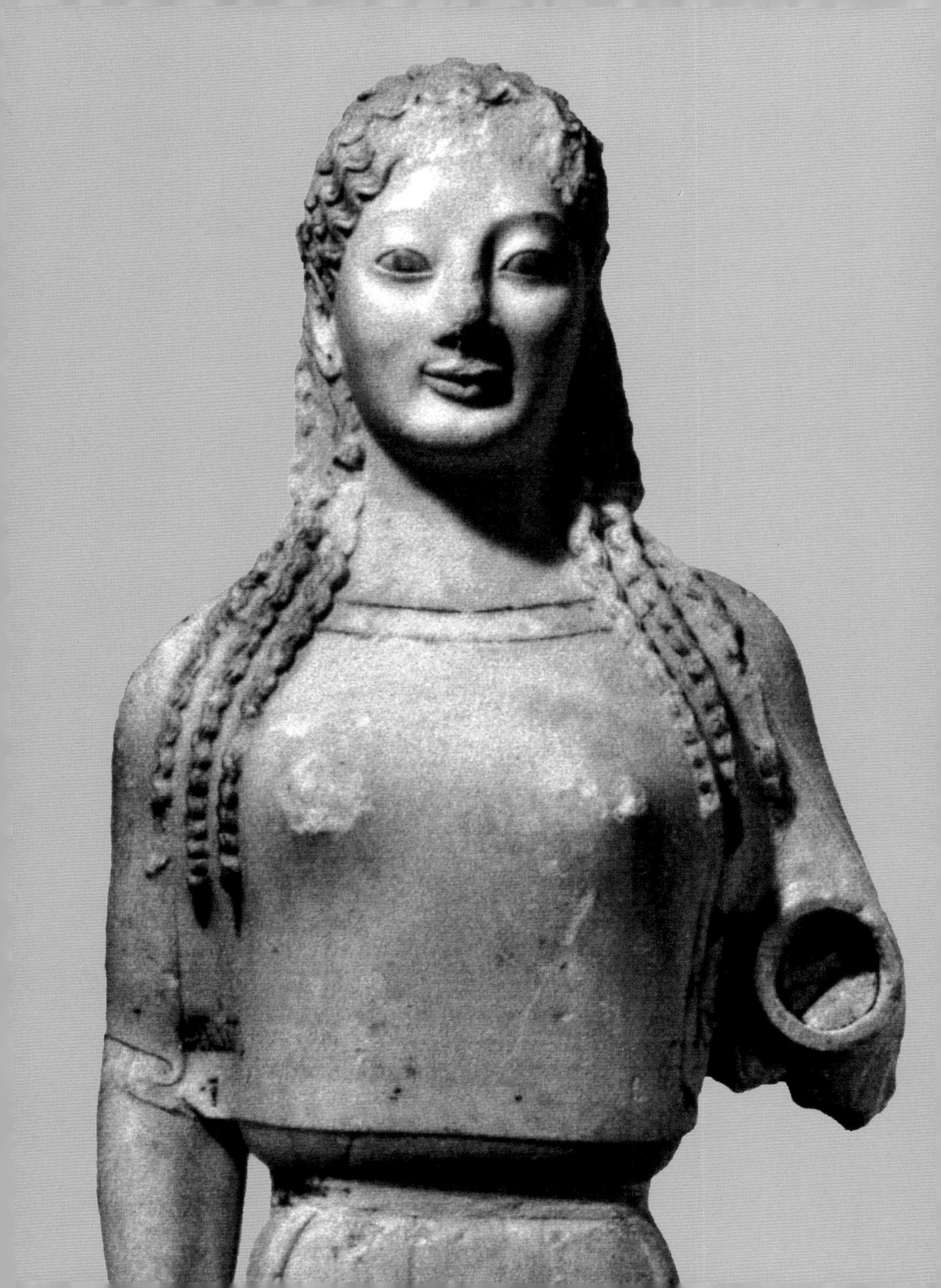

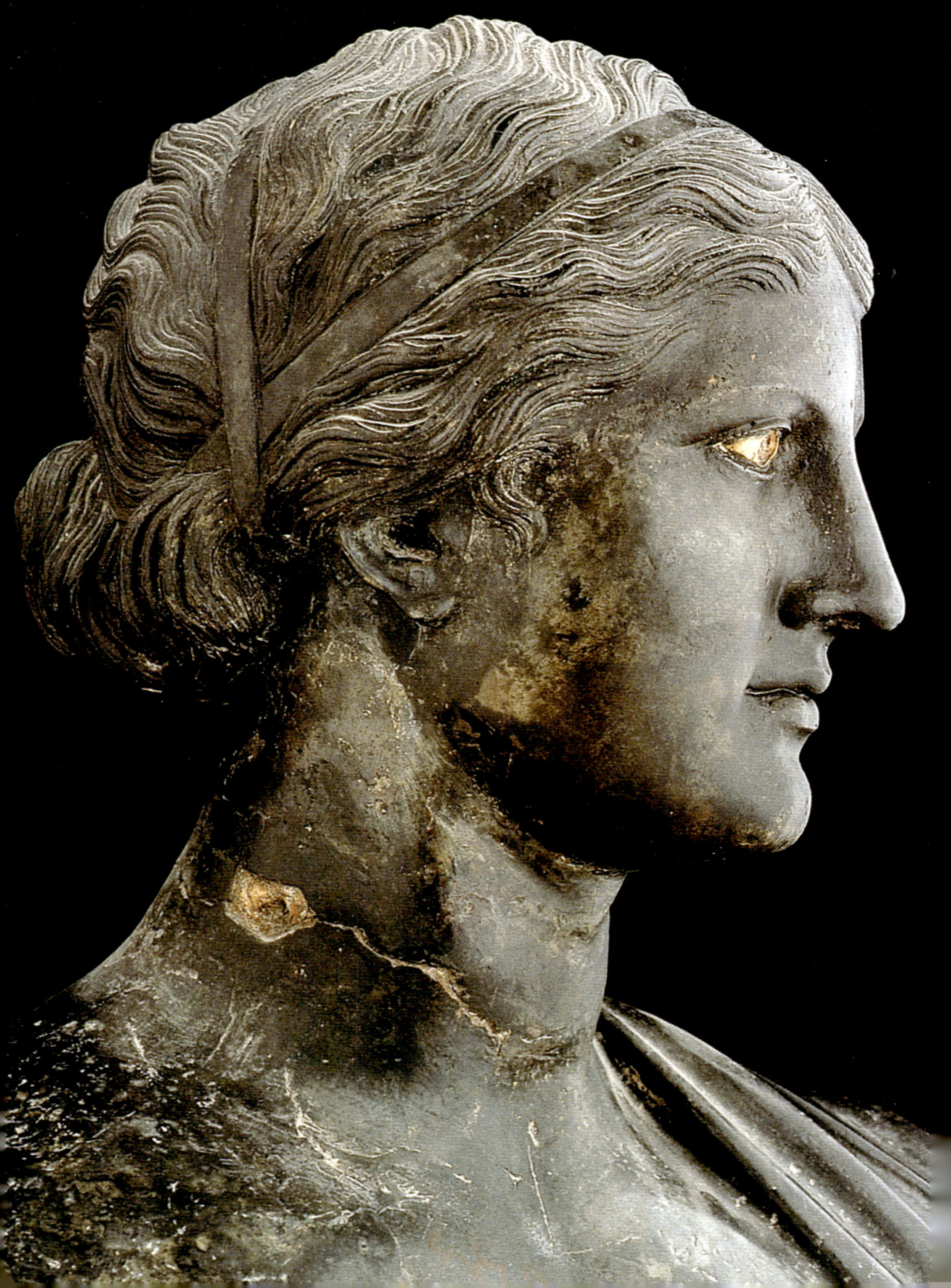

kennt, die offenbar mit Vorliebe das Oberlid mit Marineblau und das Unterlid mit Wassergrün betonte. Mit angefeuchtetem Khol zog man rund ums Auge jenen breiten, nach außen hin verlängerten Strich, und wenn die Brauen nicht ausgezupft und nur nachgezeichnet waren, ließen ein paar zwischen die Härchen gesetzte Tupfer sie länger und dichter erscheinen. Mit einer aus Khol und Fett gemischten Paste wurden die Wimpern gefärbt. Auch das Lippenrot war aus einem Mineral gewonnen, doch für die sorgfältig polierten Hand- und Fußnägel nahm man meistens Henna. Und wer besonders kokett sein wollte, betonte noch die Brustwarzen mit einem goldschimmernden Pulver. Die Haare, die als zu fein empfunden wurden, oder den kahlgeschorenen Kopf bedeckte eine schwere Fransenperücke aus Seidenfäden oder Roßhaar, meist tiefschwarz oder nachtblau, wobei Goldfäden manchmal auch noch Lichtreflexe bewirken sollten. Dieses Kunsthaar war ursprünglich glatt und kurz, doch im Laufe der Zeit trug man es zunehmend länger und lockiger oder geflochten zu unzähligen schmalen Zöpfen, die asymmetrisch oder von einem Mittelscheitel ausgehend über den Kopf verteilt wurden. Bei der Abend- oder Festtagstoilette befestigte man hoch oben auf der Perücke noch einen kleinen Salbkegel, der parfümiertes Wachs enthielt, das bei zunehmender Wärme tröpfchenweise ins Haar floß, es mit seinen Duftstoffen parfümierte, aber auch den Körper erfrischte.

Ätherische Öle, Aromatherapie, Peeling, Tonerde, Henna ... dank der Mischung der Kulturen ist unsere *New Age*-Schönheit nach Jahrhunderten der Ignoranz, wenn nicht gar des bewußt kultivierten »Drecks«, wieder in der Antike angelangt.

Im aufkeimenden Griechenland des listigen Odysseus und des feurigen Achill, der schönen Helena und der schrecklichen Medea, als die Götter verkleidet vom Olymp herabstiegen, um sich mit den Sterblichen zu vereinigen, und die Hirten sich stritten, welche der Göttinnen die schönste sei, da bedeutete Schönheit in erster Linie Harmonie der Proportionen. Die Urmythen und auch die homerischen Epen berichten zwar von Reinheitsgewohnheiten der Griechinnen zwischen dem 12. und 8. Jahrhundert vor unserer Zeitrechnung (Bäder und duftende Öle), und auch die klassische Skulptur zeigt uns Idealformen (von Phidias bis Praxiteles herrscht der gleiche Schönheitskanon), doch wie die Wirklichkeit aussah, erfahren wir ansatzweise nur von den Schriftstellern. Die blonde oder rothaarige Bürgerin von Athen oder Sparta, die sich ihren hellen Teint bewahrte, indem sie sich innerhalb der Frauengemächer aufhielt, überließ das

Die griechische Dichterin Sappho. Griechinnen und Römerinnen benützten ein Brenneisen, um ihr Haar zu wellen. (Bronzebüste aus der Villa dei Papiri in Herculaneum, heute Neapel, Archäologisches Nationalmuseum.)

Schminken, das in Sparta eine Zeitlang sogar offiziell verboten war, den Kurtisanen. Die Etymologie verrät uns, was mit »Kosmetik« gemeint war: die Kunst, den Körper zu »schmücken«. Und das bedeutete, nach bewährter hellenischer Logik: die harmonische Anordnung verschiedener Elemente. Und so verfügten die »Kosmetikregeln«, daß zunächst einmal der inneren und äußeren Hygiene besondere Aufmerksamkeit zu widmen sei, und zwar nach den Ratschlägen des Hippokrates, der regelmäßiges Fasten, körperliche Betätigung und häufiges Baden empfahl. Man bürstete sich also die Zähne, wusch sich das Haar und rieb sich nach dem Bad mit einem Schabeisen, dem *strigilis*, den Körper ab, um das dem Badewasser beigemischte Oliven-, Mandel- oder Sesamöl von der Hautoberfläche zu entfernen und die Blutzirkulation anzuregen. Duftende Salben aller Art schützten die Haut und hemmten die Transpiration. Man schminkte sich gar nicht oder nur kaum bis zum 3. Jahrhundert, höchstens die Augenbrauen, die, wenn sie schön sein sollten, einander berührten und einen einheitlichen Bogen bilden mußten, was Anakreon bei seiner Geliebten in Gedichtform besungen hat. Dieses Merkmal überdauerte Jahrhunderte, wie noch etwa dreihundert Jahre später der Dichter Theokrit bezeugte, und man weiß, daß so manche Frau ihre zu spärlichen Brauen mit Kunsthaar dichter und üppiger erscheinen ließ.

Doch als die »Barbaren« Ägyptens und Kleinasiens Schminke und Duftstoffe ins Land brachten und fliegende Händler sie vor den Toren der Frauentrakte feilboten, wurde diese Zurückhaltung allmählich aufgegeben. Die schöne Aspasia, die Geliebte des Perikles, die im Athen des 5. Jahrhunderts eine herausragende Rolle spielte, verfaßte zwei Werke über die Kunst des Schminkens. Darin findet sich das giftige Bleikarbonat Cerussit, das Bleiweiß, mit dem man sich das Gesicht einrieb, damit der Teint so hell wie möglich war. Was es anrichtete, erfahren wir erst von Galenus. Im 2. Jahrhundert gewann man das Wangenrot aus Schminkwurz, Maulbeere oder zerdrückter Feige, und das Schwarz aus Khol, wenn nicht gar Ruß, was auch zynische Schilderungen bezeugen. Denn Ruß und Schweiß – so Aristophanes – verwandelte diese Gesichter in Vogelscheuchen.

In Rom war es nicht anders. Die Patrizierin des ersten Kaiserreichs wusch und schminkte sich mit Hingabe. Mitsamt dem Behälter, der alle Toilettenutensilien enthielt, begab sie sich ins Badehaus, wo sie stundenlang mit den Freundinnen schwatzte, während sie mit Hilfe ihrer Sklavin sich sorgfältig Gesichts- und Körperöffnungen reinigte, die Haut mit Hilfe des Schabeisens mit Pasten aus Öl und Sand bestrich und abrubbelte, um sich dann, geschniegelt und gestriegelt, der

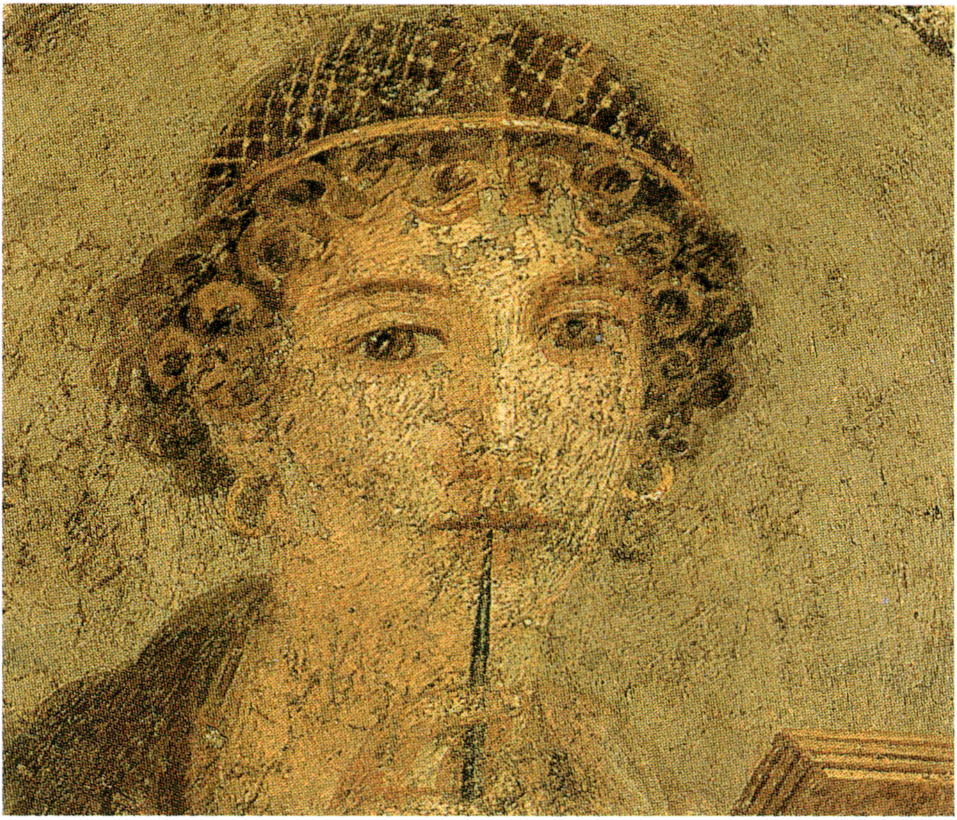

Junge Frau mit Schreibgriffel. Die Schönheit eines Gesichts, die auch heute noch als »modern« gelten kann. (Fresko aus Pompeji, Detail, heute Neapel, Archäologisches Nationalmuseum.)

Ganzkörperenthaarung zu unterziehen. Als Abschluß kamen die Duftstoffe, die Kräuter, die man gegen Mundgeruch kaute, das Schminken und Frisieren, wozu ein großes Aufgebot von Sklavinnen nötig war, deren jede die Verantwortung für eine bestimmte Aufgabe oder einen bestimmten Körperteil zu tragen hatte.

Vom zweiten vorchristlichen Jahrhundert an, bis sich das Christentum nach und nach durchsetzte, entstanden zahllose satirische Schriften von Rhetorikern und Poeten, die wie Lukian in seinen Pamphleten, Martial in seinen Epigrammen und Juvenal in seinen Satiren diese künstlichen Gesichter verhöhnten: bemalt, daß sie wie Email aussehen, mit falschen Zähnen aus Elfenbein, mit falschen Haaren, dunkel aus Indien und blond aus Germanien ... Es gab aber auch Ratschläge, wie von Galenus im 2. Jahrhundert unserer Zeitrechnung, der sich in seinen Schriften auf einen mindestens drei Jahrhunderte früher entstandenen »Kosmetiktraktat« Kritons bezog, in dem alle dermatologischen und ästhetischen Kenntnisse jener Zeit enthalten waren. Auch Ovid hatte schon im Jahre 4 v. Chr. vergnüglich über die Verwandlung der Körper geschrieben, einen wahren Kodex der Koketterie. In geistreichen und liebevollen Versen lieferte er Schönheitstips und Salbenrezepte wie jene Peelingmaske gegen Rötungen empfindlicher Haut: neben allerlei Zutaten wie pulverisiertes Gehörn von kräftigen Hirschen nennt er Honig, zerstoßene Narzissenzwiebeln und eine Creme aus Rosenblüten, vergißt aber nicht, hinzuzufügen: »Euer Liebhaber soll euch indes nicht überraschen, wenn ihr all diese Döschen noch auf dem Tisch stehen habt: die Kunst verschönt das Gesicht nur, wenn sie nicht zutage tritt.«

Portrait einer jungen Römerin. Der Morgentoilette, dem Schminken, der Frisur und dem Schmuck wurde tagtäglich viel Zeit gewidmet. In dem Bildnis offenbart sich griechischer und ägyptischer Einfluß auf die im Orient ansässigen Römer. (Mumienportrait aus Antinooupolis, um 117–138 n. Chr.)

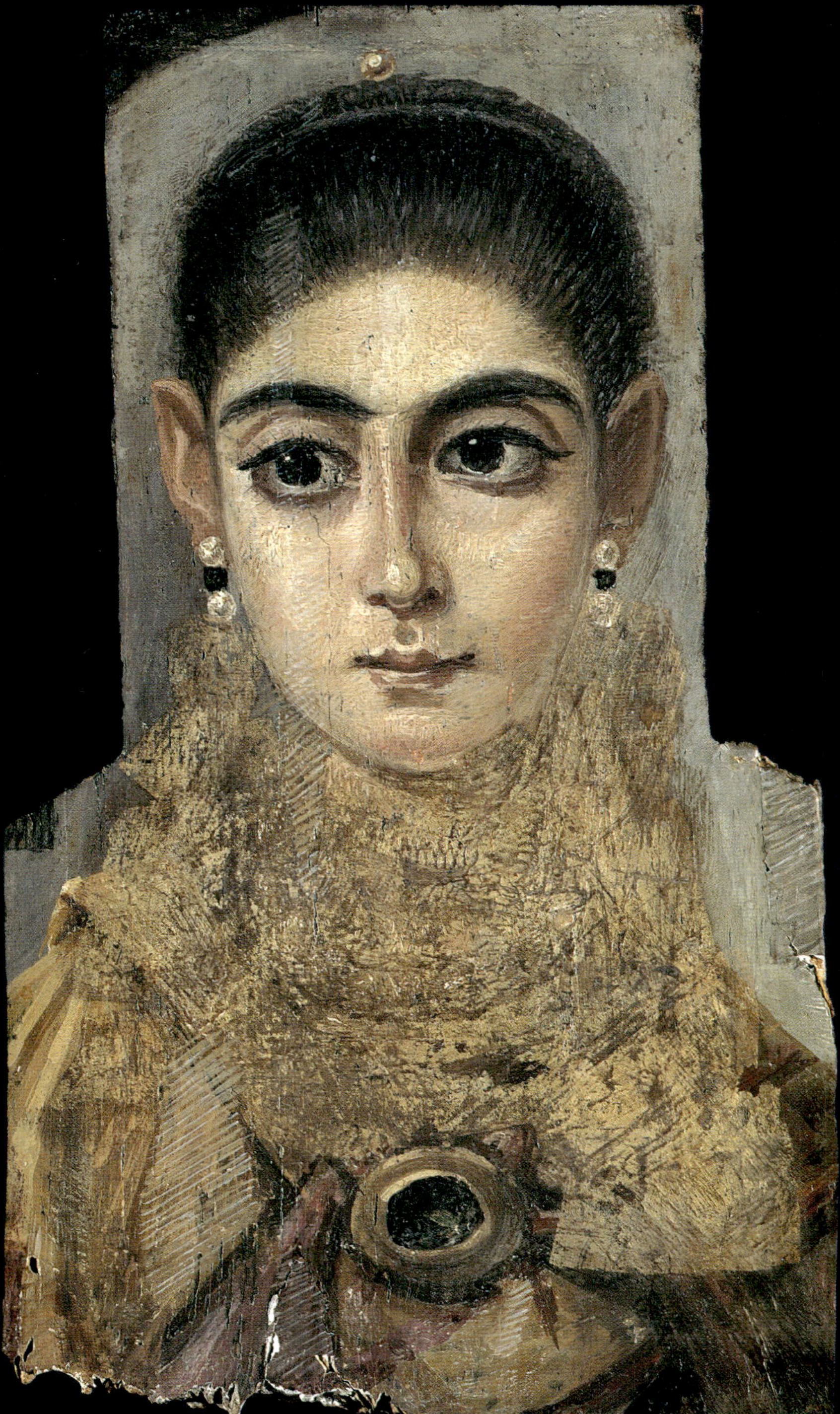

Schönheit

Das Mittelalter

Eva und Maria. Eva oder Maria. Das Bild der Frau im Mittelalter, ein ganzer Bilderbogen spaltet sich auf zwischen diesen beiden Namen. Die eine, die in den Himmel auffuhr, und die andere, die daraus vertrieben wurde, sie sind in der mittelalterlichen Vorstellungswelt unversöhnliche Gegensätze – wie Paradies und Hölle.

Diese Eva, verführerisch, weil schön – denn wenn nicht, wie dann? –, unwiderstehlich und unfähig, der Sünde zu entsagen, diese Eva, deren Schönheit des Mannes Verderben war, trägt den Makel und das Siegel der Erbsünde in sich. Für das monastisch geprägte kämpferische Christentum ist Eva, die immer zu verdammende und auf ewig Verdammte, die Verkörperung des Bösen schlechthin, und ihre trügerische Schönheit ist die Maske des Teufels, in allen Frauen immer wieder aufs neue abgebildet.

Als Gegenpol zu dieser dämonischen Schönheit steht erhaben die Jungfrau Maria, die Mutter dessen, der sühnte für die durch die erste Frau verderbte Menschheit. Christus hat den Menschen erlöst, doch Maria erlöste nicht Eva. Die Mutter, die Jungfrau blieb, setzt sich deutlich von ihr ab, denn ihr Fleisch blieb makellos, und daher kann sie schön sein in der Glückseligkeit ihres unberührten Leibes.

In allen Darstellungen der mittelalterlichen Frau, ob in Kunst oder Literatur, ist die Spannung zwischen diesen beiden Polen akzentuiert und unterschwellig immer vorhanden.

Markgräfin Uta, Naumburg, um 1250, Musterbeispiel der keuschen und stolzen Schönen, die die Ritterepen des Mittelalters inspirierten. (Stifterfigur im Westchor des Naumburger Domes.)

Die pikturale und skulpturale Kunst der Romanik, die didaktisch und erbaulich, immer religiös ausgerichtet und eng mit der Architektur verbunden war, besaß noch kein Eigenleben. Sie betonte die Moral stärker als die Physis, war daher eher abstrakt als realistisch und übernahm somit die Dichotomie vom Körperlichen und Geistigen, die kennzeichnend war für das Mittelalter bis zum Ende des 14. Jahrhunderts.

Das Individualportrait existierte noch nicht. Die meist *al fresco* gemalten Gesichter der Madonnen, Heiligen oder Gläubigen, die, wenn auch

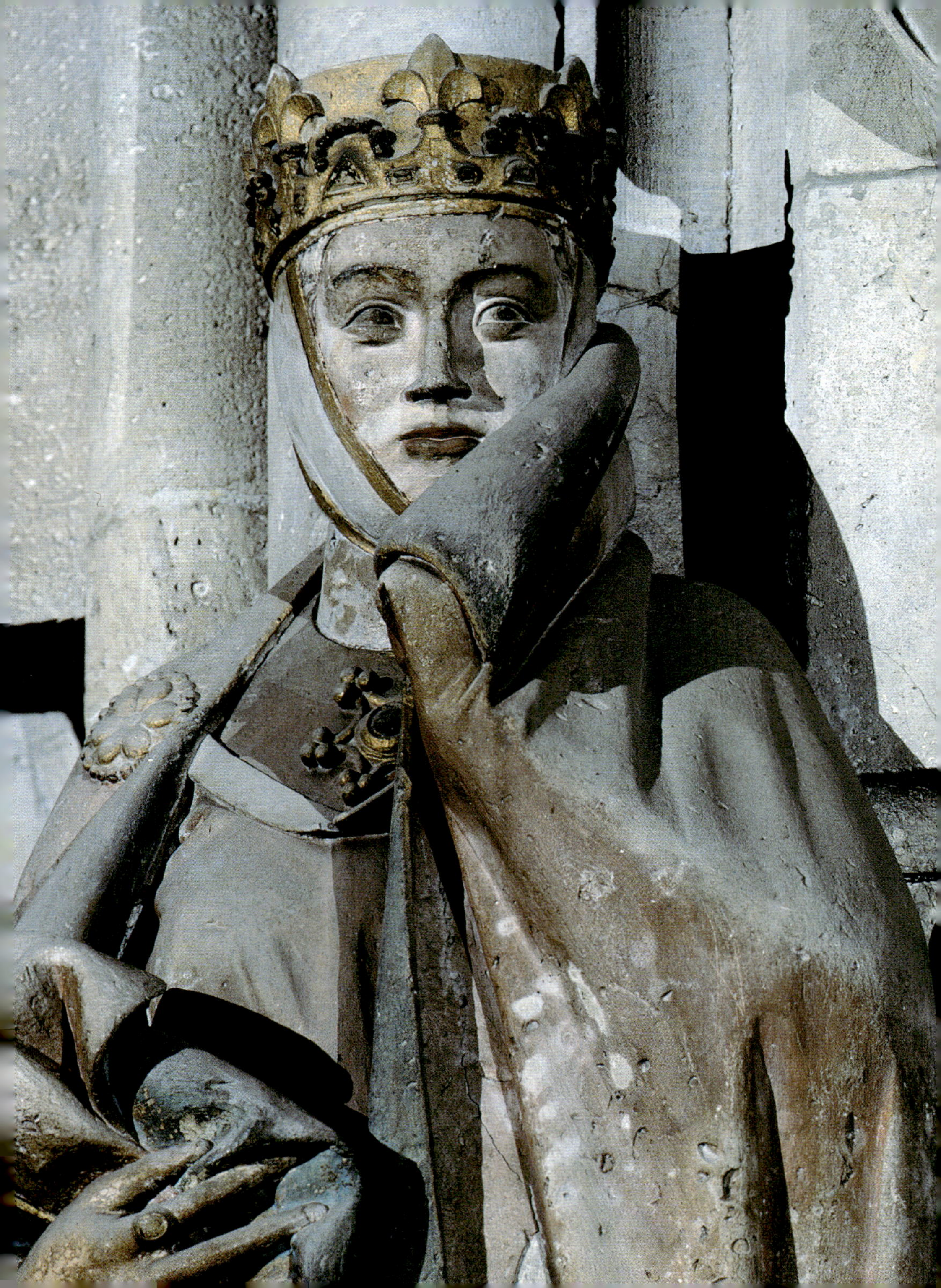

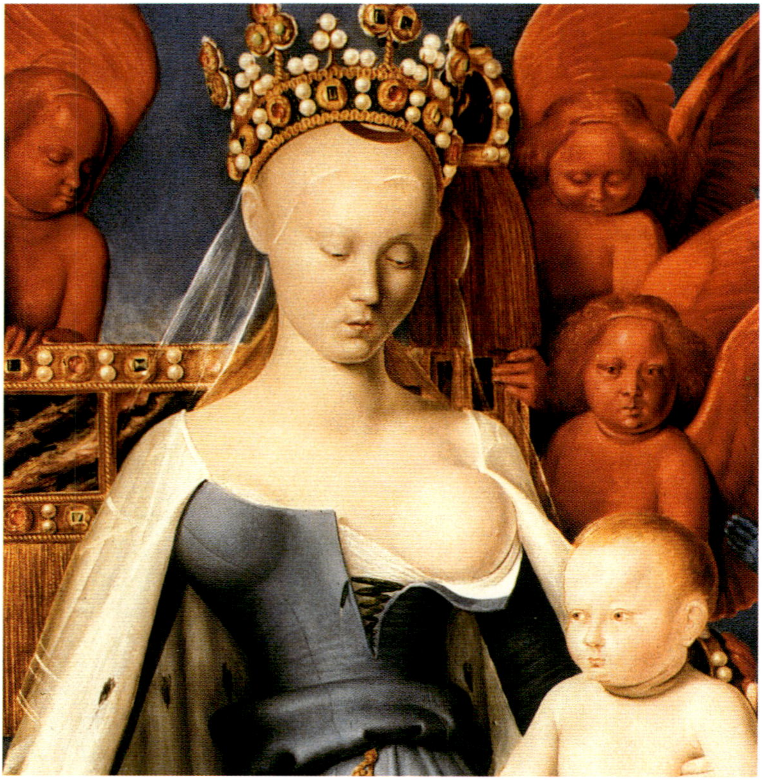

Agnès Sorel, Favoritin des französischen Königs Karls VII., dem sie drei Kinder schenkte, war Vorbild für diese Madonna. (»Diptychon von Melun«, rechter Flügel, Detail, Jean Fouquet, um 1454/56.)

ausdrucksstärker, der byzantinischen Ikone ähneln, hatten kein lebendes Modell zum Vorbild, sondern entsprachen einem Symbolkanon, den Vorgaben des christlichen Glaubens. Da suchte man nicht nach der reinen Form, reproduzierte nicht Schönheit um ihrer selbst willen. Die anfangs völlig undurchdringlichen Gesichter bekamen im Laufe der Zeit Spuren von Leid, Gottergebenheit, Frömmigkeit und Glückseligkeit aufgeprägt, einen goldenen Heiligenschein und üppige Gewandung, in der sie fast versanken. Der Körper, der sich zu kasteien und allem Fleischlichen zu entsagen hatte, wurde nicht dargestellt; die einzige Ausnahme war Christus. Der Leib war immer bekleidet, versteckt unter langen, fließenden Gewändern oder schmückendem Faltenwurf. Anstatt Form also Haltung, anstatt Bewegung die Pose. Nur die Verdammten sind nackt.

Von der Kanzel herab geißelten die großen Prediger den Spiegel als »Tor zur Hölle« und jegliche Schminke als Sakrileg, denn damit verleiht – dem Drachen gleich – die Niedertracht sich eine Vielzahl von Gesichtern, um ihren Betrug zu kaschieren. Trügerisch ist die Schönheit, denn sie ist die Verkleidung der ihrem Wesen nach schuldbeladenen Frau, Teufelswerk ist die Schminke, denn sie täuscht hinweg über der Frau tatsächliche Abscheulichkeit und Verderbtheit an Leib und Seele, sofern sie eine solche überhaupt besitzt. Zum Glück gibt es Sankt Michael, der Wache steht.

Am Tag des Jüngsten Gerichts wird Gott diese geschminkten Wesen nicht als seine Geschöpfe erkennen. Sie werden schnurstracks zu ihrem satanischen Komplizen in die Hölle wandern und in den Flammen rösten.

Koketterie und Verführungskunst führen zu Ausschweifung, Wollust und Schwächung des Mannes und lassen all seine Vorhaben scheitern.

Eine einzige Farbe verleiht den Frauen Anmut, und das ist die Schamröte, das »Anstandsrot« auf Wange und Stirn der Jungfrau und Gattin, wie Gregor von Nazianz uns erklärt. Diese durch eine unkontrollierbare Reaktion hervorgerufene natürliche Farbe lügt nicht, ist vielmehr ein Bekenntnis: die Schamröte als unauslöschliches Zeichen für die angeborene Sündigkeit der Frau, für die eine ehrenwerte Frau – die ja automatisch den Mann mitreißen wird – sich nur schämen kann.

Diese Schamröte sticht ab vom Weiß der Reinheit, vom idealen Weiß der Immaculata. Die einzige Schönheit, des Blickes würdig, ist die durch die Liebe Christi verwandelte, die die Menschheit zur Liebe Gottes führt – und diese Schönheit steht nun wirklich in radikalem Gegensatz zur Schönheit des Teufels. Agnes, die jungfräuliche Märtyrerin aus dem 4. Jahrhundert, die erste Heilige in der Geschichte des Katholizismus, ist das beste Beispiel für diese unberührbare Frau, die bis auf den Scheiterhaufen ihre Nacktheit unter ihrem langen Haar zu verbergen sucht. Eine andere Variante für die Erlösung des Leibes ist Maria Magdalena, die Sünderin, die ihre Unschuld wiedergewann und die ihre Nacktheit zeigen darf, weil diese durch Jesu Verzeihen arglos geworden ist. Ähnlich verhält es sich mit jenen wiederauferweckten Frauen, die allmählich – in völlig neutraler Nacktheit – im Tympanon so mancher Kathedrale auftauchen.

Diese Galionsfiguren einer zwischen Himmel und Hölle gespaltenen Welt sind Stereotypen der christlichen Vorstellungswelt und keine Veranschaulichung tatsächlicher Frauengestalten. In einer Epoche, die pikturale Darstellung nur unter dem Aspekt des Sakralen zuläßt, skizziert nur die profane Literatur die Schönen, die das Mittelalter liebt.

Die schöne Edle, wie wir sie von den Troubadouren und Minnesängern her kennen, ist wie die Madonna rein und sanft. Und wie diese erhebt auch sie den Mann durch ihre Liebe und spornt ihn an, über sich selbst hinauszuwachsen.

Folgende Seiten:
Hohe, gewölbte Stirn, gezupfte Brauen, schmal und nachgezeichnet, volle Wangen und kleines Kinn – die Schöne des Mittelalters.
Links:
Judith, Detail, Lucas Cranach d. Ä., um 1530.
Rechts:
Bildnis einer jungen Dame, Petrus Christus, um 1470.

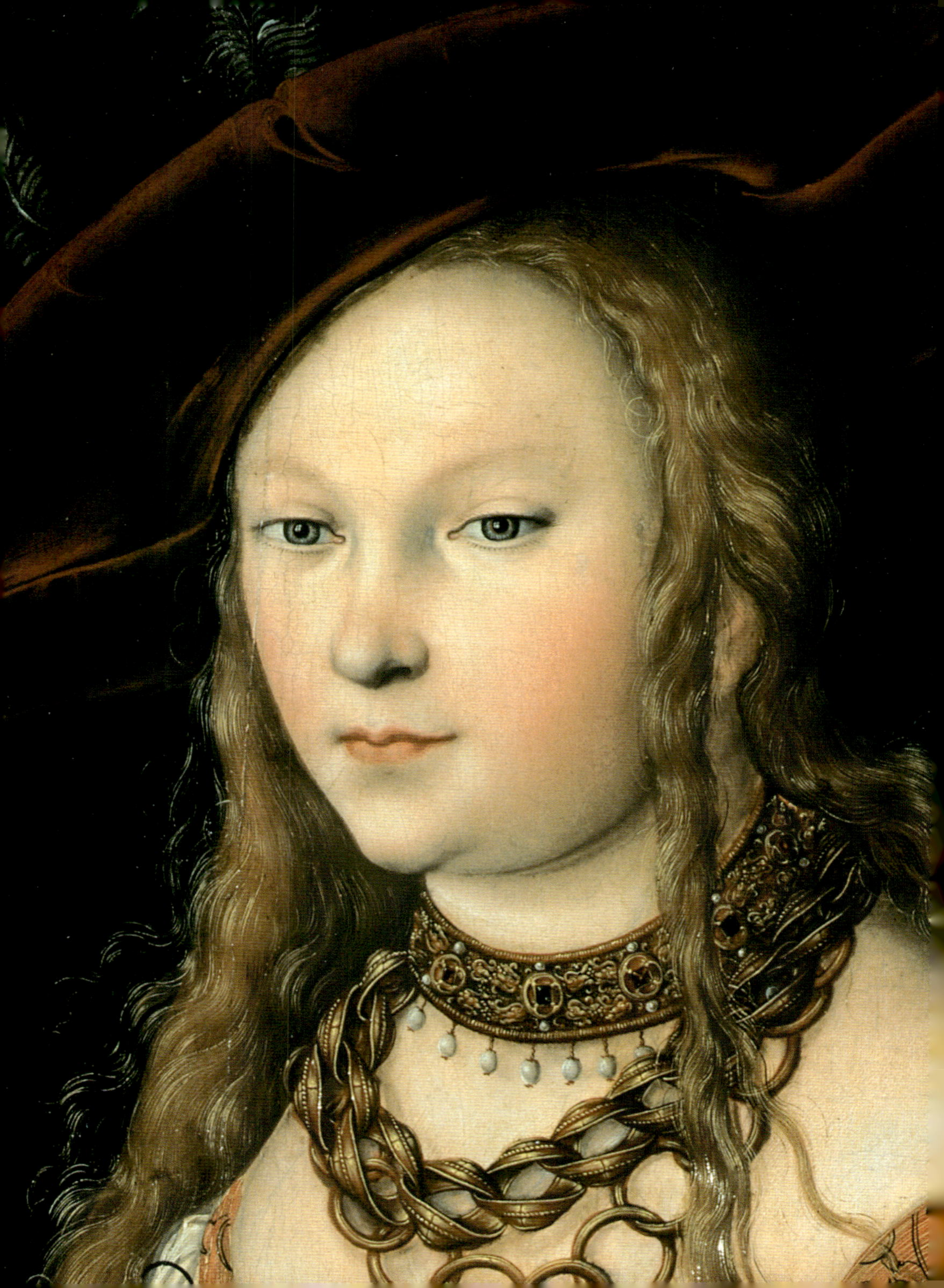

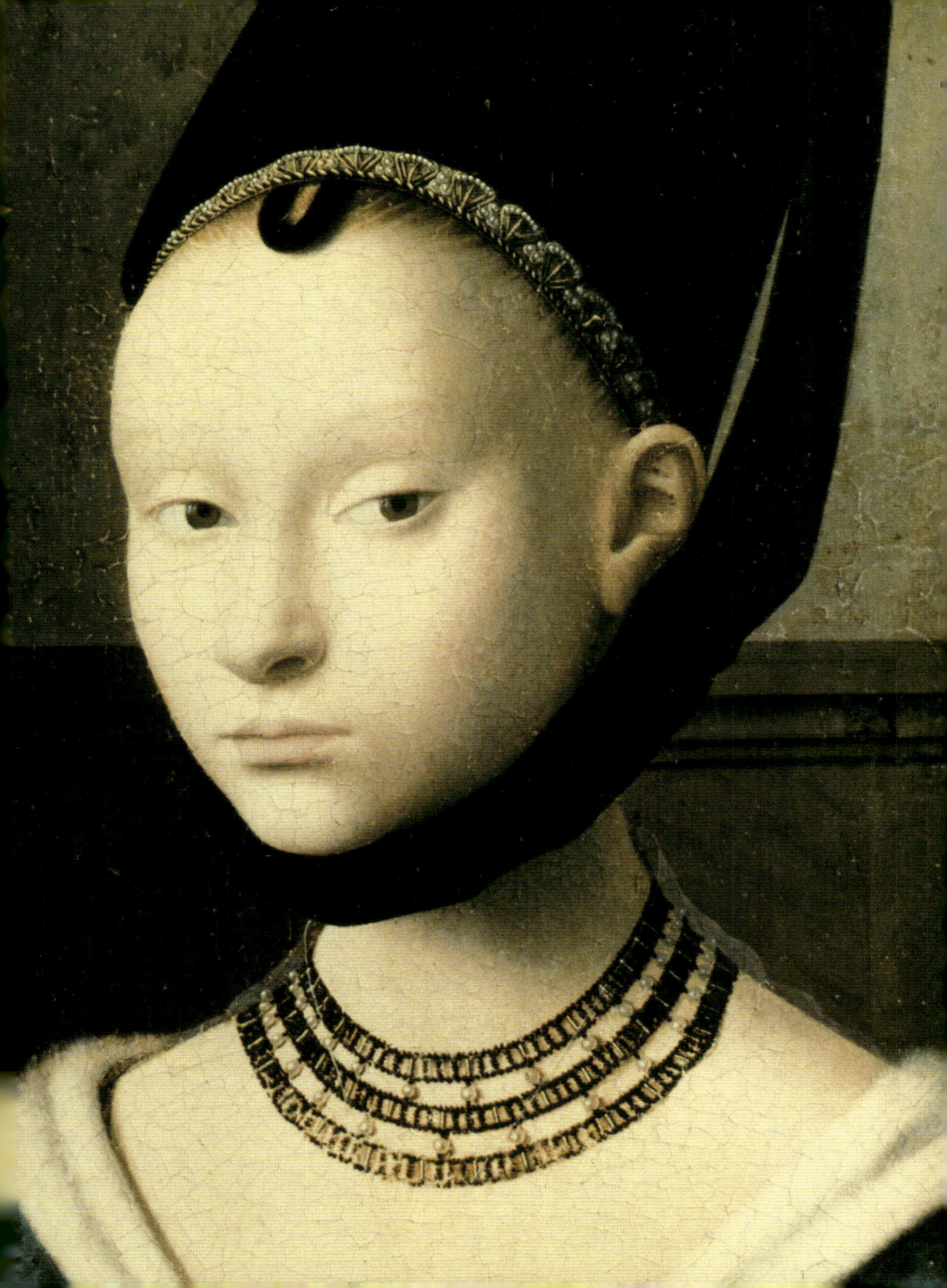

Die hehre *frouwe*, die alle Herzen der Ritter erobert, hat eine Haut »so weiß wie Lilien, Milch oder Weißdorn«, ihre »runden, festen Brüste« bezeugen ihre Jugendlichkeit. Ihr ganzer Körper ist jungfräulich und zart, schlank und anmutig, die Schultern sind leicht gerundet, der Busen ist straff, die Gliedmaßen sind lang, die Hüften schmal, der Rücken ist durchgedrückt, der Bauch leicht nach vorne gerundet unter schlanker Taille. Aucassin besingt die Taille seiner geliebten Nicolette: »so schmal, daß zwei Hände genügen würden, sie zu umschließen«. Merkwürdigerweise scheinen große Füße sehr beliebt gewesen zu sein.

In dem glatten Antlitz mit den regelmäßigen Gesichtszügen fällt als erstes die hohe, gewölbte Stirn auf – »poliert wie Marmor« –, die den Blick weitet unter dem Bogen der Brauen – »fein und schmal« und »aus hauchdünnen, sparsam und dicht an der Haut haftenden Seidenfäden«. Der Augenabstand muß so groß sein wie ein Auge, das Lid leicht gewölbt wie die Stirn, durchscheinend, diaphan, das »verschiedenfarbige« Auge schützend, dessen Iris mehrere Farbpigmente enthält und an die damals so beliebten mehrfarbigen oder emaillierten Schmuckstücke erinnert. Das »Purpurmündchen« schließlich läßt »Elfenbeinzähne« hervorblitzen, unterstrichen noch von einem Grübchen im Kinn. Als Krönung dann das blonde Haar, so lang, daß es »die Erde küßt« oder, zu Zöpfen geflochten, »den Kopf viermal umrundet«. Diese Haarpracht hat einen solchen Glanz, daß es schwerfällt, »das Gold des Kamms vom Gold des Haares zu unterscheiden«.

Im Gegensatz zur »gemeinen«, fast schwarzen Bauersfrau ist diese edle Dame mit dem hellen Teint von Flandern bis Italien zwangsläufig blond, so daß neben Isolde mit dem güldenen Haar etliche nur einfach »die Blonde« genannt werden (im *Rosenroman*, in *Lancelot* oder *Perceval*). Doch hohe Stirn und goldenes Haar waren nicht ohne Mühe zu erlangen: Arsensulfid, ungelöschter Kalk, Salben aus Igelasche, Fledermausblut, Bienenflügeln, Quecksilber und Schneckenschleim zum Enthaaren, Polieren und »Weißeln«; Absud von grünen Eidechsen in Nußöl, Schwefel und Rhabarber zum Blondieren, und dies alles hergestellt an einem Freitag, dem Venustag, um das bestmögliche Resultat zu erzielen! Die Prinzessinnen aus den Märchen holten sich ja auch aus den Hexenkesseln so allerlei: Wer schön sein will, muß leiden!

Aus Ballade und höfischem Roman, von Alain de Lille bis Jean de Meung, von Adam de la Halle bis Chrétien de Troyes, läßt sich anhand streng vorgegebener Kriterien ein Klischeeportrait des weiblichen Schönheitsideals erstellen, das vom 11. bis 15. Jahrhundert ohne Abweichung die grazile, geschwungene S-Silhouette vorgibt, darüber der stets kleine, ovale und leicht geneigte Kopf auf dem langen, schlanken Hals. Völlig identisch kehrt es wieder auf den ersten echten Frauenportraits der frühen flämischen Malerei bis hin zu den *Très Riches Heures du Duc de Berry* ...

Genau das gleiche läßt sich in Italien beobachten, bei den Bildern und Plastiken der Gotik, als die Künstler, in der Nachfolge Giottos und Duccios, begannen, sich an der Realität zu orientieren, das Singuläre echter Gesichter und Körper herauszuarbeiten, nicht mehr lineare und kodifizierte, sondern sinnliche Gestalten, selbst wenn die Gefühle, die ausgedrückt werden, nach wie vor die pädagogische Intention der Kirche stützen. Wie der Bildhauer der Gotik die Statue aus der Gesteinsmasse, in der die Romanik sie festhielt, herausholt, so gestattet sich auch der Maler den Ausdruck echter Menschlichkeit. Schritt um Schritt lösten Maler und Bildhauer sich von einer Kirche, die sich in einem Europa, wo ständige Kriege die Macht immer wieder neu verteilten, überall in einer Krise befand. Immer deutlicher – zunächst in Flandern mit van Eyck, dann in Italien und Frankreich – zeigten sie weibliche Schönheit im religiösen Sujet, sowohl an Eva wie auch an Maria.

Schönheit

Die Renaissance

Simonetta Vespucci. Beliebt in der italienischen Renaissance: die enthaarte Stirn, blondes Haar, mit eingeflochtenen falschen Haarteilen, Edelsteinen und Perlen. (Piero di Cosimo, um 1480.)

Eva. Die für das Mittelalter charakteristische weibliche S-Silhouette ist noch in Bildern der Renaissance nördlich der Alpen erhalten. (Lucas Cranach d. Ä., um 1528.)

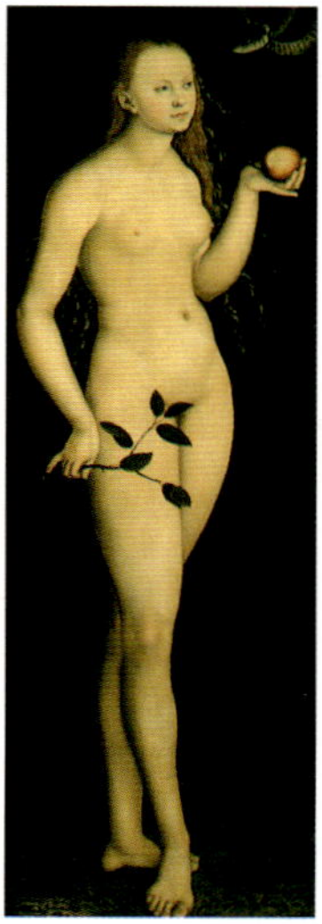

In Italien setzte sich die Renaissance durch, und Venus erschien. So wie sie einst bei ihrer Geburt aus den Fluten emporgetaucht war, stieg sie nun vom Olymp herab und sprengte den Teufelskreis, der den Blick auf die Frau – zwischen Eva und Maria – verstellte und das Ideal der weiblichen Schönheit sowie die Freiheit, sie zu besingen, in Fesseln gehalten hatte.

Auf dem Höhepunkt wirtschaftlichen Wohlstands wandte sich Italien, dessen Fürstenhöfe sich vermehrten, seiner Herkunft zu: Mit den großen geographischen Entdeckungen ging die intellektuelle Entdeckung der antiken Welt, die Himmel und Erde wieder versöhnte, einher. Die erste Übersetzung von Platons Werken, und vor allem die des »Gastmahls« durch Marsilio Ficino, den großen Gelehrten und Getreuen von Lorenzo de' Medici, streicht einen Gedanken heraus: Das Gute, Wahre und Schöne sind eins! »Wir sehen die Seele zwar nicht«, sagt Ficino, »wir sehen ihre Schönheit nicht, aber wir sehen den Leib, welcher ... der Schatten der Seele ist.« Durch die Schönheit der Welt und der Wesen darf die Menschheit Gott spüren, und die Liebe zwischen den Menschen ist nichts anderes als die göttliche Liebe. Die Liebe zwischen Mann und Frau ist göttliche Liebe, und durch die Schönheit der Frau wird der Mann ihrer teilhaftig. Für Ficino – und da greift er wieder auf Platon zurück – ist der Archetyp dieser zugleich fleischlichen und himmlischen Schönheit natürlich Venus, deren Tugenden er ausführlich aufzählt und die die vollkommene Einheit von Leib und Seele symbolisiert. Von der Rückkehr zu den antiken Quellen wird im Triumphzug der prachtvolle und nackte Körper einer Frau heimgebracht und als das schönste Wesen der Schöpfung glorifiziert. Schluß mit dem Teufel und seinem Gefolge! Schönheit ist nicht mehr gleichbedeutend mit Lug und Trug, ganz im Gegenteil: Die Frau muß schön und anziehend sein, will sie den Auftrag, den Gott ihr gab, erfüllen! Verherrlichung der Schönheit und der Liebe, mystische Vermählung des Geistigen und des Natürlichen, man huldigt

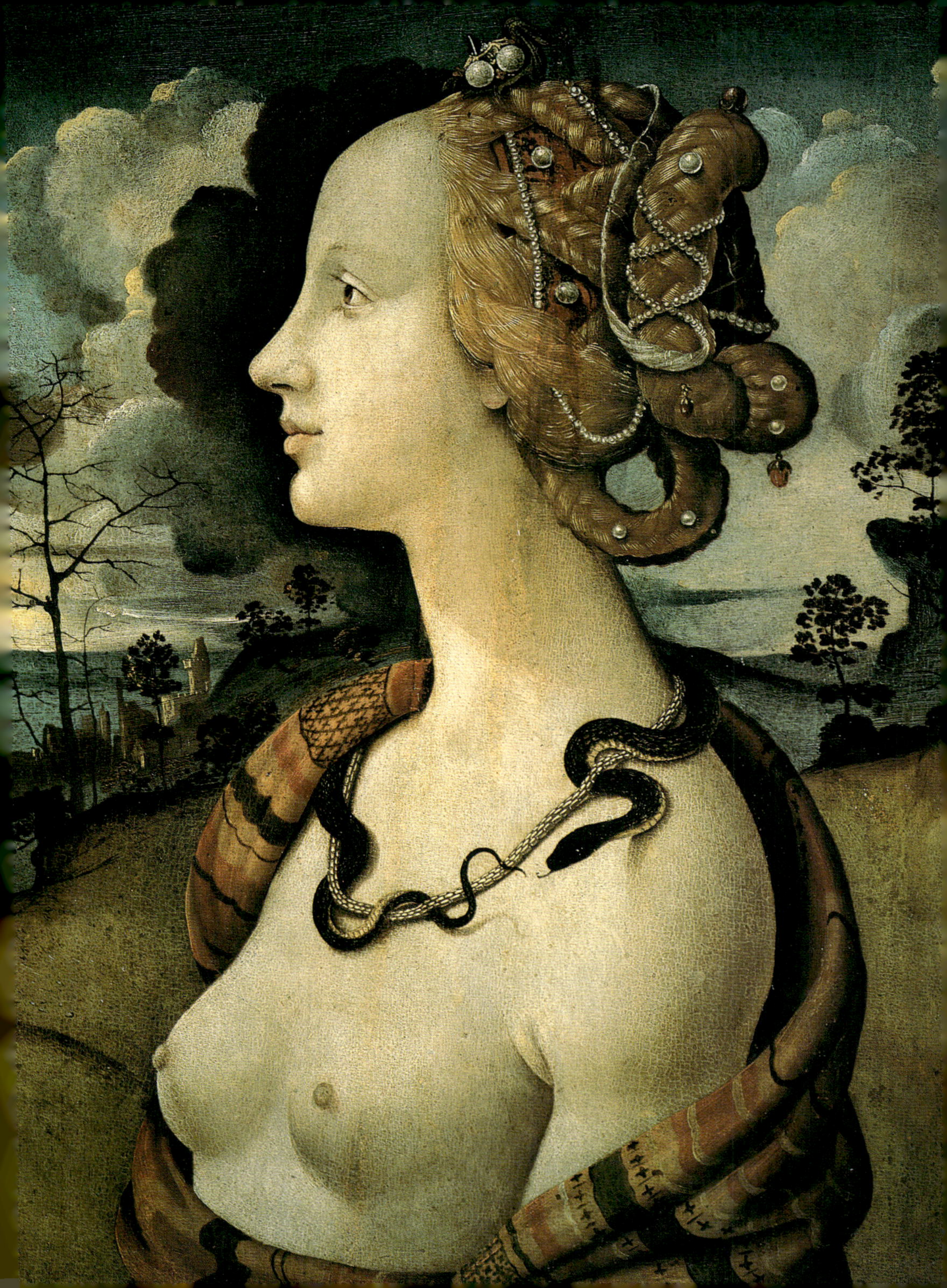

den Geschöpfen mehr als dem Schöpfer – und das alles mit dem Segen der Päpste ... Durch Vermittlung der Neuplatoniker findet der Katholizismus Geschmack an irdischen Genüssen.

»Humanitas« ist das Fanal dieser Renaissance, wo rundum die Sinne wiederaufleben. Die wachsende Kenntnis von einer durch große Handelsstraßen für Austausch jeder Art offenen Erde rückt die Welt in Reichweite, unterwirft sie aber auch menschlichen Maßstäben. Nicht nur Wissenschaftler und Philosophen, auch der Maler beobachtet und berichtet, was er sieht, und nicht mehr, was er sich vorstellt. Archäologische Funde und die Enthüllung der klassischen Antike, die Suche nach der vollendeten Form durch die Harmonie der Proportionen führt wie in der Antike zur Festsetzung von Normen in der Anatomie. Die Kunst wird Philosophie, man theoretisiert über Verfahrensweisen und Zielsetzung der Architekten, Maler und Bildhauer, die im Kontakt mit Dichtern und Gelehrten an all den glanzvollen Höfen und Akademien zu Intellektuellen werden.

Der Körperbau der Frau wird systematisiert. In seinem Traktat über die Schönheit der Damen *(Della bellezza delle donne)* von 1540 prägt Agnolo Firenzuola den Begriff »geordneter Einklang«, das heißt Harmonie der Proportionen, und illustriert diesen Begriff durch eine Zeichnung, wobei der Mann in einem Viereck steht, die Frau hingegen in einem Kreis, dessen Mittelpunkt ihr Geschlecht ist. Auch die verschiedenen Körperteile werden klassifiziert unter dem Aspekt der Schönheit: Zunächst sieben, dann achtzehn, dann dreißig, in Dreiergruppen geordnet. Im Jahre 1529 widmet Agostino Nifo der schönen Johanna von Aragon seine Schrift *Über die Schönheit und die Liebe*, worin er – von ihrer legendären Schönheit inspiriert – sehr strenge Kriterien festlegt: die Länge der Nase muß der der Lippen entsprechen, beide Ohren dürfen nicht mehr Fläche beanspruchen als der geöffnete Mund, und der Körper muß achtmal die Länge des Kopfes haben. Kein Knochen darf auf dem breiten Brustkorb hervortreten, und die Brüste sollten Birnen gleichen. Die ideale Frau ist groß, ohne Unterstützung von Absätzen, breitschultrig, schmal in der Taille, mit ausladenden rundlichen Hüften, eher molligen Händen, aber schlanken Fingern, mit eher gerundeten Beinen, aber kleinen Füßen.

Portrait eines jungen Mädchens. Manche vermuten ein Bildnis von Lucrezia Borgia, berühmt für ihre Schönheit, die in jeder Hinsicht den Kriterien der Zeit entsprach. (Bartolomeo Veneto, erste Hälfte 16. Jh.)

Der für das Gesicht vorgegebene Kanon ist bei all diesen Theoretikern einheitlich: Auf einem langen Hals sitzt der schmale ovale Kopf mit regelmäßigen Gesichtszügen, hoher Stirn, gerader, feingeschnittener Nase und kleinem Mund. Unbedingt schwarz hervorzuheben sind Augen, Wimpern und Brauen, die mit breitem Abstand zum Auge einen

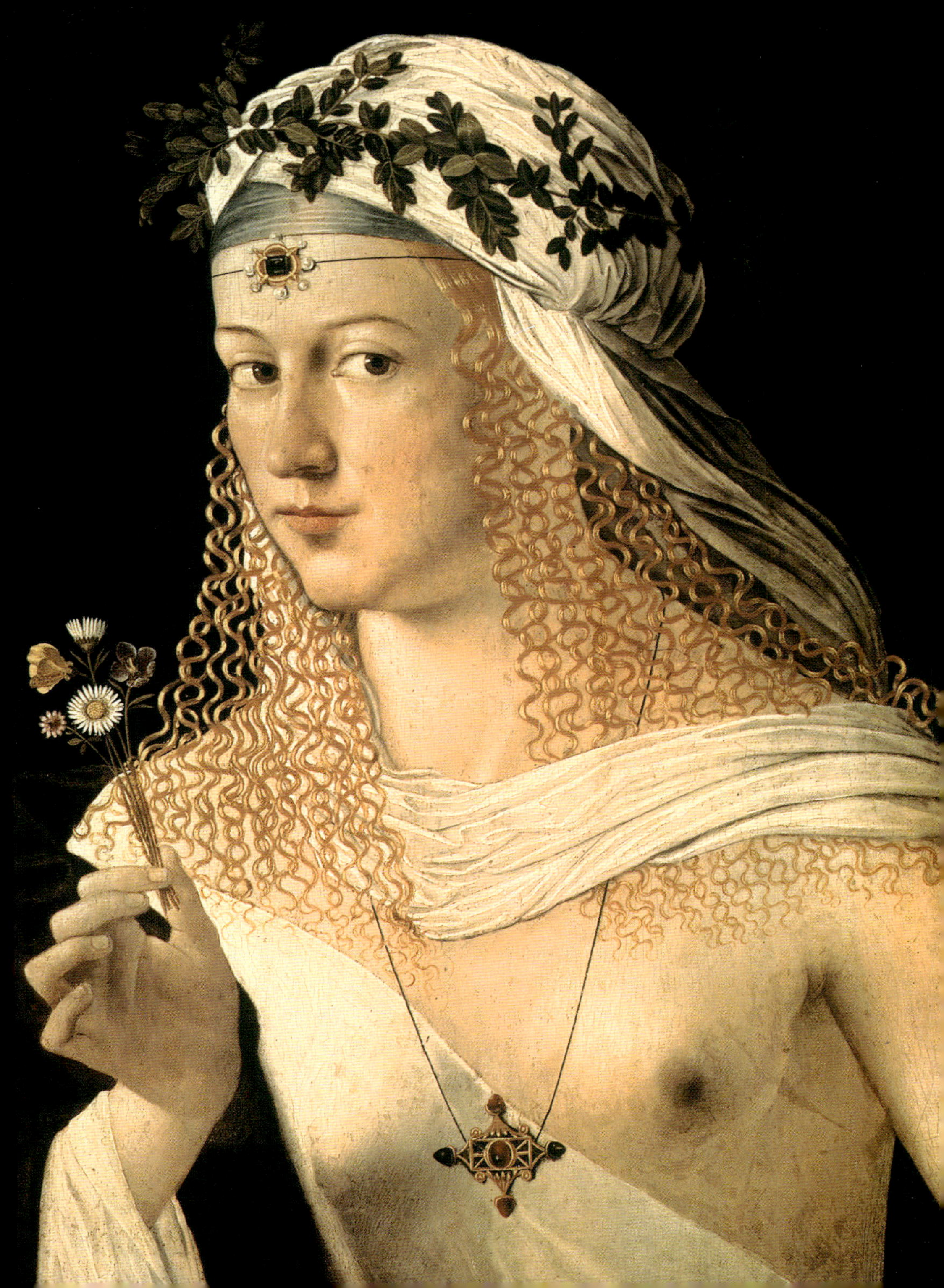

vollkommenen Kreisbogen zu bilden haben. Unbedingt weiß müssen sich abheben die Hände, die stets kleinen Zähne und der Teint, diese so transparente Haut, »daß man den Wein in die Kehle rinnen sieht«, wenn die Schöne trinkt. Lippen, Wangen und Fingernägel müssen rot sein. Jedermann hat dazu etwas beizutragen, selbst Machiavelli, für den eine Frauenhand nur schön ist, wenn sie »lang, von hellen Äderchen durchzogen ist und in schmalen Fingern ausläuft«. Dieses Bildnis erhält seine Strahlkraft natürlich durch den sanften Gesichtsausdruck und wird gekrönt von »wallendem blonden Haar, das mal an Gold, mal an Honig gemahnt, schimmernd wie die Sonnenstrahlen, gekräuselt, dicht und lang, gelöst in üppigen Wellen, die tänzelnd auf die Schultern herabfallen«. Das von Süditalien bis in den Norden Hollands kanonisierte blonde Haar konnte bei der sinnlichen Italienerin mit der oliv- oder goldfarbenen Haut nur künstlich sein.

Um ihr berühmtes Blond zu erzielen, gleichzeitig aber auch den Teint zu schützen, hielt sich die Venezianerin den ganzen Tag über, in Schleier gehüllt, in der Sonne auf und trug einen großen Hut ohne Mittelstück, aus dem die mit einer bleichenden Masse aus Safran und Zitrone eingeschmierten Haare hervorquollen. Die Popularität der Kurtisanen, deren Verführungskünste unbestritten waren und imitiert wurden, führte zu einer wahren Schminksucht und maßlosem Verbrauch von Hautbalsam und Moschusparfüm. Das ließen sich auch die neuen Herrscherinnen nicht nehmen: Von Frankreich, wo Caterina de' Medici diese Mode lancierte, gelangte sie schnell nach England zu Elizabeth I. Die durch die Renaissance »emanzipierten« Frauen nahmen sich die Freiheit, zu Schönheitsmitteln zu greifen, aber die Rezepte, die aus antiken Quellen stammten, waren kaum appetitlicher als im Mittelalter. Da lesen wir im Traktat über das Schminken von Nostradamus: Man bürste die Zähne mit einer Mischung von Drachenblut, rotem Korallenpulver und Weißweinstein, verwende für eine weiße Haut Cerussit und Sublimat (toxische Lösungen auf Blei- und Quecksilberbasis), und als Rouge eigne sich Mennige ...

Die Namen dieser von den Dichtern besungenen und den Malern gefeierten Schönheiten haben majestätisch die Zeit überdauert. Die Modelle für allegorische, mythologische und religiöse Bilder sind reale Frauen: Simonetta Vespucci, die von Botticelli als Venus und in seiner *Primavera*-Allegorie als Flora verewigte »Ritterliebe« von Giuliano de' Medici, deren offener Sarg durch die Straßen von Florenz gefahren wurde, damit die Florentiner ein letztes Mal ihre Gesichtszüge bewundern konnten, oder Imperia, die Geliebte des Bankiers Chigi, die Raphaels

Botticellis weibliche Figuren wurden zum Inbegriff von Schönheit. Die Italienerinnen verwandten endlos viel Zeit auf das Entfärben und Kämmen ihres sehr langen Haars. (*Primavera*, Detail, Sandro Botticelli, um 1477/78.)

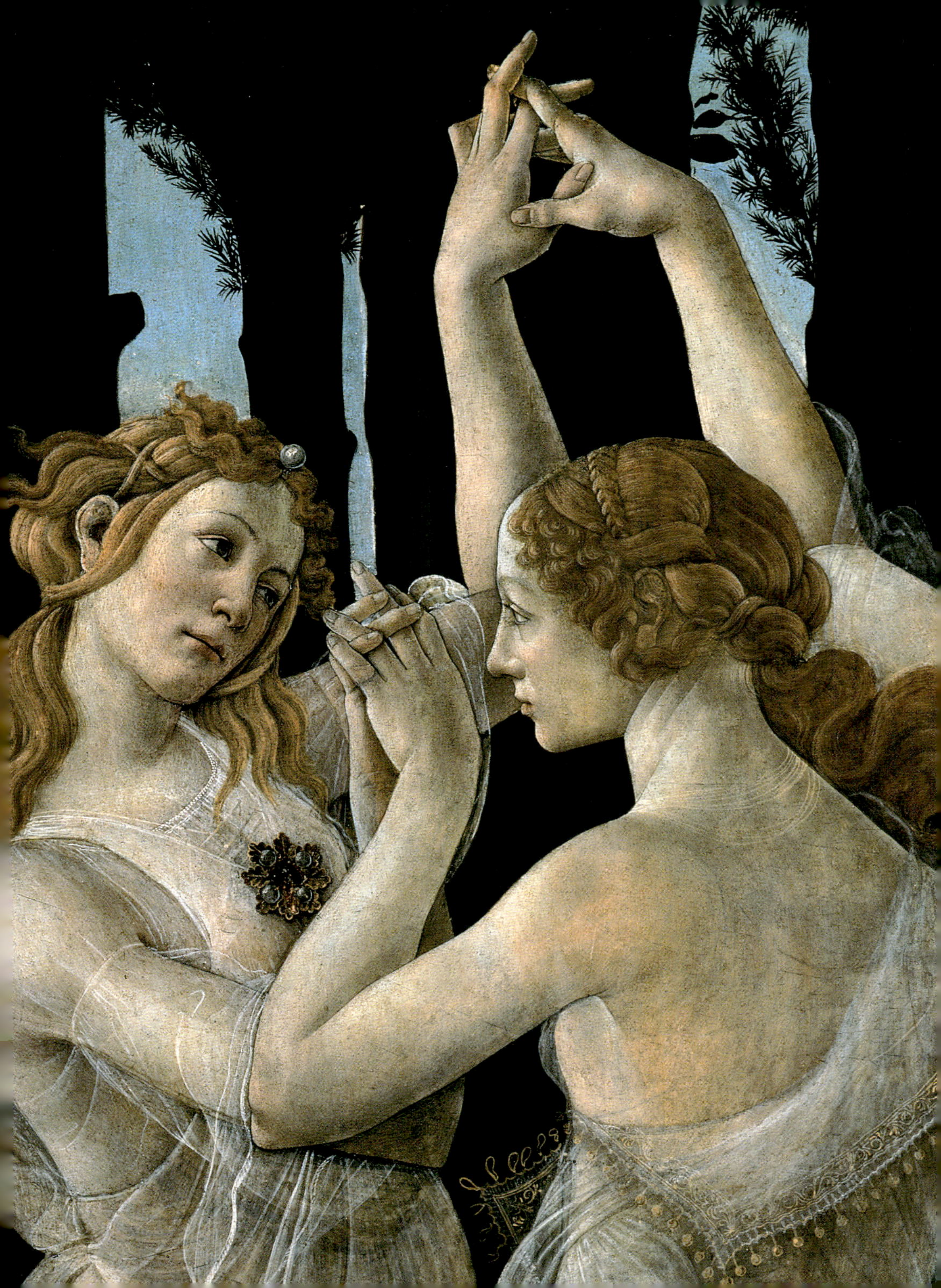

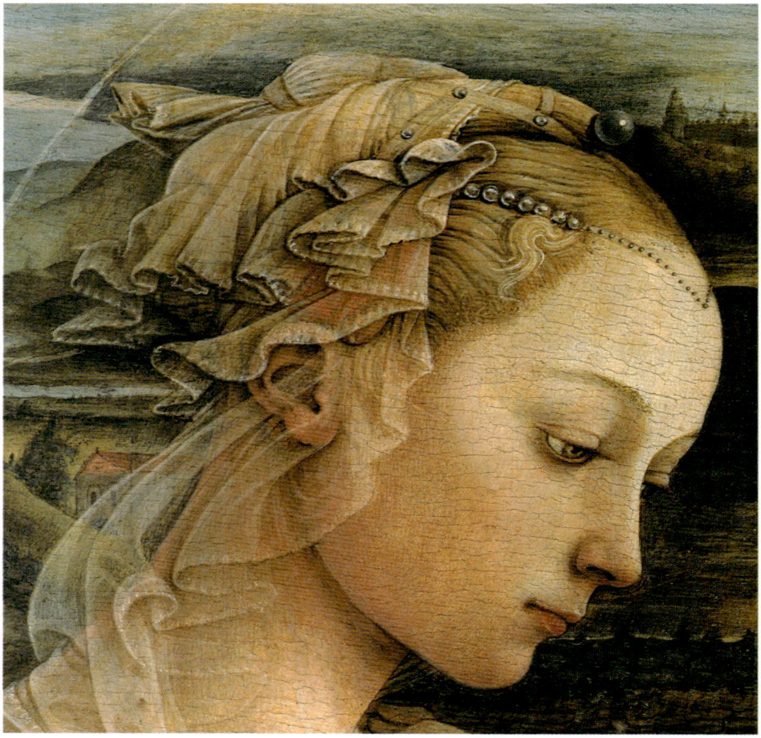

Madonna. In ihren Madonnenbildern verherrlicht die Renaissance die sinnlichen Züge sehr realer Schönheiten. (*Madonna mit Kind und Engeln*, Detail, Fra Filippo Lippi, 1465–1470.)

Modell gewesen war und um die, als sie 1511 plötzlich starb, ganz Rom trauerte, oder schließlich Lucrezia Borgia, die als heilige Katharina aus den Fresken Pinturicchios in den päpstlichen Gemächern des Vatikan herausschaut.

Aber nicht nur die Gestalt, auch Physiognomie und Psychologie faszinierten die Künstler der Renaissance. Im Gegensatz zum Mittelalter soll das Besondere nicht mehr mit dem Allgemeinen verschmelzen, vielmehr soll aus der unendlichen Vielfalt der Welt und der Gesichter der singuläre Aspekt, den die universelle Schönheit annimmt, herausgearbeitet werden, und für diese Erforschung eignet sich als Instrument das Portrait. Vom Symbolhaften, vom Ikonen-Bild geht man über zum Individuellen, zur Hervorhebung des persönlichen Wertes, und so gibt jeder Mäzen sein Portrait und das seiner Favoritinnen in Auftrag.

Allmählich verblaßte das metaphysische Ideal, das den Anstoß zur Befreiung des Denkens von den Dämonen des Mittelalters gegeben hatte, vor der physischen und ästhetischen Realität, die nun um ihrer selbst willen idealisiert wurde. Man berauschte sich am Leben, an seinen

Freuden und Reichtümern, und dabei verloren moralische oder religiöse Bezüge ihre Gültigkeit. Trotz der heftigen Reaktionen eines Savonarola, der, bevor er selbst in den Flammen umkam, die Werke Boccaccios, Petrarcas sowie etliche Meisterwerke reumütiger Maler, darunter auch Botticelli, auf den »Scheiterhaufen der Eitelkeit« verbrennen ließ, beherrschte das ganze 16. Jahrhundert die Gier nach Schönheit, Sinnenfreude und Wollust. Hochburg in Italien war Venedig, in Frankreich der Hof der Valois.

Auf die stille und stolze Schönheit von Raphaels Madonnen folgten die luxuriös ausstaffierten und mit Schmuck behängten unbekümmert sinnlichen Wesen Tizians. Da zeigt sich weibliche Schönheit in Rundungen und prallen Wölbungen, in warmen Blondtönungen, in rosa- und goldschimmerndem Fleisch. Ein Bäuchlein zeugt von Müßiggang und Wohlstand, Schultern, Arme, Brüste und Hüften sind molliger und schwerer, der Busen mit den rotgefärbten Brustwarzen wird zur Schau gestellt – üppige Schönheit, wie man damals sagte.

Wohlbeleibtheit und ein weiches Antlitz sind die Kennzeichen des Weibes, das Liebe zu erwecken vermag.

Mit Franz I. und dann Heinrich II. hält die Renaissance über Fontainebleau Einzug in Frankreich. Die königlichen Maitressen, von Diane de Poitiers bis Gabrielle d'Estrées, enthüllen unter hauchzarten Schleiern eine schlankere, schmalere Nacktheit als die Italienerin, hohe, runde Brüste, prall wie Äpfel, anmutig geschwungene Schenkel, Po und Bauch hübsch gerundet und fest.

In ganz Europa sind Paläste und Schlösser Orte des Vergnügens und der Eitelkeit, man vergöttert die körperliche Schönheit in biegsamen Linien, in jugendlicher Anmut, im unschuldigen Antlitz mit fröhlichem oder schamhaftem Ausdruck, im blonden, die Schultern umspielenden Haar, antik gelockt oder gefaßt in schweren Flechten, geschmückt mit Perlen und Edelsteinen, Haarnetz oder Mantilla. Der von den Malern und Bildhauern glorifizierte Körper wird auch zum Kultobjekt der Dichter, und nicht nur in seiner Ganzheit, sondern gar zerlegt in Einzelteile, die eingehend beschrieben werden in den *Blasons*, jenen Gedichten, in welchen man sich – allen voran Clément Marot – dem weiblichen Körper Stück für Stück widmete: dem einzigartigen Wunderwerk der Brauen, des Auges, der Wange, des Mundes, des Nabels, der schönen Brustwarze, des Pos ...

Die Barockmalerei geht noch weiter in der Schilderung dieses üppigen Bildes der idealen Schönheit, die Kirchen sind überfüllt von allegorischen Gestalten, drall wie Wachteln, kräftig und massig, überquellend im

Fleisch. Volle Brüste und fette Schenkel, prächtige Hüften und breite Flanken zeugen jetzt von Mutterschaft, und das Doppelkinn erhöht den Reiz dieser Frauen, die nun wieder in erster Linie Gattinnen und Mütter sind, Verkünderinnen der Fruchtbarkeit, erschaffen und gebaut, um Liebe zu erwecken und neues Leben aufkeimen zu lassen.

Ihr herausragender Darsteller war unbestritten Rubens, der in Form von Aphorismen einen Traktat über die Wiedergabe der menschlichen Gestalt *(Théorie de la figure humaine)* hinterließ: »Man muß darauf achten, daß in der Gestalt der Frau der Verlauf und die Konturen ihrer Muskeln, ihre Art, sich hinzustellen, zu gehen, zu sitzen, all ihre Bewegungen und all ihr Tun dargestellt ist und man nichts entdeckt, was dem Manne eignet, daß sie aber auch, wie es ihrem Urelement, dem Kreis, entspricht, insgesamt rund, zart, grazil und das Gegenteil der robusten und virilen Form des Mannes ist.« Ihr Fleisch »muß fest, prall und weiß sein, blaßrot getönt wie eine Mischung aus Milch und Blut (...)«.

Weiche Züge, blondes Haar. Das weibliche Ideal, wie es sich in der Renaissance herausgebildet hat, wirkt noch lange nach. (*Joseph und Potiphars Weib*, Detail, Il Guercino, 1649.)

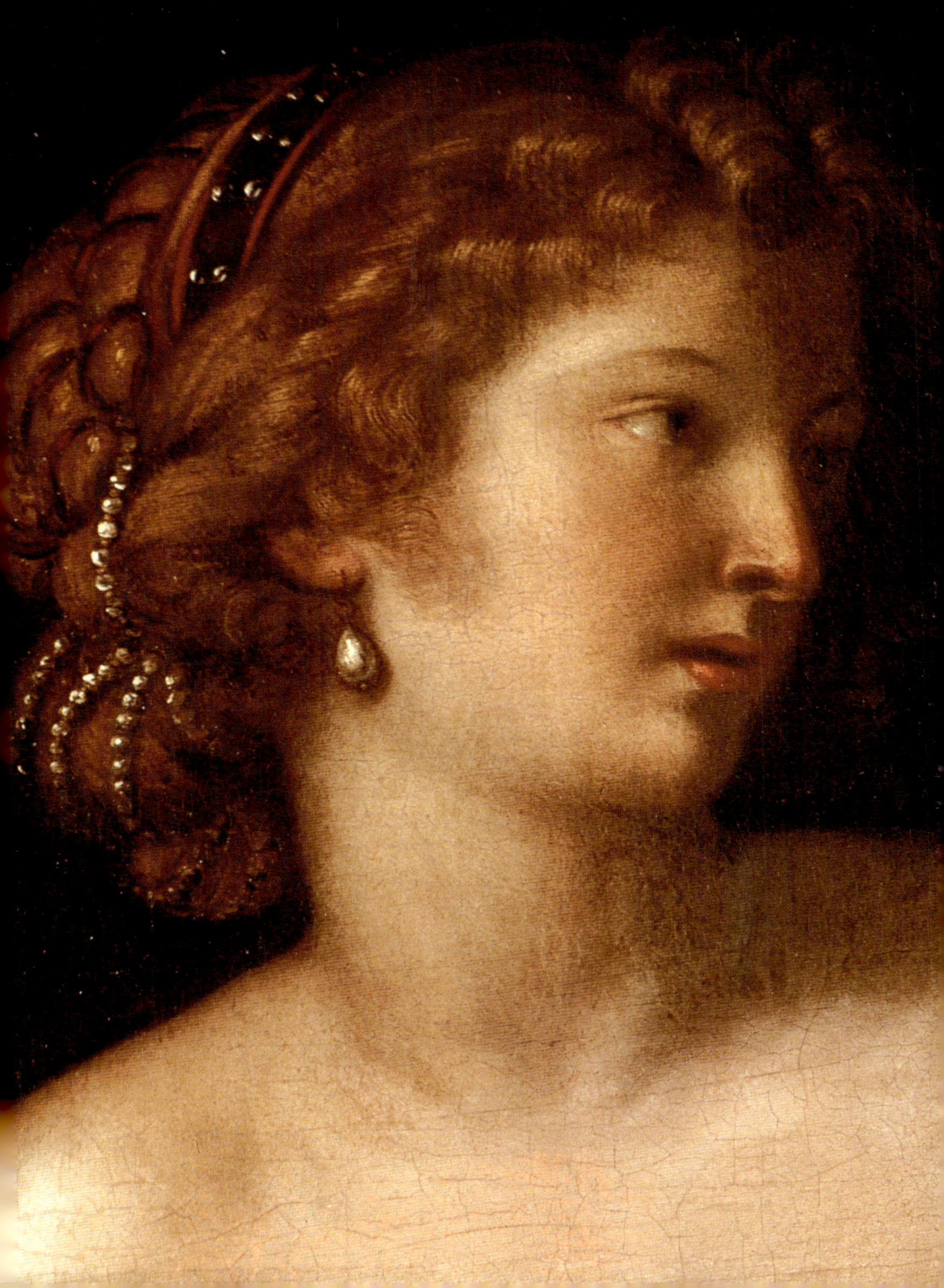

Schönheit

Reformation und Gegenreformation

Dem Überschwang der Renaissance sagten Reformation und Gegenreformation den Kampf an. Spanien verdrängte Italien, Strenge die Toleranz, der Verstand die Sinne, der Geist die Seele. Protestanten und Katholiken, Reformatoren und Gegenreformatoren, Jesuiten und Jansenisten zwangen nun eine Zeitlang und auf verschiedenen Wegen Konformismus und Zurückhaltung auf. Der fromme Humanismus stellte sich zwar gegen die jansenistische Moralaskese, aber beider Ziel war die Restaurierung der laxen und verfallenen Sitten einer dekadenten Christenheit und Gesellschaft.

Die Laster werden angeprangert, die Laschheit des Sozialgefüges wird gegeißelt, das Fleisch geschmäht. Von neuem wird der Körper mit Verbot belegt, Statuen und Bilder von Nackten bekommen Lendenschurz und Tunika, im religiösen, aber auch im öffentlichen Raum. Koketterie und Schamlosigkeit münden unweigerlich im Feuer der Hölle. Es regiert, von Heuchelei unterstützt, die Schamhaftigkeit – wie Molière in seinem *Tartuffe* es uns vorführt. Man versteckt die Brust, die Kirche untersagt das Dekolleté, das zu einer schweren Sünde wird, für die nur der Bischof Absolution erteilen kann. Das Dekolleté hält sich, aber der Rest des Körpers, häufig mitsamt der Füße, wird in einem Gebirge von Stoff versteckt, das den Blick allerdings auf das Verbotene lenkt, weil allerlei Accessoires die Formen unterstreichen. Das Haar verschwindet in einem flach im Nacken anliegenden Knoten, die Farbe erlischt unter einer schwarzen, von weißen Spitzen aufgehellten Uniform; der einzige geduldete Schmuck ist die Perle; und Magerkeit ist wieder angesagt! Schönheit hat majestätisch, würdevoll und feierlich zu sein.

Spitzen und Perlen sind die einzigen Schönheitsattribute, die die neue Sittenstrenge zuläßt. (*Infantin Isabel Clara Eugenia*, Alonso Sánchez Coello, 1579.)

Die Reaktion kam aus Frankreich, und hauptsächlich von Frauen, von jenen Preziösen, die Molière verspottete, wenn ihre geistvolle Galanterie zur hohlen Phrasendrescherei und Überspanntheit geriet, die aber unter dem Taktstock der Marquise von Rambouillet die Freiheit des Geistes

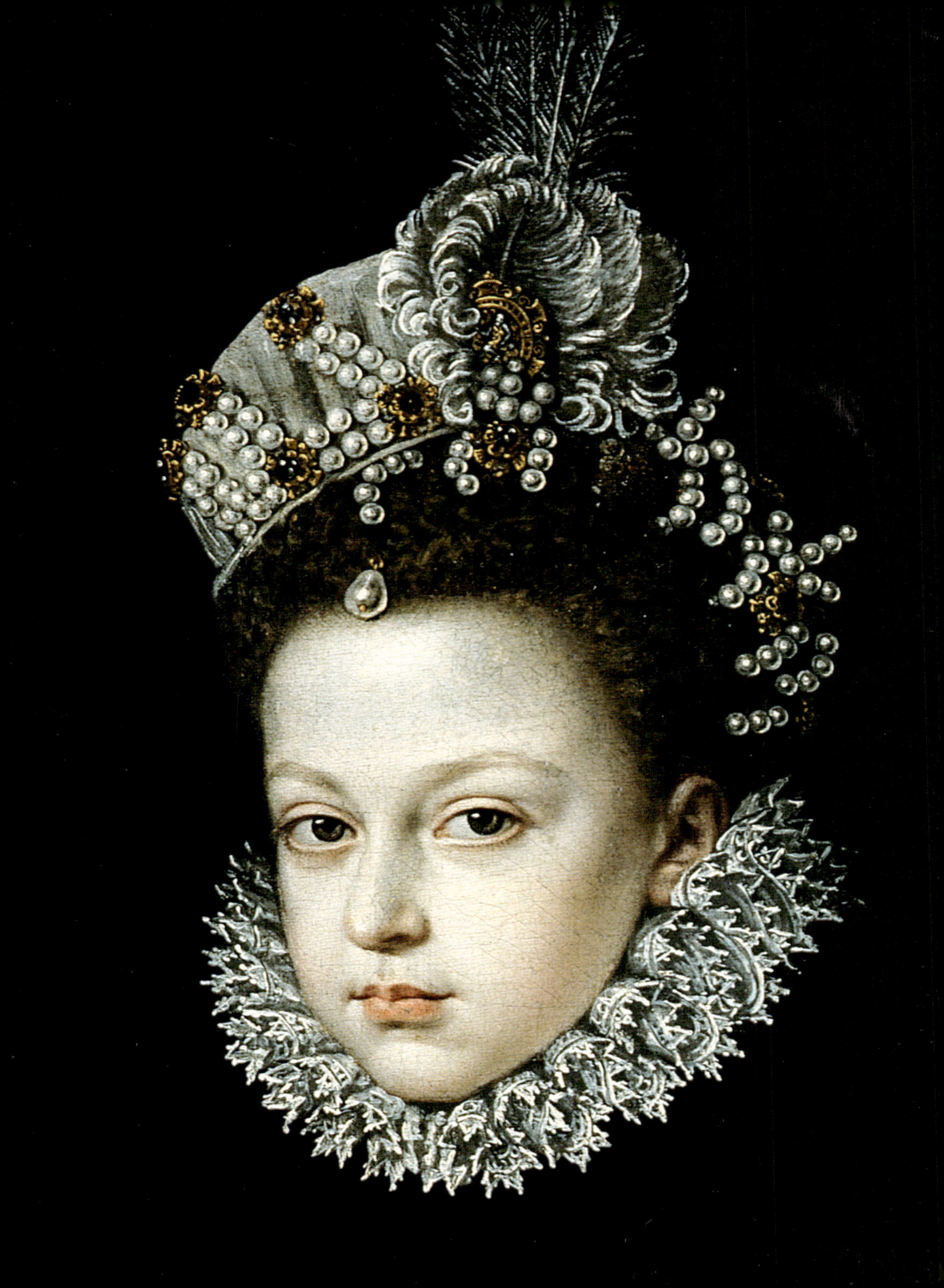

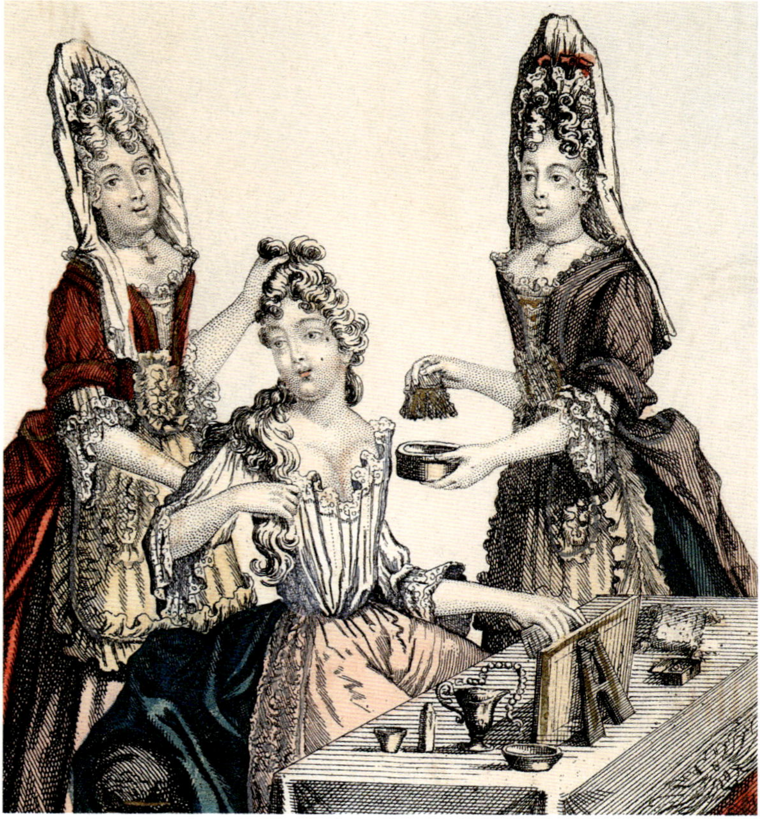

Französische Morgentoilette. Die Manie der Schönheitspflästerchen und kunstvollen Haaraufbauten greift im ausgehenden 17. Jahrhundert um sich. (Stich, Ende 17. Jh.)

Infantin María Teresa. Eine majestätische Schönheit von herrschaftlicher, würdevoller und erhabener Erscheinung als Vorbild im strengen Spanien. (Detail, Diego de Silva y Velázquez, 1652.)

vertraten und verteidigten, Raffinesse und gepflegte Manieren forderten und auf den richtigen Ton und den guten Geschmack Wert legten. Schön und intelligent, freizügig und unabhängig hatten sie, dem Beispiel von Ninon de Lenclos folgend, ihren eigenen Salon, wo die Elite der Zeit zusammenströmte, wechselten bis ans Ende ihrer Tage die Liebhaber und vermerkten auf einer *Carte du Tendre* die verschlungenen Pfade und Umwege ihrer galanten Abenteuer. Kokett bis zum Äußersten, übertünchten sie das Reale mit extravaganten Metaphern: So schützten sie ihre »Seerosenhaut«, »damit der Schnee des Gesichts nicht zu schmelzen beginnt«, und schauten alle Augenblicke in den unentbehrlichen Spiegel, diesen »Ratgeber der Anmut«, um die Schönheitspflästerchen aus schwarzem Taft zurechtzurücken, ohne die sie nicht aus dem Haus gehen würden. Deren Geheimnisse verrät uns ihr Wörterbuch: »die Leidenschaftliche« kommt unter die Augenbraue, »die Verstohlene«

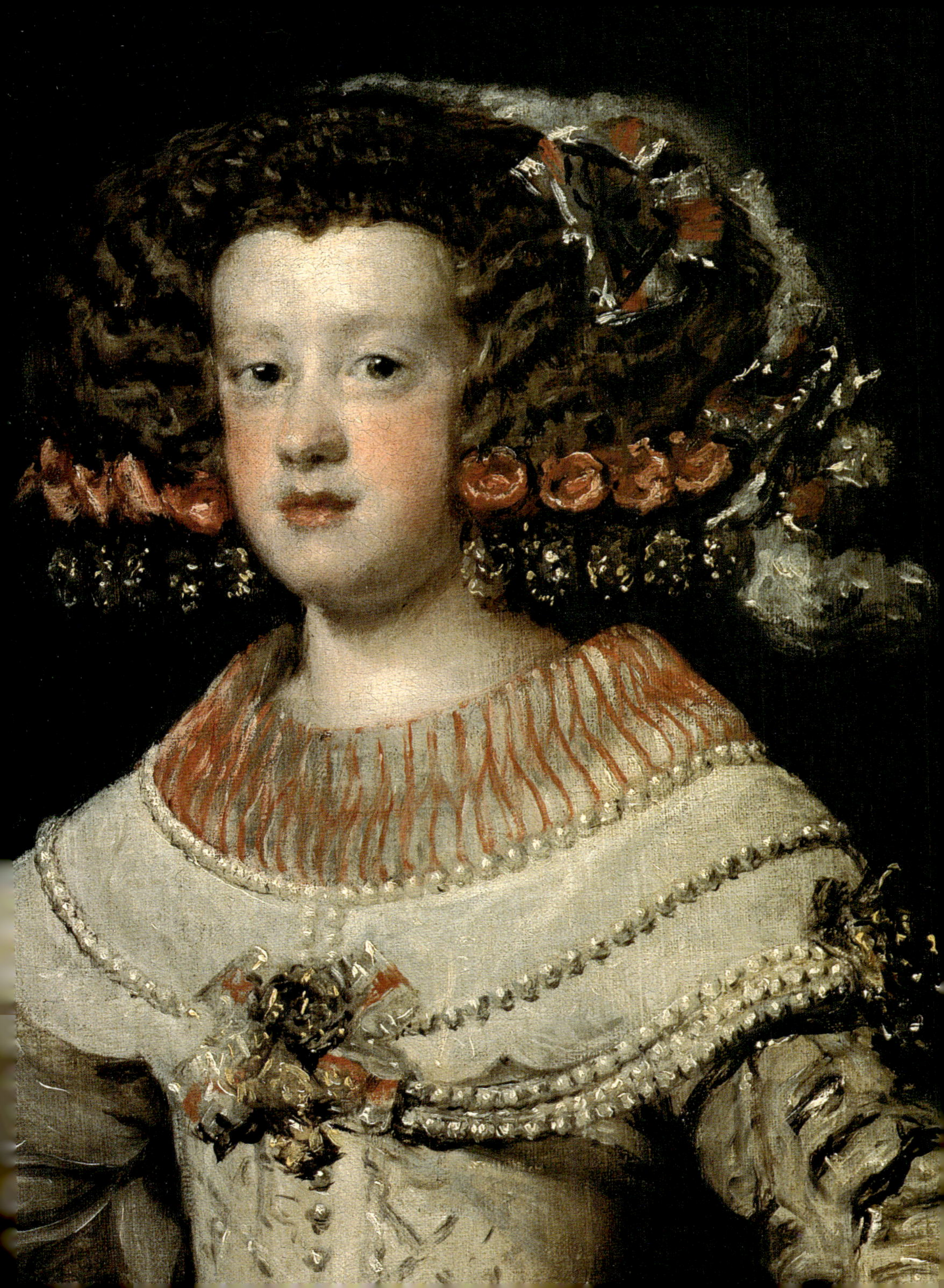

kaschiert einen Pickel, »die Kecke« ziert die Nasenspitze und »die Kußfreudige« akzentuiert den Mundwinkel.

Im Jahre 1635 wurde in Paris der erste Frisiersalon – er hieß »Champagne« – für Damen eröffnet. Man frisiert sich »kauzig«, *à la hurluberlu*, und schneidet das Haar vorne kurz, damit es lockig ins Gesicht fällt; wohingegen *à la Fontanges*, benannt nach der Maitresse von Ludwig XIV., einen kunstvollen Aufbau von Locken und Bändern bedeutet. Das Ganze wird blond oder braun überpudert. Die starke Schminke erregte sogar La Bruyères Mitleid: »Hätten sie wirklich solch grelle und verkleisterte Gesichter, wie sie sie mit Rouge und farbiger Schminke herstellen, wären sie doch untröstlich.« Boileau fand sie mit all dem Weiß und Rot so abscheulich und abstoßend, daß er dem Ehemann riet, abends so lange zu warten, bis seine Frau »ihren Teint an ihrer Hörnerhaube abgerieben und ihre Rosen und Lilien in vier von ihrer Schönheit beschmutzten Schnupftüchern zum Waschhaus geschickt hat.« Sublimat, Cerussitweiß und Spanisch-Rot wurden allerdings auch mit toxischen Stoffen hergestellt, die die Haut Tag um Tag schädigten. Doch nichts konnte sie davon abhalten, und so wurde die Regierungszeit Ludwigs XIV. zur – wie Diderot es ausdrückte – Epoche in »schrecklichem Zinnober«.

Elizabeth I. Leuchtend rote Perücke, Cerussitweiß und Zinnoberrot. Wie eine mit Edelsteinen und Brokat überladene Ikone zeigt sich die englische Königin, 1558–1603, ihren Untertanen. (Gemälde von Nicholas Hilliard, 1585.)

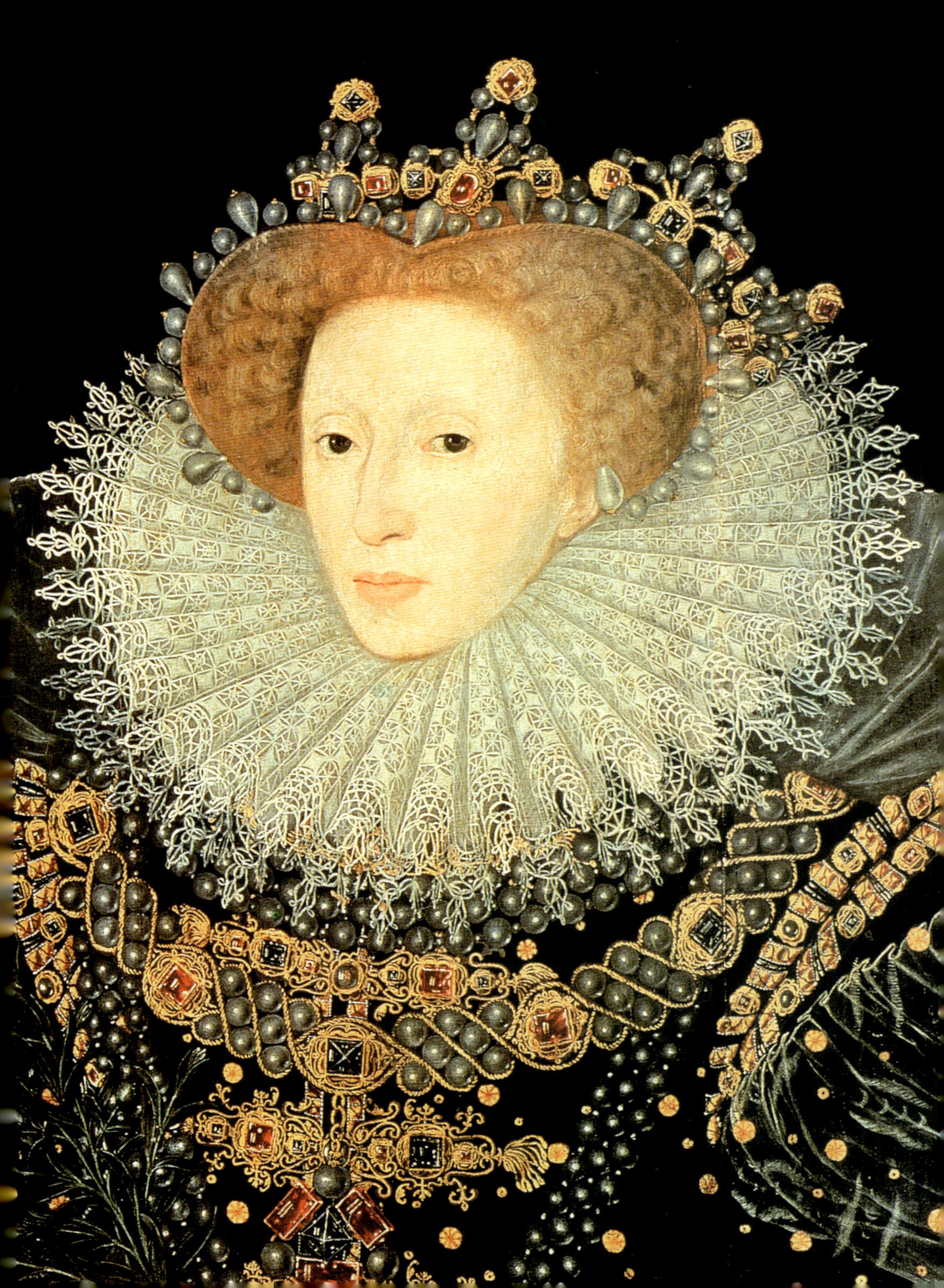

18. Jahrhundert und Klassizismus

Von Rotblau bis Blaßrosa, von Krapprot bis Orange, von Kopf bis Fuß fächerte sich am Hofe des Sonnenkönigs, den er bis 1715 regierte, die gesamte Rot-Palette auf und zauberte auf die Gesichter von Jugend bis Tod ein strahlendes Feuerwerk, aus dem die Augen hervorblitzten. Versailles war eine Bühne, wo Königtum inszeniert wurde und ein Tyrann die Spielregeln vorgab, die jeder einzuhalten hatte. Den Couturier übertrumpfte der Coiffeur, der auf den Köpfen wahre Bauwerke errichtete, deren schmückendes Beiwerk Gefühle spiegeln oder Aktualität illustrieren sollten. Um 1778 trug die Duchesse de Chartres in ihrer Perücke, eingebettet in Gaze und Bänder, ein Püppchen. Es stellte ihren Sohn dar, auf den Armen seiner Puppen-Amme, unter dem neugierigen Blick eines von einem Negerknaben bewachten Papageis! Auf Reisen knieten diese Damen in ihren Kutschen, da die überdimensionalen Frisuren sonst keine Platz hatten. Niemand hätte es gewagt, ungeschminkt bei Hofe zu erscheinen, man schminkte sich sogar zum Schlafen, und Madame de Pompadour soll gar noch einmal Wangenrot aufgelegt haben, bevor sie ihren letzten Atemzug tat. Natürlichkeit galt als der Gipfel der Lächerlichkeit, und der Verbrauch an Rot, das dick aufgetragen wurde, stieg derartig an, daß man schon eine Steuer zu erheben gedachte für jeden verkauften Farbtiegel, um »armen Offizierswitwen« eine Pension auszuzahlen.

Frankreich sei das Land aller nur denkbaren Exzesse, liest man in spöttischen oder entsetzten Briefen englischer oder deutscher Beobachter. Doch die Mode des Schminkens eroberte auch England, und das gründlich: Das Parlament votierte für ein Gesetz, das Verführung durch Kosmetika, Parfüms, künstliche Zähne, Haare etc. mit den gleichen Sanktionen ahnden sollte wie das Verbrechen der Hexerei. Hatten nicht Graf Cagliostro und seine Frau 1776 in London einen Schönheitssalon eröffnet, wo neben Schminkutensilien auch Aphrodisiaka, so mancher Zaubertrank und potenzsteigernde Mittel feilgeboten wurden? Besagtes

Madame de Pompadour, Maitresse von Ludwig XV. Geist, Raffinesse und Eleganz des 18. Jahrhunderts fanden in ihr die ideale Repräsentatin. (Detail, François Boucher, 1759.)

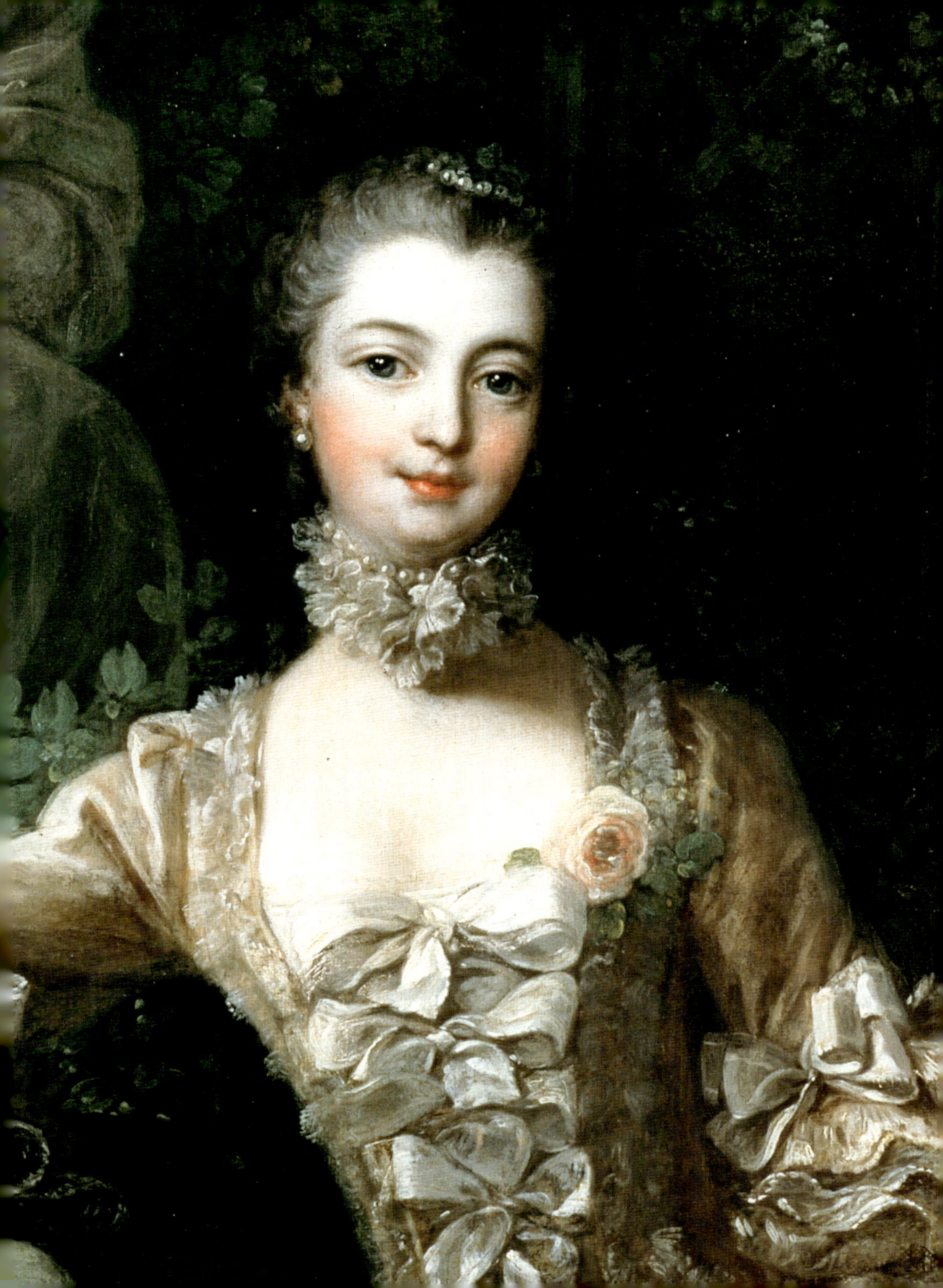

Gesetz blieb allerdings in den Schubladen, was Gazetten für die Frau, wie *Lady's Magazine*, nutzten, um die Kunst des Schminkens anhand historischer Abhandlungen zu verteidigen und zu illustrieren. Zur gleichen Zeit hielt in New York das Tscherkessien-Rot aus dem Nordkaukasus Einzug. Als pflanzliches Rot galt es als das natürlichste und widerstandsfähigste und ergänzte nun all die anderen – das französische Rot, italienische Rot, bayerische Rot, spanische Rot –, die bei den schönen Pionierinnen der amerikanischen Kolonien hoch im Kurs standen.

In Frankreich wetterten die Frömmler, die, verkrustet in ihrem Glauben, nur Häßlichkeit, Prüderie und Dreck anerkannten, gegen den Hof, den königlichen Ehebruch und jenes teuflische Rot, das die Montespan durchgesetzt hatte und ja nur den göttlichen Zorn heraufbeschwören konnte! Ins Blutrot tauchte die Aristokratie dann der atheistische revolutionäre Volkszorn.

Doch zuvor hatte die Schönheit noch Zeit, wieder ein menschliches Antlitz zu zeigen und in wenigen Jahren die Saat auszusäen, die im 19. Jahrhundert dann aufgehen würde: Empfindsamkeit, Innerlichkeit und Intimität. Unter dem Einfluß von Rousseau, Diderot, Beaumarchais, Marivaux und Milton erfolgte ein befreiendes Aufatmen: Von Versailles bis Venedig und London fegte die Aufklärung den akademischen Dogmatismus hinweg, das Korsett der Etikette und die monotone und unpersönliche Erhabenheit des Prunks. Das geistreiche und beschwingte, galante und spöttische, sinnliche und sinnenfrohe ausgehende 18. Jahrhundert begeisterte sich für gefällige Schlichtheit, zarte Gemüter, natürliche Anmut und echte Gefühle. Rundlicher Körper, sanftes und zartes Gesicht mit kurzer Nase, vollen Lippen, spitzem Kinn, dunklem und lebhaftem Blick und einem Teint wie Porzellan. Die Schönheit ist verträumt, verschmitzt und frisch. Man schminkt sich viel weniger, doch Bänder, Perlen und Blumen, auch Linnen und Organdy in Nattier-Blau und Du-Barry-Rosa, Ludwigs XV. Lieblingsfarben, schmücken die perlmutt- und rosaschimmernden nackten Schönen, die im traulichen Alkoven, sehnsuchtstrunken, zu allen Wonnen bereit, auf den Entdecker warten. Fließender Satin und duftiger Mousseline, taubengrau oder nymphenrosig schillernd, drapieren sich um hohe Brüste über Wespentaillen, rieseln um eine runde Wade, einen zarten Knöchel und einen kleinen, mit dem Pantoffel

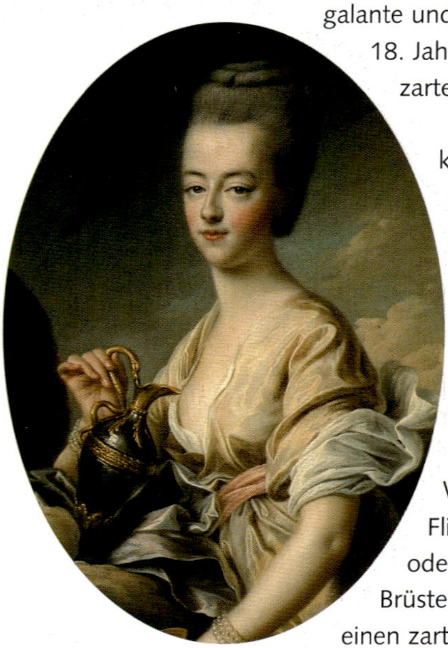

Marie-Antoinette, die sich weder schminkte, noch ihr naturblondes Haar färbte. (François Hubert Drouais, um 1770.)

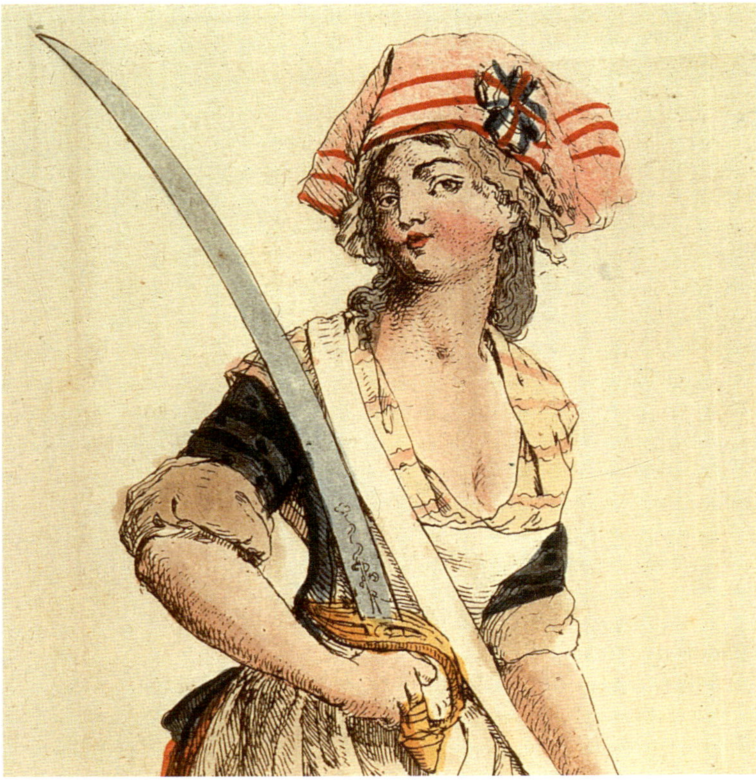

Die Revolutionärin. Das natürliche Feuer auf den Wangen der *»Citoyenne«* (»Bürgerin«) ersetzte das verpönte Schminkrot.

spielenden Fuß. Die fülligen und lachenden, schelmischen und freizügigen Frauen Bouchers, Fragonards und Tiepolos haben im Gesicht und am Körper unzählige weiche Grübchen und Falten. Die zunächst noch gepuderten und gelockten Haare fallen bald schon in kunstvoll wirren Strähnen, denn man imitiert nicht nur das prachtvolle Aschblond, sondern auch den lässig-eleganten Stil, den die hinreißende Vigée-Lebrun, die Malerin und Freundin Marie-Antoinettes, lanciert hatte. Von Sankt Petersburg bis hin zu den kleinen deutschen Fürstenhöfen verfolgte ganz Europa, was es in Frankreich in puncto Schönheit und Mode Neues gab. Die monumentalen Haaraufbauten, die in England Zielscheibe von Pamphletisten und Karikaturisten waren, sanken in sich zusammen und machten den Bändern oder den in eine Strähne gesteckten Federn Platz. Schönheit entstand nun aus der Bewegung, aus allem, was eine unbewußte Geste an Echtem und Aufrichtigem erahnen ließ. Regelmäßige Gesichtszüge wurden zweitrangig; um schön zu sein, bedurfte es der Lebhaftigkeit von Körper und Geist, einer beweglichen Fröhlichkeit, des »reizenden und kecken« Mienenspiels – *mignon*.

Zum ersten Mal befreite sich das Portrait von kodifizierter Darstellungspflicht und ließ auf den Gesichtern das Gemüt erkennen. Diderot befahl den Malern: »Rühre mich, erstaune mich, zerreiß mich, laß mich erbeben, weinen, erzittern, empört sein.« Und in den Portraits von Quentin la Tour über Joshua Reynolds bis zu Rosalba Carriera überraschen die Schönen jener Zeit durch die Ironie eines Blicks, den Zorn eines gerunzelten Näschens, das leise Zittern in einem Lächeln. Die Sensibilität wird ausgeleuchtet bis zur Schamlosigkeit, wie bei Greuze, wenn er den blutjungen Mädchen den verschämten tränenverschleierten Blick entlockt oder die Unschuld des nackten Leibes unter zerknitterten Hemdchen hervorschimmern läßt.

Weiblicher Schönheit galt wahrlich nicht das Hauptinteresse der Französischen Revolution, dennoch war die Rückkehr zum Natürlichen, zum Vorrang der Persönlichkeit gegenüber einem kodifizierten Ideal unumkehrbar. Verstärkend kam hinzu, daß Hygiene allmählich an Wert gewann, wodurch das aufsteigende Bürgertum seine Überlegenheit gegenüber dem Bauernstand und der sich neu formierenden Arbeiterklasse beweisen konnte. Ingres und David kreierten mit ihren Pinseln einen neuen Schönheitstypus. Die Frau des Klassizismus (in der Zeit des Konsulats und des Premier Empire) ist von klarer und vollkommener, von rationaler Schlichtheit. Sie ist nicht mehr lasziv, zügellos, fordernd und von jener egoistischen Sensibilität, die auf dem Schafott geendet hatte. Sie ist eher dunkelhaarig als blond, trägt das Haar hochgesteckt und läßt es in kurzen Locken wieder herabfallen, durch neue Kosmetika und Toilettenwässerchen ist ihre Haut immer weiß und frisch, doch ihren persönlichen Ausdruck gewinnt sie eher durch ihre Gestalt als durch ihr Gesicht. Sie trägt den Kopf betont hoch, die nackten Schultern und Arme sind rundlich, die Brust ist klein und reckt sich empor, und die langen Beine darf man sehen unter den von griechischen Statuen entlehnten Toga-Kleidern aus dünnem Voile. Madame Récamier verkörpert ganz augenfällig die Schönheit ihrer Zeit.

Madame Récamier. Kurzes Haar mit wilden Locken »à la Titus« und eine hohe, von einem Toga-Kleid eingezwängte Brust – Madame Récamier gab nicht nur mit ihrem Salon in der Zeit der französischen Restauration den klassizistischen Ton an. (Detail, Jacques-Louis David, 1826.)

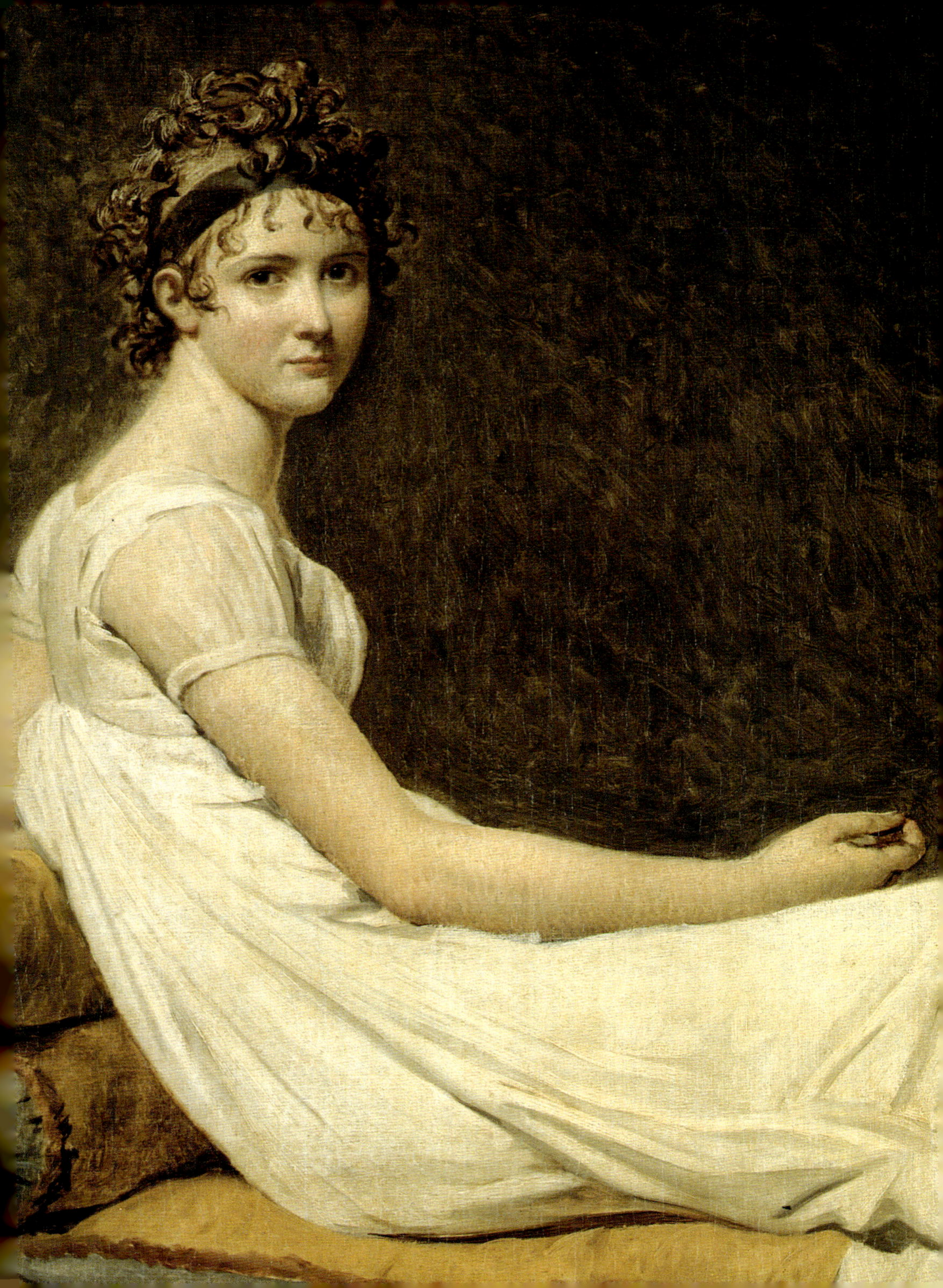

Schönheit

Die Romantik

»Meine zukünftige Geliebte wird grün sein wie eine Zitrone, mit Brauen, so wild gewölbt wie möglich, die Augenlider orientalisch, die Nase hebräisch, der Mund schmal und stolz und das Haar abgestimmt zur Farbe der Haut«, deklamiert Rodolphe in Théophile Gautiers *Celle-ci et cella-là ou La Jeune France passionnée*. Von den Nebeln Englands bis zu den sternenklaren Nächten Italiens, von den Wäldern Deutschlands bis zu den Gärten des »süßen Frankreich« sollte so der Steckbrief der romantischen Muse lauten, die in dieser ersten Hälfte des 19. Jahrhunderts ihren Verehrern unbezwingbare Leidenschaft eingab. Deren Augen schmachteten schwermütig im sonderbar fahlen Gesicht, denn sie waren »trunken von Poesie und von Liebe« und schleiften »das Leben hinter sich her wie ein Sträfling seine Kette« (Gérard de Nerval).

Um diesem Bild zu ähneln, um dieses Gesicht zu erlangen, »das aus Marmor geschnitten« schien, »mit dem schicksalhaften Siegel, der verwundeten und grünlichen Blässe, die hervortritt unter den schwarzen Binden«, wie Barbey d'Aurevilly rühmte, rieben sie sich ein mit safrangelbem oder mit blauer Tinte getöntem Absud, tranken gar Essig, verschlangen Unmengen Zitronen und fasteten bis zum Umfallen, um nur ja nicht ungefällig und vulgär gesund zu erscheinen und so schnell wie möglich jene höchste Distinguiertheit zu erlangen, die nur das spektrale Aussehen von Schwindsüchtigen im Todeskampf verlieh. Waren sie zum Essen eingeladen, nippten sie nur, um ihrem Abscheu vor materiellen Genüssen Ausdruck zu geben, knabberten mit farblosen Lippen an einem Hähnchenflügel oder nagten possierlich an einer Frucht. Weit mehr wurde übrigens auch gar nicht angeboten, denn wie wir aus Balzacs *Nouvelle théorie du déjeuner*, seiner neuen Theorie über das Frühstück oder Mittagsmahl, erfahren, bestand das vornehme Menü aus Eiern, Salat, Erdbeeren mit *muffins* und *soda water*, importiert aus England, dessen geheimnisvolle Gärten mit den gotischen Ruinen hie und da man ebenfalls bewunderte.

Elisabeth, Kaiserin von Österreich. Sie achtete auf ihre schmale Taille und war stolz auf ihr langes schweres Haar – Sisi wurde zum Inbegriff der tragischen Schönheit. (Franz Xaver Winterhalter, 1864.)

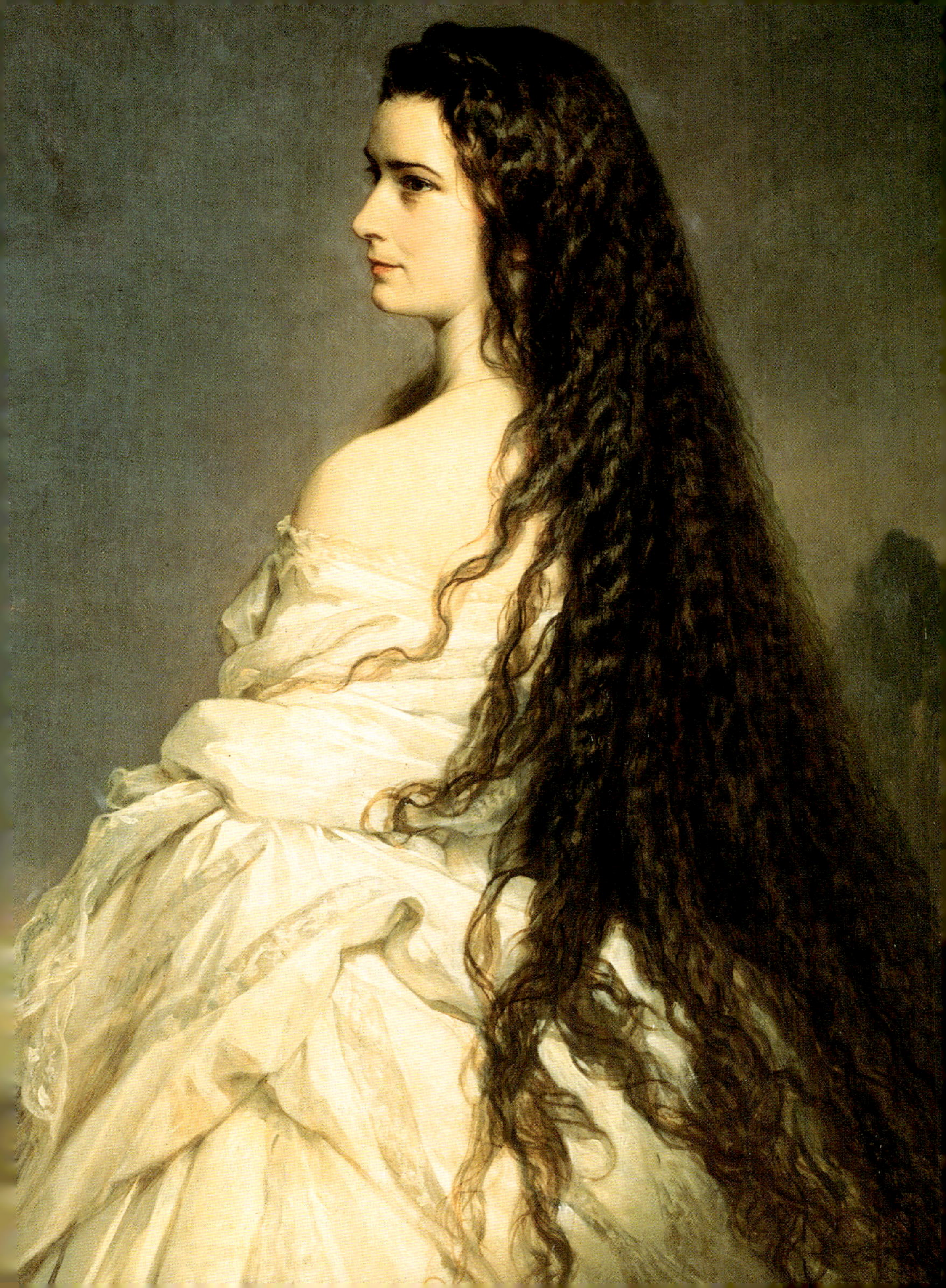

Nach dem Vorbild der ungezügelten und rebellischen Prinzessin Belgiojoso, von der Alfred de Musset abgewiesen wurde, blickten diese rätselhaften Schönen – mit dem unter dem Gewicht ihres ebenholzfarbenen Haars schmerzlich geneigten Schwanenhals – die Welt stets leicht bedrückt und untröstlich an: große, melancholische Augen, schwarz oder ultramarinblau, aber immer feucht und violett umschattet; mit einem verhangenen, fiebrigen, krankhaft brennenden Blick. Ohne ein Runzeln ihrer kaum betonten feinen Brauen, tröpfelten sie so starke Gifte wie Belladonna, Atropin oder Datura ein, die diese merkwürdige Starre hervorriefen, diese mystische Tiefe der Pupille, dieses Glänzen, das eine glühende und leidenschaftliche Seele verrät, »verzehrt von einer inneren Flamme im Widerschein des vorbeiziehenden Todes«, wie bei Arsène Houssaye zu lesen ist, dem Dichter und Freund Nervals, Baudelaires und Gaultiers.

Mit Safran- und Tintenabsud beginnt man die Haut dunkel zu tönen und die Augen bläulich zu umschatten.

Wenn sie gingen, durchschritten sie den Raum wie ein Schatten. »Kristalline, diaphane« Wesen, deren lianenhafte Geschmeidigkeit und wiegenden Bewegungen, Luftgestalten gleich, an »das Schweben der Cherubine« erinnerten, wie das Journal *Le Flâneur parisien* damals schrieb. Diese »Wiesel« oder »Libellen«, wie man sie auch nannte, pflegten ihre Wespentaille, ihren schmalen, spindelgleichen Körper, ihre seraphische Zartheit, umspielt von dem duftigen weißen Mousseline, den die italienische Tänzerin Maria Taglioni, die an der Oper Triumphe feierte, in Mode gebracht hatte. Wenn sie sich überhaupt bewegten, vermieden sie jede hastige Geste, die auf unbewußte, instinktive Fröhlichkeit hätte schließen lassen können, aber eigentlich bewegten sie sich gar nicht, erzitterten höchstens in stets verhohlener Erregung. Bei den Surrealisten sollte Schönheit konvulsivisch werden, bei den Romantikern war sie ein Kräuseln an der Oberfläche. Diese Frauen waren Sylphiden und Feuerteufel zugleich; unter dem Alabasterteint pochte das bläuliche Geflecht der Äderchen und ließ den geheimnisvollen Reiz betörender Perversität durchschimmern. Die Romantik brachte auch – aber in ein und derselben Frau vereint – den mittelalterlichen Dualismus von Engel und Dämon zurück, der in übersteigerter Form, von Goethe bis Musset, von Keats bis Baudelaire, bei allen Dandys wiederkehrt: naiv, doch fatal, anziehend und gefährlich, hüstelnde Tigerinnen, die die Zähne zeigen und von deren phantom-

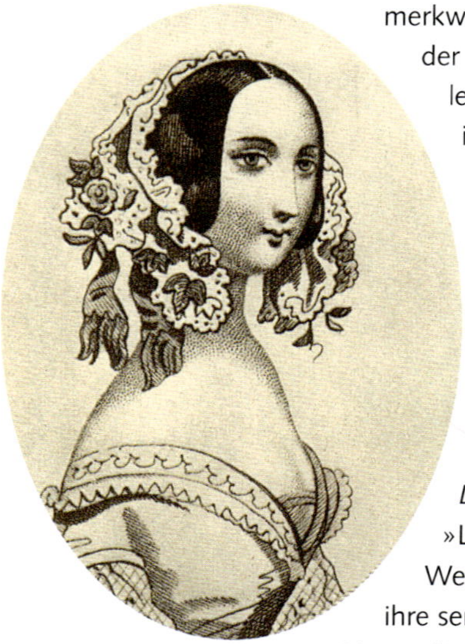

Princesse de Broglie. Die Damen der Pariser Gesellschaft in den Salons des Faubourg-Saint-Germain pflegen weiterhin ihren blassen Teint. Zusammen mit dem glatten, ebenholzschwarzen Haar unterstreicht er die gelassene Ruhe einer Erscheinung. (Detail, J.-A.-D. Ingres, 1853.)

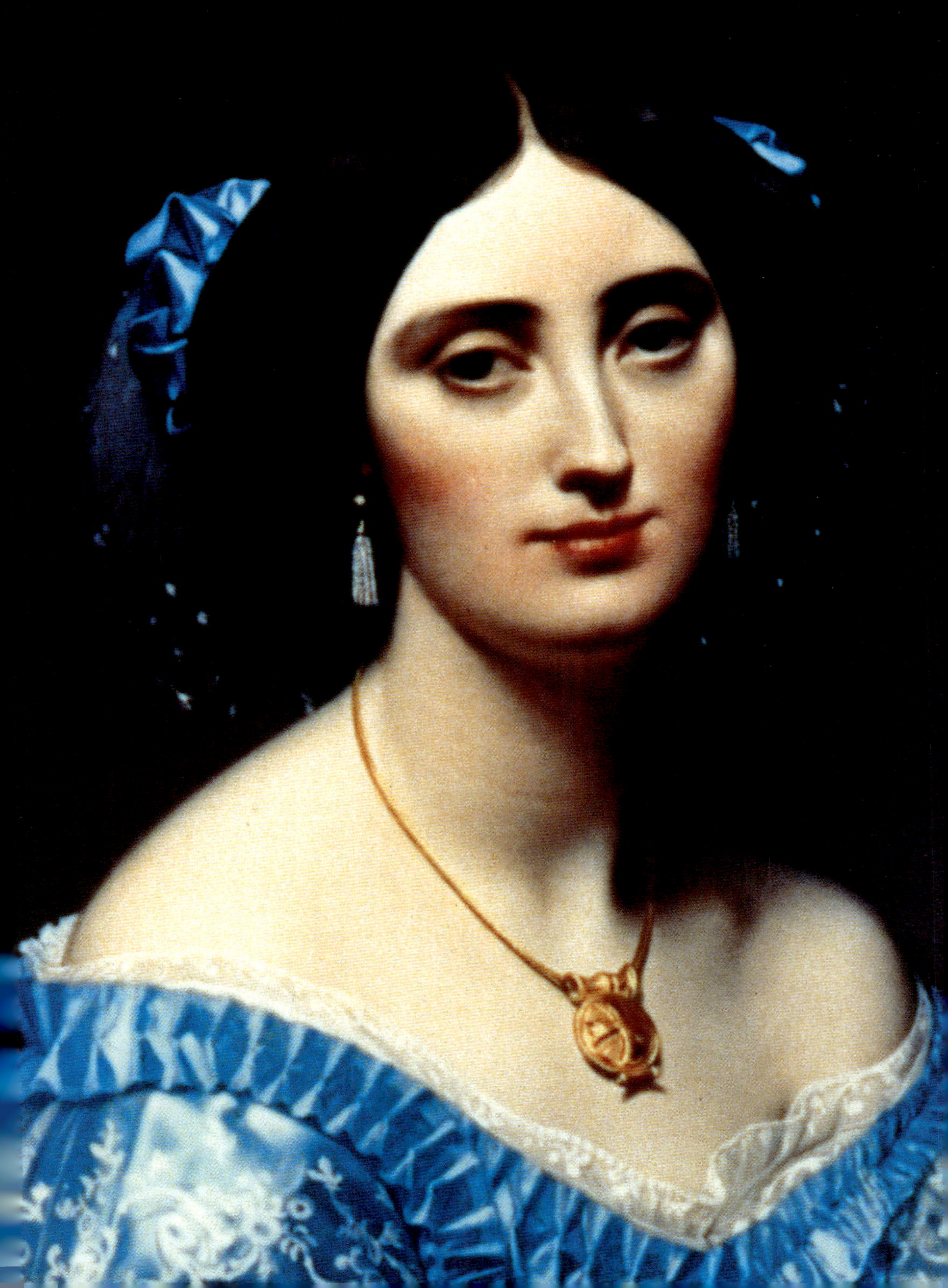

gleicher Körperlosigkeit ein Verderben bringendes Fluidum ausgeht. Sei's drum! Seit Byron wissen alle in die Melancholie Verliebten, daß ihnen nichts besser zu Gesicht steht als der Ausdruck der Verzweiflung.

Phosphoreszierend, feurig, erstickend, vernichtend, vulkanisch, satanisch, pharaonisch, blitztötend, babylonisch, pyramidal, gotisch, schaurig ... Was der romantische Wortschatz da an Attributen hervorbrachte, benennt hinreichend das Geheimnisvolle dieser Schönheiten, in Farbnuancen schillernd »wie die Wasser des Nil, wie die aufkeimende Morgenröte, ein wildes Stiefmütterchen, Vesuvlava, verschrecktes Mäuschen, verträumter Floh, verliebte Kröte, Verbrechen ersinnende Spinne ...«, oder düsterer: »Höllenrauch, Rabenflügel, Marengoschwarz, Flaschengrün, Kapuzinerkutte«. Die Haare, zunächst noch gekräuselt, gewellt, zerzaust, dann hoch oben auf dem Kopf in Knoten gefaßt oder das Gesicht mit ein paar Löckchen einrahmend, werden – wie die Engländer empfehlen – mindestens alle zwei Monate gewaschen und bekommen im Winter eine randlose, hohe Stufenhaube übergestülpt, wie es die Bewunderung für ein Mittelalter der Legenden erfordert. Für den Sommer empfiehlt Louise Colet, die Dichterin und romantische Muse, die um 1838 in *Le Monde illustré* die Modespalten füllt, den italienischen Strohhut mit breiter hochgestülpter Krempe – Genre Musketiere –, mit Seide unterfüttert und mit einem Geriesel von Kräuselgaze, Bändern und Spitzen verziert. Wie ein Journalist der damaligen Zeit so hübsch sagte: »Unter einem himmelblauen Hut darf man notfalls noch träumen, doch unter einem rosa Hut ist Weinen streng verboten.« Ein wenig später entschied man sich nach dem Vorbild der Schauspielerin Marie Dorval, Interpretin und Geliebte Alfred de Vignys und anschließend Alexandre Dumas', für schlichte, glatte Bänder, die die Ohren verdeckten und weiter unten zu einem dicken Knoten gewickelt wurden, besteckt mit Lilien oder Rosen. Die Augenbrauen wurden wieder dichter, sollten deutlich hervorstechen, nach dem Vorbild der Andalusierin oder Neapolitanerin mit dem orientalisch olivfarbenen Teint, denn dieser Orient begann in Granada und endete in den Sandwüsten von Delacroix und den Harems von

Comtesse de Castiglione. Das neue Medium der Photographie erlaubt es, die legendäre Schönheit der Maitresse Napoleons III. zu überliefern: *Elvire vor dem Standspiegel*. (Pierre-Louis Pierson, 1861–67.)

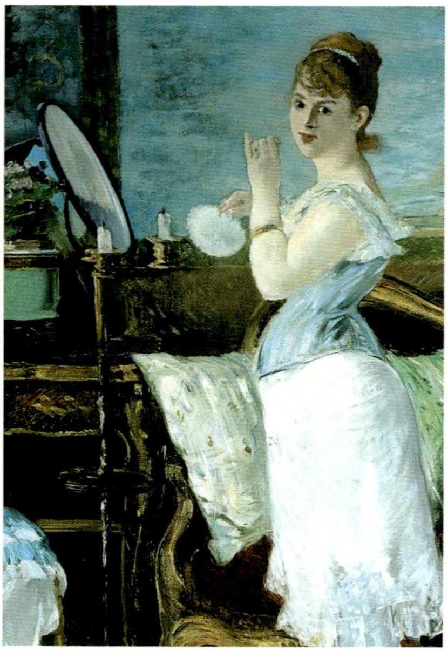

Nana. Der Erfolg der Halbweltdamen färbt aufs Bürgertum ab: Man schminkt sich wieder. (Detail, Edouard Manet, 1877.)

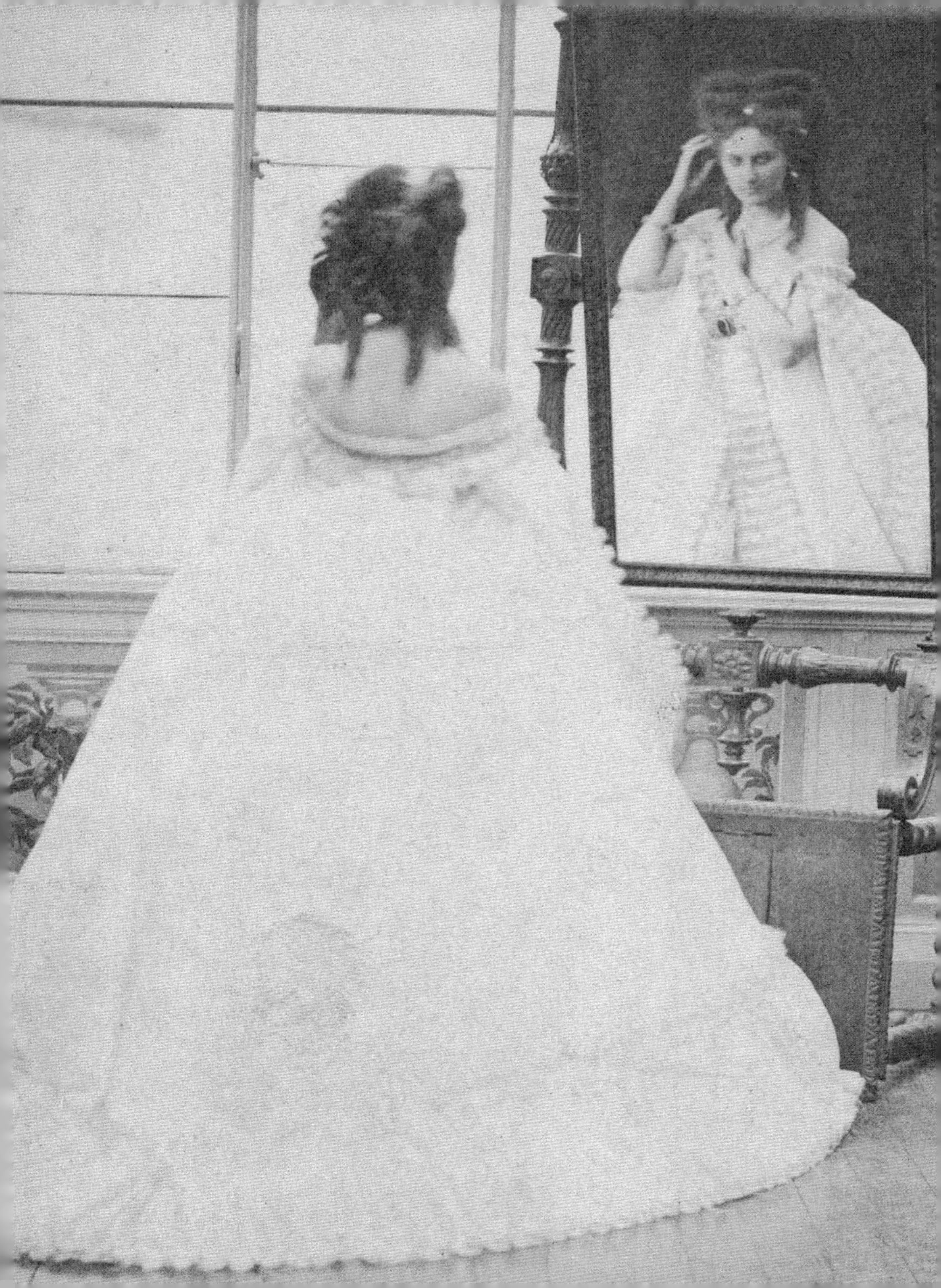

Ingres. Frankreich träumte vom Orient und von Odalisken, und England flüchtete sich in eine imaginäre Vergangenheit mit Artussage und Gralssuche sowie in die ästhetische Perfektion der Renaissance. Während die viktorianische und puritanische Epoche eine ungeschminkte, strenge und bescheidene Schönheit propagierte, ließen die von den Präraffaeliten gemalten Schönheiten ihr braunes oder rotes gewelltes dichtes Haar ungeniert wallen, wie Jane Morris, Dante Gabriel Rossettis Muse: Die Lippen werden wieder modelliert und rot geschminkt, die Nase darf ruhig kräftig sein, der tiefe Blick wirkt immer tragisch. Diese zwar schlanken, doch großen und skulpturalen, mal schmachtend und hingegeben, mal abweisend und erhaben dargestellten Figuren bevölkern ein weniger reales als allegorisches Universum. Halb Engel, halb Göttin, halb Blume, halb Blume des Bösen, entstammen sie doch alle eher der Phantasie der Künstler – die sich verzückt meist künstliche Paradiese ausmalen –, als daß sie in den prosaischen Rahmen des Alltags passen würden.

Das Fluidum der Romantik verwehte, und in den Vordergrund trat die Realität, ob royalistisch oder republikanisch geprägt, war zweitrangig: Bürgertum, Industrie, Hygiene und Konformismus breiteten sich aus. Doch die Lebenslust, die ganz Europa durch das »Zeitalter der Empfindsamkeit« erfuhr, ließ sich nicht mehr ins Korsett zwängen.

Die Polemik ums Schminken spiegelte wie jedes soziologische Phänomen die Spannung zwischen den konservativen Werten der herrschenden Bürgerschicht und den sie bekämpfenden Befreiungstendenzen. Das 19. Jahrhundert, wohl in Reaktion auf die Exzesse des 18., verwandte weniger Schminke als jedes andere, ohne jedoch gänzlich darauf zu verzichten. Die schöne Bürgersfrau ist satt und zufrieden, hat einen opulenten Rücken, hängende Schultern und die Cellulitis-Arme von Daumiers Karikaturen oder Flauberts Madame Homais. Der üppige Busen ist der einer anständigen Frau und guten Mutter. Mit Ausnahme des weißen Puders, der in bester, nur den Reichen vorbehaltener Qualität aus Perlenstaub oder sparsamer aus Perlmutt, am häufigsten aber aus Wismut gewonnen wird, sieht man geschminkte Gesichter nur bei Dirnen und bei Schauspielerinnen, solange sie auf der Bühne stehen.

In Frankreich, England und Amerika wurde nun Hygiene und Körperpflege großgeschrieben. Die Modezeitschriften quollen über von Reklame für alle Arten von Präparaten mit – entsprechend der Mode – orientalischen Namen und priesen von Rezepten der Mondänen und großen Tragödinnen bis zu Ratschlägen spezialisierter Ärzte so gut wie alles an, warnten aber auch vor den Gefahren der industriell hergestellten

***Aurelia*. Die präraffaelitische Schönheit** holt sich ihre Inspiration aus der Malerei und der Dichtung, aus Frührenaissance und Mittelalter. (Dante Gabriel Rossetti, 1863.)

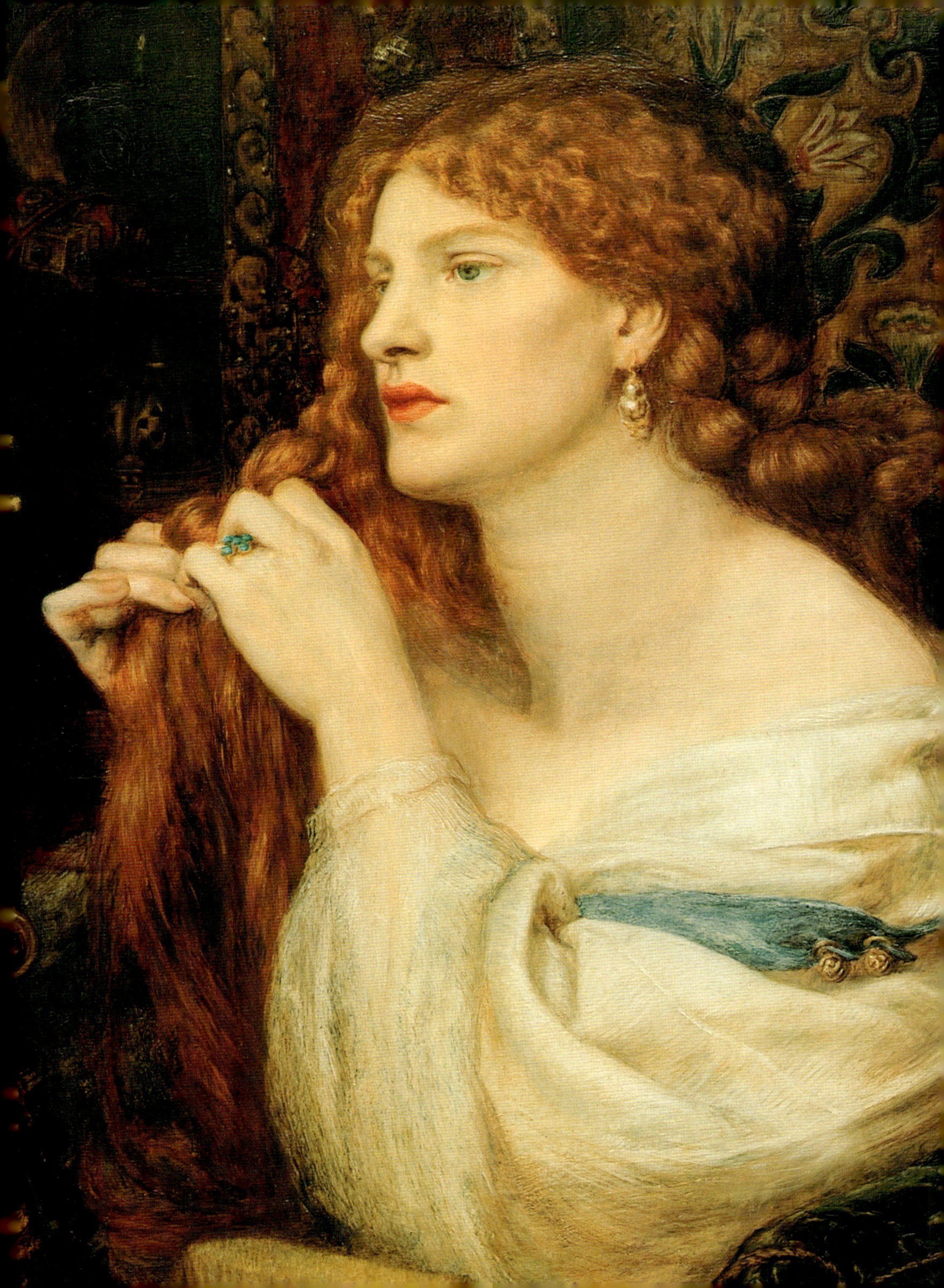

Kosmetika, die häufig toxische Substanzen wie beispielsweise Blei enthielten. Zum ersten Mal wurden in Europa und den USA Bücher veröffentlicht und auch in andere Sprachen übersetzt, die ausschließlich der Körperpflege und den Mitteln zur Bewahrung einer natürlichen Schönheit gewidmet waren. Selbst die skandalumwitterte Lola Montez machte da mit, wenn sie außer Reispuder und einem Hauch Rouge, der die Natürlichkeit unterstreichen sollte, jegliches Schminken verurteilte: 1858 veröffentlichte sie in New York und 1879 in Paris *Les Arts de la beauté ou les Secrets de la toilette des dames* (»Die Kunst der Schönheit oder Die Geheimnisse der Toilette bei den Damen«). Nach dem Vorbild der zugeknöpftesten Angelsächsinnen insistierte sie auf der Verwendung von Wasser und Seife, Kleie als Badezusatz, Toilettenwasser aus Orangen- oder Jasminblüten, Einreibungen, aber nicht mit Cremes aus Serienfabrikation, sondern hausgemachten Mittelchen, Gesichtsmasken aus Eiweiß oder mit dünnen, rohen Rindfleischscheiben, die dem Teint seine Frische bewahren und Falten verschwinden lassen sollten. Der Widerstand gegen patentierte Produkte, wie die in den USA seit 1846 vertriebene *Pond's*-Creme, war noch sehr stark, und angesichts der Hartnäckigkeit so mancher Frauen, die sich weiterhin schminkten, auch wenn sie das Gegenteil behaupteten, gaben etliche Autoren lieber einen »Leitfaden« heraus, anstatt mitanzusehen, wie sie sich vergifteten. Am Ende des Jahrhunderts ließen sich die Veröffentlichungen zu diesem Thema schon gar nicht mehr zählen. Denn wenn auch ab 1828 Guerlain einen unschädlichen Lippenbalsam herstellte und man 1866 entdeckte, wie sich mit Zinkoxyd ungefährlicher Puder gewinnen ließ und auch der Reispuder aus Japan den Westen eroberte, so gab es doch noch genügend Scharlatane mit Kosmetiksalons, aus denen die Frauen maskenhaft und mit einem Koffer voller Produkte herauskamen, die nicht nur barsten und ausliefen, sondern die Haut für immer schädigten! Trotz der leidenschaftlichen Offensive der internationalen Prüderie war die Versuchung zu groß, und die Fortschritte der Chemie waren dringend nötig, damit die Frauen sich ungefährdet schön machen konnten, denn immer mehr wollten so verführerisch aussehen wie diese angeprangerten, aber doch so beneideten Hetären.

Zumal Baudelaire 1863 im *Figaro* eine *Éloge du maquillage* veröffentlicht hatte, Verteidigung und zugleich Illustration des Make-ups, dieses Mittels der Raffinesse: »Es ist das gute Recht der Frau, ja, sie erfüllt sogar eine Art Pflicht, wenn sie sich bemüht, magisch und übernatürlich zu erscheinen (...). Unwichtig, ob jedermann die List und den Trick durchschaut, wenn nur der Erfolg gewiß und der Effekt unwiderstehlich

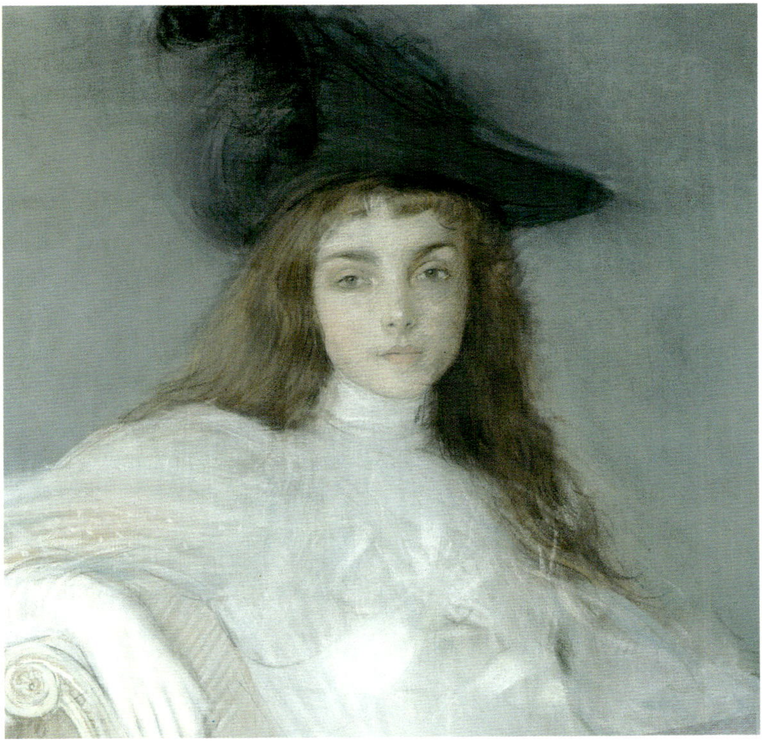

Die jungen Mädchen, wie Proust sie liebte, zeigen Natürlichkeit: *Junges Mädchen mit schwarzem Hut* (Paul Helleu, zweite Hälfte 19. Jh.).

ist.« Symbolisten, Naturalisten, Realisten, Impressionisten, Schriftsteller und Maler schleusten nach und nach in diese Welt der mit allen Rechten ausgestatteten Frauen jene von diesen so geschmähten und von ihren Gatten heiß begehrten »Kreaturen« ein: Kurtisanen, Kokotten, Halbweltdamen, Tänzerinnen und sonstige »grandes horizontales«, wie Flaubert sie zu benennen beliebte. Das Ende des Jahrhunderts erlebte den triumphalen Aufstieg der käuflichen Venus, jener halbseidenen Königinnen wie Liane de Pougy, Ève Lavallière, Cléo de Mérode oder La Belle Otéro. Am unteren Ende der sozialen Stufenleiter standen all die kleinen Näherinnen, die Grisetten, die ihren Namen dem groben grauen Stoff ihrer Kleider verdankten, all die Wäscherinnen, »Miezen« oder »süßen Mädel« mit einem Hang zur Bohème, deren so gar nicht »standesgemäße« Reize durch Literaten und Künstler wie Zola oder Toulouse-Lautrec geadelt wurden.

Wie durch Zauberhand verschwanden die schweren Krinolinen und Kaschmirschals, die den vom Puritanismus verachteten Körper kaschierten und einzwängten. Die vom Korsett herausgemeißelte Sanduhrsilhouette kehrte zurück, der Cul-de-Paris war wieder da, all diese zahllosen und unvorstellbaren »Prothesen« wie der Busen aus parfümiertem Kautschuk, von unten her gefedert, so daß er auch pochen konnte. Doch dieser künstliche Körper der Proustschen Heroinen, gekleidet, behütet, behandschuht und beweihräuchert von der akademischen Malerei, konnte nicht mehr lange mithalten, nachdem – ohne jedes mythologische Alibi – das nackte und wollüstig-üppige Fleisch von Manets *Frühstück im Freien* ihm den Todesstoß versetzt und den molligen Taillen, den ausladenden Schenkeln, den schweren Brüsten einer Olympia oder Maja, den groben Händen, aber auch der Güte der von Renoir gemalten drallen Mädchen vom Lande Tür und Tor geöffnet hatte.

Das Bild weiblicher Schönheit wurde vollends demokratisiert mit dem Aufkommen der Photographie, die aus der Menge anonymer Wesen, dieser vielfältigen Palette, jede einzelne »Schönheit« herauszugreifen vermag.

FABIENNE ROUSSO

Die Kunst des Portraits.
Die Photographie »demokratisiert« das Portrait und erlaubt es immer mehr Frauen, ihre Schönheit unvergänglich zu machen.
(Ginette Lantelme, photographiert von Charles Reutlinger.)

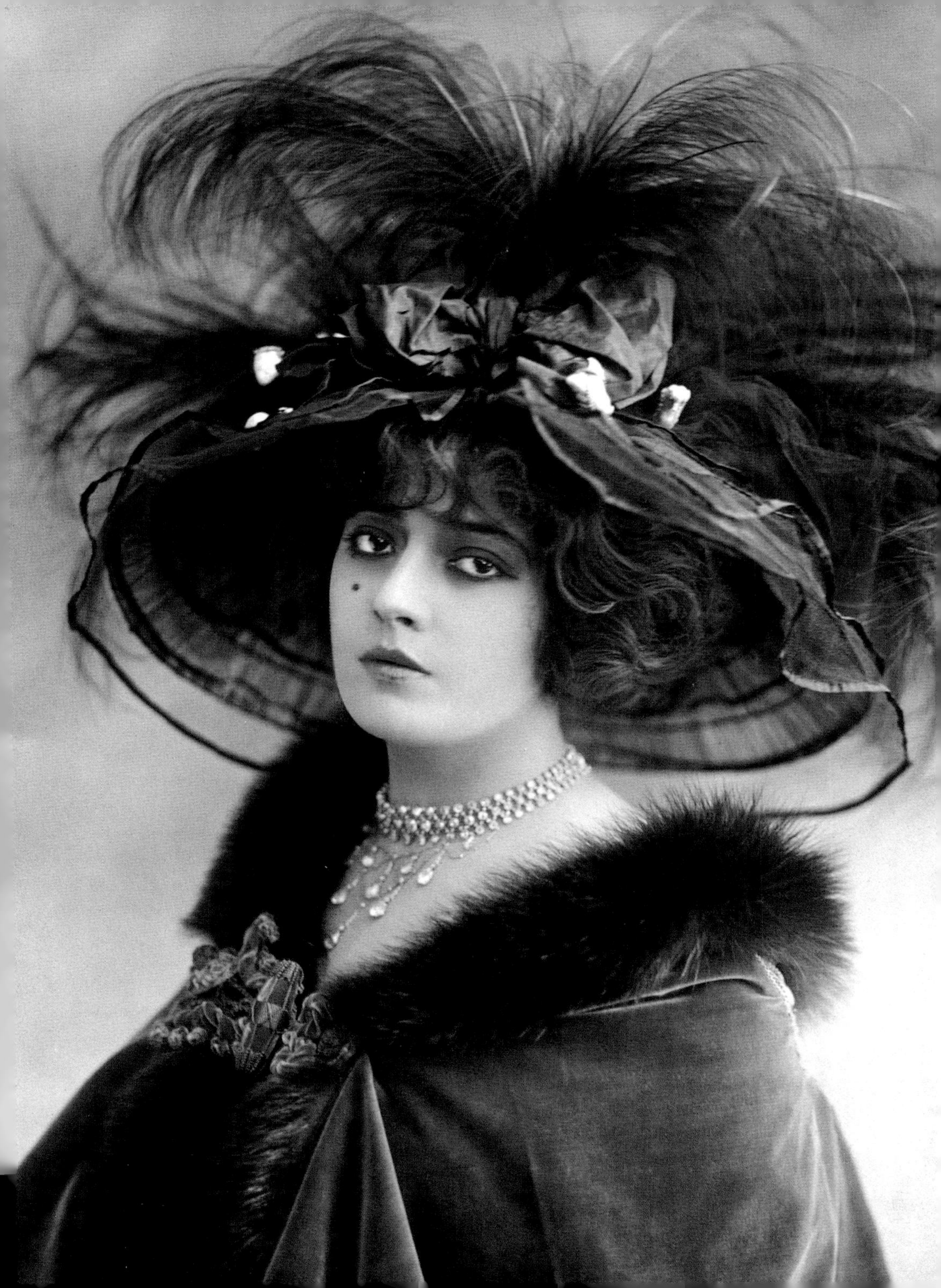

Die Schönheit

Das 20. Jahrhundert – die Jahrzehnte

Schönheit

Die Jahrhundertwende

Das 19. Jahrhundert wirkte noch ein wenig nach. Doch schon bald mußte es einer neuen Zeit weichen. In Europa kündigten sich bereits tiefgreifende Umwälzungen an, die in England begonnen hatten und sich in der Wirtschaft, der Industrie und den Künsten zeigten. In rasanter Geschwindigkeit veränderten sie die Lebensbedingungen, und sie erfaßten auch die Schönheit der Frauen, die Kunst der Verführung und der Selbstdarstellung.

Paris, das mit seiner Weltausstellung von 1900 Besucher aus aller Herren Länder anzog, war die allgemein anerkannte Hauptstadt der Mode und der Eleganz. Große Schauspielerinnen und Tänzerinnen, wie Ève Lavallière, Cécile Sorel, Sarah Bernhardt und Cléo de Mérode, und berühmte Kokotten wie La Belle Otéro, Emilienne d'Alençon und Liane de Pougy beherrschten die Belle Époque. Sie konkurrierten um Schönheit und Luxus, ruinierten gekrönte Häupter und standen wegen ihrer auffälligen Extravaganzen im Mittelpunkt des mondänen Klatsches. Liane de Pougy, die Edmond de Goncourt als die »schönste Frau des Jahrhunderts« bezeichnete, Proust als Vorbild für seine Odette de Crécy nahm und von einem Chronisten der Zeitschrift *Gil Blas* als »die ideale Liebende mit Augen wie nachdenkliche Amethyste« beschrieben wurde, riskierte einen Skandal, als sie in einem weißen Mousselinekleid, in dem sie beinahe nackt wirkte, zu einer Abendgesellschaft erschien, gefolgt von ihrer Zofe in einem ihrer Kleider, das über und über mit Schmuckstücken dekoriert war; sie feierte einen Triumph! Während ihre Rivalinnen Émilienne d'Alençon und die Belle Otéro, beide feurige Brünette mit blassem Teint und üppigen, sinnlichen Formen, dem zeitgenössischen modischen Typ der orientalischen Schönheit entsprachen, beeindruckte Liane de Pougy hingegen durch eine schmalgliedrige Silhouette und ein zartes Gesicht, umrahmt von einer auffallenden, zu einer weichen helmartigen Frisur hochgesteckten blonden Haarpracht.

Liane de Pougy, eine der berühmtesten Pariser Kokotten, photographiert von Nadar, 1895.

Doch ob blond oder brünett, der Teint mußte immer blaß und durch-

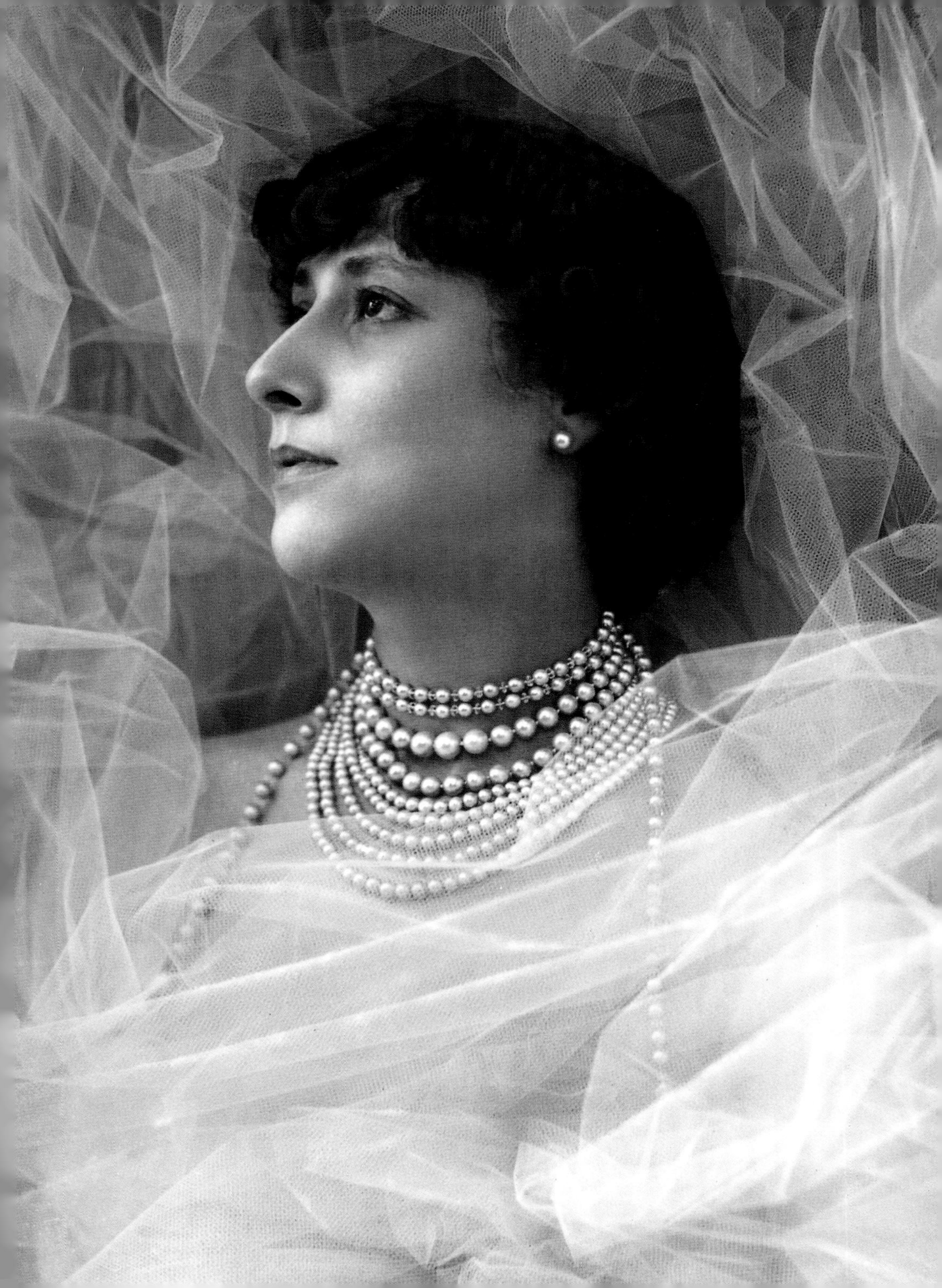

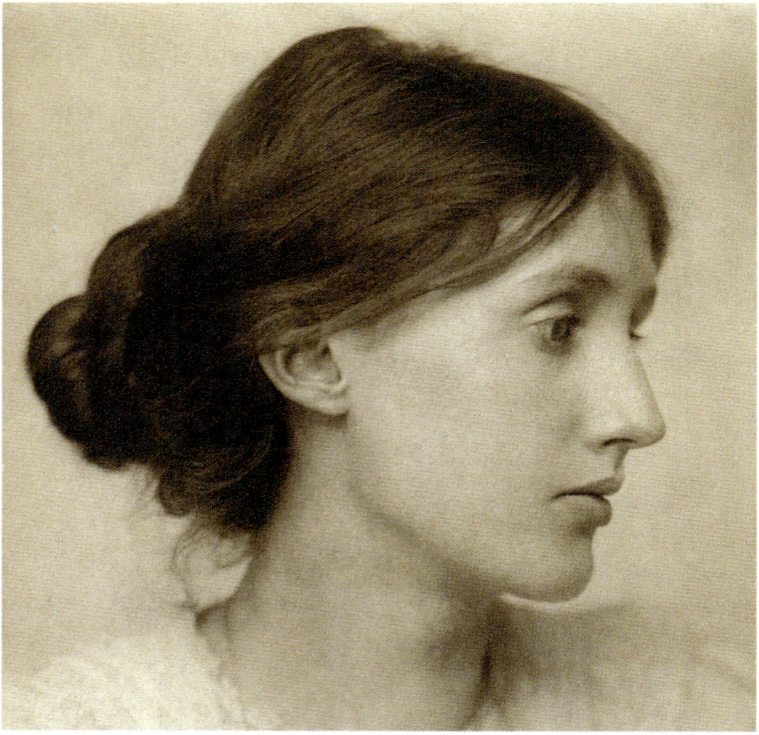

Virginia Woolf. Die Anmut der englischen Schriftstellerin ist von unvergleichlicher Modernität; 1902.

scheinend sein ... *Diaphane* hieß der Reispuder, den, wie es die Reklame anpries, die große Sarah Bernhardt bevorzugte. Sie posierte wie alle diese schönen Frauen vor den ersten Photographen, um für Kosmetikprodukte und vor allem für Puder zu werben. Auch Zeitschriften wie *La Mode pour tous*, *Le Petit Écho de la mode* und *Les Modes* (deren erste Nummer 1904 erschien) umschmeichelten die berühmten Schönen; hier offenbarten sie ihre Schönheitstips, denn mit Ausnahme der *Crème Simon*, der Blütenwasser und der Präparate von Guerlain, die die Haut geschmeidig machen sollten, war die Kosmetik noch hausgemacht und bestand aus einer Vielzahl gewagter Rezepte. Man tauschte sich aus über Breiumschläge und Pflanzenessig, um Falten, Pockennarben oder geplatzte Äderchen zum Verschwinden zu bringen.

Um die Jahrhundertwende zählte man etwa ein Dutzend adelige Damen, die mit Erfolg ihre Ratschläge in Schönheitsbüchern weitergaben. Die Comtesse de Tramar erklärte in ihrem *Bréviaire de la femme*, einem Handbuch über die Schönheit, das 1902 erschien und von Paris bis New York schnell Verbreitung fand: »Schwestern, unser einziges Ziel muß die

Eroberung des Mannes sein! Um dieses zu erreichen, sollte uns jedes Mittel recht sein, auch das erstaunlichste! Überwindet euren Ekel!«
Die Zeitschriften waren voller »Reklame«, die bunt gemischt die Eigenschaften von Schönheitsprodukten aus dem Versandhandel und mechanische Verfahren anpriesen. Warum nicht gegen die Zeichen des Alters diese wunderbaren, revolutionären, mit einem Antifaltenwirkstoff getränkten Stoffstreifen anwenden? Oder diese mit Pomade bestrichene Kautschukmaske? Bei einem Doppelkinn sollte man den Kinnriemen anlegen, ungraziöse Nasen könnten durch gewisse Apparaturen aufgerichtet, verschmälert oder abgesenkt werden. Für die tägliche Pflege war die *cold cream* der große Klassiker. Eine Lotion auf Gurkenbasis sowie eine Maske aus einem Kalbsschnitzel, das man über Nacht mit Bandagen fixierte, versprachen, dem Teint eine unvergleichliche Frische zu verleihen. Diese wenig vertrauenerweckenden und für den Anblick wenig verlockenden Mixturen wurden nicht ohne Risiken und Nebenwirkungen verwendet.

Doch man tut alles für einen strahlenden Teint, dem die Hauptsorge der Frauen der Gesellschaft galt und der, wie bei sehr jungen Mädchen, weißrosig sein mußte. Der Puder war das meist verwendete Kosmetikmittel; nach der berühmten *Craie de Briançon* sollten Reispuder und Talkum, die mit Rosen- oder Lavendelöl parfümiert waren, für die jungfräuliche Blässe sorgen. Um den Teint zu korrigieren, nahm man ein mit Java-Puder bestäubtes Papierblättchen aus einem in Satin gebundenen Heftchen.
Der Trick schöner Frauen, die am Augenrand durchschimmernden Äderchen mit einem zarten Strich eines bläulichen Stifts zu betonen, war allgemein anerkannt. Das »Rouge« hingegen, einmütig als vulgär eingestuft, wurde anfangs nur heimlich benutzt. Die beliebten Schönheitsbücher befaßten sich näher mit ihm und überschlugen sich mit Ratschlägen, wie es am unsichtbarsten – eine oft unmögliche Aufgabe – zu verwenden sei, ob nun in flüssiger Form, als kompakter oder loser Puder. Die kühnsten Frauen wagten bei Kerzenlicht das neue Lippenrot, das sie sich aus Paris zuschicken ließen. Waren die Augenbrauen nicht reichlich und dicht genug (keinesfalls wurden sie gezupft), ersetzte nun ein Stift die bisher benutzte, verbrannte Gewürznelke. Die

Cléo de Mérode.
Die Tänzerin ist das begehrteste Modell der Photographen: Ganz Paris hält sie für die schönste Frau ihrer Zeit; 1894.

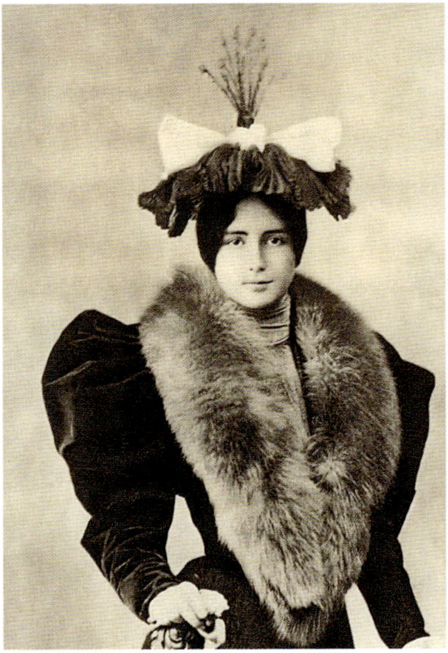

Ohren mit einem Hauch Koschenille rosig zu tönen, war erlaubt.

Was die Silhouette angeht, triumphierte in der Belle Époque die feingliedrige Lianenfrau, schlank und hochgewachsene, doch auch sehr weiblich in der Betonung ihrer Formen: Sie zwängte sich in ein Korsett und schnürte ihre Taille ein, und sie zögerte auch nicht, bei Bedarf Busen, Po und Hüften durch Polster zu verstärken. Der Schwerpunkt dieser Sanduhr-Silhouette lag auf der schmalen Taille – zweiundvierzig Zentimeter maß sie bei der Sängerin Polaire, einer Freundin von Colette! Einige gingen so weit, Hilfe beim Skalpell zu suchen, um Rippen verlagern oder sogar einige entfernen zu lassen, und sie schnürten ihre Korsetts so eng, daß sie in Ohnmacht fielen.

Diese von allen Künstlern, den akademischen wie den impressionistischen, verewigte künstliche Silhouette, endete unvermeidlich im Chignon, dem Nackenknoten, auch er, falls die Natur nicht üppig genug war, künstlich unterstützt von Haarteilen aus Roßhaar und falschen Zöpfen. Das Ganze wurde mit Nadeln und Hornkämmen gespickt, oder mit brillantenverzierten Kämmen für die Reichen, die sich die neuen großartigen Schmucknadeln im Jugendstil, von Lalique mit Anemonen oder Insekten dekoriert, leisten konnten. Die Frauen gingen zum Perückenmacher und Coiffeur oder ließen sich zu Hause frisieren. Am Tage verließ man das Haus mit einem schützenden, riesigen Schleierhut, der über und über mit Spitze, Blumen und Federn geschmückt war und als Statussymbol galt (nur Arbeiterinnen gingen barhäuptig). Am Abend ließ ein Hauch von silbrigem oder goldenem Puder diese großartigen Frisuren im Lichte der Kandelaber oder der noch ganz neuen Gasbeleuchtung glitzern. Anna de Noailles, Sarah Bernhardt und die Belle Otéro vertrauten ihr Haar Antoine an, dem phantastischen, polnischen, kaum zwanzigjährigen Coiffeur, der zum Liebling von ganz Paris wurde. Manche Frauen wagten die neue Frisur, welche die Tänzerin Cléo de Mérode lanciert hatte und die perfekt zu ihrem klassischen Gesicht paßte: Mittelscheitel und eng anliegendes, die Ohren verdeckendes Haar; ihre außergewöhnliche Schönheit brachte ihr das Privileg ein, die meistphotographierte Frau dieser Jahre zu sein. Ebenfalls berühmt für ihre große Schönheit und für ihren sagenhaften Reichtum – aufgrund aufeinanderfolgender Ehen mit reichen Amerikanern – war die römische Sängerin Lina Cavallieri, die in der Stummfilmfassung der Oper

Colette.
Die Schriftstellerin ist eine der ersten Frauen, die sich die Haare abschneiden lassen.

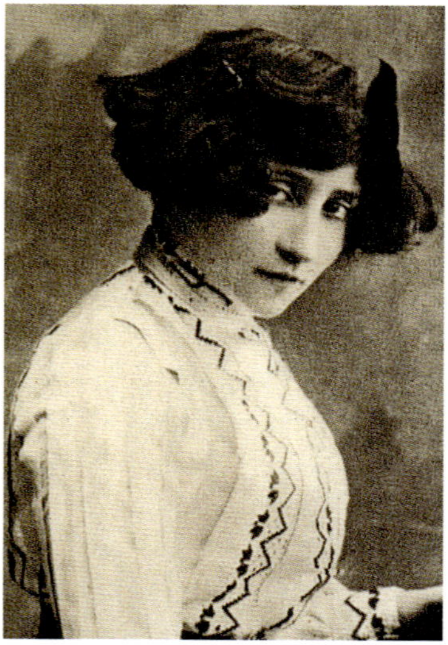

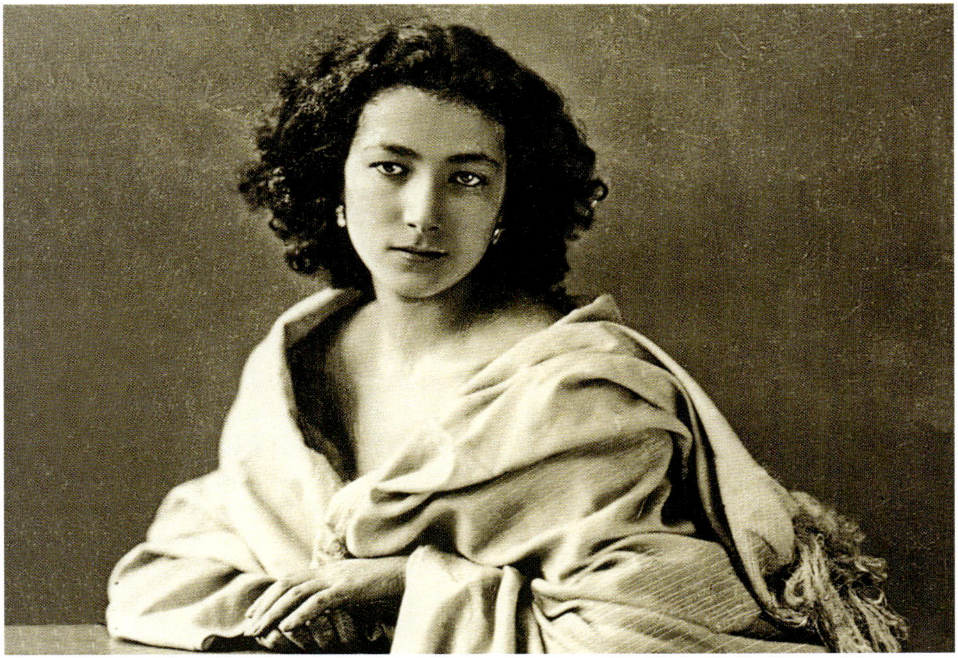

Sarah Bernhardt zu Anfang ihrer Karriere, photographiert von Nadar, um 1864.

Manon spielte. Sie begnügte sich nicht allein damit, all ihre Schönheitstips in einem 1914 erschienenen Buch von dreihundertsiebzehn Seiten zu offenbaren. Wenig Jahre später eröffnete sie in Paris ein Schönheitsinstitut und brachte eine Pflege- und Kosmetikserie auf den Markt.

Schönheit und Verführung gingen noch nicht Hand in Hand mit Hygiene. Die Haarpflege beschränkte sich bestenfalls auf einen mit parfümiertem Öl bestrichenen Kamm. Haarshampoos fanden ihren zögerlichen Auftakt in England und den USA. Anfangs aus gekochter Schmierseife und Kristallsoda hergestellt, hatten sie den Nachteil, häßliche Rückstände in den Haaren zu lassen. Ab 1904 entwickelte man Lösungen aus Pottaschenseife, vermischt mit Kopra- und Olivenöl, die aber noch recht aggressiv waren.

Folgende Seiten: Links: **Die Kunst der Pose**. In Mode sind gekünstelte Haltungen, onduliertes Haar und Hüte; um 1900. Rechts: **Lina Cavallieri,** 1908. Die italienische Diva, die als eine der größten Schönheiten ihrer Zeit gilt, eröffnet später ein Schönheitsinstitut.

Seit dem ausgehenden Mittelalter und der Schließung der öffentlichen Bäder, die unter Verdacht gestanden hatten, die Verbreitung großer Pestepidemien zu begünstigen, hielt man Körperhygiene für gesundheitsschädlich. Man wusch sich wenig Anfang des 20. Jahrhunderts. Die Académie de médecine in Paris erkannte die Verdienste von »Wasser« an, warnte aber gleichzeitig vor regelmäßiger Hygiene, da sie »das Fleisch schwächt, die Haut bleicht, zu Sterilität führt und die Stimmung ver-

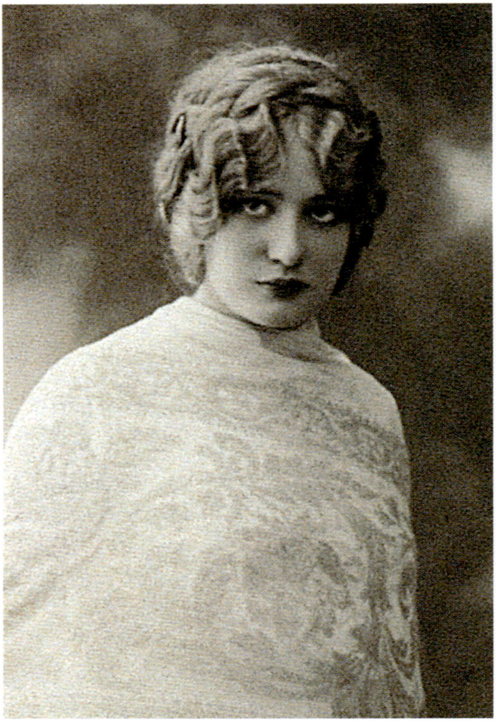
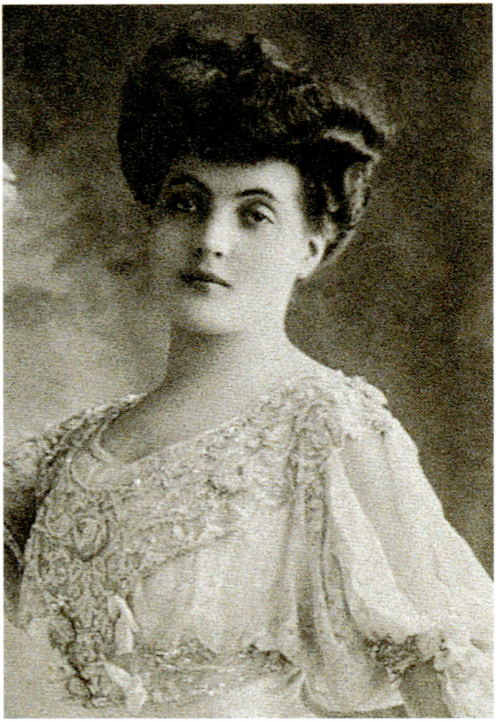
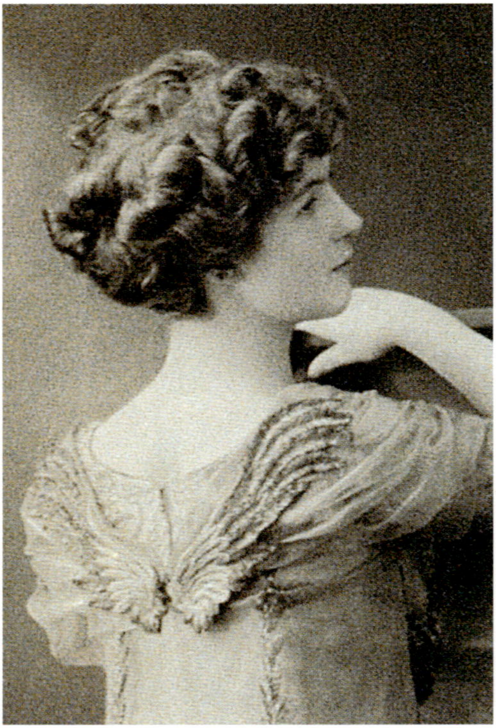
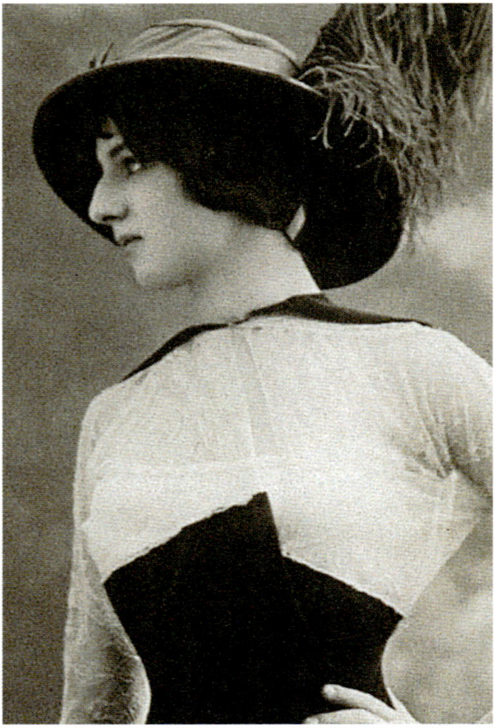

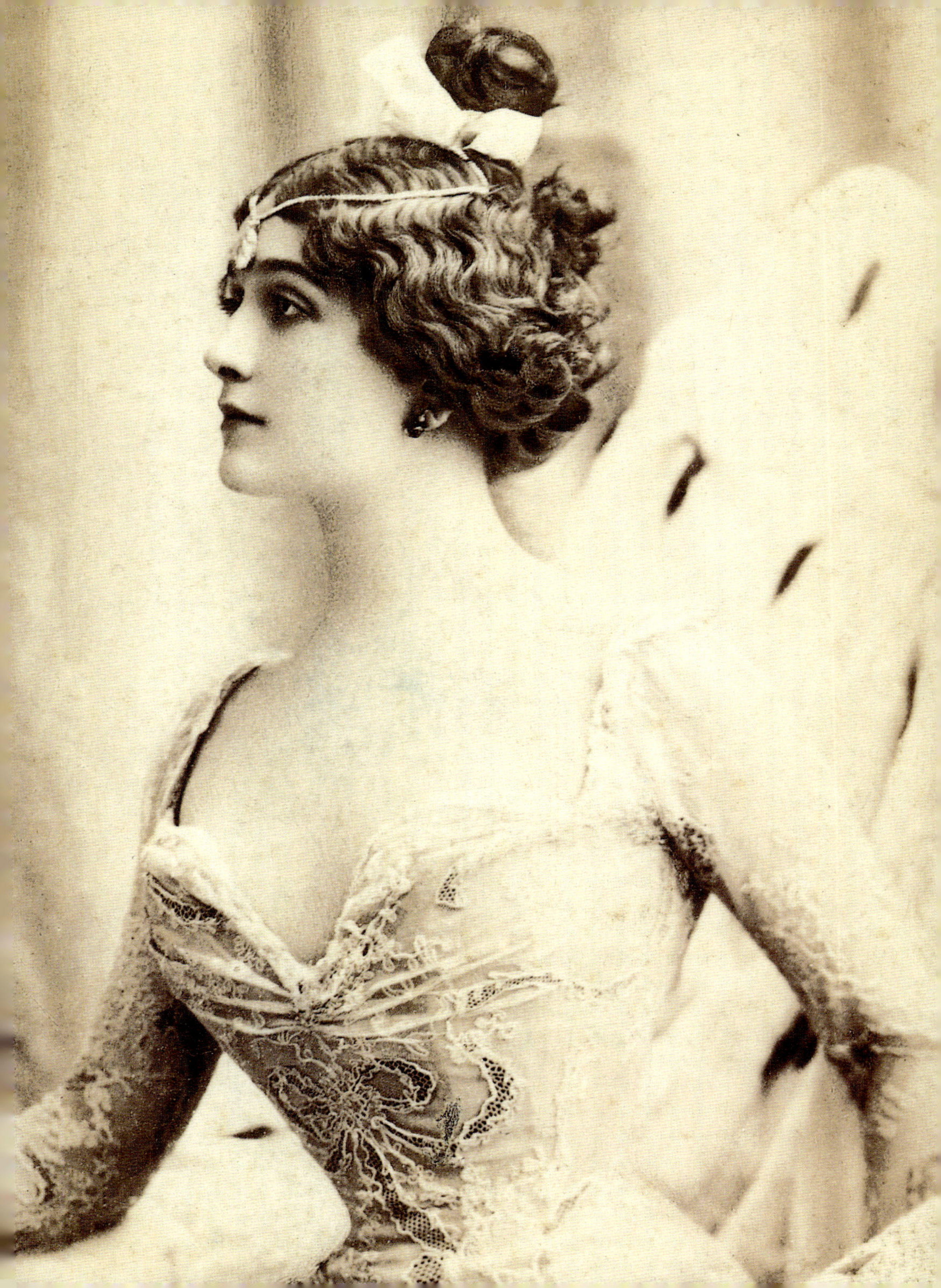

dunkelt«. In einigen Staaten Amerikas war es per Gesetz verboten, ein Bad zu nehmen. In den Waschräumen eleganter Menschen befanden sich der Frisiertisch, die Schüssel für die Waschungen und manchmal, versteckt hinter einem Paravent, ein Bidet. Die Körperreinigung begrenzte sich auf spärliches Waschen im Stehen vor der Schüssel, wobei der Körper so wenig wie möglich entkleidet wurde, und im Winter eher gar nicht. Nur einige fortschrittliche und begüterte Kreise in Paris und London, die mit Badezimmern ausgestattete Häuser und Hausangestellte hatten, die ihnen das Wasser herbeitrugen, genossen die Freuden eines Bads. Sehr in Mode war das tragbare türkische Bad, ein Topf mit kochendem Wasser in einem Bottich, der wohltuende Dämpfe verströmte. Es dauerte lange, bis die Gewohnheit, ein Bad zu nehmen, schließlich in England ihren Adelsbrief erhielt.

Muß man sich das Gesicht waschen oder nicht? Über dieses Thema setzte man sich auseinander: Einige Spezialisten behaupteten, abwechselnd mit kaltem und heißem Wasser getränkte Waschlappen hätten eine adstringierende Wirkung. Andere hielten dagegen, sich über eine Waschschüssel zu beugen erschlaffe den Körper. Seife, mit Ausnahme der mit Olivenöl angereicherten Nizza-Seife, trockne die Haut aus, bestätigte die Amerikanerin Harriet Hubbard Ayer, die sich als erste ernsthaft mit Kosmetik befaßte. Daher bevorzugte man Flocken aus Süßmandeln oder immer noch die *Crème Simon*, die reichlich aufgetragen und dann mit einem mit Lavendeltonikum getränkten Tuch abgenommen wurde. Unter dem Einfluß von Frauen wie Harriet Hubbard Ayer, der bald Elizabeth Arden und Helena Rubinstein folgten, auch dank der Fortschritte in der Chemie und dem Wagemut avantgardistischer Frauen nahmen die Pflege des Körpers, des Gesichts und der Haare eine Entwicklung, die sich bis heute fortgesetzt hat.

Reklame. Die begehrten Haarfärbemittel profitieren von den Fortschritten der Chemie und sind immer mehr Frauen zugänglich. (Werbeplakat, Zeichnung von Jules Chéret, 1899.)

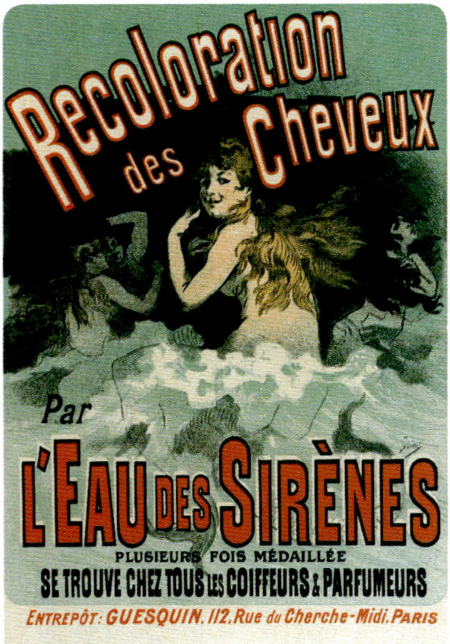

Fließend, weich, anschmiegsam – dies waren neue Merkmale, die sich allmählich durchsetzten, was mit der Entwicklung des Fahrrads und einer grundlegenden Bewegung zusammenhing, die die Welt der Mode erfaßte: Der Couturier Paul Poiret betrat die Bühne. Bereits vor Madeleine Vionnet erteilte er dem Korsett eine Absage, kreierte das erste Kleid, das einfach mit Schnüren gegürtet und tailliert war, und enthüllte die

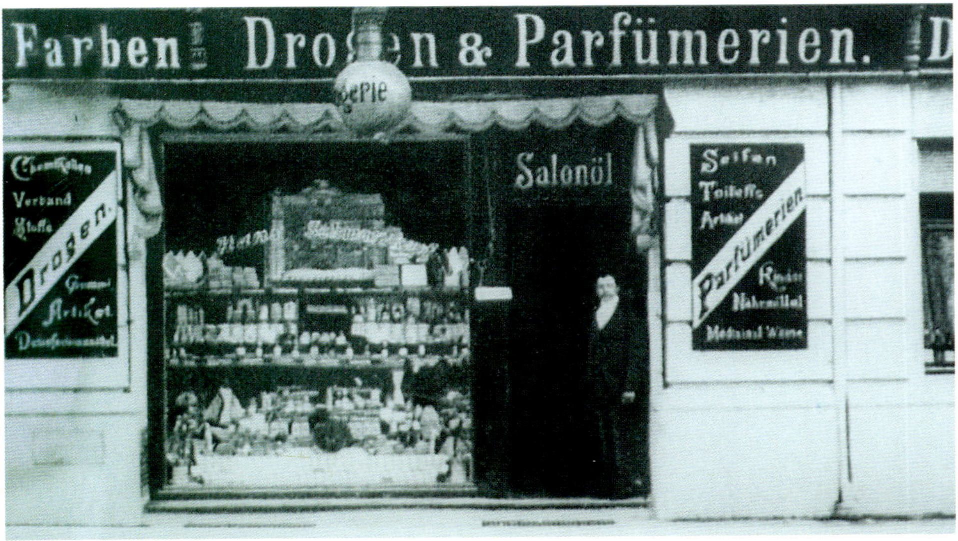

Die Drogerie von Hans Schwarzkopf in Berlin. Ein halbes Jahrhundert lang besitzt Deutschland eine Vorrangstellung in der Haarpflegeindustrie.

Knöchel der Damen. Von diesem frischen Wind profitierend, fand ein revolutionäres Wäschestück Verbreitung, das die Korsettmacherin Herminie Cadolle 1889 entworfen hatte und das 1904 erstmals im Lexikon *Larousse* erschien: der Büstenhalter.

Schauspielerinnen waren die ersten, die sich, weil es die Rolle verlangte, die Haare abschnitten, zum Beispiel Ève Lavallière oder auch Sarah Bernhardt für ihre Männerrolle in Edmond Rostands *L'Aiglon*. Ihnen folgte die junge, provozierende Colette, die ein Ereignis daraus machte, als sie sich dazu entschloß, ihre Lockenpracht in Nackenhöhe abzuschneiden, sich wie ein Mann zu kleiden, sich mit Frauen in der Öffentlichkeit zu zeigen und sich sogar von ihrem Mentor Willy scheiden zu lassen. Doch auch wenn, wie noch Loïe Fuller oder Isadora Duncan, avantgardistische Tänzerinnen, Schauspielerinnen, Sängerinnen und Schriftstellerinnen offen mit dem Sittenkodex und dem herrschenden Frauenbild brachen, so mußte man noch bis 1920 warten, bis sich die normale Frau von der Straße damit einverstanden erklärte, ihre historische Haarpracht zu opfern.

Ab 1909, als das Shampoo *Roja* auf den Markt kam, wurde das Waschen der Haare endlich bedeutend einfacher. Um sie zu trocknen, hielt ein revolutionärer Apparat Einzug in die Frisiersalons: die Trockenhaube, eine große Maschine, die einer tragbaren Fabrik ähnelte. 1907 veränderte eine weitere umwälzende Erfindung die Welt der Frisuren: Der junge Chemiker Eugène Schueller entwickelte die erste synthetisch hergestellte Haarkoloration, von der bis heute alle modernen Färbemittel abstammen. Sein Prinzip bestand darin, im Haar die gewünschte Farbnuance durch eine Oxydation der Farbstoffe mittels eines alkalischen Wirkstoffs herbeizuführen. Das so erreichte Farbspektrum bot auf Anhieb ziemlich komplette Nuancierungen, vom nordischen Blond bis zum tiefsten Schwarz. Eugène Schueller, der nachts seine chemischen Formeln entwickelte und sie tagsüber an einige Coiffeure verkaufte, gründete drei Jahre später die französische »Société française des teintures inoffensives pour les cheveux«, die Gesellschaft für ungefährliches Haarfärben, die später unter dem Namen L'Oréal firmierte und deren beeindruckende Entwicklung wir bis heute verfolgen können. Im selben Jahr machte die Zeitschrift *Vogue* auf ein neues Produkt aufmerksam, das die Nägel zum Glänzen brachte: Die durchsichtige Flüssigkeit, die man mit einem Pinsel auftrug, mußte anschließend mit einem Stück Sämischleder blankpoliert werden, um die hochgeschätzte Rosé-Färbung zu erreichen. Auf die Pflege der Hände wurde mehr Wert gelegt als auf die des Gesichts, und im Kielwasser der großen Maniküresalons bildeten sich die ersten Kosmetikerinnen aus, allen voran Harriet Hubbard Ayer.

Die prähistorische Epoche der Kosmetik neigte sich dem Ende zu: Die große Zeit der Schönheitspflege brach an. Nacheinander eröffneten 1908 und 1909 Elizabeth Arden und Helena Rubinstein ihre Schönheitssalons, und noch stellten sie ihre Pflegeprodukte am heimischen Herd her. Unter der Führung dieser Vorreiterinnen der Kosmetikindustrie trat auch das Schminken aus seinem Schattendasein heraus.

NATHALIE CHAHINE

***Die Toilette*.** Fließendes Wasser hält Einzug in die besseren Häuser. Das Bad ist noch ein Luxus ... (Albert Guillaume, 1909).
Das Badezimmer: Auf dem Frisiertisch stehen *cold cream*-Tiegel, Blütenessig und Reispuder.

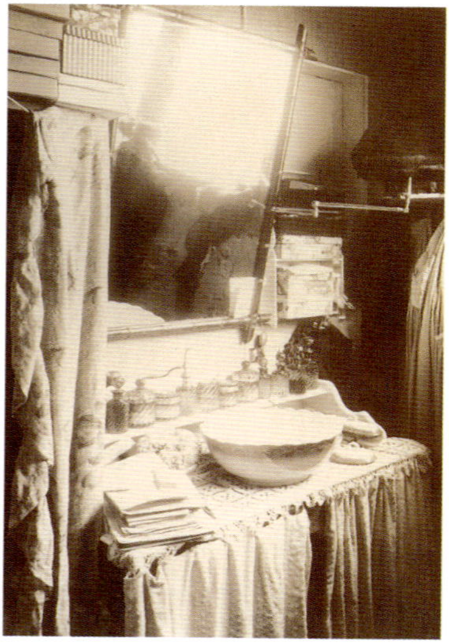

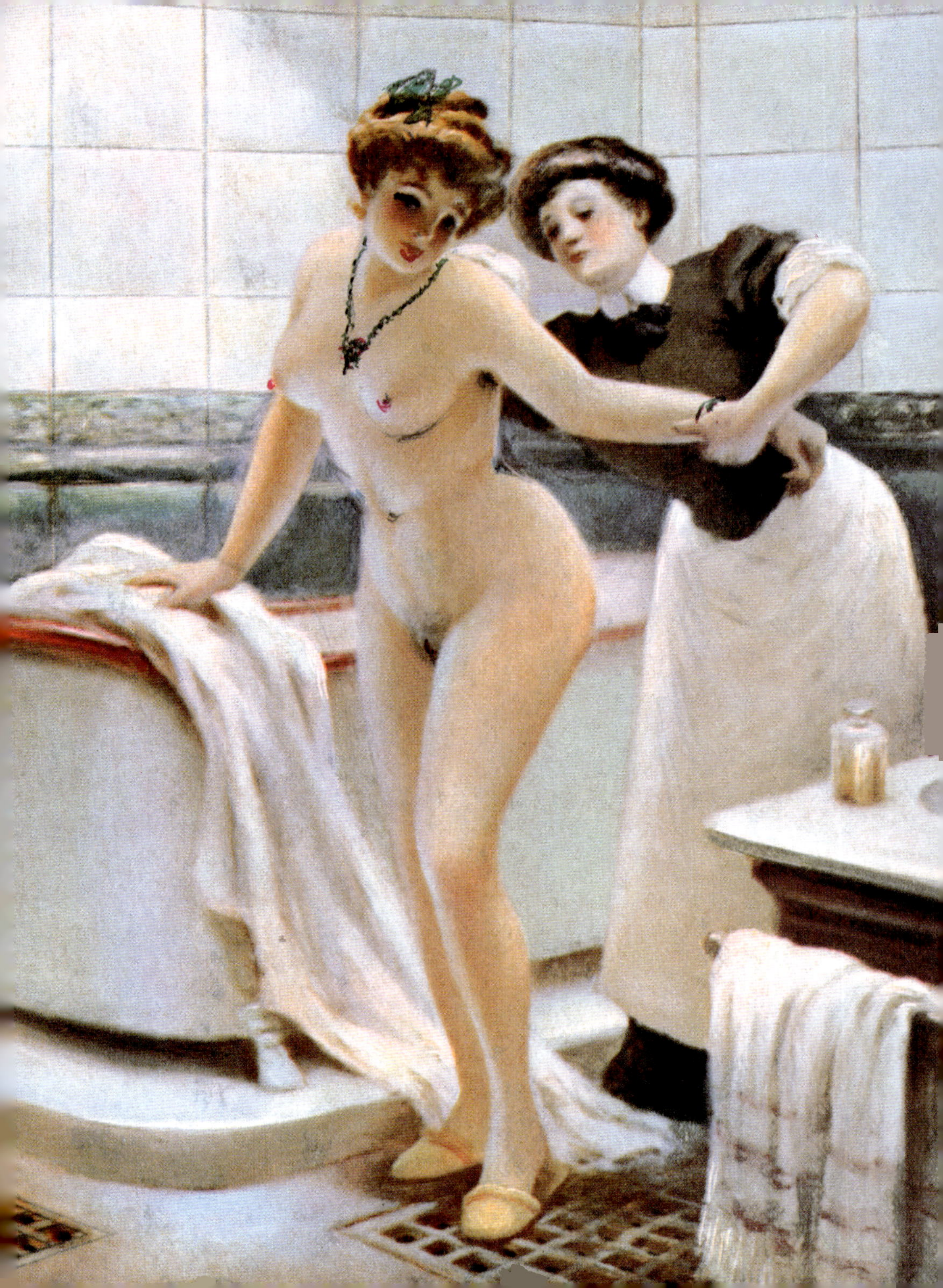

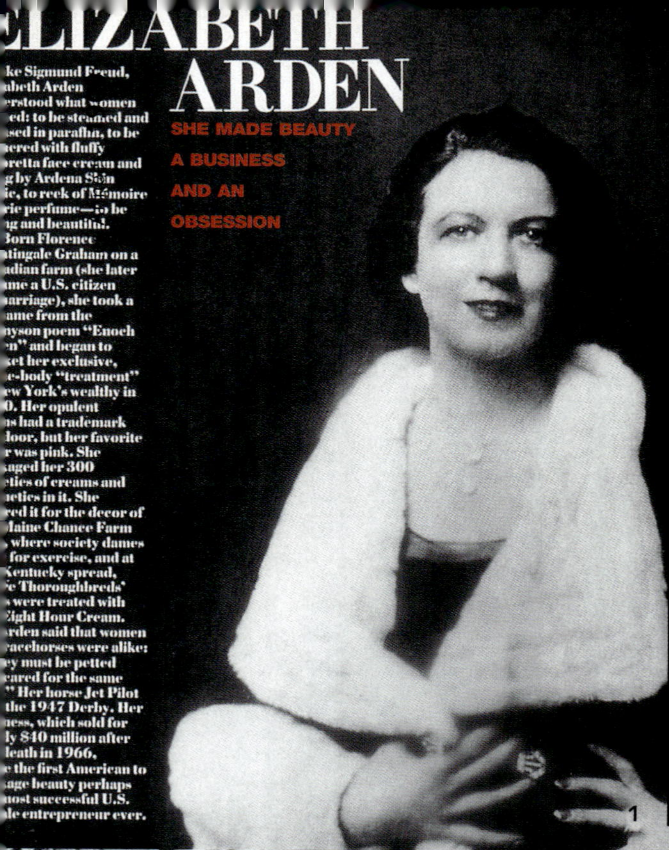
ELIZABETH
ARDEN
SHE MADE BEAUTY
A BUSINESS
AND AN
OBSESSION
ke Sigmund Freud,
abeth Arden
erstood what women
ed: to be steamed and
sed in paraffin, to be
ered with fluffy
retta face cream and
g by Ardena Skin
ie, to reek of Mémoire
rie perfume—to be
g and beautiful.
Born Florence
tingale Graham on a
dian farm (she later
me a U.S. citizen
arriage), she took a
ame from the
nyson poem "Enoch
n" and began to
et her exclusive,
e-body "treatment"
ew York's wealthy in
0. Her opulent
ns had a trademark
door, but her favorite
r was pink. She
aged her 300
ties of creams and
etics in it. She
red it for the decor of
Maine Chance Farm
where society dames
for exercise, and at
Kentucky spread,
e Thoroughbreds'
were treated with
Eight Hour Cream.
rden said that women
racehorses were alike:
ey must be petted
cared for the same
" Her horse Jet Pilot
the 1947 Derby. Her
ness, which sold for
ly $40 million after
leath in 1966,
e the first American to
age beauty perhaps
most successful U.S.
le entrepreneur ever.

1

1. **Elizabeth Arden.** Schönheit wird zum Business
2. **Institut Elizabeth Arden,** Paris, Place Vendôme 7.
3. **Pflegelinie »Ardena«,** Werbung von 1966 für Elizabeth Arden.
4. **Reklame für die Creme *Valaze*,** entworfen von Edward Titus, dem ersten Ehemann Helena Rubinsteins.
5. **Helena Rubinstein,** 1913, trägt Mode von Paul Poiret.
6. ***Apple Blossom* und *Heaven Sent*,** parfümierte Puder, die Helena Rubinstein zwischen 1957 und 1961 entwickelt.

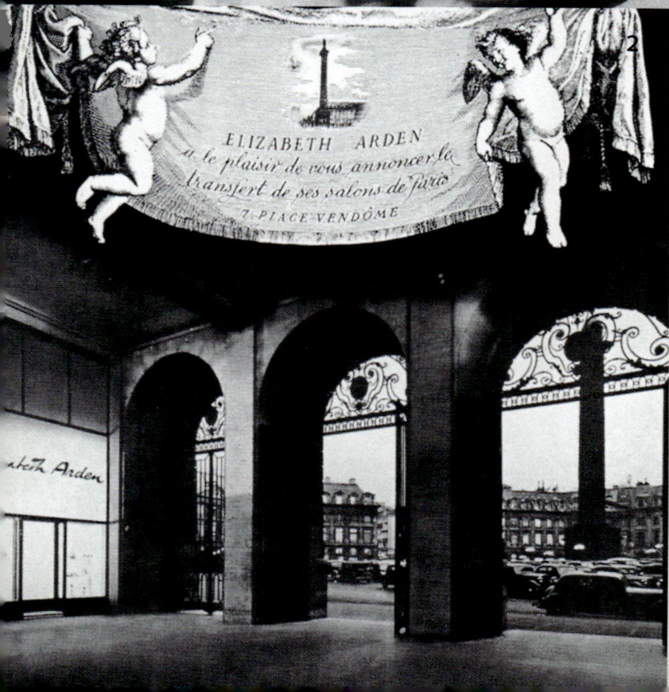
ELIZABETH ARDEN
a le plaisir de vous annoncer le
transfert de ses salons de Paris
7 PLACE VENDÔME
Elizabeth Arden

2

3

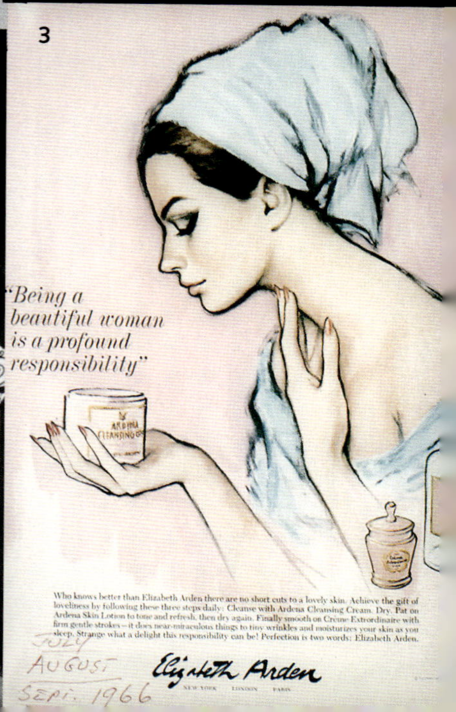
"Being a
beautiful woman
is a profound
responsibility"
Who knows better than Elizabeth Arden there are no short cuts to a lovely skin. Achieve the gift of loveliness by following these three steps daily: Cleanse with Ardena Cleansing Cream. Dry. Pat on Ardena Skin Lotion to tone and refresh, then dry again. Finally smooth on Crème Extrordinaire with firm gentle strokes—it does near-miraculous things to tiny wrinkles and moisturizes your skin as you sleep. Strange what a delight this responsibility can be! Perfection is two words: Elizabeth Arden.
JULY
AUGUST
SEPT. 1966
Elizabeth Arden
NEW YORK LONDON PARIS

Geschäftige Schönheit

Einen der ersten Schönheitssalons eröffnete um die Jahrhundertwende Harriet Hubbard Ayer an der New Yorker Fifth Avenue. Hier erhielt Elizabeth Arden ihre Ausbildung, ehe sie sich 1909 ebenfalls selbständig machte. Ein Jahr zuvor hatte Helena Rubinstein ein Schönheitsinstitut in London gegründet. Unter der Führung dieser Frauen erhielt die Hautpflege einen neuen Status, und die Folge waren ein ganzer Industriezweig, die Kosmetikindustrie, und der Beruf der Kosmetikerin. Grundlegendes Prinzip: Jede Frau hat das Recht, schön zu sein und es trotz fortschreitenden Alters zu bleiben. Schönheit verkauft sich in einer Atmosphäre, die »Luxus, Ruhe und Sinnlichkeit« ausstrahlt. Man begann in den Salons, individuelle Beratung, aufmerksames Zuhören und Pflege zu verbinden. Elizabeth Arden und Helena Rubinstein, diese beiden außergewöhnlichen Geschäftsfrauen, die ihr ganzes Leben lang eine legendäre Rivalität trennte, ohne daß sie sich jemals begegnet wären, haben eine nahezu identische Karriere durchlaufen. Beide begannen ohne Mittel und gelangten zu internationalem Renommee und enormem Vermögen. Beide Frauen, energisch und tonangebend, heirateten nach einer ersten Ehe mit einem Amerikaner einen russischen Prinzen; beide starben hochbetagt, im Abstand von nur wenigen Monaten, nachdem sie bis zum letzten Atemzug gearbeitet hatten.

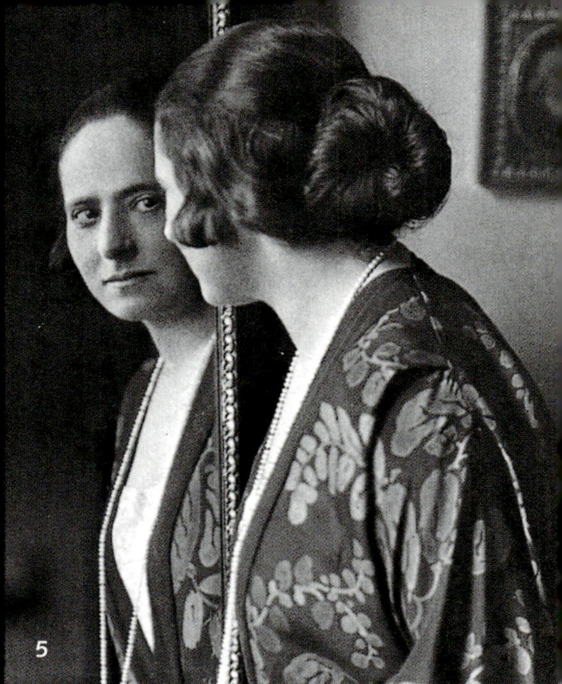

5

6

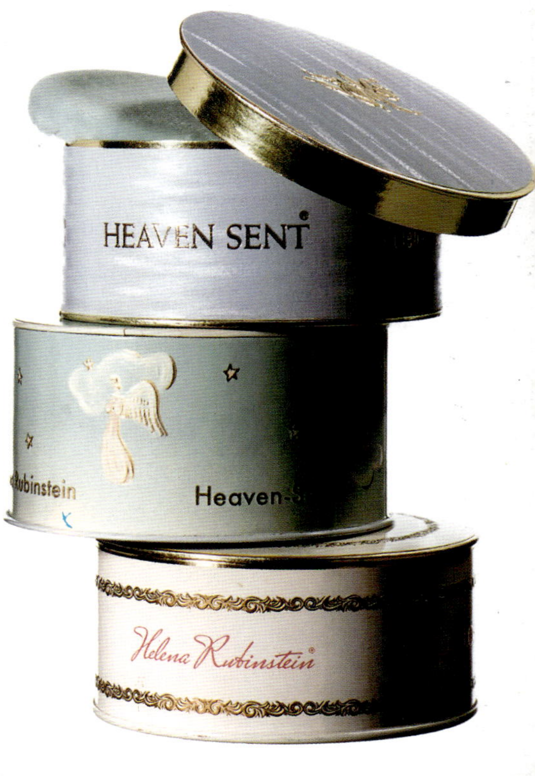

4

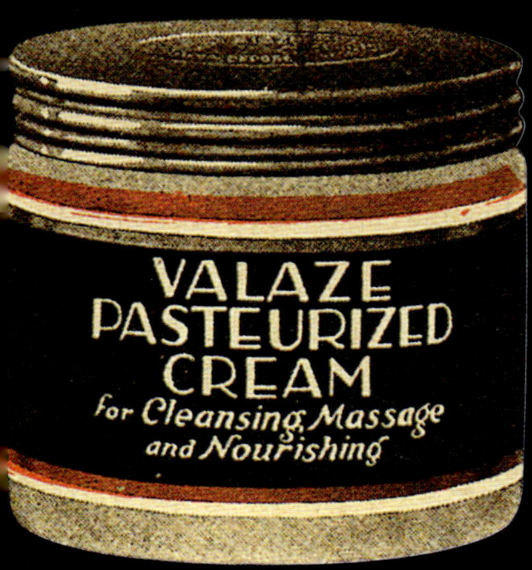

Schönheit

Die 1910er Jahre

Im Jahr 1909 hielt die Truppe der Ballets Russes von Serge Diaghilew Einzug in Paris. »Beinahe unvorstellbar, welch durchschlagende Wirkung diese Theatergruppe auf die europäische Mode hatte«, resümierte Jahre später der Photograph Cecil Beaton. In einer Zeit, die von akademischem Ästhetizismus geprägt war, entdeckte das Publikum eine Welt aus prächtigen Farben. Helena Rubinstein erinnert sich in ihrer Autobiographie: »Die elektrisierende Mischung aus Gold und Purpur hat mich unvorstellbar berauscht. Das waren warme, leidenschaftliche Farben, ganz weit entfernt von meinen jungfräulichen Weiß- und unpersönlichen Grüntönen. Nach dem Ballett ging ich in meinen Salon und habe die weißen Brokatvorhänge abgenommen. Ich habe darum gebeten, sie auf der Stelle durch jene leuchtenden, bunten Motive zu ersetzen, in die ich mich soeben buchstäblich verliebt hatte.«

Doch der Krieg ließ nicht zu, daß diese Begeisterung ihren freien Lauf nehmen konnte, und erst in den wilden Zwanzigern fand sie einen Weg, sich auszudrücken. Zunächst inspirierte der Osten die Mode und die Werbung, und Europa öffnete sich der Magie des Südens. Die *Vogue* ließ 1911 die Anziehungskraft fremder Kulturen erkennen: »Türkische Frauen nehmen Henna, um ihre Augen zu betonen. Araberinnen, die in der Wüste leben, schwärzen sich die Augenwinkel mit dunklem Puder, dann ziehen sie eine Linie um das ganze Auge herum, damit es größer wirkt.« Der Stummfilm machte sich mit Erfolg das Romaneske dieser Exotik zunutze. Die sinnlichen, heißblütigen Wüstenschönheiten inspirierten den Typ des »Vamp« (abgeleitet von Vampir), dieser narzißtischen, erbarmungslosen Verführerin. Ihre erste Verkörperung in den USA war Theda Bara, mit blassem Teint und schwarz umrandeten Augen, in lasziven Posen, mit perlenbesetzem Nabel und den Accessoires einer barbarischen Priesterin in dem Film *A Fool there was* von 1915 (frz. Titel *La Vamp*). In Dänemark wurde Asta Nielsen, eine stolze Brünette mit

Mary Pickford, 1918, mit Engelsgesicht und blonden Locken, gehört zu den ersten Hollywood-Stars. Ihren Look verdankt sie Max Factor, dem ersten Visagisten der Filmkunst.

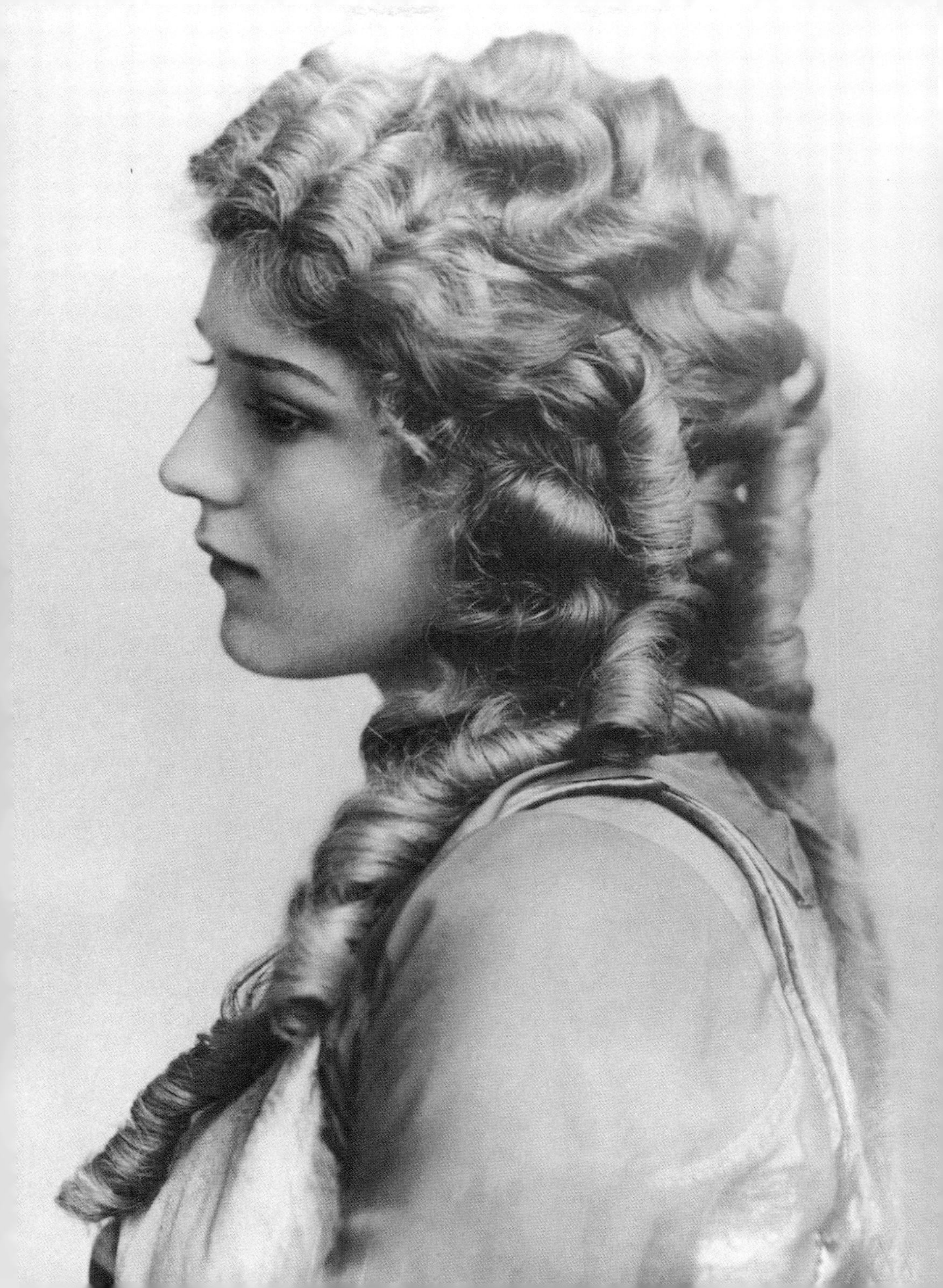

dunklen Augen, im Kontrast zu ihrer Alabasterhaut, zum »Vamp des Nordens«. Fünfzehn Jahre lang beherrschte sie das deutsche Kino und verkörperte als erste auf der Leinwand Mata Hari, die 1917 hingerichtete Spionin, und Lulu, einige Jahre vor Louise Brooks. Ihre große Rivalin war die Polin Pola Negri, die mit ihrer leidenschaftlichen Darstellungskraft durch zwei Filme von Ernst Lubitsch zum internationalen Star wurde. Berühmt für ihre Rollen als betörende Haremsdame löste diese dunkle Schönheit mit dem feinen, dunkelrot geschminkten Mund und mit schwarzem Khol umrandeten Augen eine Welle von Selbstmorden aus.

Einen ganz anderen Typ vertraten Lillian Gish und Mary Pickford, diese jungfräulichen Vestalinnen mit langem Haar und unschuldigem Gesicht. Ihr Äußeres, das sich im Laufe der Filme kaum veränderte, war sorgfältig erarbeitet, um der Vorliebe des Publikums für präraffaelitische Schönheiten zu entsprechen. Das Gesicht war wie eine weiße, gepuderte Maske, der Mund klein (das Rot wurde nur innerhalb der Lippenkonturen aufgetragen) und die Augenlider leicht schattig mit reichlich falschen Wimpern. Auch das italienische Kino hatte nun seine *dive,* wie man die neuen Göttinnen bezeichnete. Die Sängerinnen und Schauspielerinnen bewegten sich auf der Leinwand in ganz anderer Weise, als man es von der Bühne her kannte, und sie repräsentierten einen Wendepunkt zwischen einem steifen Jahrhundert und dem Zeitalter der »Garçonne«. In mondäne, postsymbolistische Melodramen verwickelt, sind diese extravagant gekleideten *femmes fatales*, mit ihren überdehnten Bewegungen oder krampfhaften Zuckungen, stets von einem Unglück verfolgt, für das sie büßen müssen. Die bemerkenswerteste dieser Diven ist Francesca Bertini. Auch sie brünett, mit feinen Gesichtszügen, klein, wie man es zu der Zeit mochte, und trotz ihres Korsetts sehr beweglich, besaß sie den Charme der Modelle von Gustav Klimt. 1919 gründete sie »Bertini Films«, hatte nun teil an der Regie und errang einen bedeutenden Platz in der italienischen Kinowelt. In den 1910er Jahren vervielfachte sich das Angebot an weiblichen Rollen im Film, die jungen Schauspielerinnen eroberten sich einen neuen Status – sie wurden zu »Stars«. Bereits damals erdichteten Zeitschriften einiges zu ihren Biographien dazu und veröffentlichten die Höhe ihrer Gagen.

Pola Negri, 1916. Die polnische Schauspielerin kultiviert den Kontrast zwischen tiefschwarzem Haar und extrem hellem Teint.

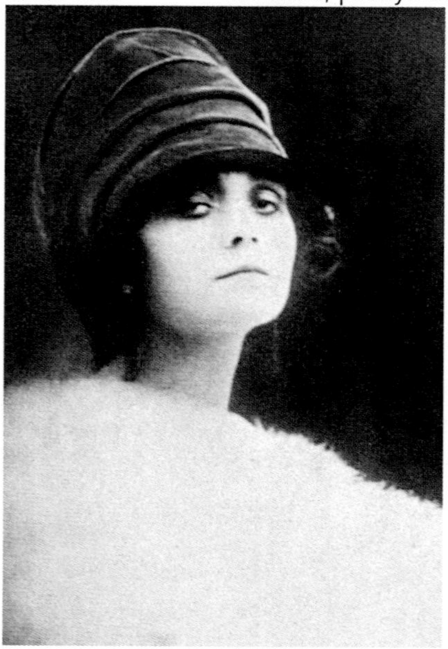

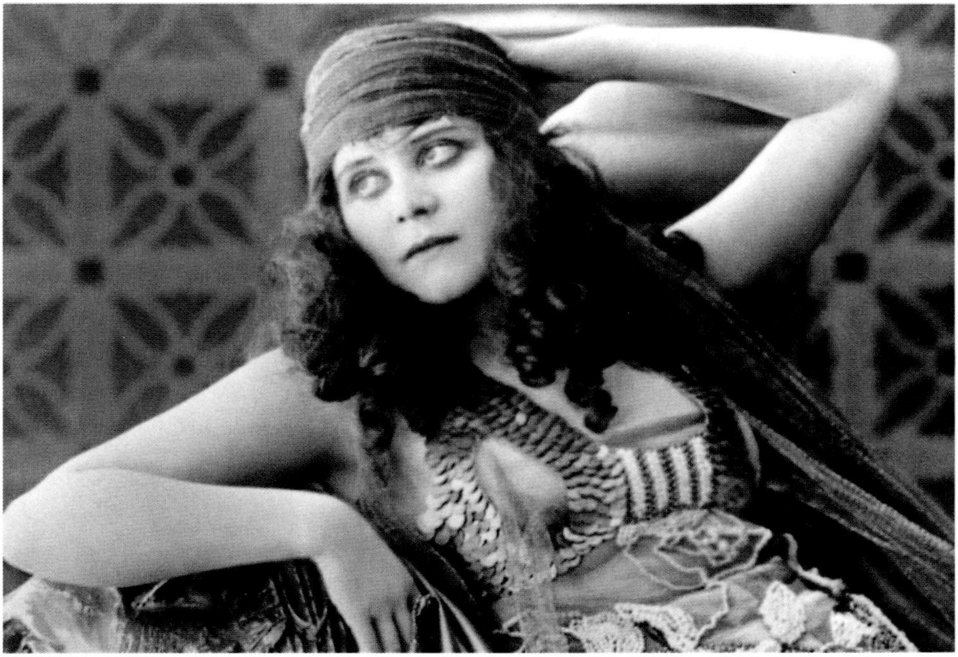

Die amerikanische Schauspielerin Theda Bara, in Hollywood genannt »the Vamp«. Sie ist zweifellos die erste *femme fatale* des Kinos.

In diesen Jahren befreiten die Frauen ihren Körper vom Diktat der Vergangenheit. Erst Paul Poiret, dann Madeleine Vionnet und Coco Chanel eröffneten ihnen Wege, die sie nach und nach zu beschreiten wagten. Hosenrock, Etuikleider und dekolletierte Korsagen bürgerten sich ein. Das Korsett wurde allmählich von einer gesundheitsbewußteren Mode verdrängt und durch das Mieder ersetzt. Ohne Fischbeinstäbchen, vorne geknöpft, gut die Hüften bedeckend, um »der Frau ihre normale Linie zu geben oder sie zu bewahren«, wurde das Mieder im Laufe der Zeit, in der die Frauen den Spaß an der Bewegung entdeckten, immer weicher. Die ersten, um 1913 hergestellten Mieder trugen übrigens den Namen eines Tanzes, der Furore machte: Tango.

Die Hüte wurden kleiner: Mit ihren hochgebogenen Krempen, gehalten von einer Aigrette – einem Federbusch – oder einzelnen Federn, saßen sie auf voluminösen Chignons, die man tagsüber tief im Nacken und abends etwas höher trug, Stirn und Ohren umspielten lockige Strähnen.

In Hamburg mischte ein Apotheker eine Creme zusammen, die er »Nivea« (aus dem Lateinischen, »schneeweiß«) taufte. Sie stellte eine wahre Revolution dar: ökonomisch, denn sie war die erste Creme, die nicht teuer war; technisch, denn sie war die erste »Wasser in Öl«-Emulsion, zwar etwas fettig in der Konsistenz, aber als einzige in der Lage (was ihr auch heute noch Hautärzte attestieren), den Feuchtigkeitsverlust der Epidermis zu stoppen. Ein neues Konzept war geboren, das der »Hydration«. Bei seiner Markteinführung wurde *Nivea* in einer runden gelben Dose mit einem naiven, vom Jugendstil inspirierten Dekor angeboten.

Die noch junge Kosmetikindustrie entwickelte sich jedoch nicht ohne Hürden und Hinterhalte. Manche Cremes, von denen man annahm, sie wären nährend, enthielten in Wahrheit nichts anderes als mit Duftstoffen angereicherte Vaseline, und bei einer Vielzahl von Produkten, die angeblich »tief in die Haut eindringen« und den Teint aufhellen sollten, beschränkten sich die Ingredenzien auf eine Boraxlösung und Orangenblütenwasser. Andere, wahrhaftig gefährliche Cremes, waren mit Blei versetzt und konnten zu schweren Vergiftungen (Saturnismus) führen. Die Entdeckungen der Chemie, vor allem die von Berthelot über die Synthese organischer Körper, die Fortschritte in der Hygiene und der Medizin sowie das 1913 erlassene Verbot von Bleiweiß sorgten allmählich dafür, daß sich die Kosmetikherstellung verbessern und auf neuen Grundlagen entwickeln konnte. Die Produkte wurden moderner, und immer mehr Unternehmen nutzten die Marktlücke. Der Kosmetikmarkt begann seinen spektakulären Aufstieg: 1910 schätzte man zum Beispiel den Verkauf von Kosmetikprodukten in den USA auf einige Hunderttausend Dollar, bereits zehn Jahre später auf Hunderte Millionen Dollar!

Auch die plastische Chirurgie stand an ihren vielversprechenden Anfängen. Bereits seit 1886 praktizierte man das »Abschälen« der Haut, Vorläufer des Peelings: Durch das Zusammenwirken von Säuren und Strom entfernte man die obersten Schichten der Epidermis, um Narben zum Verschwinden zu bringen oder der Haut neue Frische zu verleihen. Anfang des Jahrhunderts suchten Schauspieler und Schauspielerinnen regelmäßig Praxisräume für diese »Schälungen« auf, heißt es 1908 in der englischen Zeitschrift *Ladies Home Journal*. Ein anderes Verfahren bestand darin, Paraffin zu injizieren, um Wangen oder Augenlider zu unterpolstern. Aber vor allem während des Krieges machte die plastische Chirurgie, die an verletzten Soldaten weiterentwickelt wurde, so große Fortschritte, daß nach Kriegsende die nunmehr besseren Operationstechniken viele Frauen dazu brachten, sich die

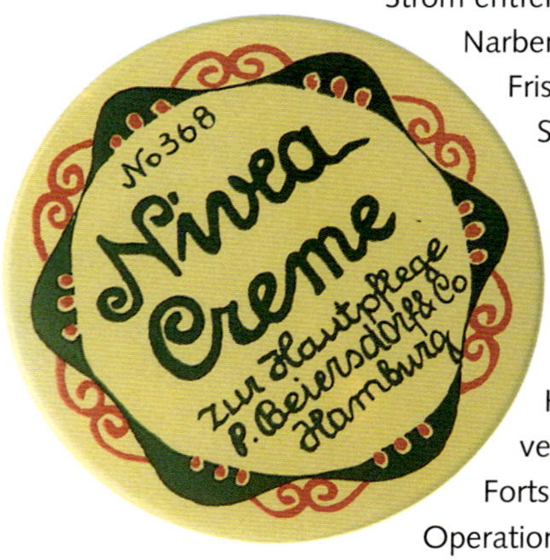

***Nivea*, 1911.** In einer kleinen gelben Dose, die sich am Jugendstil inspiriert, macht die Creme ihre ersten Schritte als industriell hergestelltes Produkt.

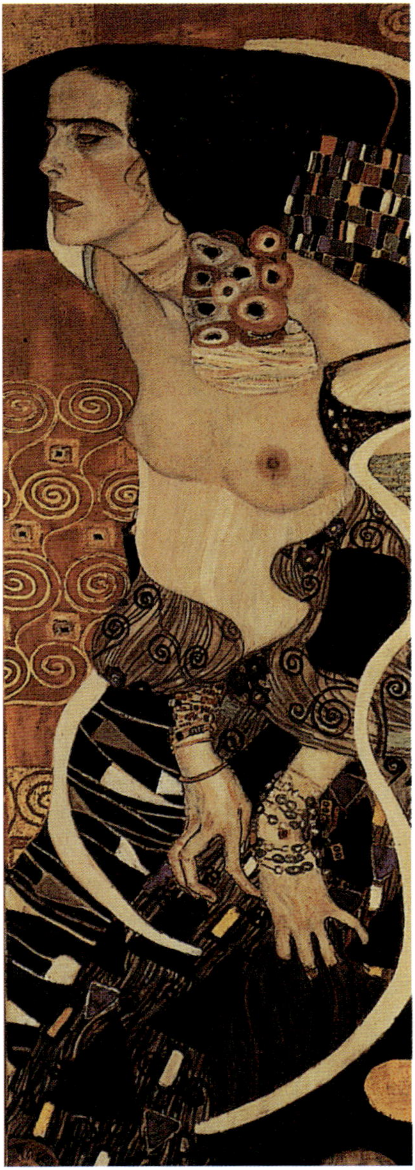

Judith II.
Eine Ästhetik, die ein Symbol ihrer Zeit ist (Gustav Klimt, 1909).

Nase begradigen, ein vorspringendes Kinn korrigieren oder Falten beseitigen zu lassen.

Auch das Schminken eroberte sich sein Terrain. Da es nun endgültig der verpönten Ecke entronnen und zur täglichen Gewohnheit geworden war, explodierte es in einem wahren Feuerwerk an Farben und Innovationen. Rosige Blässe, Symbol für eine gute Gesundheit, blieb oberstes Ziel. Die Puderfarben entsprachen immer besser dem Ton des Teints: das Rosé, das Weiß und der berühmte »Rachel«-Teint, ein kräftiges Beige, wurden nun ergänzt durch Mauve-, Ocker- und Orangetöne. Wenn auch jedes Land seine eigenen, durch Werbung konkurrierenden Marken hatte, so blieben doch die französischen Firmen Coty und Caron mit ihren Produkten weltweit führend, von den USA bis zum noch zaristischen Rußland. *L'Air Spun*, der lose Puder von Coty, der dank eines exklusiven Verfahrens eine unvergleichlich feine Struktur aufwies und in verschiedenen Duftnoten, Farbtönen und -nuancen zu haben war, präsentiert in einer wunderschönen, mit goldenen Puderquasten bedruckten Pappschachtel, war ein großer Erfolg in den USA. Um 1914, als die ersten gepreßten Puder in kleinen metallenen Puderdosen – sie enthielten eine Puderquaste sowie einen Spiegel im Deckel – auf dem Markt erschienen, verkaufte Coty täglich 30 000 Mal *L'Air Spun* in kompakter Form. Auch das Wangenrouge, anfangs flüssig, cremig oder noch als Blättchen angeboten, wurde kompakt. Der Franzose Bourjois entwickelte 1912 als erster ein Wangenrouge als Trockenpuder, *Fard Pastel*, das in gepreßter Form in einer kleinen runden Dose angeboten wurde, und zwar in mehr als zehn Farbtönen, von denen einer, »Cendres de rose«, bis heute auf dem Markt ist. Stifte zum Schminken der Augenbrauen und Lippen kamen auf. 1915 fanden sich die ersten Lippenstifte, in einem golden Metallsockel gefaßt und mit einer Hülle geschützt, auf den Frisiertischen der Amerikanerinnen. Ebenfalls zum ersten Mal wurden

Puder und Rouge in ein und derselben Dose dargeboten. Für die elegante Frau, die häufig unterwegs war, wurde das »Autoköfferchen« kreiert: Aus schwarzem Leder, enthielt es all die Cremes, Augenmittelchen und Kosmetika, die man brauchte, um sich schadlos Wind und Staub aussetzen zu können.

Mit Ausbruch des Krieges 1914 endete die Belle Époque endgültig. Die Frauen, nun gezwungen, den Alltag, familiär und ökonomisch, in die Hand zu nehmen, begannen zu arbeiten. Man sah sie an den Maschinen der Kriegsindustrie, als Straßenbahnfahrerinnen oder Erntehelferinnen. Diese neuen Lebensbedingungen halfen ihnen, die letzten Fesseln, die ihre Bewegungsfreiheit einschränkten, abzuwerfen. In den Wirren des Krieges verschwand in England und Frankreich das Korsett nun endgültig, die Röcke wurden einerseits bauschig weit, um einen bequemen Gang zu ermöglichen, und andererseits – aufgrund von Mangel an Stoff – kürzer. Das dunkle Kostüm wurde zum gängigen Kleidungsstück für die Frau und symbolisierte ihren Eintritt in eine Welt, die bis dahin nur den Männern vorbehalten war. Unter der Bluse trug man nun einen Büstenhalter, der angenehmer war als das Mieder. Und um die Strümpfe zu fixieren, griff man zu einem neuen, sehr praktischen Accessoire: dem Strumpfhalter. Die Dekolletés hingegen erreichten nie gekannte Tiefen, so daß der Journalist Paul Jarry humorvoll kommentierte: »Das Dekolleté Foch, das heißt bis zum Ufer – des Rheins!«

Irène Castle. Die Kandidatin von *Vanity Fair* für den größten Ball des Jahres 1919 verkörpert mit ihrer nonchalanten Schönheit und ihrer Vorliebe für Geheimnisvolles den Stil dieser Jahre in herausragender Art.

Air Spun. Loser Puder von François Coty. Durch eine besondere Herstellungsweise ist er von unvergleichlicher Feinheit.

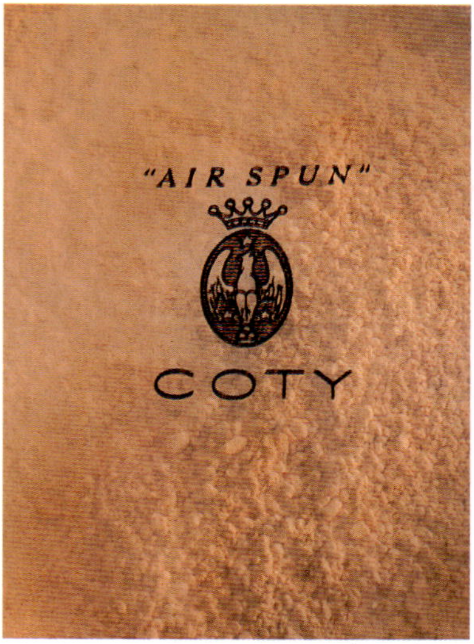

Auch bei der Hautpflege war Einfachheit angesagt. Die Kartoffel, ob roh oder gekocht, als Brei oder gerieben oder auch mit Mandeln vermischt, diente als Gesichtsmilch, als Bleichpaste oder als mildernde Pomade gegen Juckreiz, Schrunden und rissige Haut. In Frankreich ermunterte man die Patriotinnen, wieder zur Zahnseife zu greifen, zu diesem kastanienbraunen Seifenstück, das nach Phenolsäure roch und das *Eau de Botot* ersetzte. Gellé, der erste Hersteller von Zahnpflegeprodukten in Frankreich, zögerte nicht, seinen Vorteil aus der Krise zu ziehen, und pries in seiner Werbung, die auf die Frau »mit Haaren auf den Zähnen« abzielte, die Zahnpasta für die Siegerin an, die »die Zähne zeigt«.

Das Vorstellung von Hygiene entwickelte sich zögerlich; zum größten Teil verdankte man es den »weißen Engeln«, den Frauen aus dem Großbürgertum, die sich den weißen Kittel und den

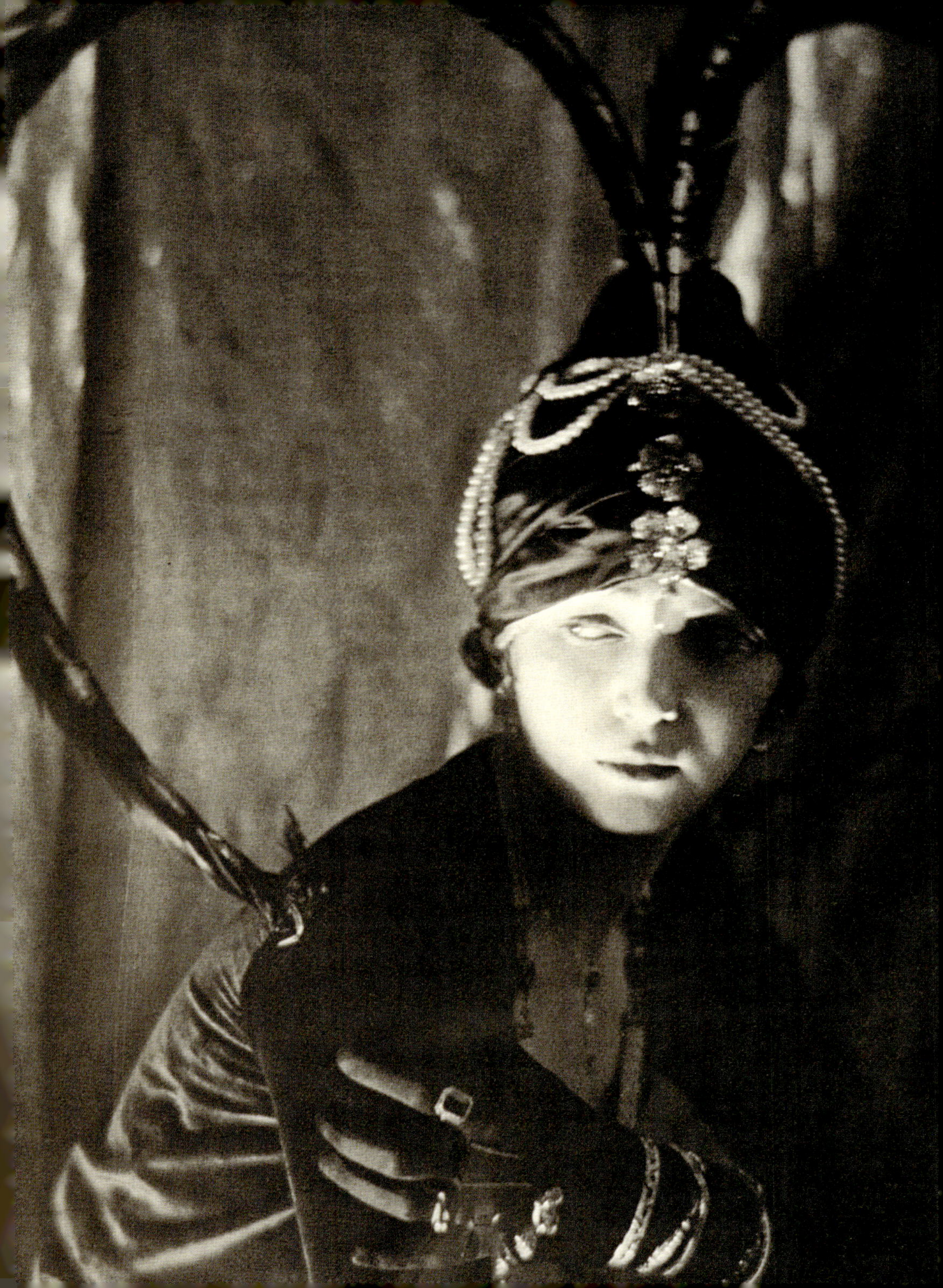

langen Schleier des Roten Kreuz anzogen, um die Wunden der Soldaten zu versorgen, und nachdrücklich Keimfreiheit propagierten.

Im neuen Rußland übernahm Frau Molotow – die Ehefrau des Generals, nach dem eine Handgranate, der »Molotowcocktail«, benannt wurde – die Abteilung für Frauenangelegenheiten, die Parfüms mit den zartklingenden Namen *Der rote Stern geht auf* oder *Polarexpress* herstellte und an Millionen von Frauen verkaufte.

In Frankreich vereinbarten die Frauen einen Termin beim Friseur, um der von Gabrielle Chanel lancierten Mode nachzueifern: Ein Jahr zuvor, 1917, hatte ihr der berühmte Antoine die Haare kurz geschnitten. Auch die amerikanischen Krankenschwestern, die mit dem Expeditionscorps nach Frankreich gekommen waren, ließen sich die Haare abschneiden, aber nicht aus Eitelkeit, sondern weil die Läuse sie dazu zwangen. Der letzte Schrei waren neue Geräte, die entwickelt worden waren, um das Haar in Locken zu legen: Schluß mit dem Brenneisen, das das Haar versengte, Schluß mit den Papillotten und den Locken, die nur von kurzer Dauer waren! Die haltbare Welle – Ahnin unserer aktuellen Dauerwelle – wurde gemeinsam von zwei Coiffeuren, Gaston Boudou (Gallia) und Eugène Sutter (Eugène), entwickelt. Sutter stand noch eine lange Karriere bevor, und zwanzig Jahre später nahm er weltweit den ersten Rang unter den Herstellern von Produkten für Haarpflege ein. Doch zunächst hieß es: Die Garçonnen kommen!

NATHALIE CHAHINE

Erste richtige Haarfärbemittel, 1908 von L'Oréal entwickelt. Sie sorgen für den Aufstieg des Unternehmens.

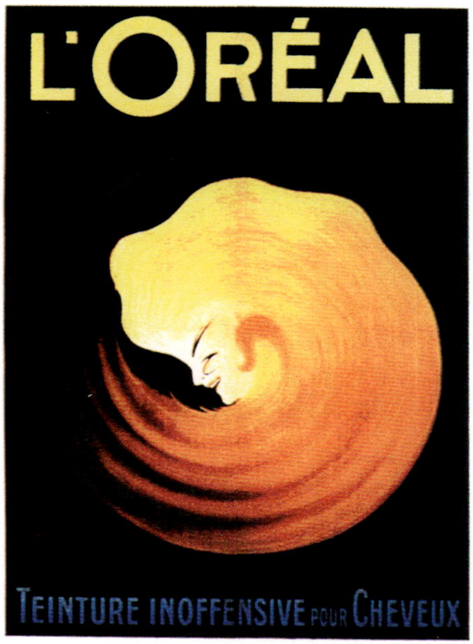

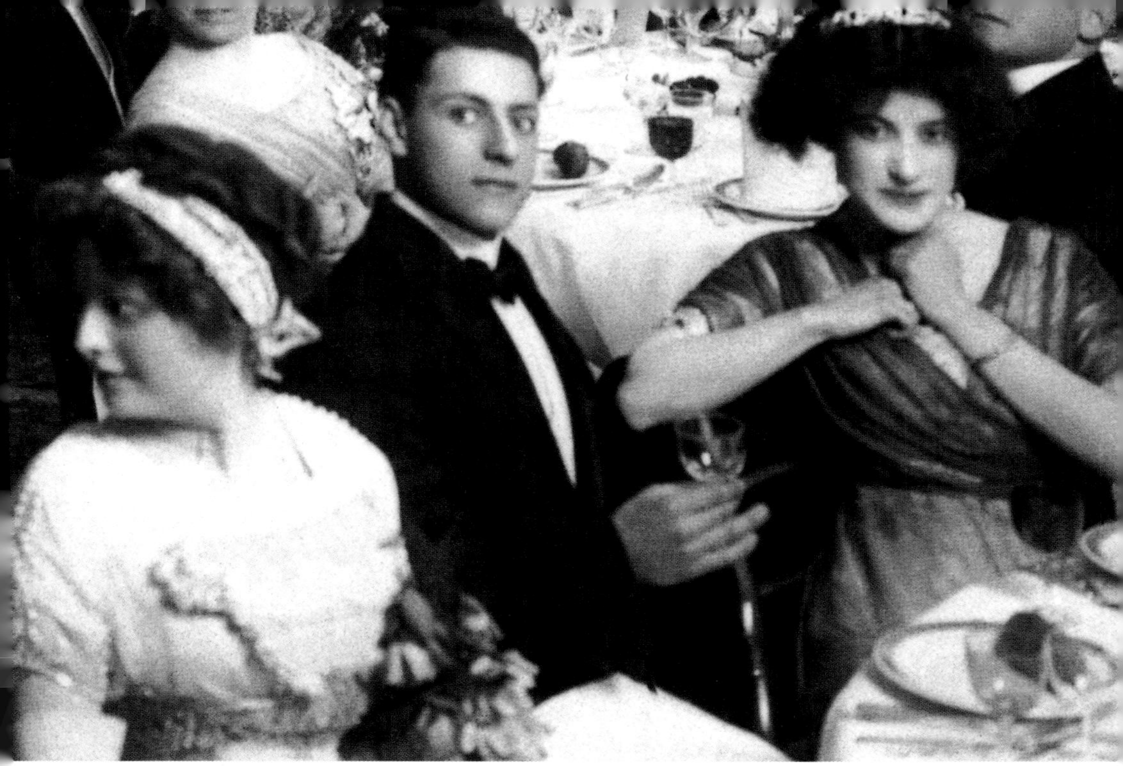

Mondäne Hochzeit in der New Yorker Upper class, 1910. Elegante Frauen lieben weich gesteckte, mit Bändern verzierte Chignons.

Die Kunst der Verpackung

Hinreißende Etiketten schmückten die Flakons und Döschen, nach Zeichnungen von bekannten Künstlern wie Mucha und – für Coty – Draeger. Wie kostbare Miniaturen erscheinen diese kleinen Kunstwerke, in denen sich die Träume der jeweiligen Zeit ablesen lassen. Guerlain, Coty, Bourjois, Roger & Gallet oder Le Clerc wandten sich an Kundinnen aller »Geldbörsen«, und für alle stellten sie derartige Verpackungen her.

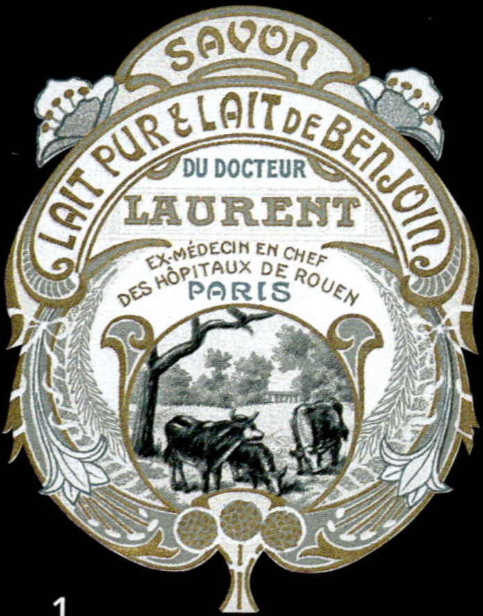

1

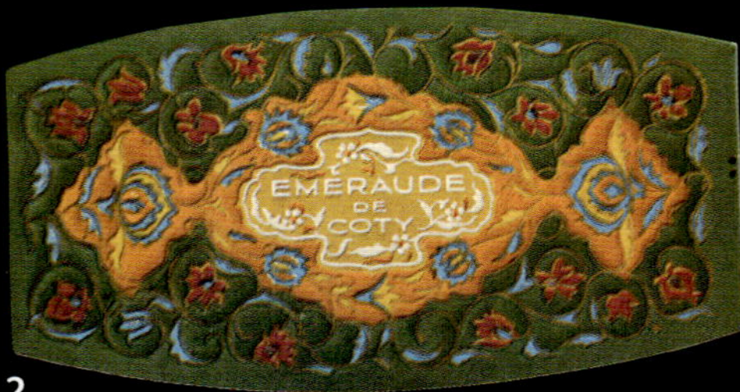

2

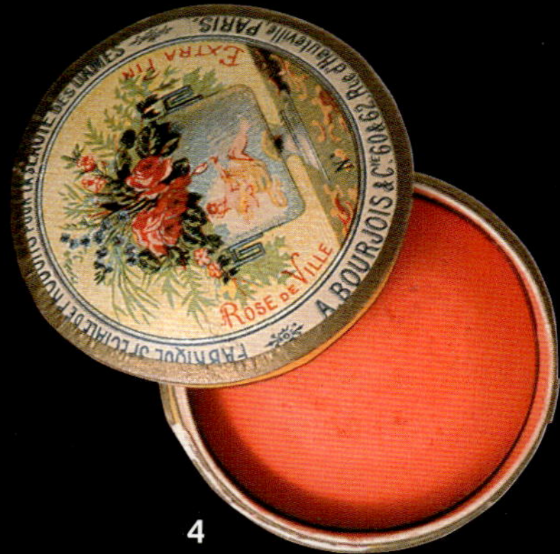

4

3

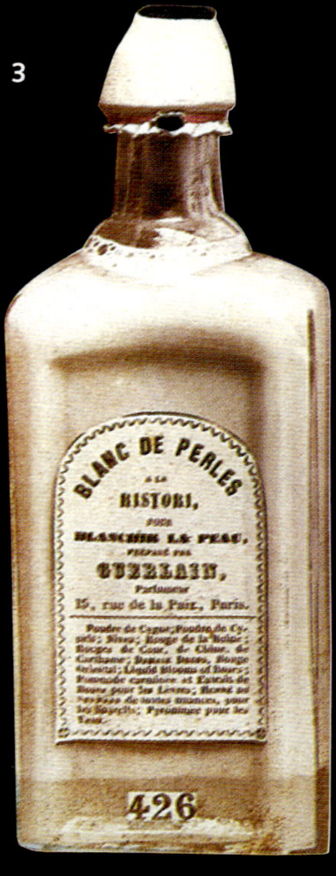

5

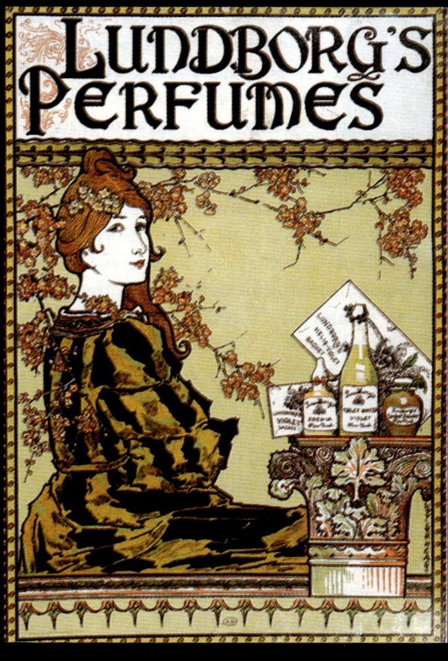

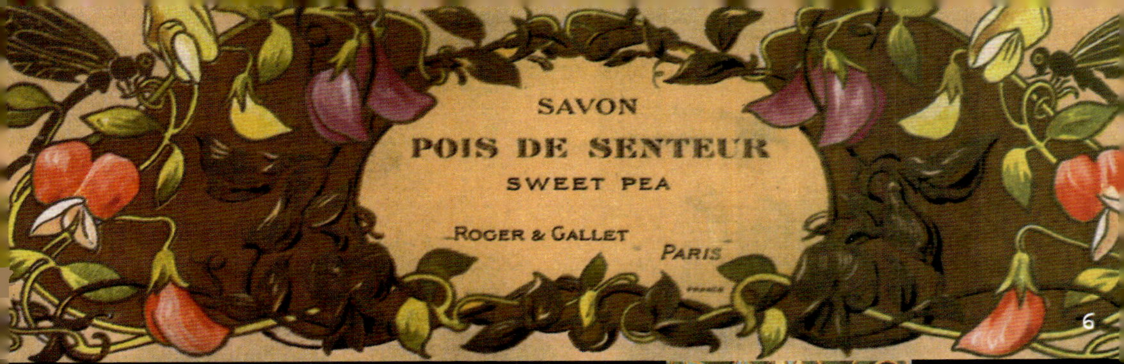

6

1. **»Die Seife von Doktor Laurent«.**
2. **, 7., 8. Stiche von Draeger für Coty**. Das Motiv »Puderquaste« (Abb. 7) soll von René Lalique stammen.
3. ***Blanc de perles* von Guerlain.**
4. **Wangenpuder von Bourjois.**
5. ***Lundborg's Perfumes***, vom Jugendstil inspirierte Werbung.
6. **, 9., 10. Parfümierte Seifen von Roger & Gallet**: Wohlriechende Wicke, Eisenkraut und Reseda.

8

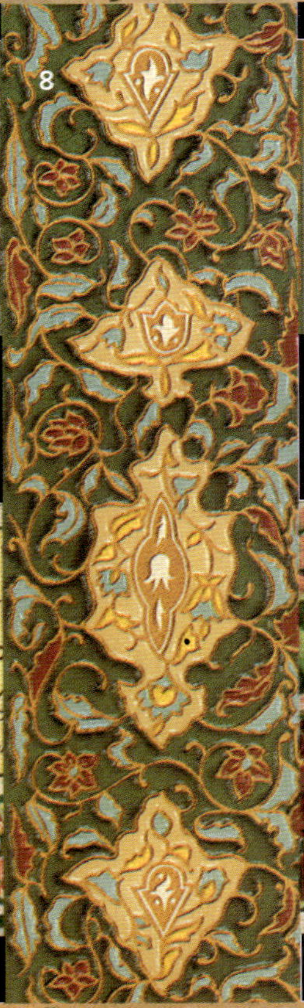

7

9

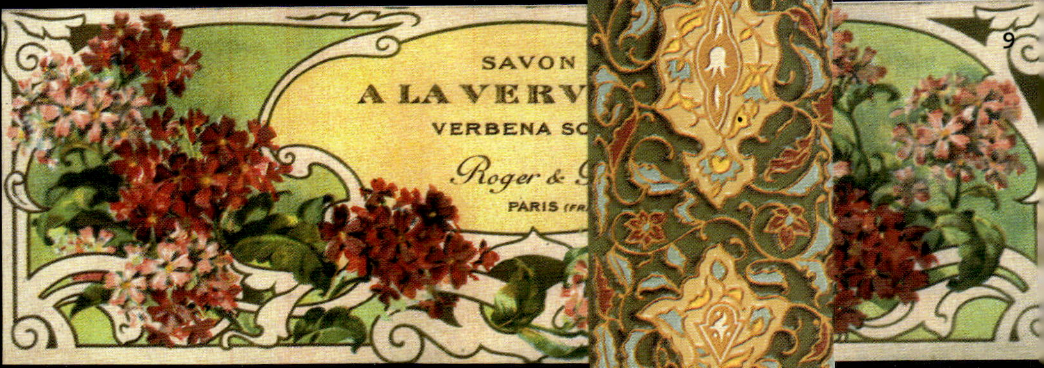

10

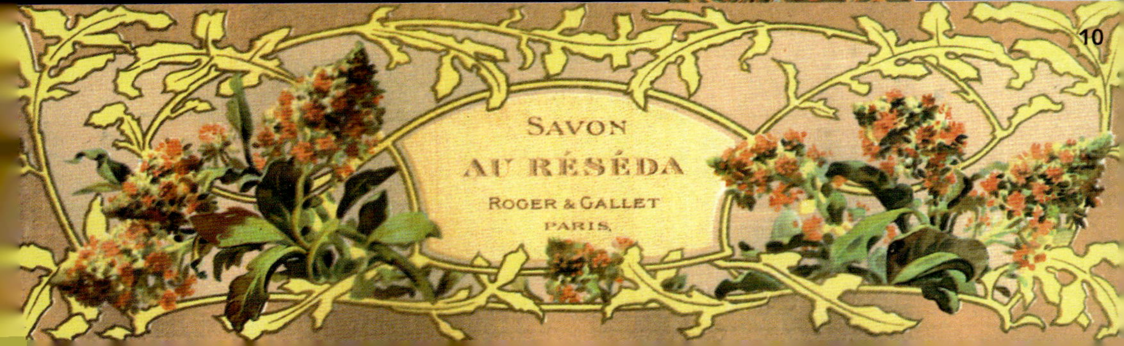

Schönheit

Die zwanziger Jahre

Endlich Frieden! Nach Tod und Trauer durchzog eine Art dringliche Lebensfreude die Sitten und Gebräuche. Es kam ein Jahrzehnt, das sich durch Wagemut, durch Suche nach Rausch und Emanzipationsbestrebungen der Frau auszeichnete. Man riß sich um alles, was ein intensiveres Leben mit mehr Tempo versprach: der Zauber des Fliegens, die Jazzmusik, die Verrücktheit des Charleston und der Cabrioflitzer. André Breton veröffentlichte das *Manifeste du surréalisme* und ließ Traum und Unbewußtes in die Kunst einfließen. Der Stil des Art déco breitete sich aus und gestaltete Möbel und Objekte ebenso wie Schmuck und Mode.

Als Speerspitze der neuen Freiheit sorgte 1922 ein Buch für einen Skandal: *La Garçonne* von Victor Margueritte. Dieser Roman stand lange Zeit symbolhaft für die »neue Frau«, die das Haar kurz trug und in der Öffentlichkeit rauchte. Die Heldin, die sich nach Unabhängigkeit sehnt und, von den Männern enttäuscht, ihr Leben ohne diese führt, kümmert sich dabei wenig um die guten Sitten. Dieses Buch, das nicht gerade mit literarischen Qualitäten glänzt, wurde ein richtiger Bestseller mit über einer Million verkauften Exemplaren innerhalb von sieben Jahren.

Die amerikanische Schauspielerin Louise Brooks verkörperte dieses Ideal auf der Leinwand und im tatsächlichen Leben. Mit Garçonnefrisur – kurzes, eckig geschnittenes Haar mit Pony – und einem Gesicht von jugendlicher Anmut, wurde Louise Brooks 1928 von Howard Hawks entdeckt und im folgenden Jahr dank ihrer Rolle der Lulu in *Die Büchse der Pandora* von G. W. Pabst zum internationalen Star. Sie spielt in diesem Film eine androgyne Verführerin, der weder Mann noch Frau widerstehen können. Sie drehte etwa fünfundzwanzig Filme, doch dann ließen sie ihr Widerspruchsgeist und ihre Weigerung, sich dem Hollywood-Diktat zu beugen, aus dem Star-System herausfallen.

Der Jazz bedeutete in den USA eine Revolution, und auch in Europa sorgte er für Aufregung. Louis Armstrong nahm seine erste Platte auf,

Solange David, photographiert von Jacques-Henri Lartigue, 1929.

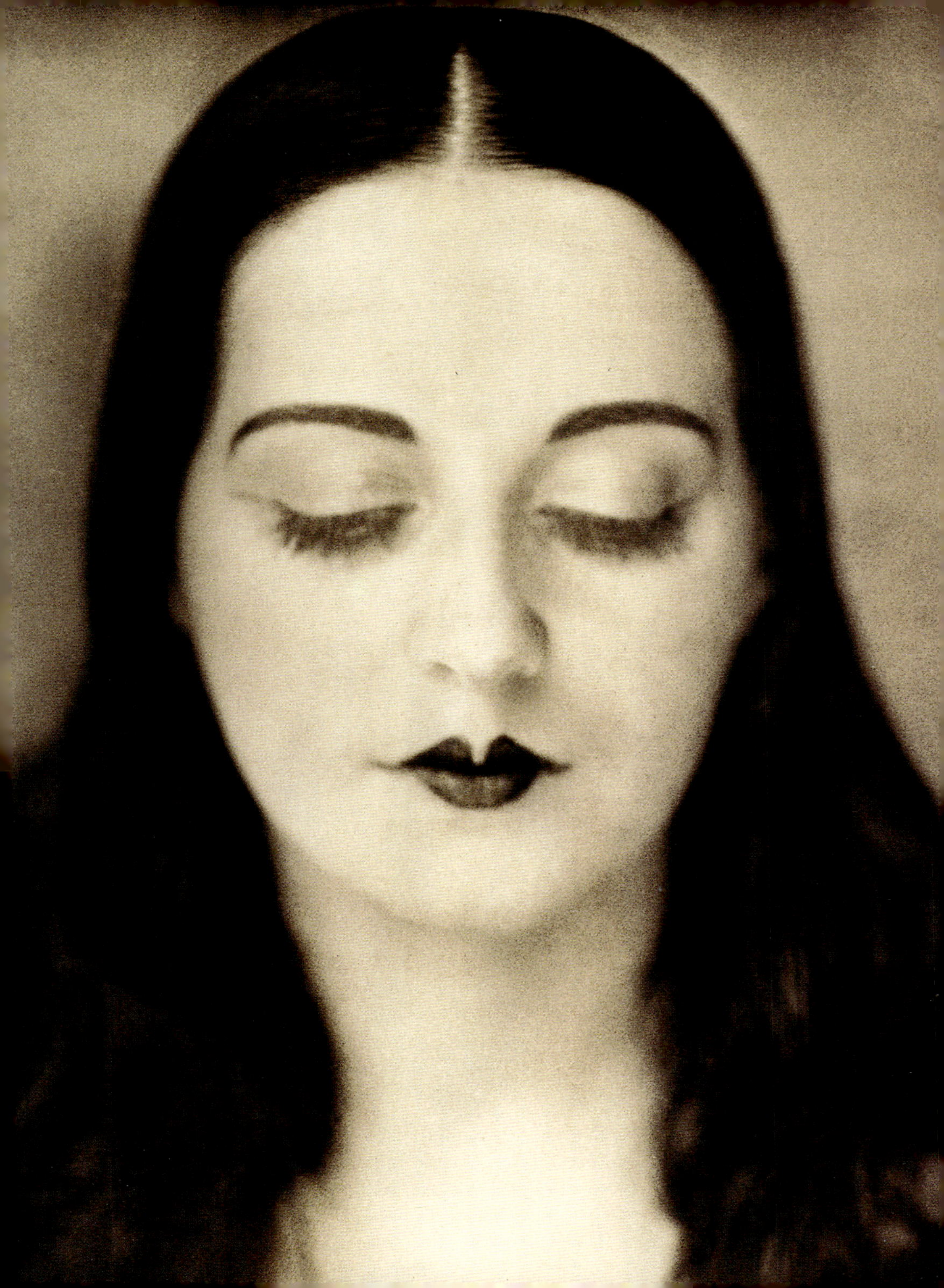

und in den neuen »Dancings« gab man sich dem Charleston hin. In der Music-hall von Paris verzauberte ab 1925 Josephine Baker, »die schwarze Venus«, das Publikum mit ihrer exotischen Erotik. Hier feierte die aus dem Süden der USA stammende und in New York hochmütig übersehene Künstlerin als erster schwarzer Star mit ihrer *Revue Nègre* einen großen Triumph und weckte zugleich ein neues Interesse für afrikanische Kunst. Innerhalb von wenigen Tagen wurde sie mit ihrem Gürtel aus echten Bananen, mit ihren schwarz geschminkten Lippen, dem extrem kurzen Haar, das sie nach einer Idee des Coiffeurs Antoine mit Pomade eng an den Kopf klebte, durch ihren Tanz ebenso wie durch ihren zweideutig animalischen Stil zum gefeierten Star. Sie wurde die Muse von Photographen und Malern, puderte sich das Gesicht beige und schwärzte sich die Augenlider mit Khol. Wenn sie auf Reisen war, »empfing sie in Begleitung ihrer beiden Hunde, Fifi und Bebe, ihre Besucher inmitten ihrer fünfzehn Schrankkoffer, die 196 Paar Schuhe enthielten, 1367 Kostüme, dazu passende Pelze, unzählig viele Kleider – und 64 Kilo Puder«, berichtet ihr Biograph. Der erwähnte Puder wurde exklusiv für sie hergestellt.

Louise Brooks, die kesse Lulu in dem Film *Die Büchse der Pandora* von G.W. Pabst, vertritt perfekt die Mode der Garçonne-Frisur.

Josephine Baker, »die schwarze Venus« aus Amerika. Als erster Star mit dunkler Haut macht sie Karriere in Paris.

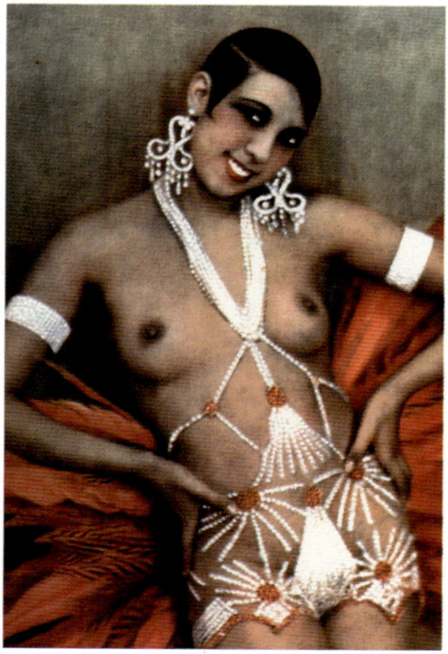

Aus den USA stammte auch eine andere neue Mode, die der Schönheitswettbewerbe, 1921 wurde dort die erste Miss Amerika gekürt. Sechs Jahre später sorgte Roberte Cusey, die Miss Frankreich von 1927, für Aufsehen, da sie ihr schönes Gesicht, das an eine griechische Statue erinnerte, fast ohne Schminke und ohne Schmuck präsentierte. Die Mode der Misswahlen verbreitete sich wie ein Lauffeuer und spiegelte die Träume vom sozialen Aufstieg wider. Als 1930 die Miss Frankreich, Yvette Labrousse, Aga Khan heiratete, erhielt der Mythos neue Nahrung. Diese Wettbewerbe ermöglichten jungen Frauen, indem sie Mannequins wurden, den Zutritt zur Welt der Mode. Ehemalige Tänzerinnen oder erfolglose Schauspielerinnen stürzten sich in ein abenteuerliches Leben, wurden umschwärmt und genossen viel größere Freiheiten, auch wenn der Verdienst noch recht bescheiden war. Viele unter ihnen waren russische Adelige, die vor der Revolution geflohen waren. In den Salons von Chanel, die viele exilierte Gräfinnen und Baroninnen beschäftigte, hörte man ebensoviel russischen Akzent wie Französisch. Dieser

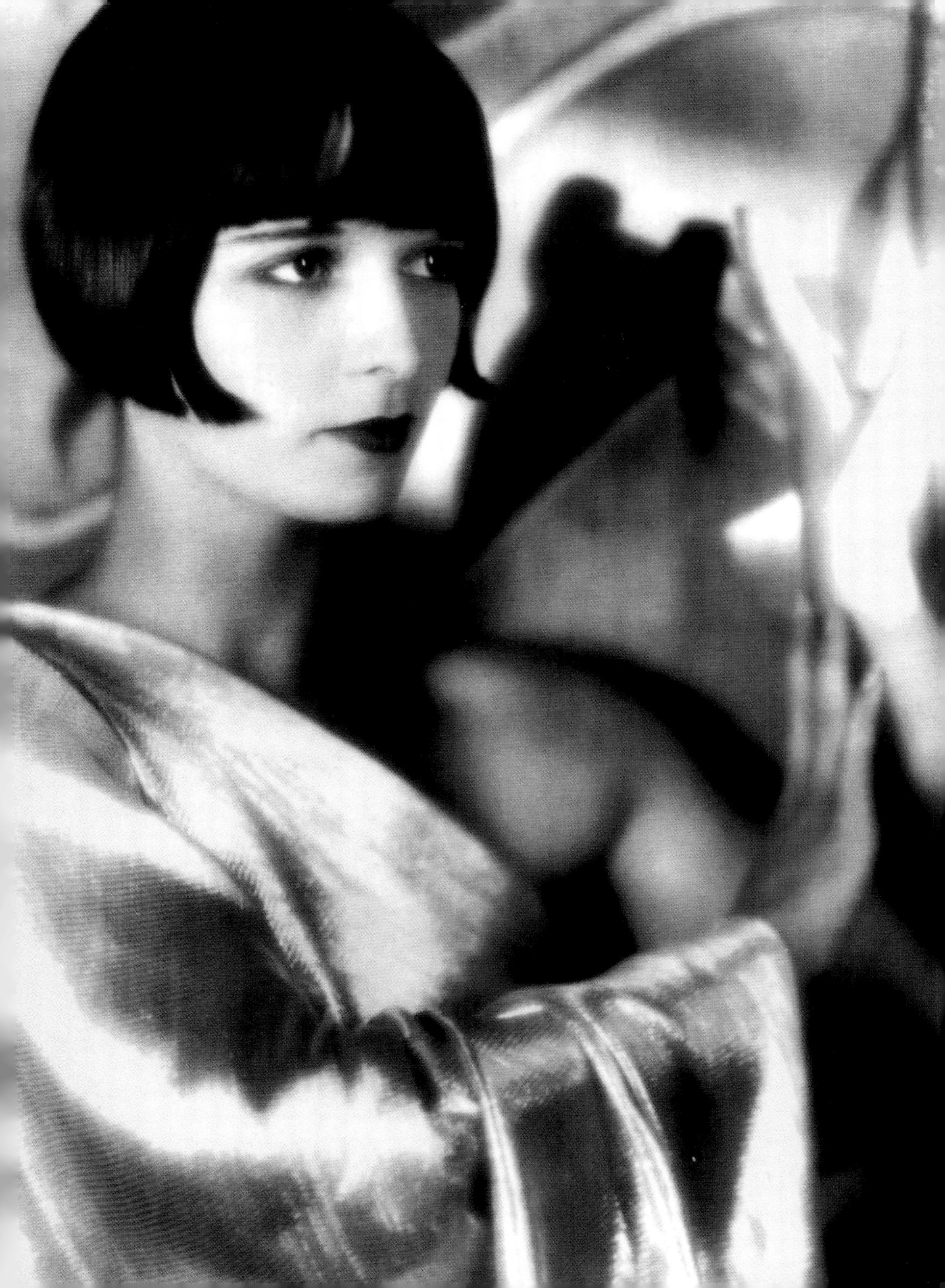

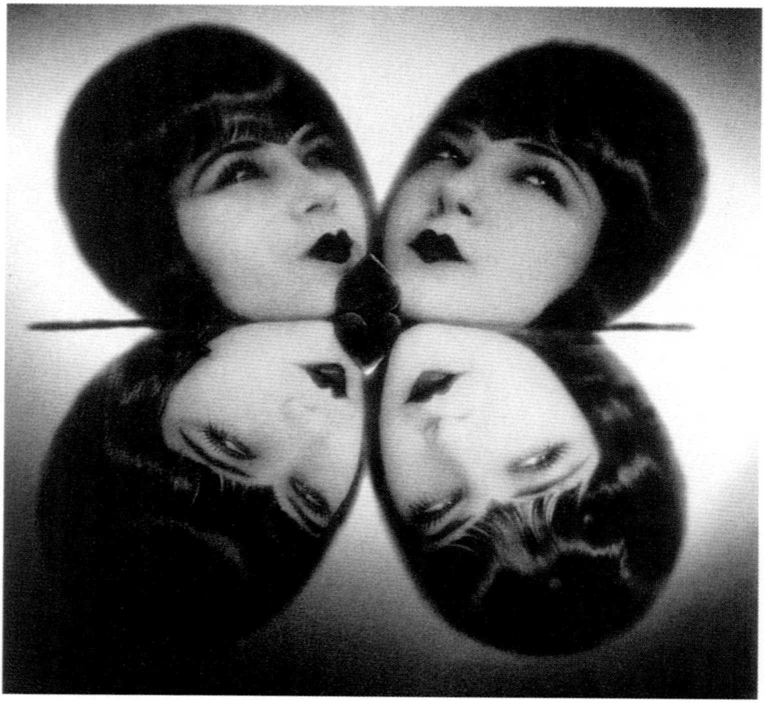

Skulptural und graphisch erscheint der Pony, der bis zu den Augenbrauen reicht und deren Linien nachzeichnet. Augen- und Lippen-Make-up unterstreichen die dramatische Ausdruckskraft des Gesichts. Wien, um 1930.

Kiki de Montparnasse, Muse der Pariser Maler, photographiert von Man Ray, 1926.

slawische Einfluß soll der Ursprung für das »Perlen«-Make-up gewesen sein, für diese Kunst, einen Tropfen flüssiges Wachs auf das äußerste Ende einer jeden Wimper zu setzen, so daß eine Perlenreihe entstand. Ob beim Pferde- oder Autorennen, auf fürstlichen Kreuzfahrten, bei Modenschauen »im Hause« und auf Photos für die Presse: Die ersten Mannequins hatten die Aufgabe, ein Modehaus zu repräsentieren oder auch eine Abendgesellschaft zu beleben. Doch die Freizügigkeit ihres Privatlebens unterschied sie noch zu sehr von der Durchschnittsfrau, um diese zum Träumen zu bringen. 1923 gründete John Robert Powers die erste Mannequin-Agentur: Das »Modell«, einst ein Objekt der Schmach, wurde allmählich zum Objekt der Lust.

Die Pariserinnen boten unendlich viel Phantasie auf, um mit geringem Kostenaufwand mit der Mode zu gehen, sie schneiderten und nähten sich ihre chicen Kleider selbst. Kleidung wurde praktischer, weniger ornamental, also leichter zu reproduzieren. In *Modes et Travaux* fanden die Frauen sogar Schnittmuster, um ihre Hüte selbst zu machen!

Die *Do it yourself*-Bewegung, die in der Nachkriegszeit ebenso sehr durch den Mangel wie durch die Lust zu konsumieren in Gang kam,

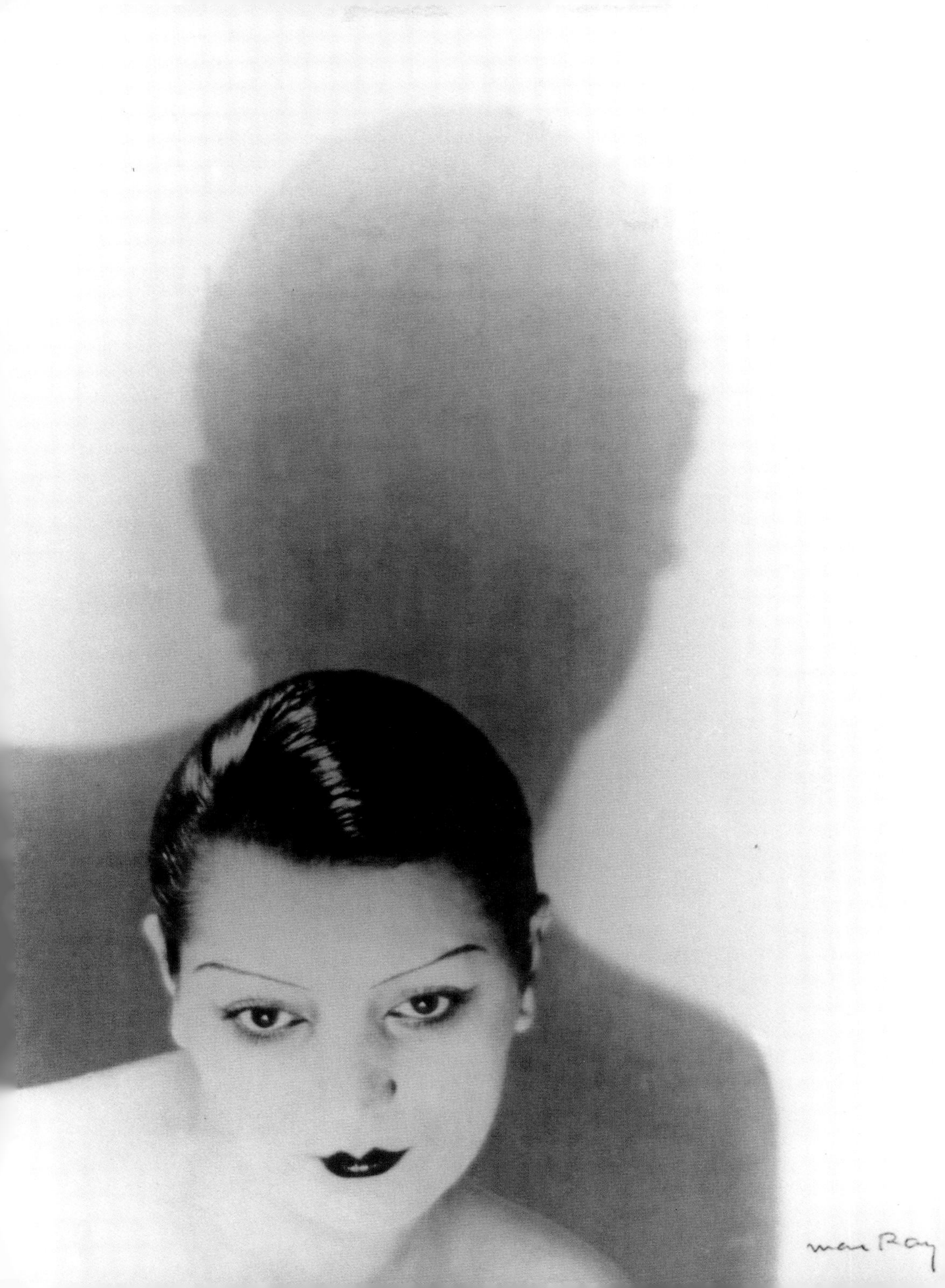
man Ray

nahm einen Aufschwung, der seinen Höhepunkt erst nach dem Zweiten Weltkrieg erreichte. Die Röcke wurden so kurz, daß sie nun das Knie umspielten. Das Kleid war fließend und wurde durch eine tiefe Taille betont, so daß eine androgyne Silhouette entstand. Mit dieser Freiheit ging aber eine neue Beschränkung einher: die Linie der Bohnenstange! Elastische Mieder preßten die Hüften zusammen, und eine regelrechte »Brustquetsche«, von einer Enkelin von Herminie Cadolle kreiert, drückte die Brust eng an den Körper. Allerorts malträtierten elegante Frauen ihre Rundungen unter reichlicher Zuhilfenahme von Bandagen. Nach zehn Jahre waren die Brüste für immer flach, und viele Mannequins und Kokotten bedauerten bitterlich, sich der Mode des Augenblicks unterworfen zu haben.

In den zwanziger Jahren hieß Freiheit, ein wenig einem Mann zu ähneln. Da eine neue Frisur weniger kostete als Kleidung, warf sie als erstes die traditionelle Ordnung um. »Die Würfel sind gefallen. Coiffeur, Sie müssen abschneiden!« titelte 1924 die Zeitschrift *La Coiffure de Paris*. Man folgte dem Beispiel von Antoine – er hatte den Garçonne-Schnitt lanciert und bereits 1917 Coco Chanel den Nacken freigeschnitten –, und alle langen Haare fielen der Schere zum Opfer, sogar bei den kleinen Mädchen. Die kurzen Haare wurden eckig geschnitten, mit einem geraden Pony, der bis zu den Augenbrauen reichte – ein Schnitt, der zum Klassiker geworden ist. Zeichnungen von Frisuren in Fachzeitschriften zeigen, daß die Haare mit Brillantine nach hinten genommen wurden über einem nahezu ausrasierten Nacken. Im Jahr darauf wurde der Schnitt etwas weicher: René Rambaud ließ eine Schmachtlocke über die Wange fallen oder auch kleine Locken, die durch die ersten Wasserwellen entstanden und sich unter Glockenhüten hervorkringelten; Léon Agostini umschattete die Stirn mit einer großen Welle, die als Arabeske am Ohr wieder aufgenommen wurde; die Dauerwelle – ein Verfahren des Londoner Coiffeurs K. F. Neßler, bei dem Sulfite und Ammoniak unter gleichzeitiger Wärmeeinwirkung die Haare formten (Heißwelle) – legte das ganze Haar in Wellen.

Die avantgardistische Coco Chanel. Bereits 1917 läßt sie sich das Haar kurz schneiden, und 1925 lanciert sie in Deauville die Mode des Sonnenbads.

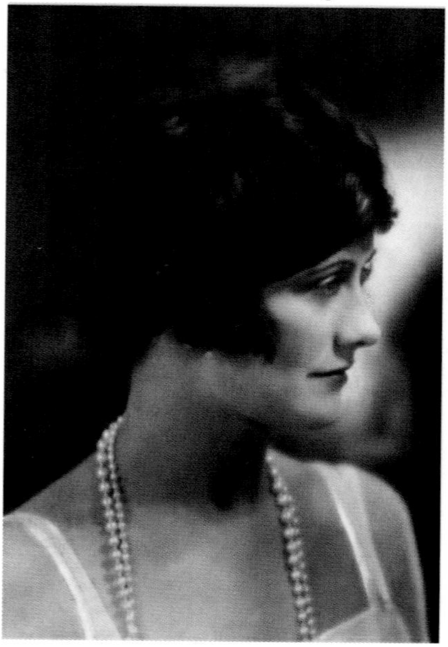

Mit den Kurzhaarschnitten, die lange Zeit in Mode blieben, veränderte sich das Berufsbild des Friseurs und erlebte einen ungeheuren Auf-

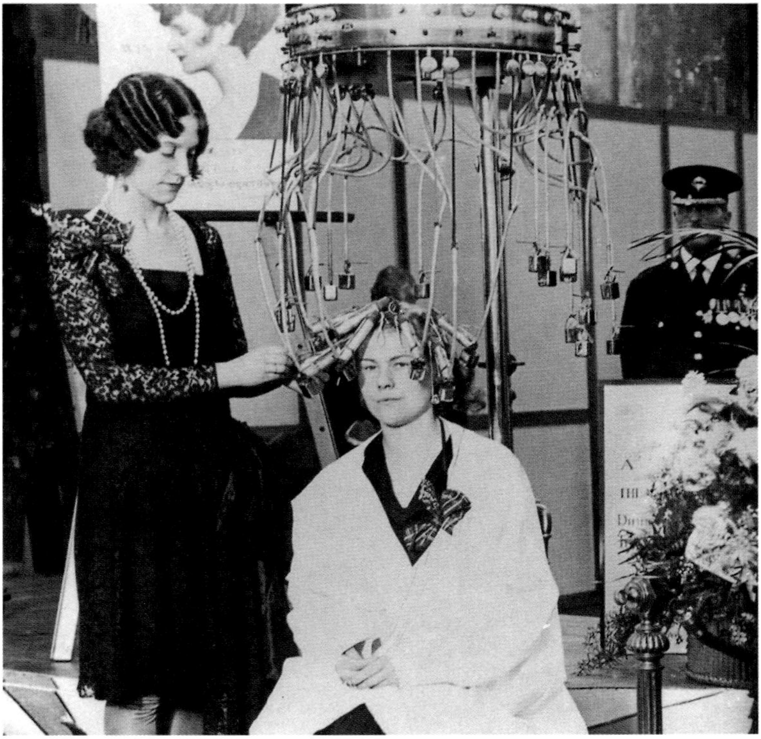

Ondulieren des Haars mit Wasserdampf, London, 1929. Die Frisiersalons bieten zum Formen der Haare die ersten Wasserwellen an.

schwung. Zwischen 1920 und 1930 eröffneten in Frankreich 25 000 Frisiersalons! Und die Industrie für Haarpflegeprodukte nahm ihren Anfang.

Die Gebrüder Ströher, die ein Patent für Apparate zum Herstellen von Dauerwellen anmeldeten und das Unternehmen Wella gründeten, stellten auch Produkte her, die den Locken längeren Halt gaben und das Haar pflegten. Das Konkurrenzunternehmen von Eugène, das auf chemische Lösungen für die Dauerwelle spezialisiert war, gründete in den Großstädten die »Clubs Eugène«, die vertraglich an das Mutterhaus gebunden waren. 1927 brachte Eugène die erste Haarpflegecreme, *Biorène*, auf den Markt, und die Reklame versprach »seidenweiches Haar wie mit sechzehn«. Das Kolorieren der Haare setzte sich durch, und L'Oréal lancierte das erste Färbemittel für graues Haar; wiederum ist der Friseur verantwortlich für die delikate Alchemie.

»Heute ist es beinahe zwingend für jede gut erzogene Frau, den richtigen Umgang mit Puder, aber auch mit Rouge zu beherrschen«, hieß es 1927 in der Zeitschrift *Vogue*, um dann mit Schminktips fortzufahren:

Nach dem Auftragen eines Basis-Make-ups bringt dunklerer Puder auf der Stirnpartie die Augen zum Leuchten; von den Wangen bis zum Kinn trägt man einen hellen Puder auf; ein Hauch von Rouge wird mit einem Pinsel aus Kamelhaar zart auf die Wangen gewischt; dann kommt das Bürsten der Wimpern und Augenbrauen. Die erste Wimpernzange, der *Kurlash*, wird trotz ihres hohen Preises und der Schwierigkeit, sie anzuwenden, mit Begeisterung aufgenommen.

Das Kino beeinflußte von nun an unentwegt die Trends bei Make-up und Frisuren. George Westmore, anfänglich Coiffeur in den Hollywood-Studios und Spezialist für Perücken, wurde einer der Pioniere des Kino-Make-ups und setzte die ständige Gegenwart eines Schminkspezialisten am Drehort durch. Seine fünf Söhne treten in seine Fußstapfen und leiteten dieses Make-up-Unternehmen. Bis zum Zweiten Weltkrieg hatten sie beträchtlichen Einfluß auf die Kriterien für die Schönheit Hollywoods.

Valentine's Kiss, um 1920. Endlich ist es gesellschaftlich erlaubt, sich die Lippen zu schminken.

Die ersten Lippenstifte in Metallhülsen. Der Lippenstift *Ne m'oubliez pas* von Guerlain, kreiert 1920.

In der Mitte des Jahrzehnts wurde das Make-up, entsprechend dem Vorbild der großen Leinwandheldinnen, gewagter, vor allem das der Augen. Um die Wimpern zu schminken, griff man zur Mascara, die es als Paste oder auch als Creme gab und die mit einem Bürstchen aufgetragen wurde. Der Augenwinkel wurde mit einem Strich verschönt, den man dann mit dem Finger verwischte. Auch Lidschatten gab es bereits, anfangs passend zur Augenfarbe, später auf die Farbe der Kleidung abgestimmt. Der Mund, vorher nur leicht betont, wurde nun in dunklen, klaren Farben geschminkt. Die Fortschritte der deutschen chemischen Industrie, in Kombination mit der Metallhülse, die der Amerikaner Maurice Levy kreierte, führten ab dem Ende des Ersten Weltkriegs zur allgemeinen Durchsetzung des Lippenstifts. Man liebte ihn glänzend und mit Kirschgeschmack. Der erste kußechte Lippenstift, *Rouge Baiser*, wurde 1927 von Paul Baudecroux erfunden: Dennoch erlangte dieses Produkt erst fünfzehn Jahre später durch die Zeichnungen von Gruau Berühmtheit. Zehn Jahre darauf kopierte der Lippenstift *Guitare* diese Formel und warb mit dem Slogan: »Verräterische Küsse gibt es nicht mehr. Der Lippenstift *Guitare* haftet lang und hinterläßt keine Spuren.«

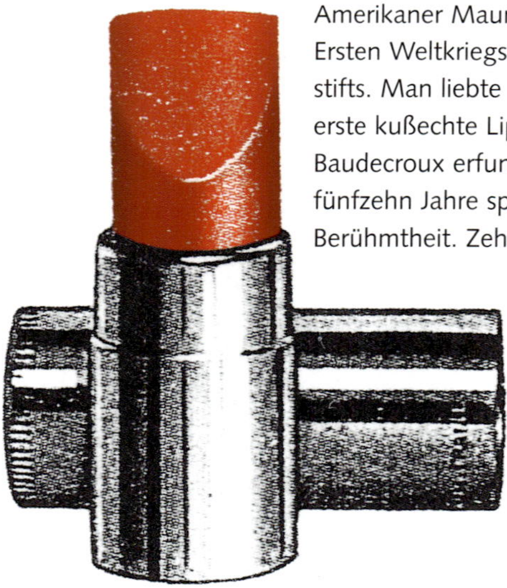

Das Diktat des blassen Teints geriet ins Wanken. In den USA war ab 1919 durch die Begeisterung für den Sport eine leichte Bräune während der Sommermonate erlaubt. Man erkannte, daß sie die Haut

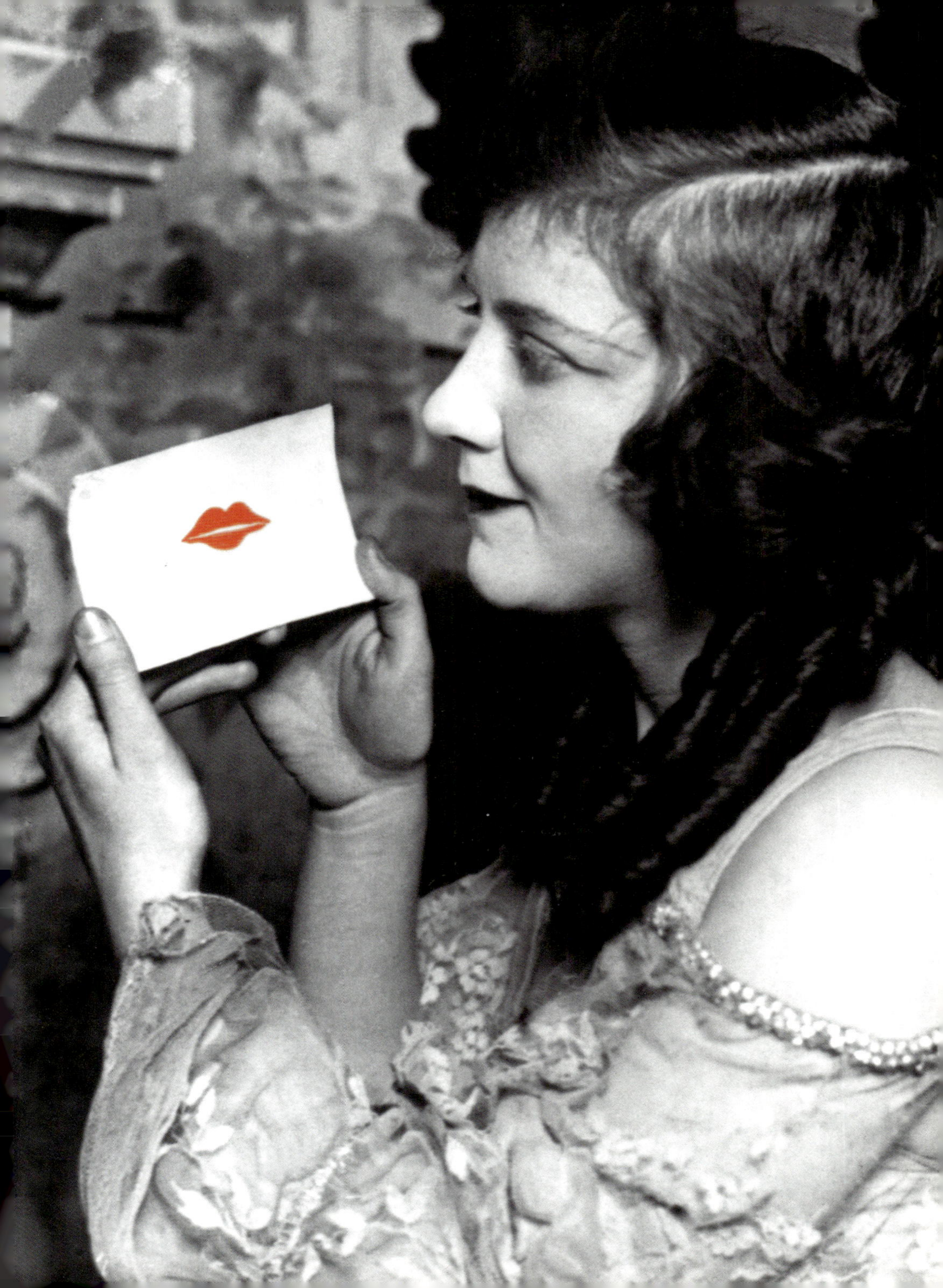

verschönerte und das Strahlen von Augen und Zähnen unterstrich. Doch es gab auch Puder, die die Bräune abschwächten, oder wenn nötig, auch Masken oder Bleichcremes, die jede übermäßige Bräune entfernten. In Frankreich lancierten Coco Chanel und Jean Patou 1925 die Mode des Bräunens. Eine Mode, die von begüterten Kreisen, die ihre Sommerfrische in Deauville oder an der Côte d'Azur verbrachten, aufgenommen wurde. In Jerseyhemdchen und langen fließenden Hosen lief man über die Planken und hatte in seiner Tasche den Badeanzug aus gestreiftem Jerseystoff von Mademoiselle Chanel und das erste Sonnenöl, *Huile de Chaldée*, von Patou. Daraus entwickelte sich für die Schönheit des Gesichts um 1928 eine Rückkehr zum Natürlichen. Nicht mehr aus Puritanismus, sondern um frei und bei guter Gesundheit zu erscheinen, wurde das Tages-Make-up wieder sehr diskret. Am Abend hingegen waren alle Extravaganzen erlaubt.

NATHALIE CHAHINE

Braun, blond, rothaarig. Die Hersteller von Haarfärbemitteln setzen auf die Leichtlebigkeit der Zeit und machen aus der Haarfarbe eine kurzweilige Mode.

Das Anwesen der Familie Westmore, einer Dynastie großer Hollywood-Visagisten.

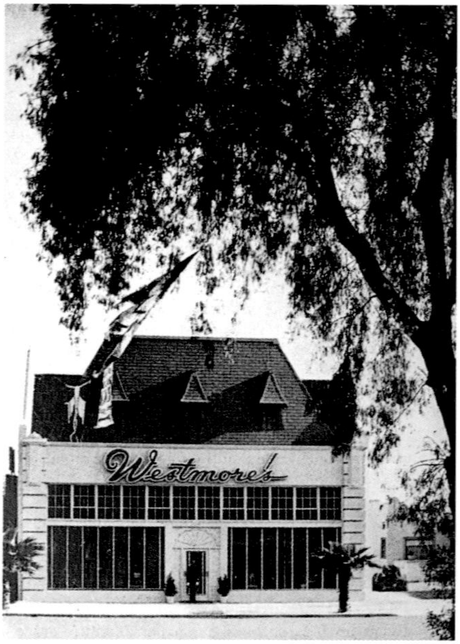

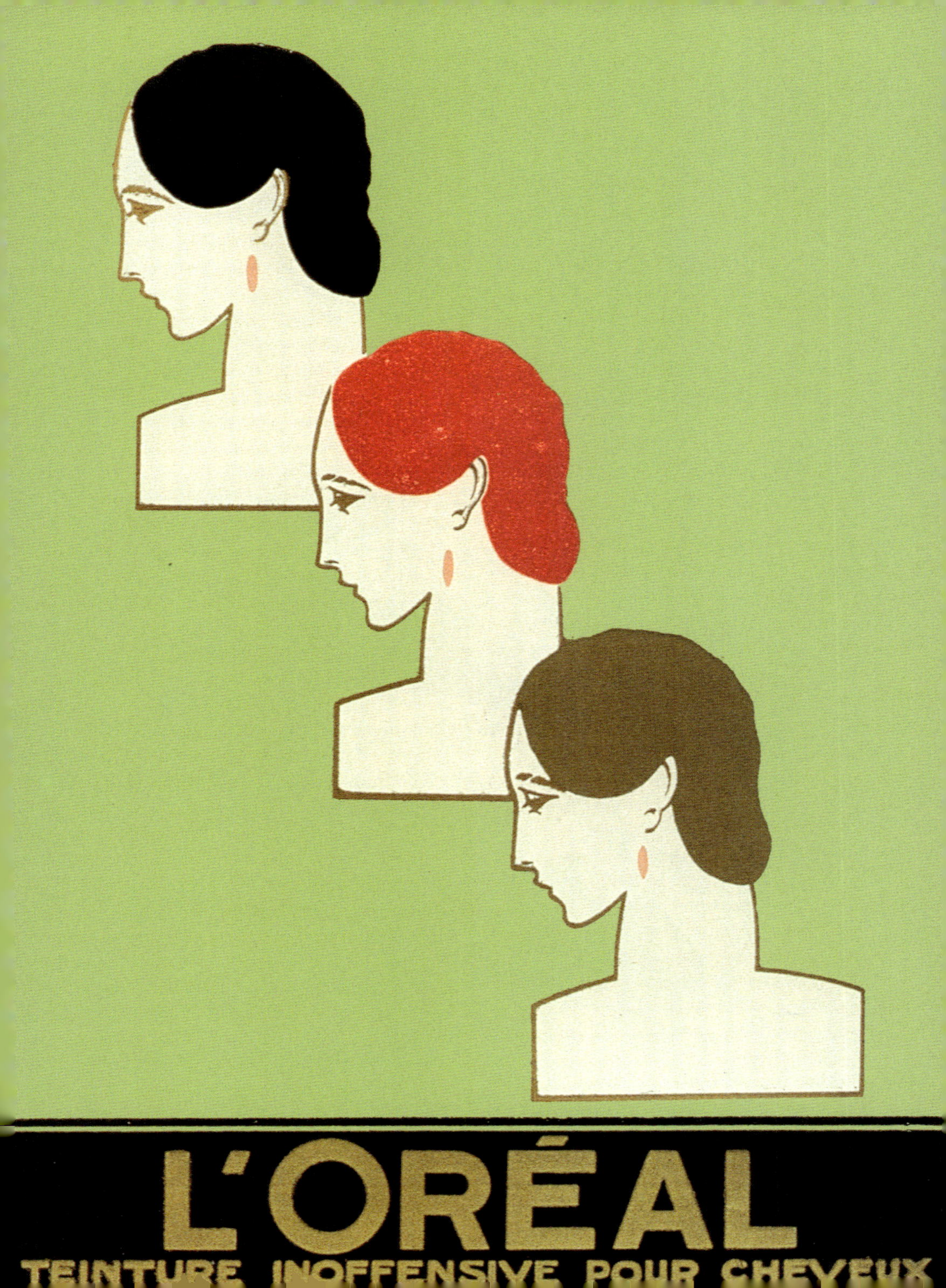
L'ORÉAL
TEINTURE INOFFENSIVE POUR CHEVEUX

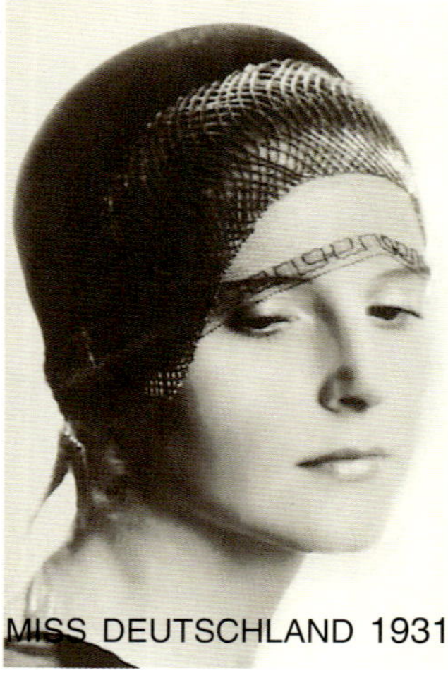
MISS DEUTSCHLAND 1931

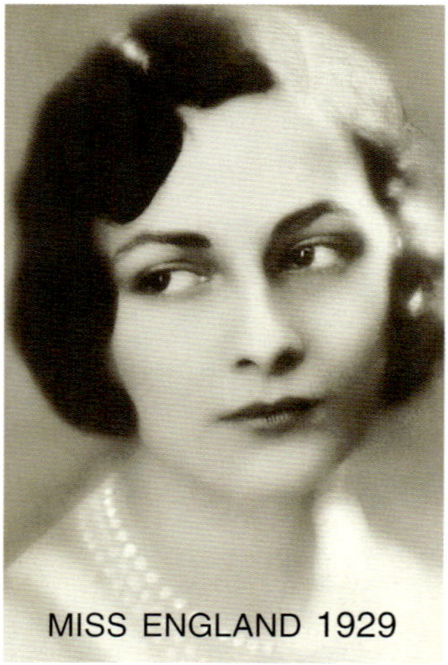
MISS ENGLAND 1929

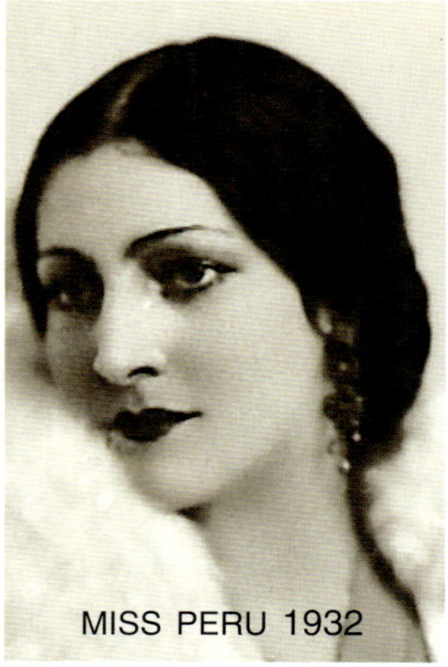
MISS PERU 1932

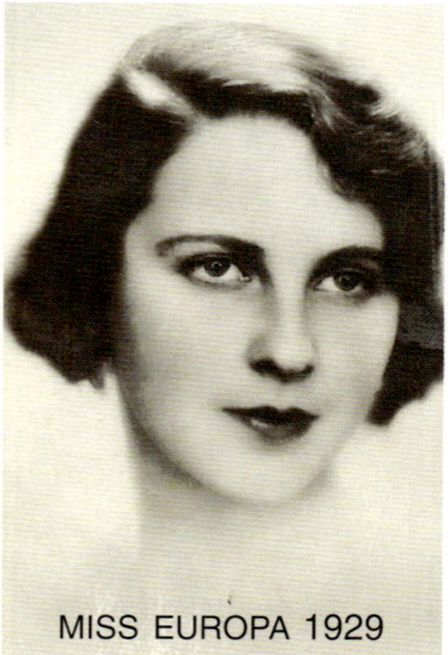
MISS EUROPA 1929

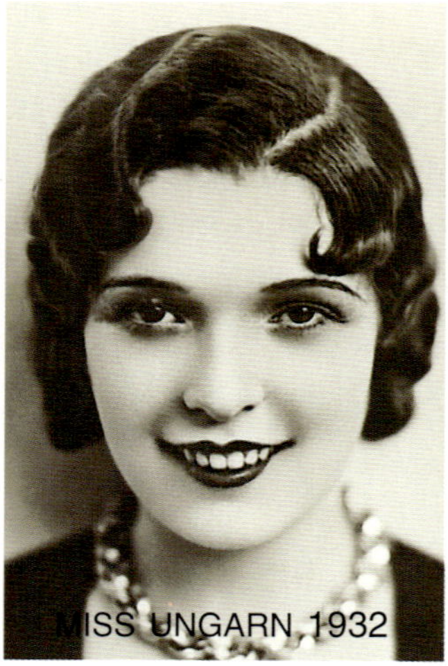
MISS UNGARN 1932

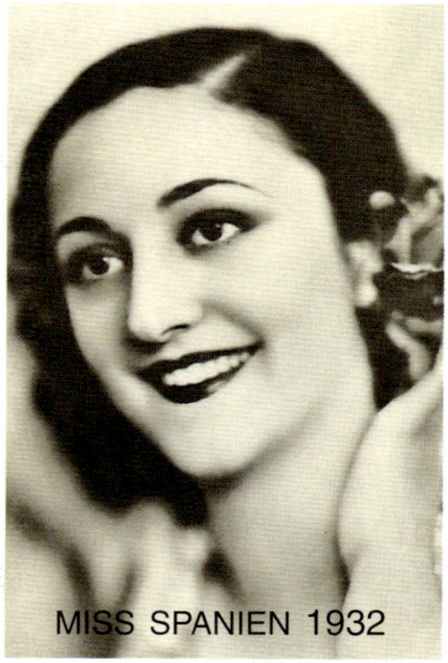
MISS SPANIEN 1932

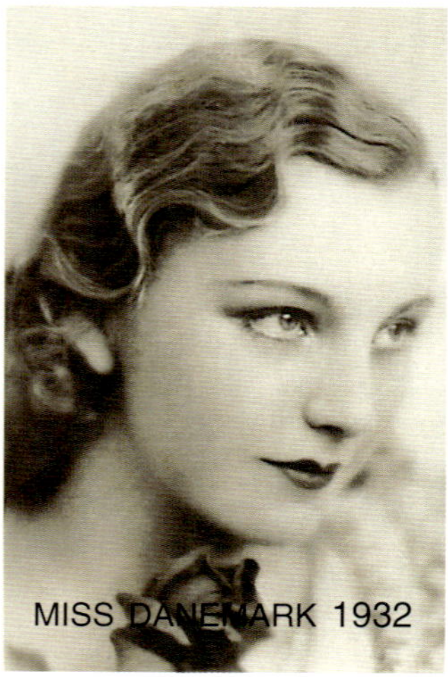
MISS DÄNEMARK 1932

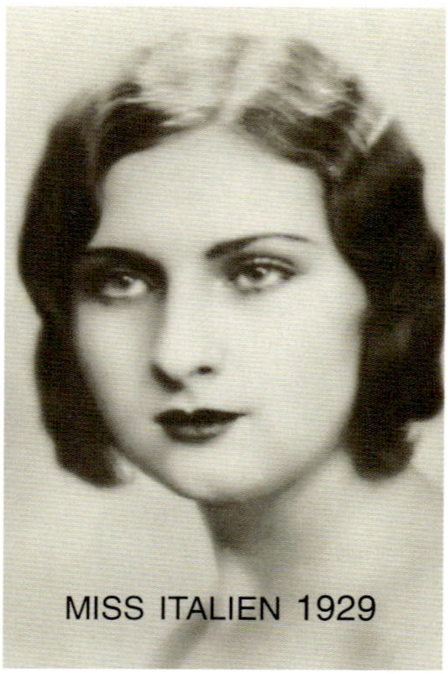
MISS ITALIEN 1929

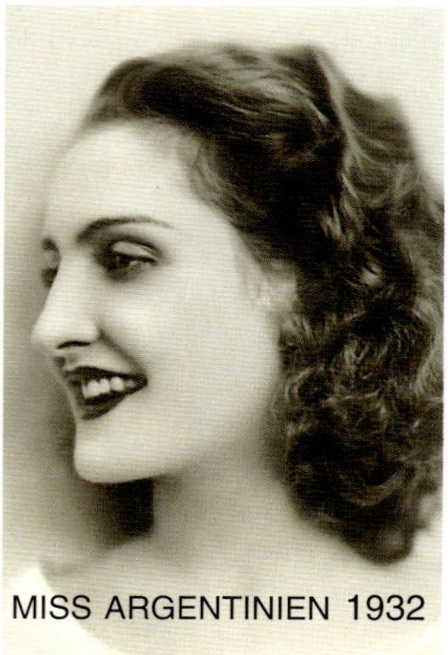
MISS ARGENTINIEN 1932

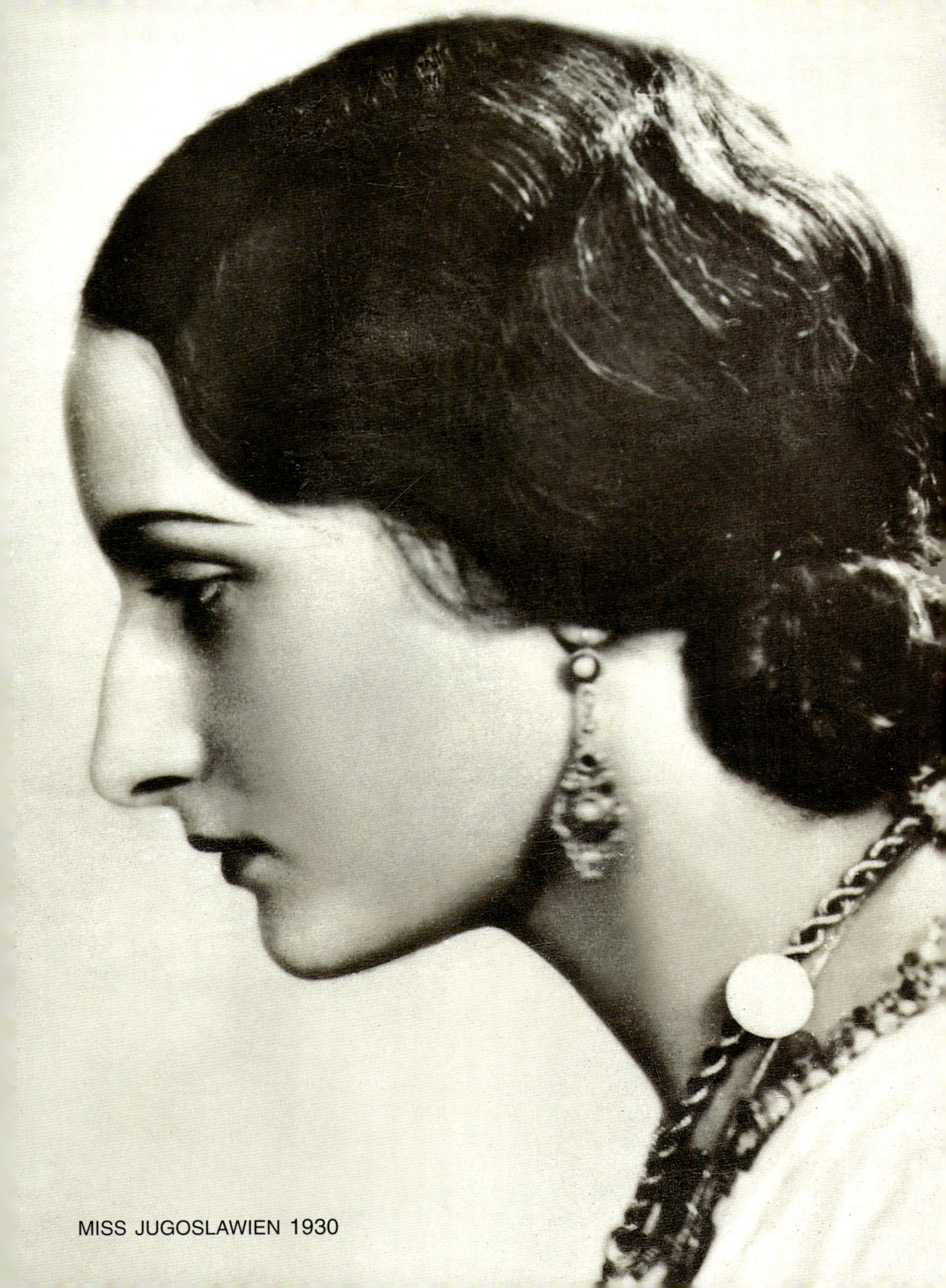

MISS JUGOSLAWIEN 1930

Von der Gymnastik zum elektrischen Strom

1920 kommt Nadia Payot mit revolutionären Ideen aus der Ukraine nach Paris. Aufgrund ihrer medizinischen Ausbildung sieht sie Kosmetik unter einem anderen Blickwinkel. Ihre Begegnung mit der Primaballerina Anna Pawlowa weist ihr den Weg: Da sie der Kontrast zwischen dem perfekten Körper der Tänzerin und den ersten Anzeichen von Alter in ihrem Gesicht verblüfft, findet Frau Doktor Payot ein Gegenmittel: Die Gesichtsmuskeln müssen ebenso trainiert werden wie die des Körpers. Sie entwickelt eine Gymnastik für Gesicht und Hals. Auch Jeanne Piaubert ist von der medizinischen Seite beeinflußt. Diese französische Heilgymnastin denkt sich 1928 die erste Anwendung von Elektrizität im Bereich der Schönheitspflege aus und erfindet zwei Geräte, die den Zweck haben, die Silhouette zu modellieren, sie vor allem schlanker und fester zu machen. Sie eröffnet ein Schönheitsinstitut und wendet diese Methode, die man »Dermoplastik« nennt, bei Brüsten an, die durch die Bohnenstangenlinie der wilden Zwanziger schwer in Mitleidenschaft gezogen sind. Diese beiden Vorreiterinnen entwickeln parallel Pflegeserien, die ihre Behandlungen ergänzen.

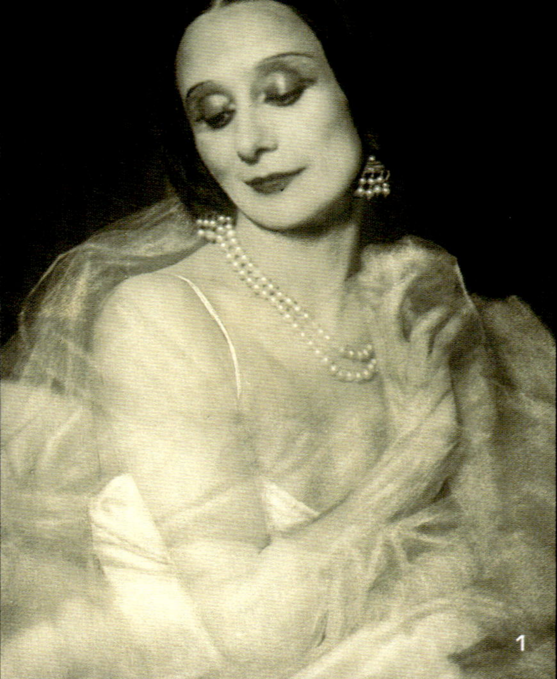

1

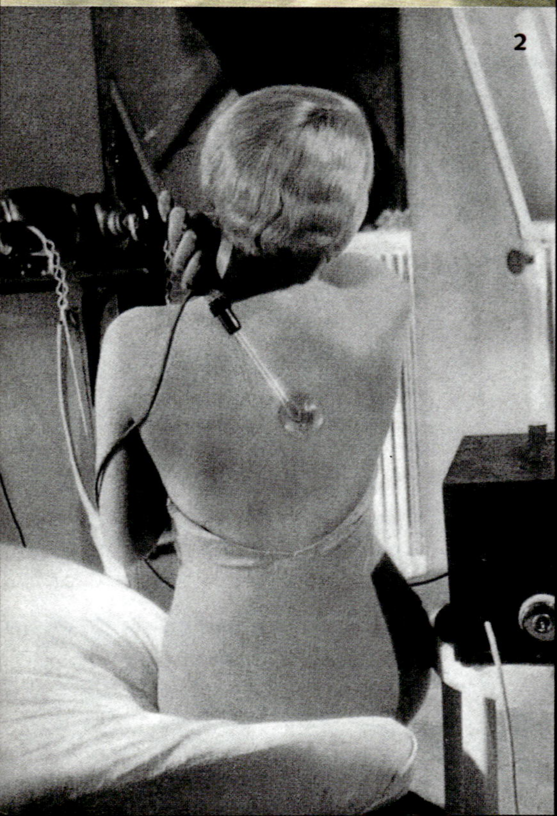

2

1. **Anna Pawlowa**, um 1920.
2. **Rückenmassage**.
3. **Gesichtsmassage**, 1928.
4. **Das Vibrion**, Infraschall-Massage.
5. **Schmirgeln** von Beinen, Gesicht und Körper.

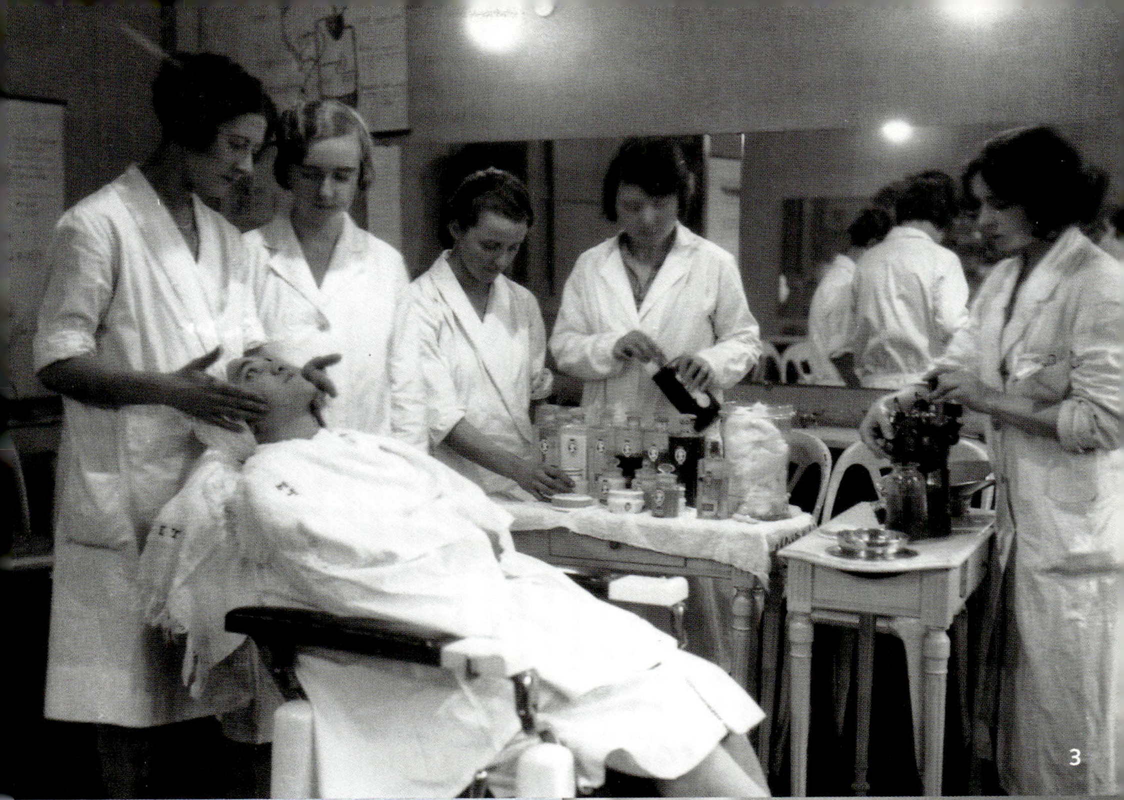
3

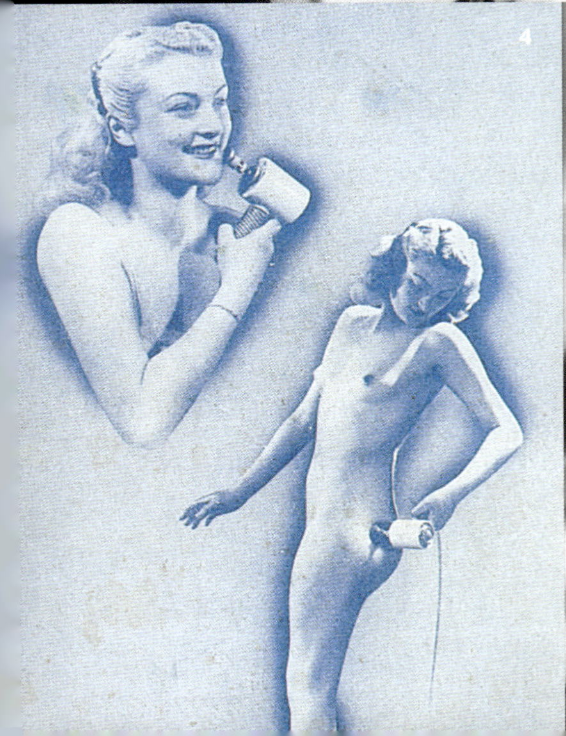
4

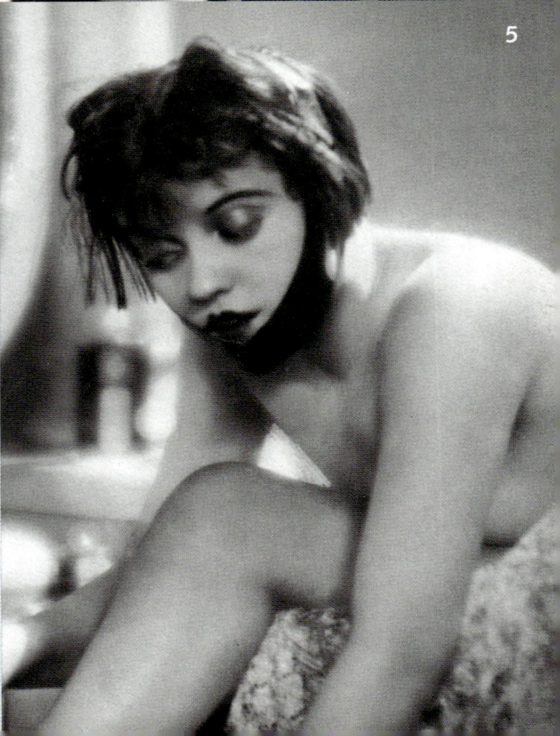
5

Die dreißiger Jahre

Der frische Wind der Freiheit, der während der zwanziger Jahre wehte, hatte nachgelassen. Europa erlebte Anfang der dreißiger Jahre den Aufstieg des Faschismus. Amerika ging 1929 durch eine große Krise und verfolgte dennoch weiterhin die Filmkunst, die durch die wirtschaftspolitischen Ereignisse kaum in Mitleidenschaft gezogen wurde. Dem Publikum, das finstere Zeiten durchlebte, boten die Filmschauspielerinnen eine Fluchtmöglichkeit in Märchenwelten. 1931 machte die Einführung des Tonfilms eine rauhe, sinnliche Stimme zum Ereignis: die von Greta Garbo in *Anna Christie*.

Die Garbo, die noch heute für schlichten Stil und natürliche Eleganz steht, verzichtete im Gegensatz zu ihren Schauspielkolleginnen auf Nagellack und Lippenstift, schminkte sich aber geradezu genial – und selbst – die Augenlider. Trug sie auf der Kinoleinwand einen kleinen, schräg ins Gesicht gedrückten Hut, machten es ihr bald alle Frauen nach. Wurde sie mit einer Baskenmütze photographiert, erschienen Baskenmützen auf Millionen Köpfen. Die geheimnisvolle und zurückhaltende »Göttliche« hat am meisten die Phantasie ihrer Zeitgenossinnen gefangengenommen. Die andere Heroine, Marlene Dietrich, auch sie aus dem nördlicheren Europa, wurde unter der Regie ihres Ehemanns Josef von Sternberg zum Inbegriff der *femme fatale*: eine durch Entfernen von Haaren erhöhte Stirn, blondiertes Haar, ganz schmal gezupfte, geschwungene Augenbrauen über riesigen Augen, gekonnt gebogene Wimpern, gezogene Weisheitszähne, um hohlwangiger auszusehen, Schlankheitsdiät, träges Schmachten und tiefe Stimme machten aus der üppig rundlichen Sängerin in *Der blaue Engel* eine atemberaubende Erscheinung in hautengen Kleidern. Diese beiden Stars aus dem europäischen Norden trugen weithin dazu bei, den Mythos der *femme fatale* der zwanziger Jahre fortleben zu lassen. Eine andere Schönheit mit starker Persönlichkeit war die Amerikanerin Joan Crawford, die im Jahr 1932 »am häufigsten nachgeahmte Frau«. Sie verdankte ihre Aura des Sex-Symbols zwei Neuerungen:

Jean Harlow, die »Platinblonde«, wird berühmt durch den gleichnamigen Film von Frank Capra. Mit ihren komplett ausgezupften und dann nachgezeichneten Augenbrauen und ihrem wasserstoffblonden Haar lanciert sie einen Trend, der etwa zwanzig Jahre lang anhält.

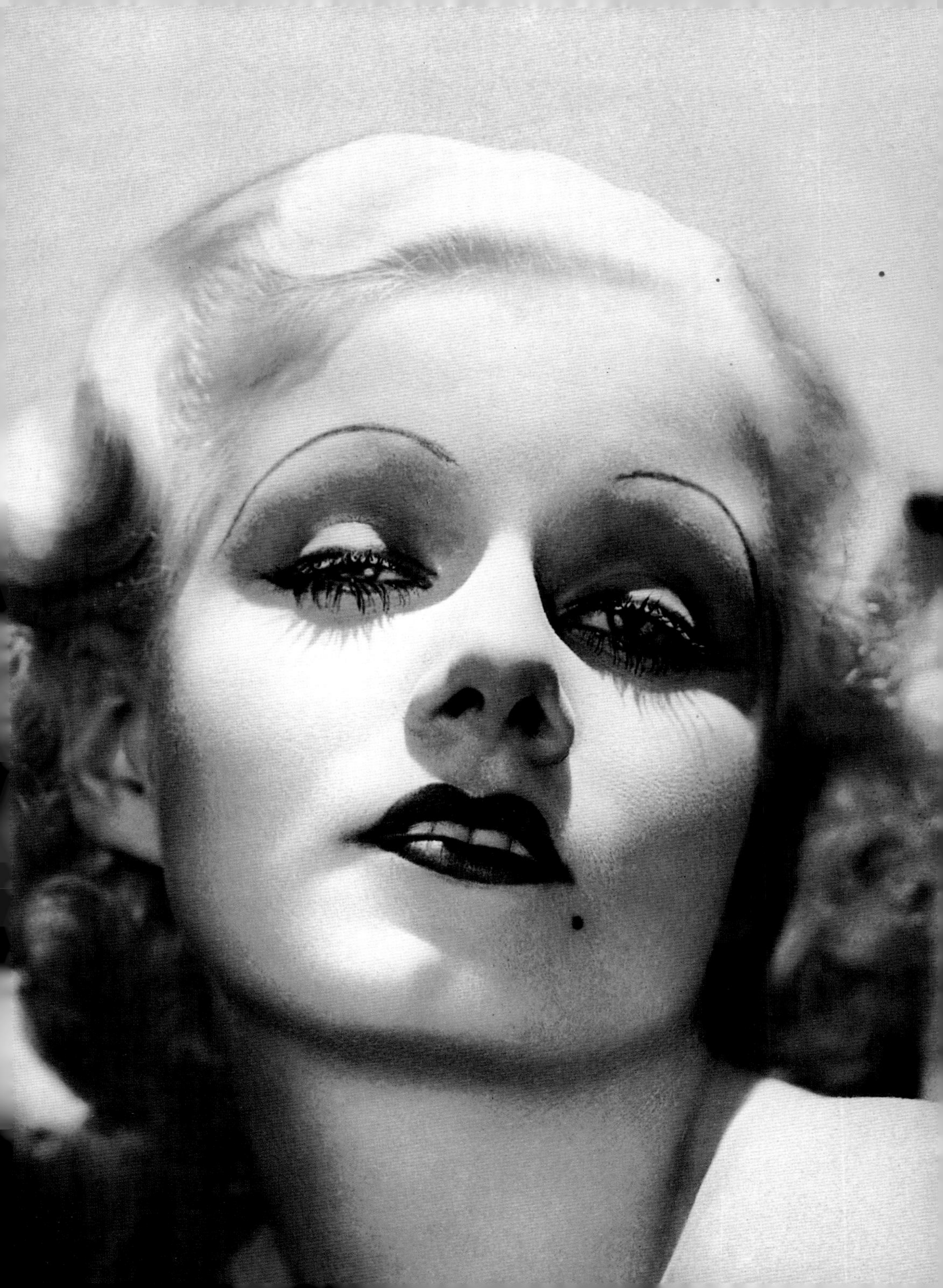

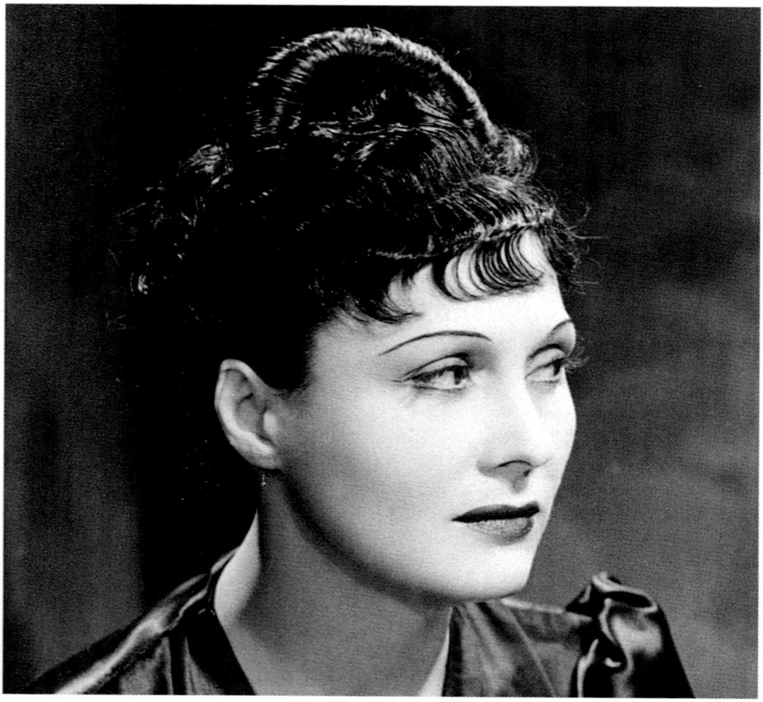

Die französische Schauspielerin Arletty. Ihren Pariser Charme und die Anmut ihres Gesichts verewigen Jacques Prévert und Marcel Carné in *Der Tag bricht an*, 1939, und später in *Kinder des Olymp*, 1943/45.

Colette in ihrem Pariser Schönheitssalon, am Tag der Eröffnung, 1932. Der Salon der Schriftstellerin muß im Zweiten Weltkrieg schließen.

einem Make-up, das die Oberlippe betonte, und einer taillierten Jacke mit Epauletten, die breite Hüften verschwinden ließ. Diese Mode hielt sich erfolgreich bis Ende der vierziger Jahre.

Jean Harlow, die »Platinblonde«, bekannt geworden durch den gleichnamigen Film von Frank Capra, eröffnete einen Trend, der erst dreißig Jahre später mit Marilyn Monroe endete. Zwischen 1930 und 1936 (sie starb im Jahr darauf an einer Urämie) verkörperte der blonde Hollywoodstar mit den blutroten Lippen und den komplett ausgezupften und nachgezeichneten Augenbrauen einen neuen Typus der geheimnisvoll schönen und provozierenden Verführerin. Um diesen irrealen Märchenfeen zu gleichen, setzten die Frauen die Qualität ihrer Haare aufs Spiel, die sie mit drastischen Bleichmitteln ausdörrten, und sie nahmen den Schmerz in Kauf, den das vollkommene Zupfen der Augenbrauen bereitete. Die Frauenzeitschriften boten in Hülle und Fülle Ratschläge gegen trockenes Haar und schlugen einen Ätherbausch vor, um die Schmerzen, die die Epilation verursachte, zu mildern. Erst 1938 setzte mit Hedy Lamarr die Gegenbewegung ein: Dieser perfekte Typ der heißblütigen Brünetten brachte sogar einige Blonde dazu, sich das Haar dunkel färben zu lassen.

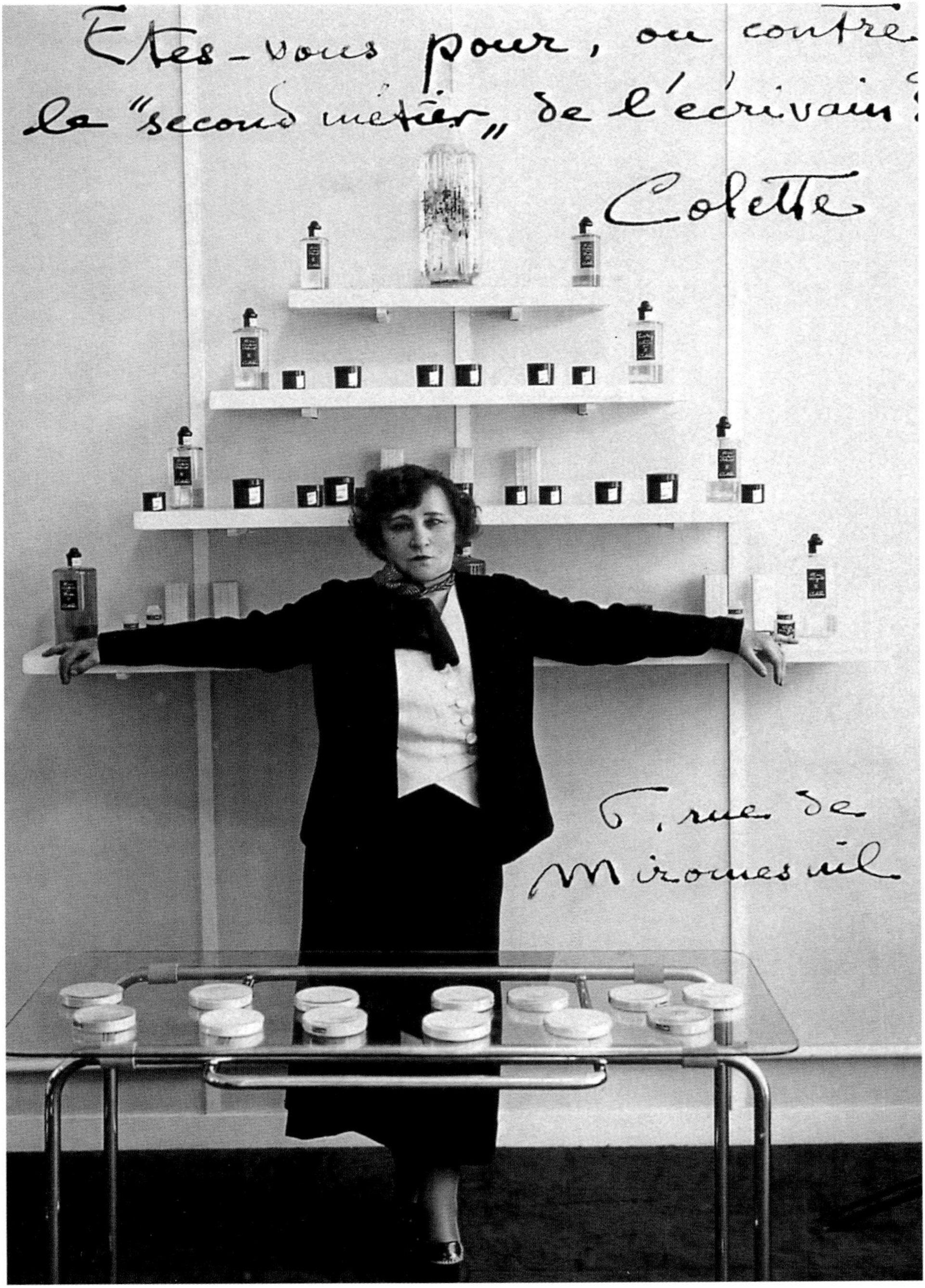
Etes-vous pour, ou contre
le "second métier" de l'écrivain?
Colette
6, rue de
Miromesnil

In Europa sprach man noch nicht von Stars, doch manche herausragenden Schauspielerinnen wie Michèle Morgan und Arletty wurden zu Vorbildern für die Mehrheit der Frauen, die nun durch die Kinoleinwand in eine bestimmte Richtung gelenkt wurden.

Die Stars gaben die Mode vor: Man trug das Schneiderkostüm von Katharine Hepburn oder die weite Hose von Carole Lombard. Klare Schnitte und unifarbene Stoffe schmeichelten der langgliedrigen Silhouette. Die Kleidung war einfach, luxuriös und ungeheuer feminin. Unter den Handschuhen aus Chevreauleder, abgestimmt auf den Derby oder den Trotteur mit Louis-XV-Absatz, entdeckte man nun blutrot lackierte Fingernägel, überzogen mit einem Hauch von Silberglanz.

Die glatten helmartigen Frisuren waren verschwunden, ebenso der Pony. 1932 lancierte der Pariser Coiffeur Henry Goumy die Mode der »kleinen Köpfe«, mit einer in Wellen gelegten Frisur, die mit Brillantine weich gestaltet wurde. Ein gewisser Manierismus, der sich am antiken Griechenland inspirierte, hatte seinen Durchbruch auf den Pariser Festen: Man trug das Haar onduliert, nahm es aus dem Gesicht und steckte es im Nacken hoch, um das Rückendekolleté zur Geltung zu bringen. Der Coiffeur Guillaume wiederum inspirierte sich für seine »Engelsfrisur« an der italienischen Malerei: Er umgab das glatte Haar mit einem Lockenkranz rund um den Kopf. Die Haare waren wieder länger, und die Lockenwickler waren aufgetaucht: Flaches Haar über der Stirn und Locken, die den Nacken umspielten, so sah die gängigste Frisur der nächsten zehn Jahre aus. Obwohl von der Durchschnittsfrau sehr strittig aufgenommen, regte das Platinblond, das Jean Harlow berühmt gemacht hatte, die Phantasie der Hersteller von Haarfärbemitteln an, allen voran L'Oréal. »Männer bevorzugen Blonde und heiraten sie ... warum? Die Gefühle, die sie hervorrufen, sind tief, und die Bewunderung ist von Dauer«, erklärte 1932 die Werbung für den Farbton *L'Oréal Blanc*. Die Fortschritte der Chemie erlaubten nun auch Phantasien für einen Abend. Mit einer Ampulle *Coloral* konnte man »das Haar für einige Stunden beleben« mit einem Gold-, Blau- oder Mauveton. Pulverisiertes »Kristall« umgab das Haar mit einem Hauch von Gold oder Silber oder verlieh ihm ganz einfach Glanz, während es gleichzeitig die Frisur haltbarer

Greta Garbo, photographiert von Cecil Beaton.

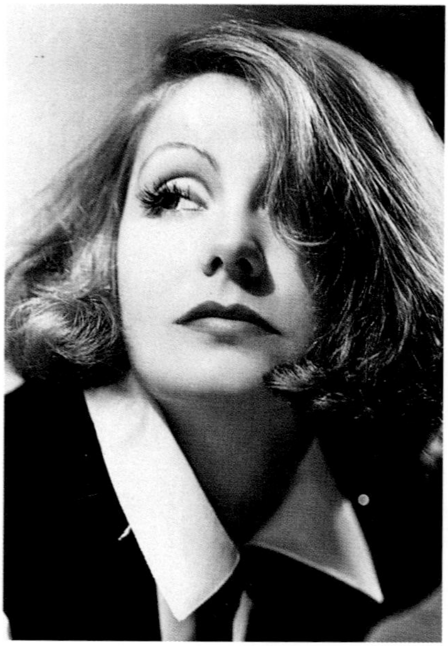

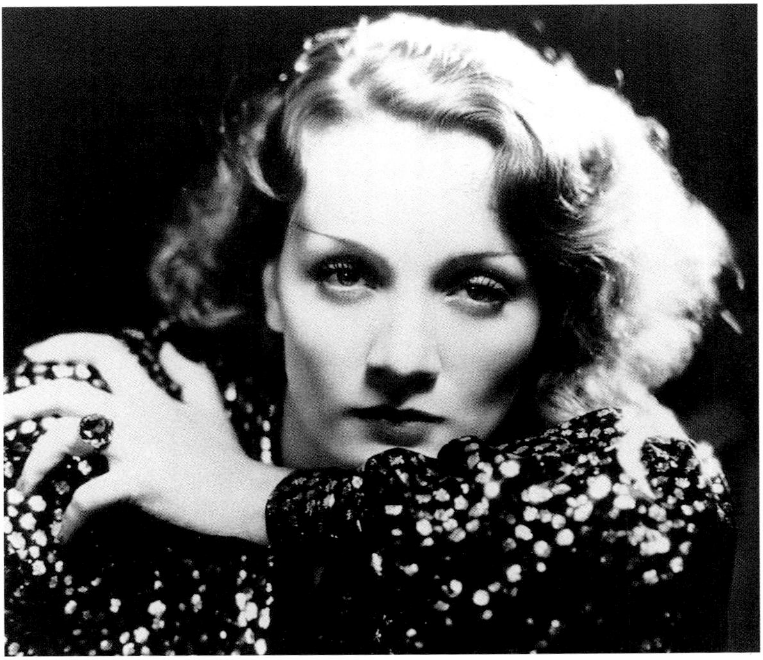

Marlene Dietrich wurde gestylt, um der Garbo Konkurrenz zu machen. Vom Couturier Travis Banton glanzvoll ausgestattet, wird sie 1934 »die am häufigsten nachgeahmte Frau der Welt«.

machte. Auch die Dauerwelle entwickelte sich mit den Geräten von Eugène, Perma und Gallia weiter: Das nun länger anhaltende und kostengünstigere Ondulieren zog jetzt auch eine bescheidenere, durch die Frauenzeitschriften beeinflußte Kundschaft an. Von unvergleichlicher Eleganz waren die Hutkreationen, wahre Kunstwerke, graphisch, monochrom und in klaren Formen. Die wieder aufgetauchte Baskenmütze wandelte sich zu einem weiblichen Accessoire, die »Bibis« wurden immer kleiner, bis sie nur noch symbolische runde Filzdeckelchen waren, die mit einer Aigrette festgesteckt wurden und leicht den Stirnansatz bedeckten. Am Strand ging nichts über einen Strohhut, groß wie ein Sonnenschirm.

Das Bräunen, bisher nur den Privilegierten vorbehalten, wurde ein bezahlbarer Luxus, dem eine lange Karriere bevorstand, als Symbol für Müßiggang, Vergnügen und Vergessen der alltäglichen Sorgen. Mit dieser Demokratisierung des Bräunens erschien ein neues Produkt auf dem Markt: Das Sonnenöl *Ambre solaire* von Eugène Schueller (L'Oréal). Schueller stammte aus dem Elsaß und vertrug die Sonne der Bretagne nicht, wo er dennoch liebend gern segelte. Die frische Atlantikluft war auch Anlaß für die Kreation der ersten Sonnenbrillen. Die Idee stammte von dem amerikanischen Leutnant Mac Cready, der Ende der zwanziger Jahre den Ozean in einem Ballon überquerte. Um Sonnenstrahlen, Wind und Nebel besser ertragen zu können, bat er um die Entwicklung von Schutzbrillen. Die Forschungen von Bausch und Lomb für die Piloten der Luftwaffe resultierten im ersten Sonnenglas. Es war grün und absorbierte die schädlichen ultravioletten Strahlen, ohne die Farben zu verfälschen. Die Marke Ray Ban (»to banish the rays«) brachte diese Sonnengläser 1937 auf den amerikanischen Markt. Die ersten Brillengestelle für Frauen tauchten in Hollywood-Filmen auf. Die *Ray Ban Myth* und *Ray Ban Sun Gay*, breite, seitlich spitz zulaufende Gestelle mit sehr dunklen Gläsern unterstützten den Mythos des Blicks, der den angehenden Stars so ungeheuer wichtig war. Bewegung an der frischen Luft kommt in Europa ebenso wie in den USA groß in Mode. In Deutschland fand die Freikörperkultur – laut ihrem Theoretiker Johann Carl Flügel »eine Etappe zur Förderung einer höheren Kultur« – eine rege Anhängerschaft. Die Tennismeisterinnen Suzanne Lenglen und Helen Willis, die norwegische Eiskunstläuferin Sonja Henie erschienen auf den Titelseiten der Zeitschriften. Amelia Earhart überquerte als erste Frau allein mit dem Flugzeug den Atlantik; im Interview nach ihrer Glanzleistung bedauerte sie nur eins: das Fehlen eines Boudoirs, wo man sich frisch pudern könnte. Die Flugzeuge sollten doch in Zukunft noch einmal überdacht werden und mehr Komfort bieten!

Ambre solaire kommt 1935 auf den Markt, wenige Monate bevor es in Frankreich erstmals einen vom Arbeitgeber bezahlten Urlaub gibt.

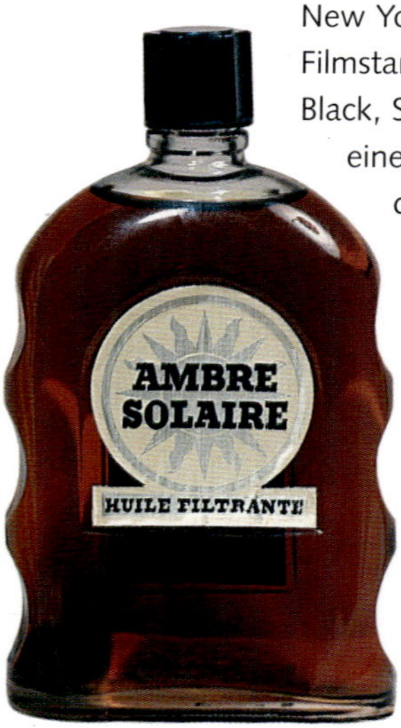

Paris und New York hatten den größten Einfluß auf die Mode. Paris war immer noch Symbol für Raffinesse, Prestige und Avantgarde, doch New York begann allmählich seinen Aufstieg und setzte dank seiner Filmstars ein sehr modernes Image von Verführung durch. Während Black, Star & Frost die Puderdose aus Gold mit einem Verschluß aus einem Diamanten lancierte, kreierte Van Cleef & Arpels eine Minaudière, ein Zieretui, das Puderdose, Spiegel, Lippenstift und Zigarettenetui in sich vereinte. Diese neuen Garnituren, Accessoires und Schmuckstücke zugleich, hatten Symbolcharakter. Sie standen für eine vormals nie dagewesene Begeisterung für Schönheitsprodukte, die mittlerweile allgemein anerkannt waren: Man schminkte sich ohne Scham, auch in der Öffentlichkeit. Zahlreiche Schönheitssalons wurden eröffnet. Helena Rubinstein und Elizabeth Arden beherrschten mit ihrem soliden Image von Luxus und Seriosität das Universum der Pflegeprodukte. Unter den am meisten in diesem Jahrzehnt in Amerika verkauften Kosmetika befanden sich zwei Lippenstifte von Arden, und bei Madame Rubinstein

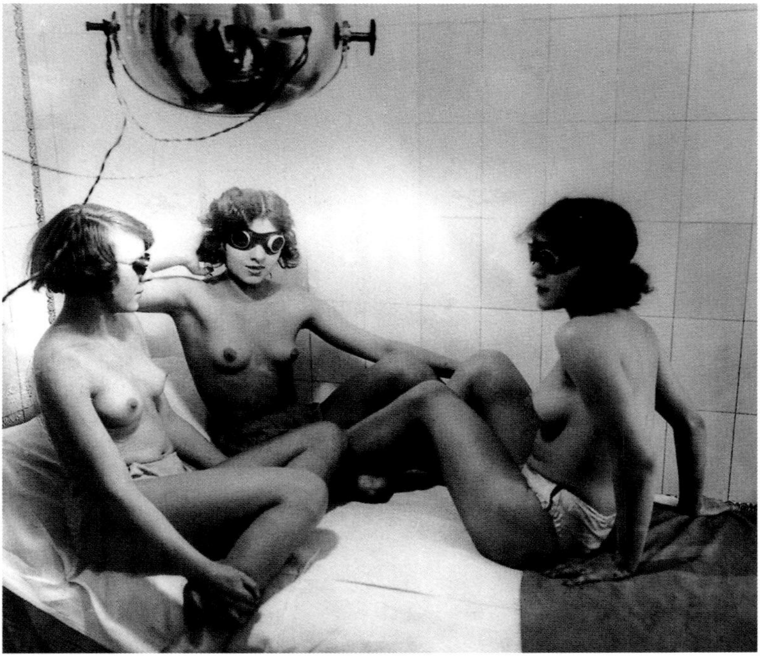

Die ersten UV-Kabinen: Bräunen, der letzte Schrei.

waren es eine Silberdose mit Puder und Rouge sowie eine ganze Palette an Lidschatten. Auch die Entwicklungsmethoden für diese Produkte schritten voran. Mitte der dreißiger Jahre kamen kaum noch Produkte auf den Markt, die nicht vorher getestet worden wären: Cremes und Sonnenlotionen wurden reichlich auf dem Rücken aufgetragen und der UV-Lampe ausgesetzt; Cremes wurden erst in den Ofen und dann in den Kühlschrank gestellt; neue Nagellacke erprobte man *in vivo.* Als erste Versuchspersonen dienten häufig die Angestellten der Fabriken, dann wurden die Produkte an einer wachsenden Zahl von Freiwilligen ausprobiert.

Absoluter Schwerpunkt im Gesicht der dreißiger Jahre waren die Augen, die mit allen möglichen Mitteln gepflegt und durch kleine Hüte akzentuiert wurden. Die Aufmerksamkeit richtete sich auf die Augenbrauen, sie wurden gezupft, gefärbt oder auch mit einem Stift neu gezeichnet. Die Palette der Kunstgriffe wurde immer größer. Lidschatten in Puderform nutzten alle Schattierungen aus, von Braun bis Grau, ja selbst bis hin zu Schwarz für den Abend. Die ersten Lidschattencremes im kleinen Tiegel oder auch als Stift, die man mit dem Finger bis zum Brauenbogen auftrug, akzentuierten die Wölbung des Lids, das einen

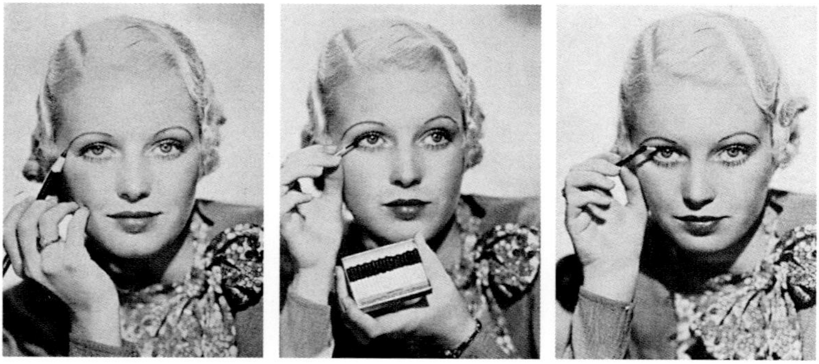

Make-up-Lehrstunde mit dem Starlet June Vlasek, 1934. Die Haare sind mit dem Kamm in Wellen gelegt, Brillantine verleiht ihnen Glanz.

Renée Ciboure, 1930. Die Ehefrau und Muse des Photographen Jacques-Henri Lartigue verkörpert die typische Eleganz der dreißiger Jahre.

Folgende Seiten: **Joan Crawford.** Vor und nach der Retouche: Auf dem Negativ wurden Unregelmäßigkeiten des Teints, Schatten und Haarfarbe bearbeitet. Photographien von George Hurrell, 1932.

melancholischen Ausdruck haben sollte. Die Wimpern wurden mit einer kleinen Zange gebogen und mit Mascara getuscht, das es mittlerweile in flüssiger Form und auch in den Farben Blau und Blaugrün gab. Doch der am häufigsten verwendete Farbton war braun, wobei die Wimpernenden mit einem Hauch Schwarz betont wurden. Um eine garantiert »fatale« Wirkung zu erzielen, imitierte man Marlene Dietrich oder die Garbo, indem man extrem lange, falsche Wimpern anbrachte, die Augen nur halb öffnete und den Kopf in den Nacken warf. Um jede Übertreibung, die als vulgär verurteilt wurde, zu vermeiden, wurden die Lippen nun zurückhaltender geschminkt. Purpurrot oder Rottöne mit hohem Blauanteil gehörten der Vergangenheit an, Orangerot und blasses Rosé betonten die Natürlichkeit. Um die Oberlippe hervortreten zu lassen und einen sinnlichen Schmollmund-Effekt zu erhalten, wurde empfohlen, sie kurz vor dem Schminken kräftig zwischen Daumen und Mittelfinger zusammenzupressen. Abschminkpads – Pond's hatte die besten – entfernten das Lippenrot komplett und machten die Lippen gleichzeitig seidenweich. Doch die große Neuheit war unbestreitbar der *Pan-Cake* von Max Factor: Die erste Make-up-Grundierung (Fond de teint), ursprünglich für Hollywood konzipiert, entwickelte sich zu einem großen Erfolg. Sie machte einen einheitlichen Teint, der anschließend mit Puder mattiert wurde. Auf die Wangen kam ein Hauch eines beigen oder hellbraunen Blush. Man trug ihn in Dreiecksform auf, von der Mitte der Wange zur Schläfe, um die Wangen hohler erscheinen zu lassen und dem Gesicht eine dramatische Intensität zu verleihen.

NATHALIE CHAHINE

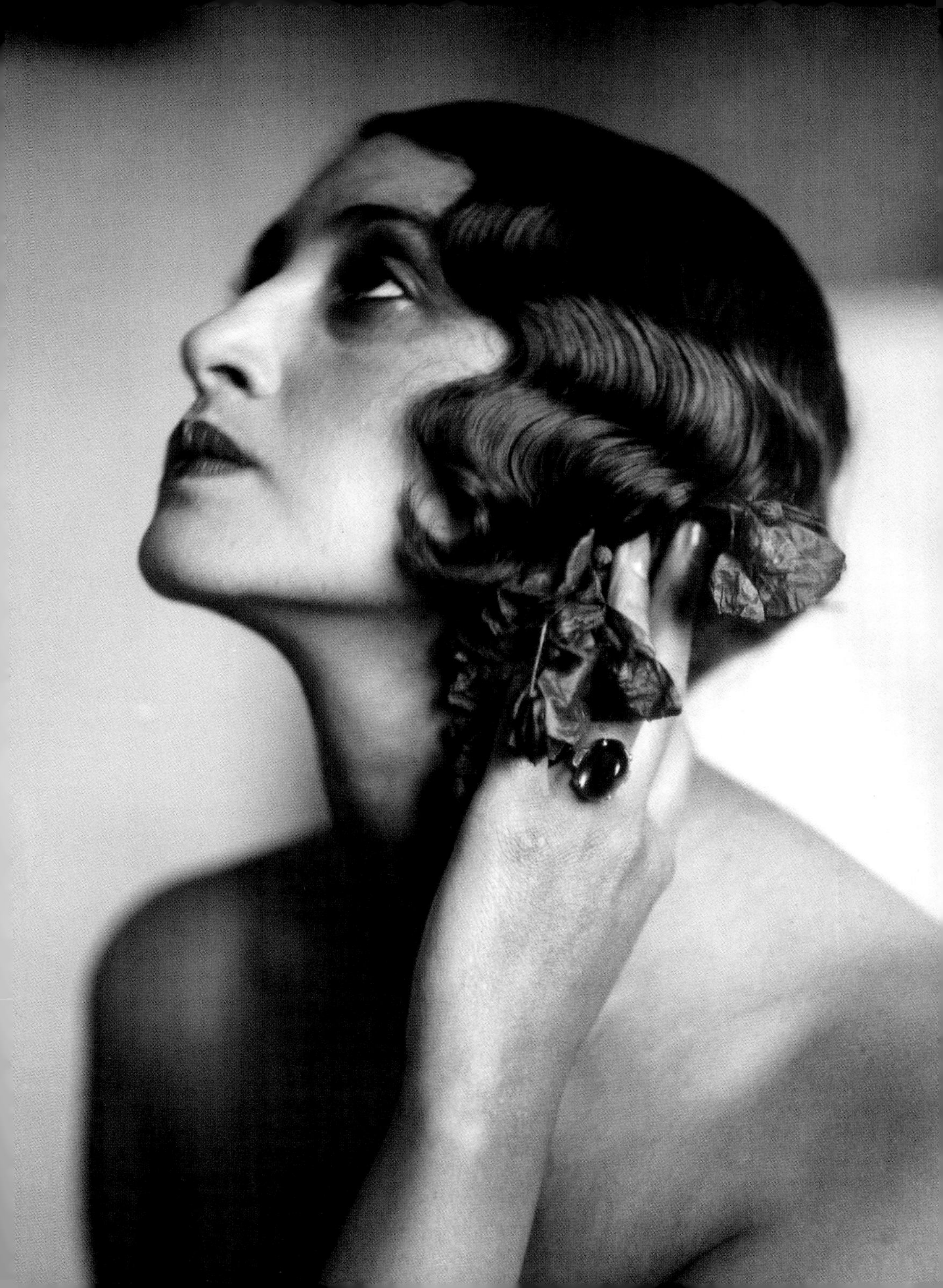

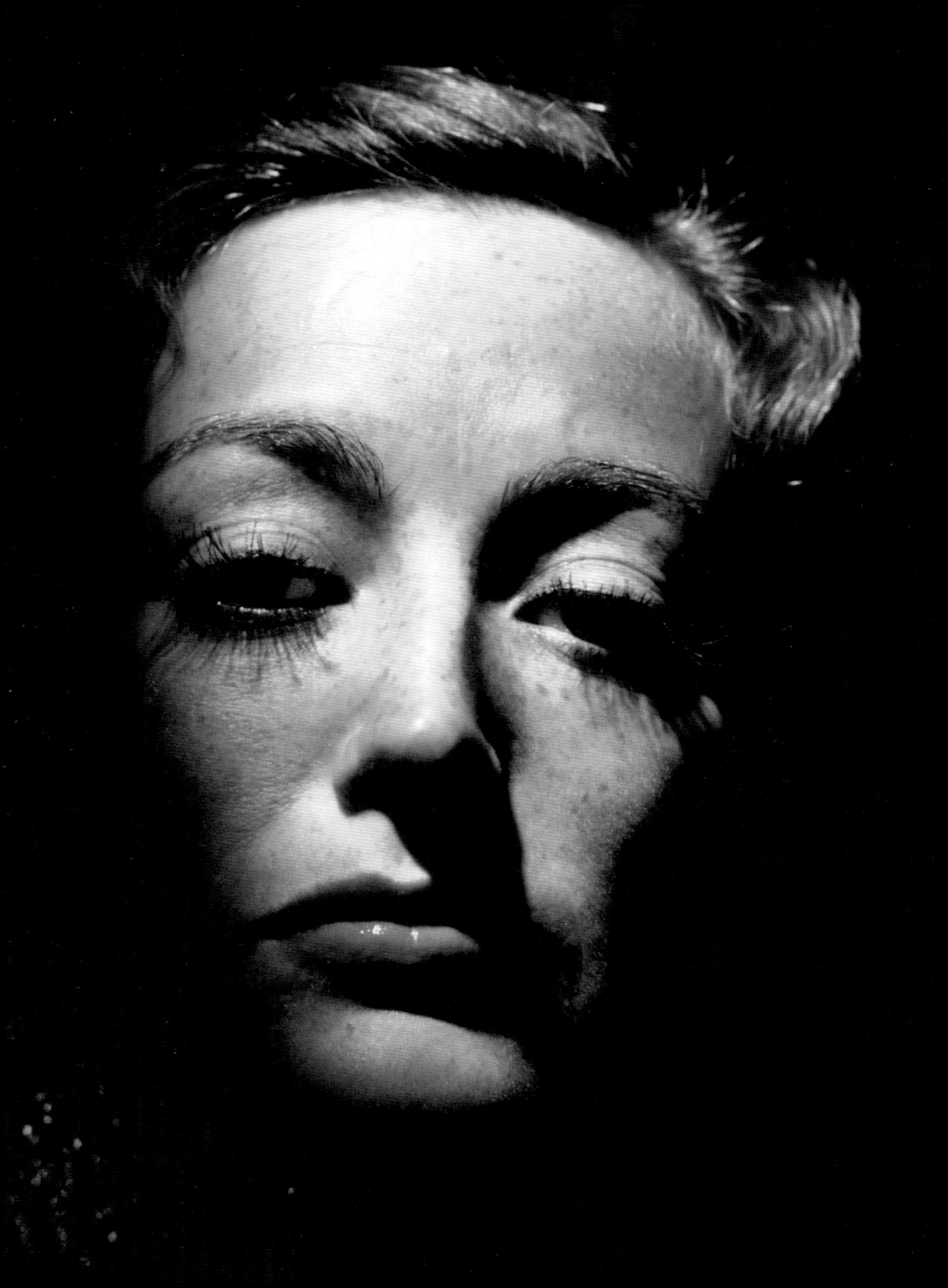

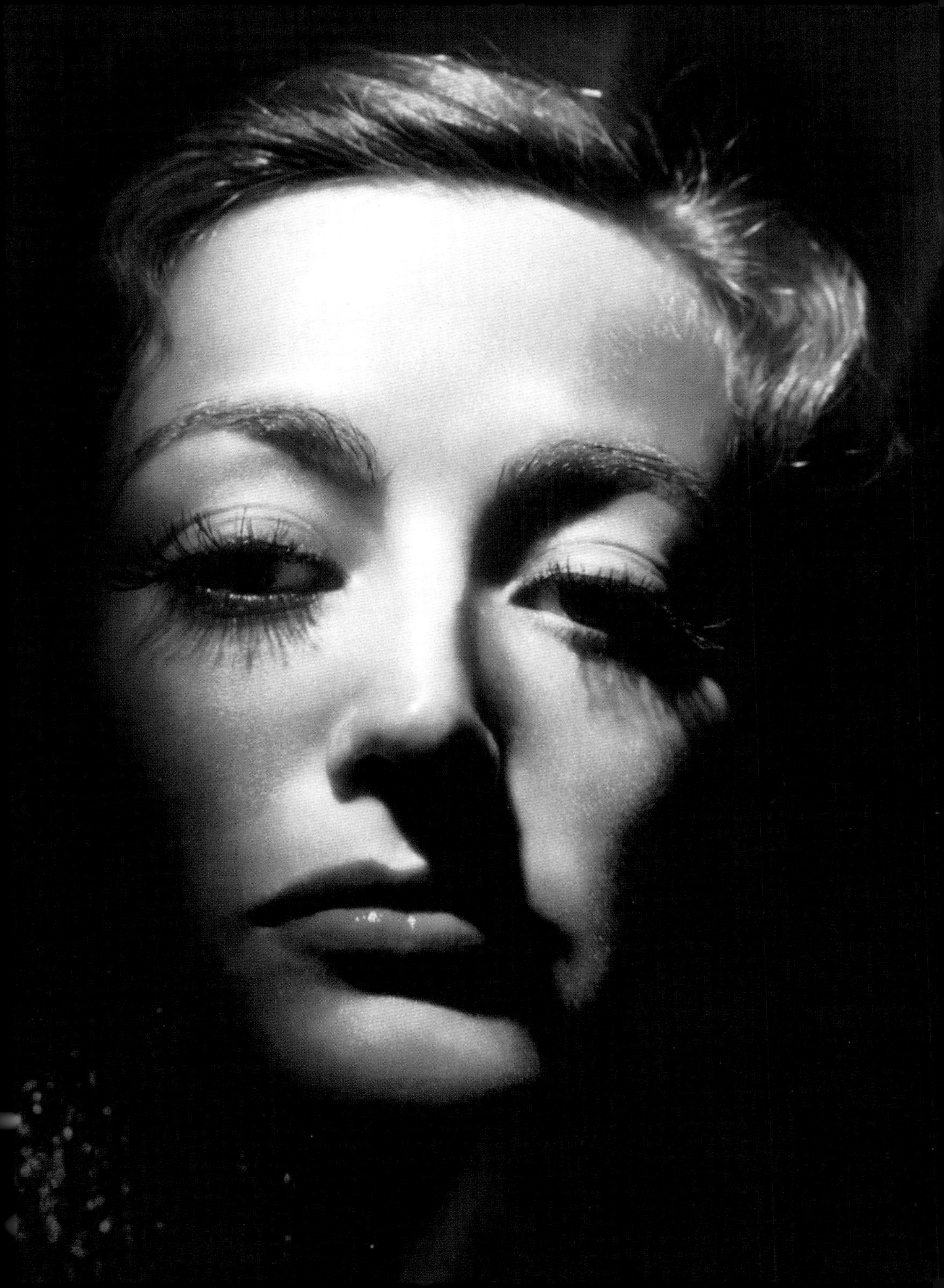

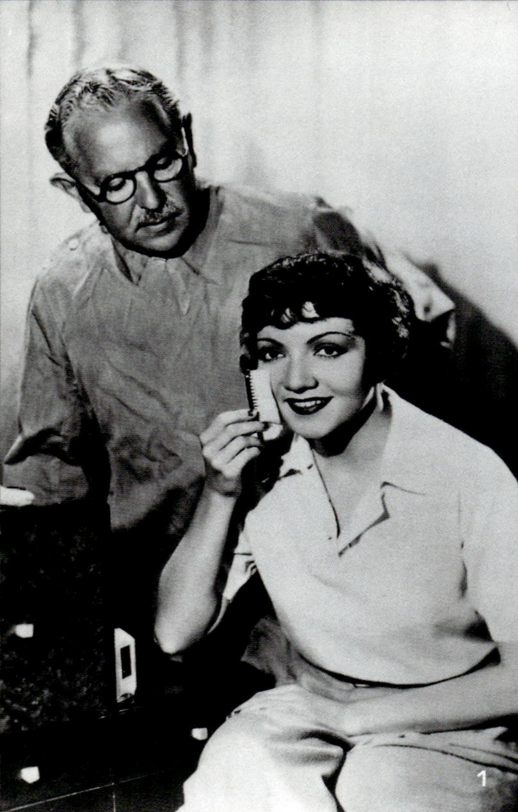

1

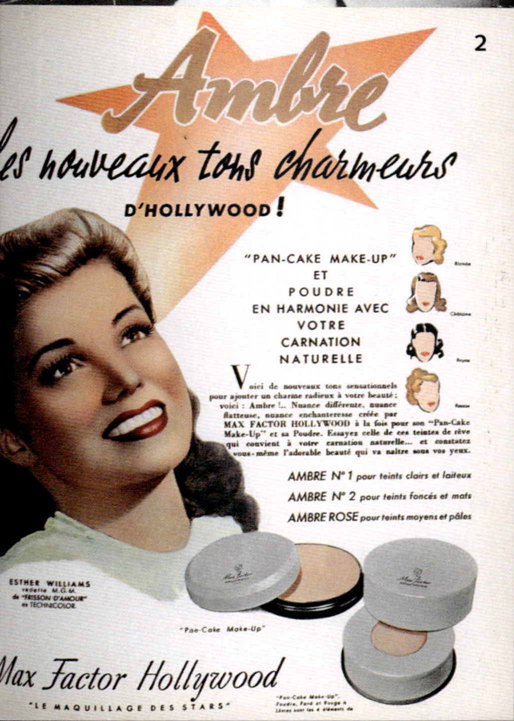

2

Der Erfolgsweg von Max Factor

Max Factor will sein Glück machen und bricht 1904 aus seiner russischen Heimat nach Amerika auf, wo er in Los Angeles ein Geschäft für Theaterschminke eröffnet. Es ist nur natürlich, daß sich ab 1910 auch die ersten Filmschauspieler an ihn wenden. 1914 entwickelt er die erste Make-up-Grundierung speziell für die Kameras, das *Flexible Greasepaint*. Es hat eine cremige Konsistenz und ersetzt die bisher üblichen zähen, gipsähnlichen Sticks, die gefährliches Blei enthalten. Im selben Jahr kreiert er den Augenbrauenstift und den »dermatographischen« Lidschatten. Sofort bringt Max Factor diese Produkte auch für die Allgemeinheit auf den Markt – und wird berühmt. Der Maskenbildner der ersten Leinwandstars sitzt in Hollywood direkt am Set und ruft viele Moden ins Leben: Er ist der Erfinder des ersten Lipgloss, den Lillian Gish 1928 trägt. Auch der Look von Stars wie Theda Bara oder Jean Harlow und das perfekte glamouröse Make-up der dreißiger Jahre stammen von ihm. Als 1935 die ersten Farbfilme gedreht werden, entwickelt er den *Pan-Cake*, sein Spitzenprodukt, das in Erinnerung bleiben wird. Diese erste Make-up-Grundierung in kompakter Form, die abdeckt und natürlich wirkt, ist bis Ende der fünfziger Jahre das grundlegende Make-up der Stars. Nach seinem Tod im Jahr 1938 tritt sein Sohn (der den Vornamen des Vaters annimmt) in seine Fußstapfen. Als die ersten Fernsehstudios eingerichtet werden, erhält er den Exklusivvertrag, Sprecher und Stars zu schminken.

1, 3. **Max Factor in Hollywood**.
2. **Der berühmte *Pan-Cake***, Werbung für den französischen Markt.
4. **Der »Schönheits-Messer« von Max Factor**, ein Gerät um das »ideale Gesicht« zu vermessen.
5. **Joan Bennett** in einer Werbung für *Pan-Cake*.
6. **Hedy Lamarr** wirbt für Max Factor.

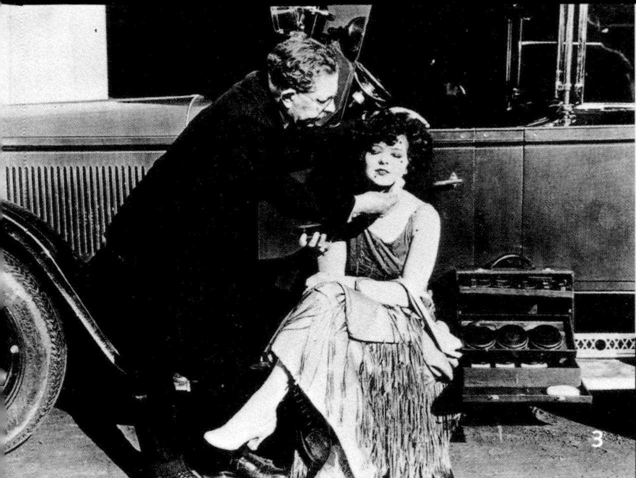
3

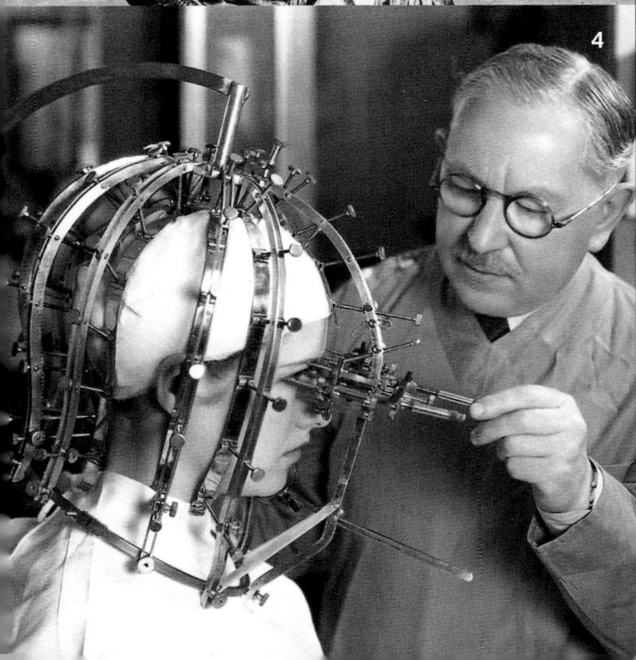
4

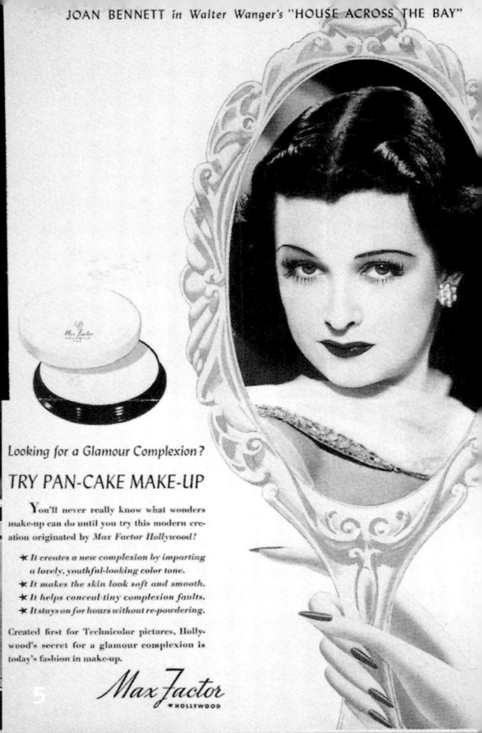

5

6
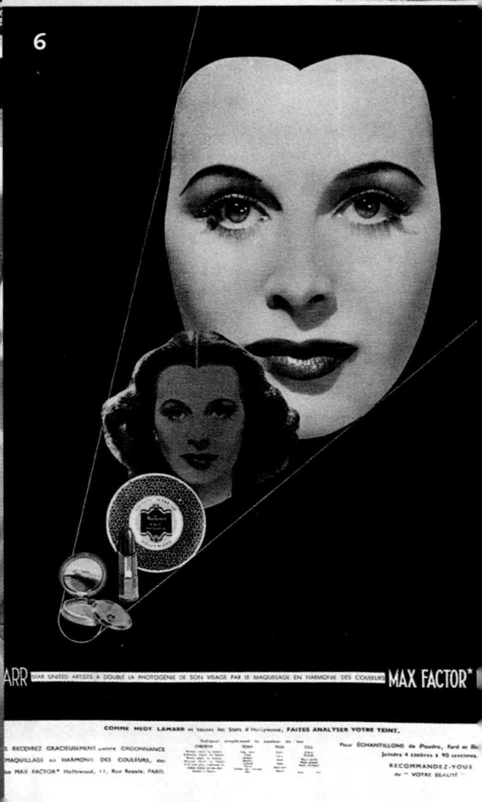

Schönheit

Die vierziger Jahre

Es wurde dunkel in Europa. Zahlreiche Künstler, die vor dem Nationalsozialismus flohen, ließen sich in New York nieder, das sich zur neuen europäischen Hauptstadt entwickelte. Andere flüchteten in die noch freie Zone in den Süden Frankreichs, und das Exil trieb ihre Kreativität zum Äußersten. In Nizza erarbeiteten der Dichter Jacques Prévert und der Filmregisseur Marcel Carné 1942 eines ihrer großen Meisterwerke, *Les Visiteurs du soir*, eine poetische Allegorie auf die deutsche Unterdrückung vor dem Hintergrund einer mittelalterlichen Fabel.

In Paris und London verwertete man alte Kleidung neu, die Röcke wurden kürzer und bekamen einen Schlitz, um sich besser zum Radfahren zu eignen, die Mäntel wurden enger. Da es an Leder mangelte, machte man Schuhe ganz aus Holz mit geteilten Sohlen und mit Keilabsätzen. Es gab keine Strümpfe mehr: Die Frauen verließen das Haus mit nackten Beinen, die sie sich mit Chicorée, Tee oder mit Beize aus Walnußschalen färbten und auf die sie mit einem braunen Stift sorgsam eine Naht aufmalten. In Frankreich benutzte man auch *Ambre Solaire* und in den USA das von Elizabeth Arden entwickelte *Fin 200*, eine fabelhafte Lotion, die einen Strumpf vortäuschte, die Kleider nicht befleckte und wasserbeständig war.

Da fließendes Wasser keine Seltenheit mehr war, hatten nun die besser gestellten Frauen ein Badezimmer. Und bei den Haarshampoos ergab sich eine Revolution: Die Industrie hatte ein Nebenprodukt der Ölraffinerien für die Haarpflege aufbereitet (oberflächenaktive Stoffe reinigten und produzierten Schaum, quartäres Ammonium entwirrte das Haar). In Frankreich nahm man *Dop*. Dieses erste Shampoo ohne Seife lancierte Eugène Schueller, der zur Hygiene aufrief und zu diesem Zweck die Medien einspannte ... Dreißig Jahre lang blieb dieses Produkt das beliebteste Familienshampoo. In England fanden sich in jedem Haushalt die Badeprodukte von Yardley. Und in Amerika benutzte man

Lauren Bacall. Die Haare mit dem Brenneisen in Wellen gelegt und mit Wicklern gebändigt – sie macht diese nach ihr benannte Frisur berühmt.

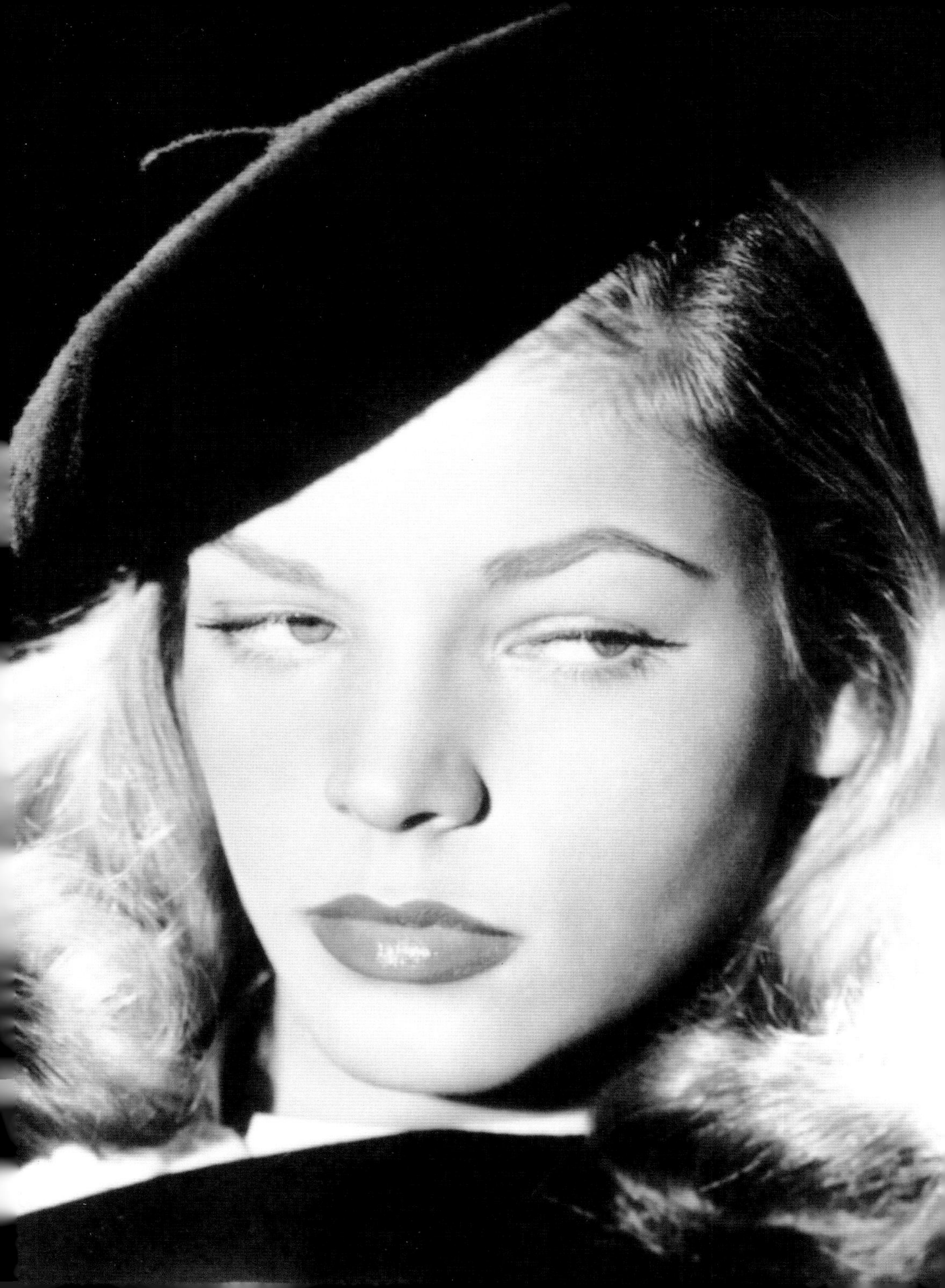

Deodorants – in Form von Eau de Toilette-Sprays –, die sich in Europa erst nach Kriegsende durchsetzten.

Die Frauen waren schlank und wurden immer schlanker. Sie machten sich keine Gedanken mehr über Diäten, sondern eher darüber, nicht noch mehr Gewicht zu verlieren. Die Frauenzeitschriften in Frankreich, allen voran *Votre Beauté*, gaben zahlreiche Ratschläge, wie man Schwarzwurzeln, Steckrüben oder besser noch Brennessel, wilde Karotten, Nachtkerzen und Disteln kunstvoll zubereiten könnte. Schönheit, nun gleichbedeutend mit Gesundheit, wurde zur nationalen Pflicht erhoben. »Sorgen, Sparmaßnahmen und Ängste bedrohen mehr denn je Ihre Schönheit. Und mehr denn je ist es Ihre Pflicht, sich in Form zu halten und gesund, bei Kräften und reinlich zu bleiben«, schrieb im September 1942 der Chefredakteur jener Zeitschrift.

In ganz Europa behaupteten sich die Frauen auf ihre Art: Es mangelt an Make-up-Entferner und an Tagescremes? Butter, Milch, Pflanzenfett oder jedes andere Fett aus der Küche tun es auch. Es fehlt an Watte, um Überschüssiges abzuwischen? Sie wird ersetzt durch Seiden- oder Löschpapier. Sind auch diese beiden Raritäten nicht mehr zu finden, geben die Zeitschriften den guten, wirksamen und sehr billigen Tip, sich das Gesicht einzufetten, dann einen Brieföffner oder ein Obstmesser zu nehmen und damit wie mit einer Rasierklinge über die Haut zu fahren. In England dient Stiefelfett als Mascara, Kohle als Lidschatten, Schuhwichse als Färbemittel für die Augenbrauen, und in Alkohol getränkte Rosenblätter ergeben einen flüssigen Blush, der der viktorianischen Zeit Ehre gemacht hätte. Nur an Puder mangelt es nicht.

***Votre Beauté*.**
In Frankreich erscheint 1933 die erste Zeitschrift, die sich ausschließlich der Schönheit widmet.

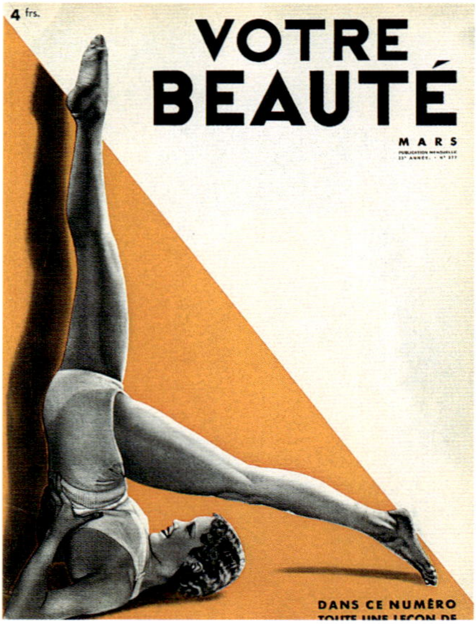

Der Hut entging der strengen Disziplin und wurde zum Tummelplatz aller erdenklichen Extravaganzen, für die man Abfälle, die zu nichts anderem mehr nutze waren, verwertete: selbstverständlich Stoff, aber auch Papier, Mull, Holzspäne und Hasenfell. Der Lichtblick in diesen wirren Zeiten war Pauline Adam. Diese große Modistin – die letzte ihrer Art, bevor der Hut aus der Mode kam, kreierte den Turban, von dem sich Simone de Beauvoir von nun an nicht mehr trennen würde und der den Bibi bis in die sechziger Jahre hinein verdrängte. Die Haare wurden länger. Die Frauen gingen kaum mehr zum Friseur und wuschen sich das Haar

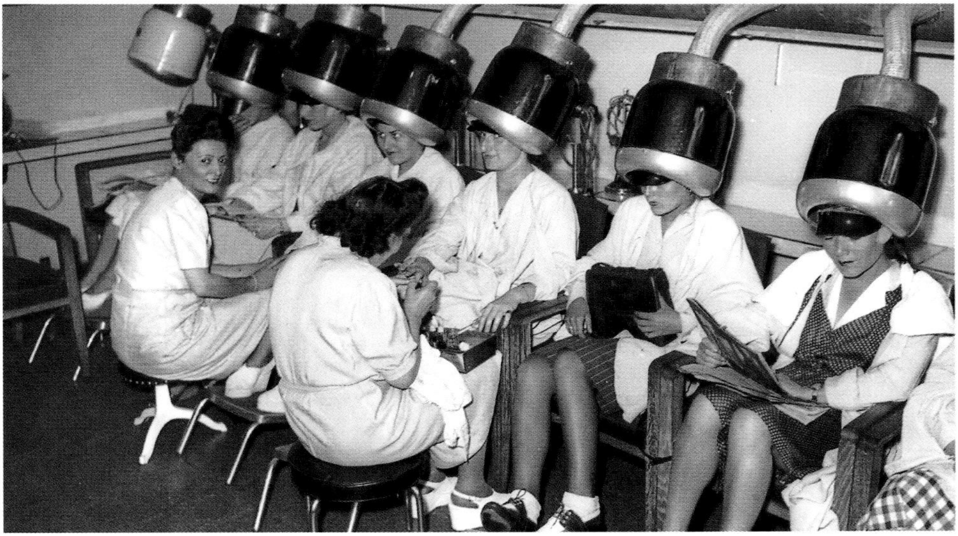

Wasserwellen, Dauerwelle und Maniküre in einem Pariser Frisiersalon, 1944.

mit Schmierseife. Um es zu trocknen, stellten sie sich vor die geöffnete Ofentür, beugten sich nach unten und schüttelten den Kopf. Wollte man Locken, drehte man Papier zu Papilotten, die die Lockenwickler ersetzten. Nur wenige Frauen kamen vor Kriegsende in den Genuß einer entscheidenden Erfindung aus dem Jahr 1942: Zur Fixierung der Dauerwelle wurde das Haar nicht mehr aufgeheizt, sondern man tränkte es mit einer Ammoniaklösung und drehte es dann auf Wickler, die über Stromkabel mit einem Elektroapparat verbunden waren.

Paris war isoliert, New York festigte seine Stellung. Auch dort waren die Auswirkungen des Krieges spürbar, doch in weit geringerem Maße. Natürlich herrschte ebenfalls Knappheit an den für die Herstellung von Parfüms und Kosmetika notwendigen Rohstoffen, so daß Plastik und Papier das Metall der Puderdosen und die Tuben für das Rouge ersetzten. Aber diese Einschränkungen erschütterten die Entwicklung in Amerika nicht wirklich. Die Regierung, die 1942 Kosmetika von der Liste der »lebenswichtigen Waren« gestrichen hatte, machte diese Entscheidung sehr rasch rückgängig, da die Auswirkungen auf die Moral der Soldatinnen, die am Krieg teilnahmen, verheerend waren. Die Verkaufszahlen stiegen also weiter. Diese wirtschaftliche Schlacht hatte zur Folge, daß Paris seine Führungsposition in der Kosmetik- und Parfümindustrie und Deutschland den ersten Rang in der Chemie und seine weltweite Vorrangstellung bei den Haarfärbemitteln einbüßten. Laut der *New York Times* wurden 1941 in den USA für zwanzig

Millionen Dollar Lippenstifte verkauft, und der Absatz wuchs kontinuierlich während der Kriegsjahre. Nicht eine einzige Krankenschwester der Navy begleitete den Abtransport eines U-Boot-Matrosen, ohne Lippenstift zu tragen. In jenen Jahren wurde dieses Kosmetikprodukt zu dem, was es noch heute ist: das am meisten benutzte Schminkutensil.

Für die Traumfabrik Hollywood mit ihrem *star system* begannen die schönsten Jahre ihrer Geschichte. Die Filmindustrie wurde ermuntert, die Moral der Truppen und der Bevölkerung zu heben. Die weiblichen Stars stellten starke Persönlichkeiten dar; sie berührten Themen wie Krieg, Mut und Opferbereitschaft vor dem Hintergrund einer Liebesgeschichte. In *You're In The Army Now* gibt Jane Wyman ihrem Soldaten einen der längsten Küsse der Kinogeschichte. Manche Schauspielerinnen begaben sich auch vor Ort. Marlene Dietrich zum Beispiel, eine strikte Gegnerin des Nazi-Regimes, besuchte die amerikanischen Soldaten an der Front und trat für sie auf. Max Factor junior entwickelte aus seinen Make-up-Grundierungen eine Tarnschminke für die G. I.'s; Revlon stellte Erste-Hilfe-Taschen her; Helena Rubinstein erhielt ermunternde Worte von Präsident Roosevelt: Sich schön zu machen bedeute teilzuhaben an den Anstrengungen des Krieges.

Die Frisur des Jahrzehnts: Seitenscheitel und sanfte Wellen, die auf die Schultern fallen. Hier eine Werbung für Haarfärbemittel von L'Oréal.

Geschminkte Lider und Lippen: Die Schaufensterpuppen passen sich dem Stil ihrer Zeit an.

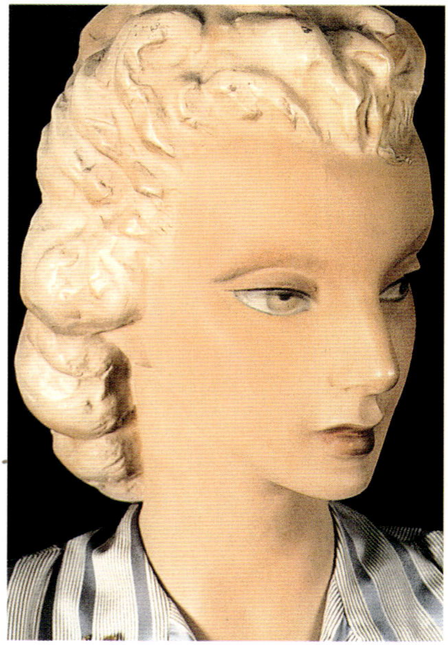

In den Kriegsjahren trugen die Stars ihr Haar eher lang, um in Zeiten, da viele andere Mittel unerreichbar werden, Weiblichkeit auszudrücken. Die Locken von Bette Davis, der Lockenchignon von Betty Grable, die glänzenden Wellen von Rita Hayworth oder in Frankreich das lange blonde Haar von Madeleine Sologne in *L'Éternel Retour* wurden sofort nachgeahmt, doch das größte Aufsehen erregte die Frisur von Veronica Lake. Ihre Strähne, die eines ihrer Augen verdeckte, wurde dermaßen häufig kopiert, daß sich die Kriegskommission für menschliche Beziehungen der USA gezwungen sah, sie zu bitten, sie möchte doch ihre Frisur ändern, ehe sich unter den Tausenden von Bewunderinnen, die in den Fabriken an den Maschinen standen, schwere Unfälle ereigneten. »Eine Frau, die ein Auge hinter ihrem Haar versteckt, ist idiotisch. Ich trage es sicherlich nicht so, außer in Filmen«, soll sie freundlich geantwortet haben.

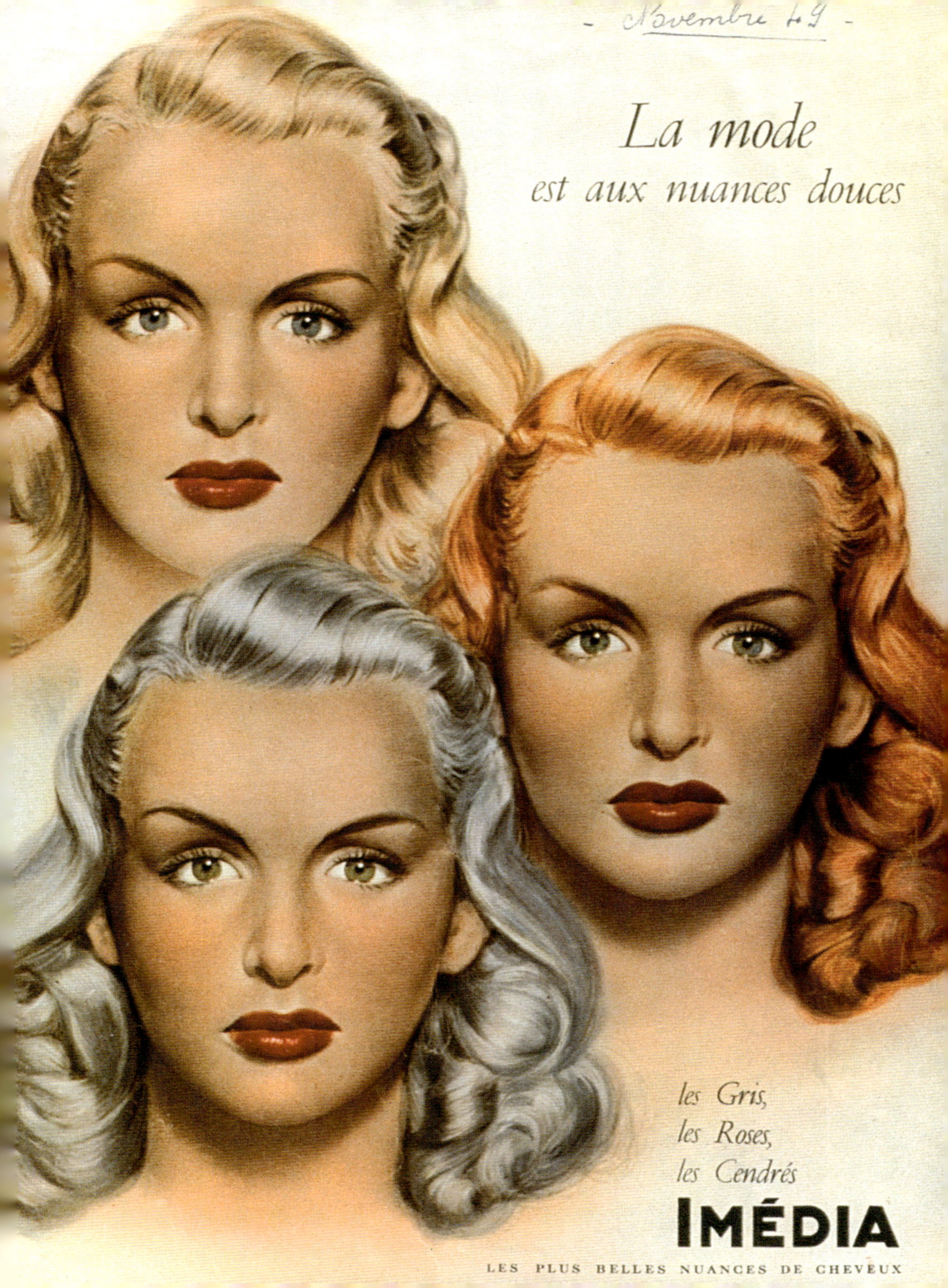
- Novembre 49 -
La mode
est aux nuances douces
les Gris,
les Roses,
les Cendrés
IMÉDIA
LES PLUS BELLES NUANCES DE CHEVEUX

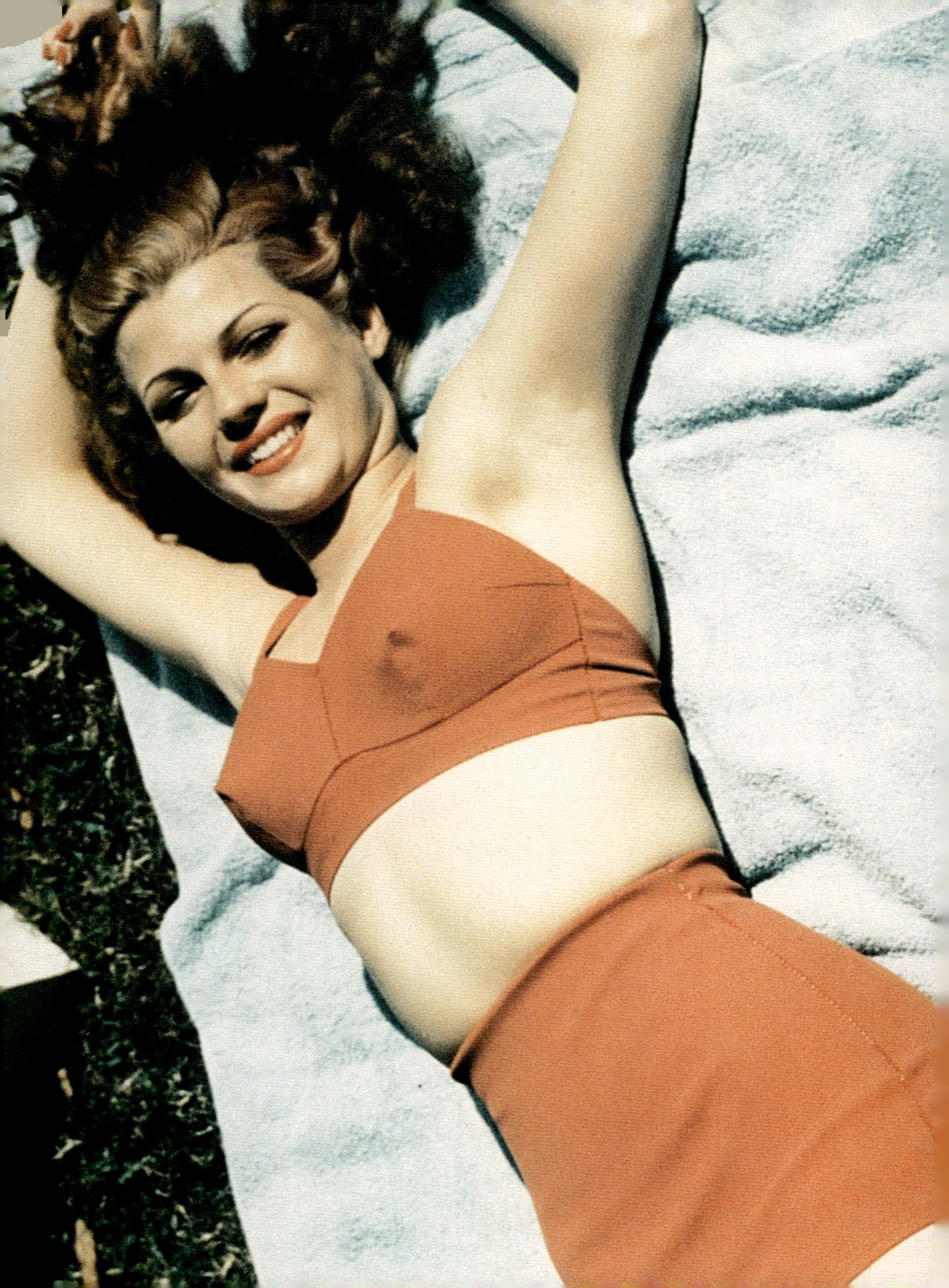

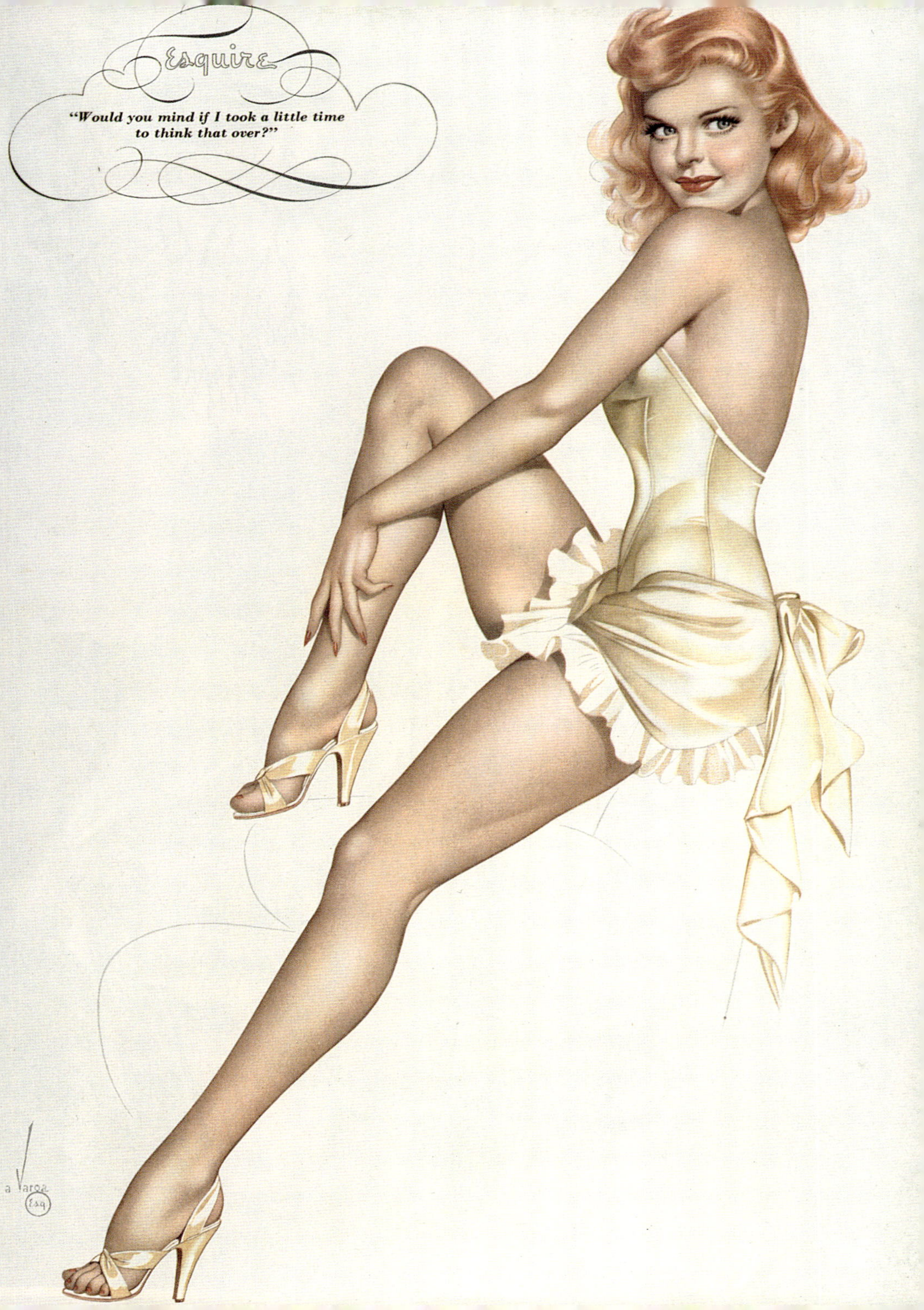
Esquire
"Would you mind if I took a little time to think that over?"
a Varga
Esq

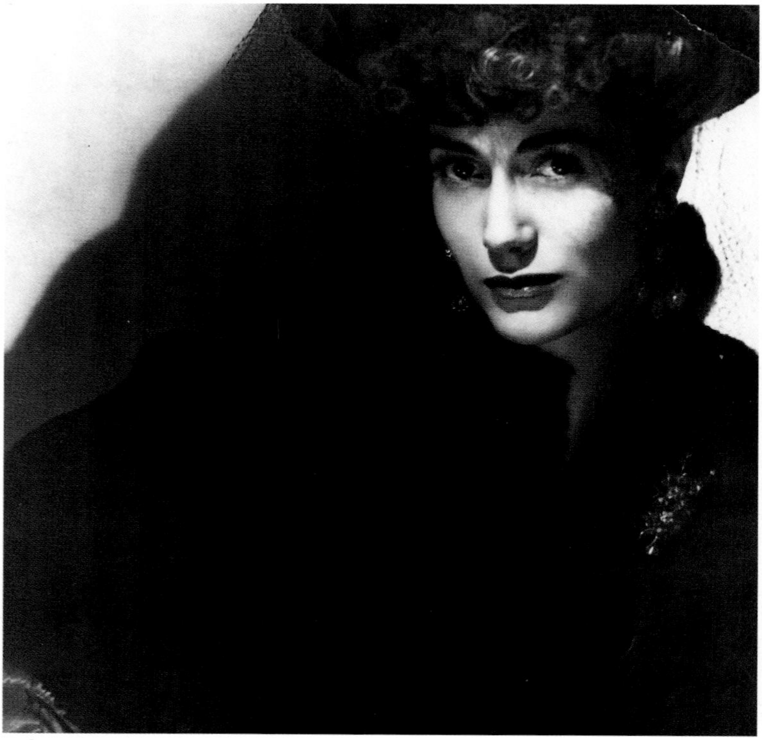

Hélène Rochas. Die Ehefrau und Muse von Marcel Rochas schlägt Filmangebote aus. Nach dem Tod ihres Mannes übernimmt sie die Leitung der Parfüms von Rochas.

Haartolle, Zopf, Einschlagfrisur ... die Frisur diktiert das Gebaren.

Vorhergehende Seiten: **Rita Hayworth**. Mit ihrer Titelrolle in *Gilda* eröffnet sie die Ära des Glamour.

Pin-up-girls ... Ihre perfekten Silhouetten, die über Entbehrungen hinweg trösten sollen, finden in den Kriegsjahren große Verbreitung.

Während des Krieges florierten Pin-up-Photos, als sollten sie über die Frustrationen hinweghelfen. Der »Prototyp« erschien 1943, als Howard Hughes einen Büstenhalter mit spitzen Körbchen für die Schauspielerin Jane Russell entwarf. Betty Grable, bewundert für ihre »eine-Million-Dollar-Beine«, wurde das berühmteste *Pin-up-girl*. Und Lana Turner, die in hautengen Pullovern posierte, verhalf der Strickindustrie zu neuem Aufschwung.

Rita Hayworth, als »die Göttin der Liebe des 20. Jahrhunderts« bezeichnet, war schon während des Krieges berühmt, doch 1946 nach ihrem Film *Gilda* wurde sie zur wahren Legende; im selben Jahr stellte sie den ersten, von Louis Réard kreierten Bikini vor (benannt nach einem Atoll im Pazifik, wo die USA 1946 Atombomben-Versuche unternahmen). Nach Kriegsende entwickelte sich in den USA ein neuer Typ von Vamp. Beeinflußt durch den »film noir«, eröffnete die widerspenstige und furchterregend verlockende Verführerin die Ära des Glamour und kreierte ein Frauenbild, das weit über die vierziger Jahre hinaus immer wieder von neuem aufgenommen wurde. Rita

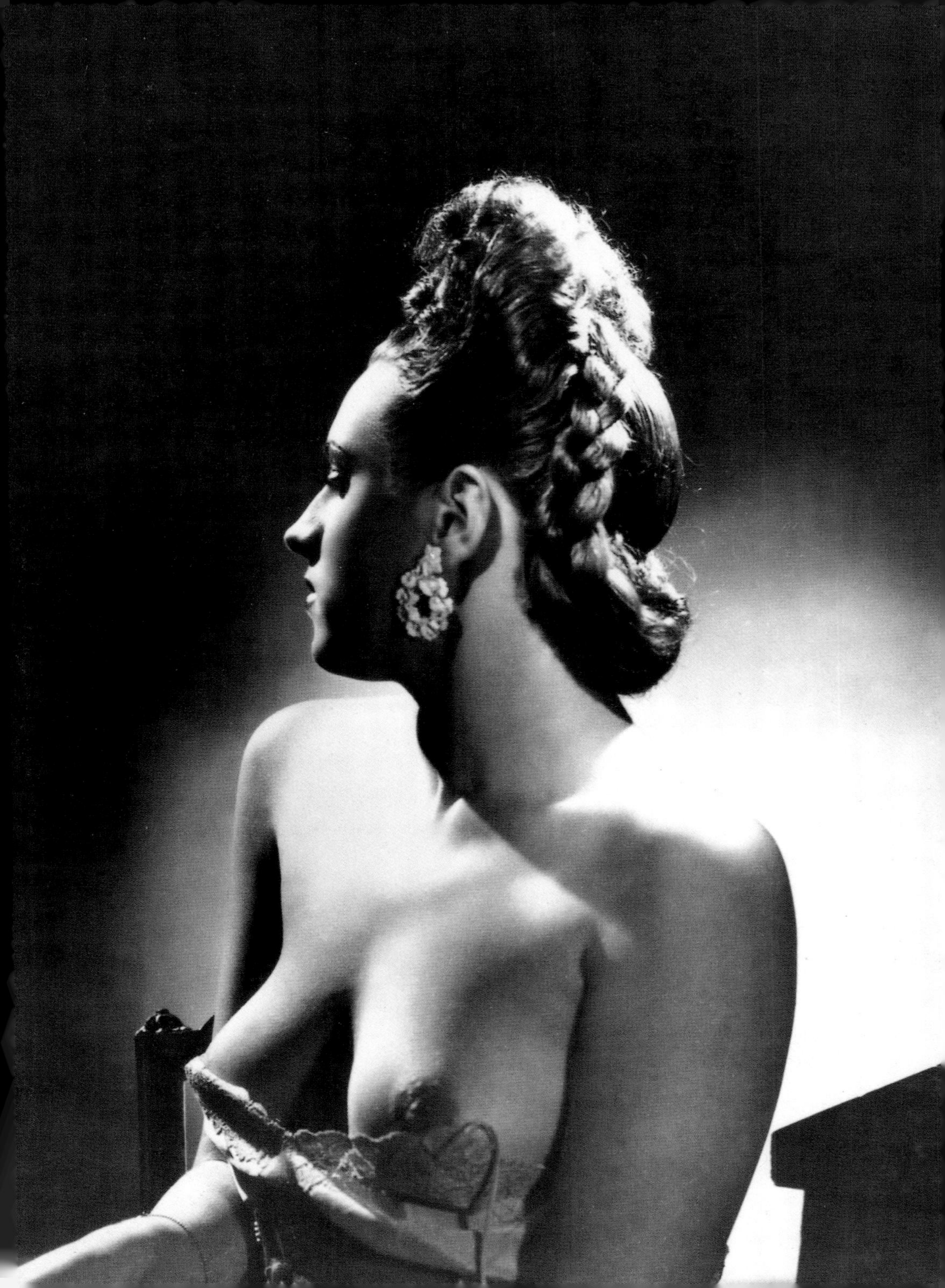

Hayworth in *Gilda,* aber auch Lauren Bacall in *Hafen der Angst*, Gene Tierney in *Laura* und Lana Turner in *Wenn der Postmann zweimal klingelt* stellten verhängnisvolle Schönheiten dar, die zur Entwicklung eines neuen Frauentyps beitrugen. Andere herausragende Schauspielerinnen, auch sie reizvolle oder ernste Schönheiten, die sich selbstverständlich vom Hollywood-Stil abgrenzten, erschienen unmittelbar nach dem Krieg im wiedererwachten europäischen Kino. Nach Arletty und Michèle Morgan gehörten zu diesen neuen Gesichtern Maria Casarès, Micheline Presle, Simone Signoret und viele andere. In Italien entdeckte man die dralle, unverstellte Weiblichkeit archetypischer Frauenfiguren im neorealistischen Nachkriegsfilm: dunkle Schönheiten, sinnlich, »natürlich«, mit prallen Schenkeln und üppigem Busen, oft in ärmliche oder nasse Kleider gehüllt, wie Anna Magnani oder Silvana Mangano in *Bitterer Reis*.

In Paris kreierte Christian Dior 1947 den New Look, der die nostalgische Rückkehr zu einer anschmiegsamen Weiblichkeit bedeutete. Um den Krieg verarbeiten zu können, brauchte man Weichheit. Mode und Schönheit boten sie. Helena Rubinstein lancierte einen geheimnisvollen Fond de Teint, der Seidenfasern enthielt; Isabelle Lancray eröffnete ihren Salon mit dem schönen Slogan: »Schönheit ist eine Freude, die man teilt«; Georgel imitierte Sonneneffekte im Haar, indem er einige Strähnen aufhellte. Und Marcel Rochas kreierte für seine äußerst hübsche Ehefrau ein Parfüm, das er auf den Namen *Femme* taufte. Doch während in Paris die »hübsche Madame« mit Rehaugen, Pumps und kleinem Hut ihre neue Silhouette auf der Rive droite spazierenführte, wählte eine künstlerische und intellektuelle Jugend – allen voran Simone de Beauvoir mit ihrem unumgänglichen Turban und die stets ganz in Schwarz gekleidete Juliette Gréco – Saint-Germain-des-Prés zum Ort, wo sie die Ideen, die Geisteshaltung und den Stil einer neuen Generation ausdrückten.

NATHALIE CHAHINE

Veronica Lake mit ihrer berühmten Strähne, die ein Auge verdeckt.

Michèle Morgan. Sie ist achtzehn, als sie *Hafen im Nebel* (1937) dreht – mit den schönsten Augen des französischen Kinos.

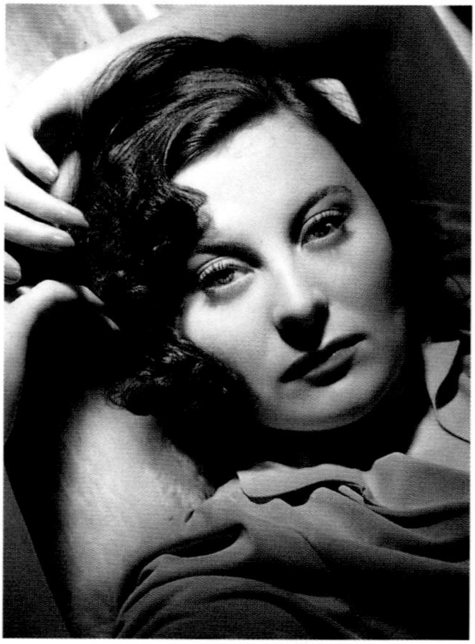

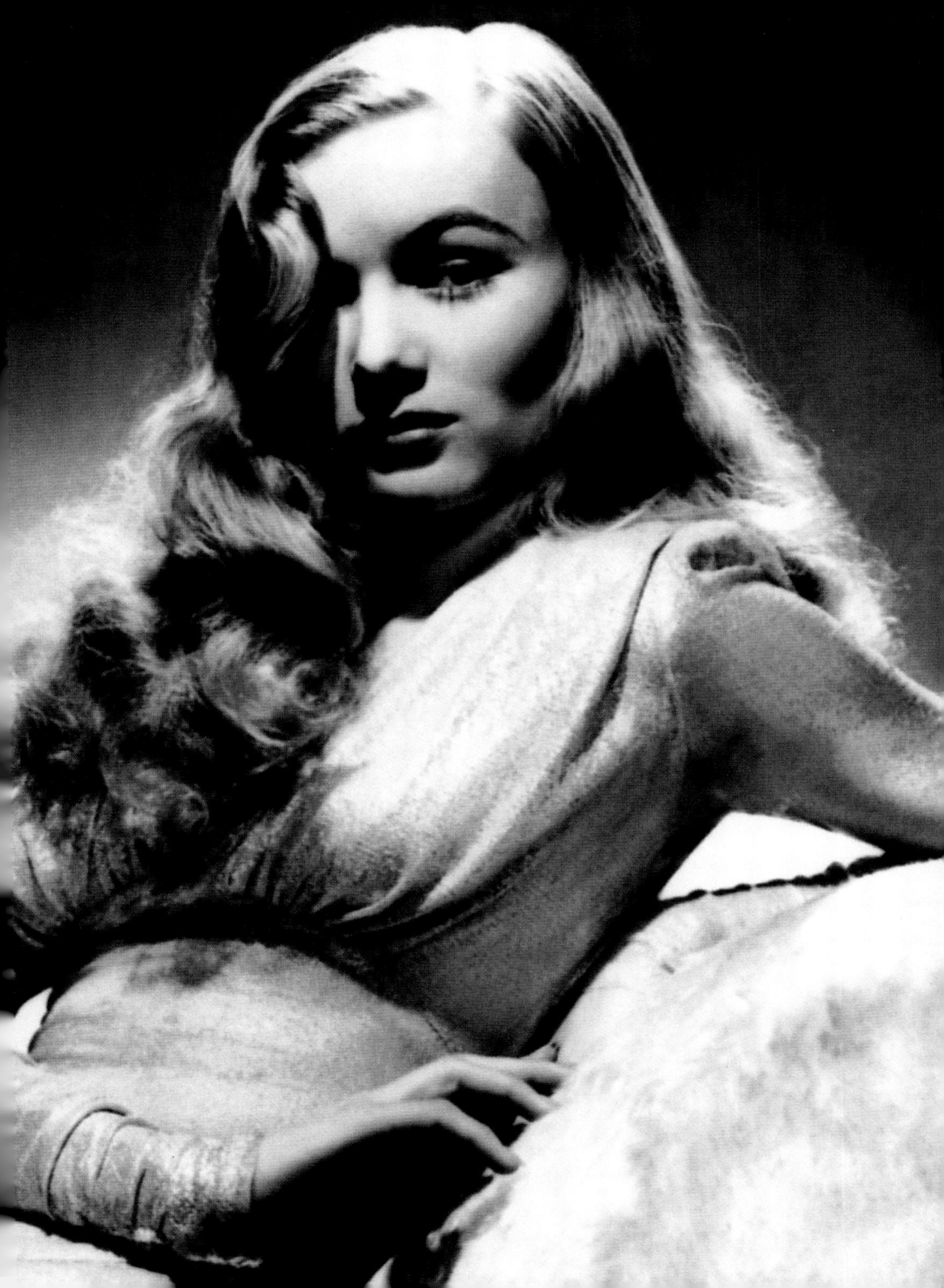

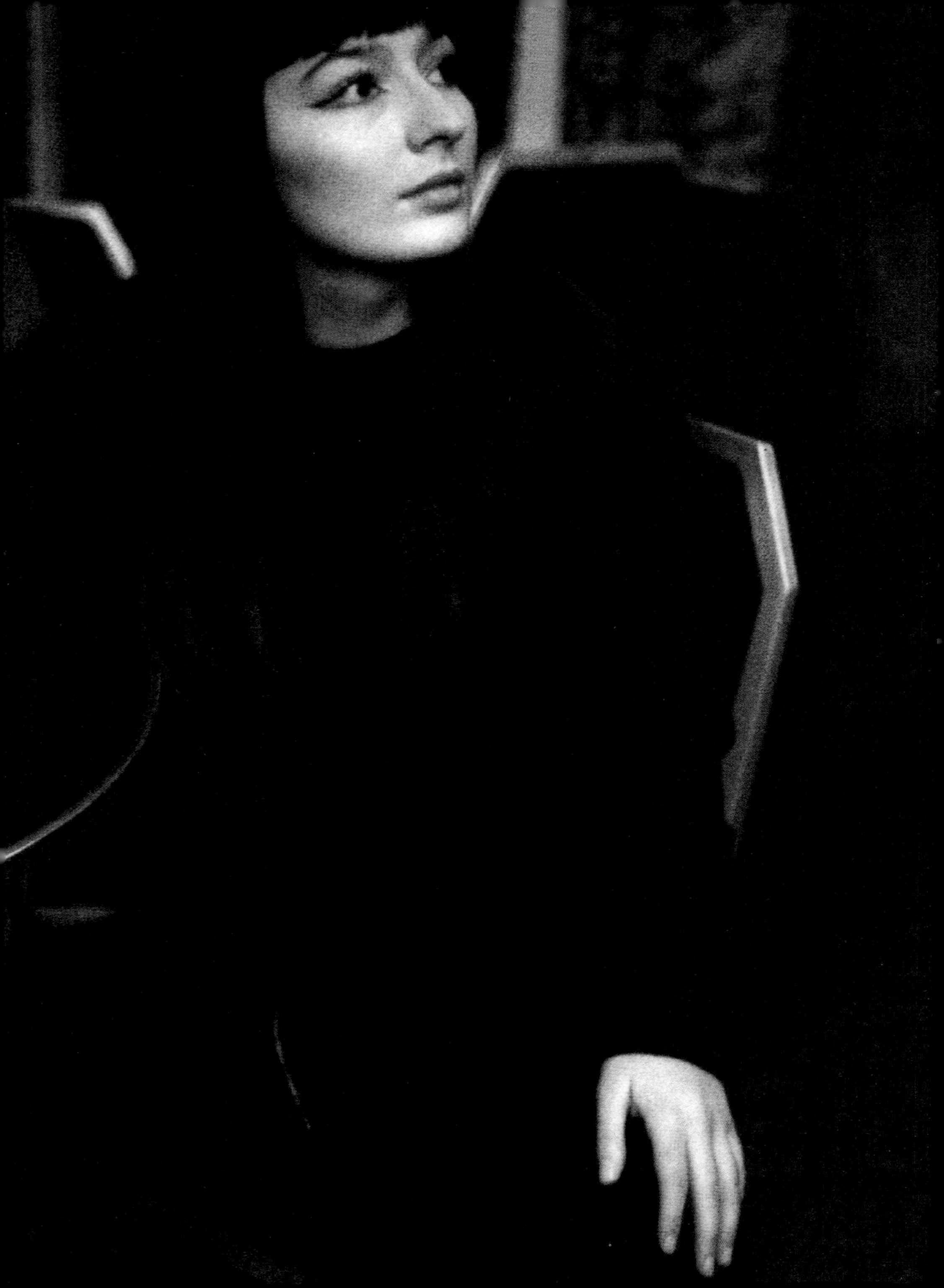

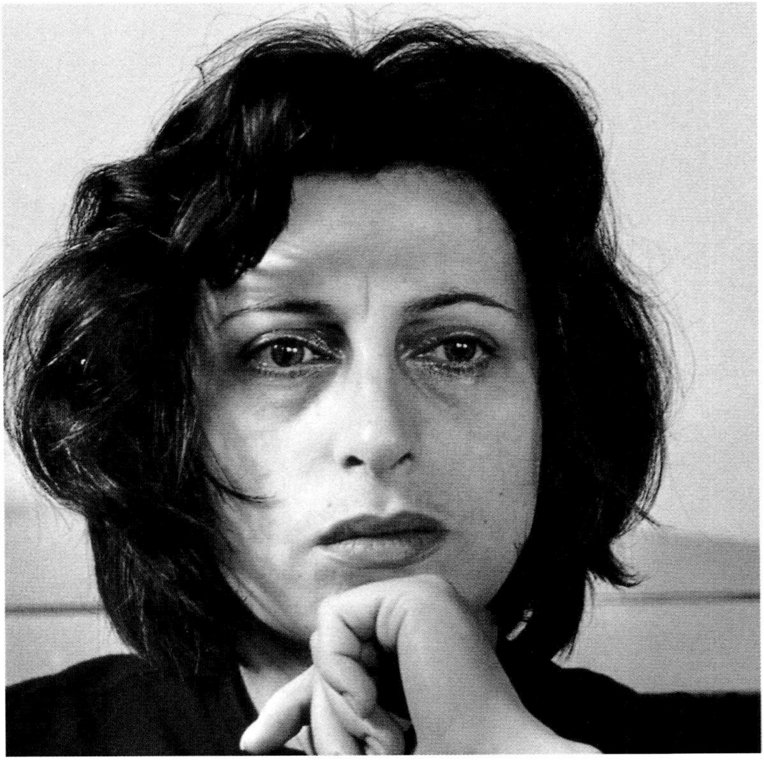

Juliette Gréco. Die französische Sängerin kreiert einen Stil, den die Anhänger des Existentialismus sich zu eigen machen.

Anna Magnani, 1951. Der italienische Neorealismus bringt Stars auf die Leinwand, die im krassen Gegensatz zu den Hollywood-Heldinnen stehen.

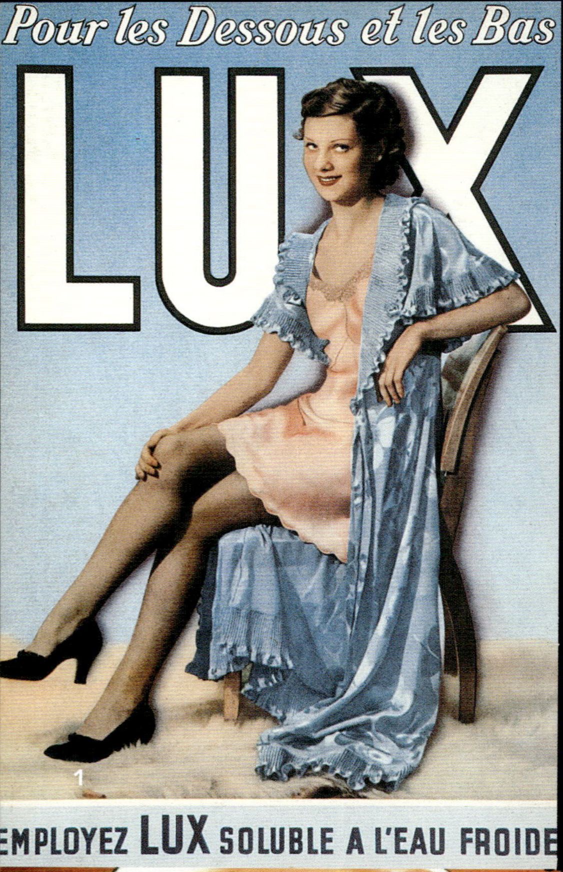

1

In der Nachkriegszeit sichert sich ein amerikanischer Konzern den Löwenanteil in einem Bereich, in dem andere noch viel zu lernen haben: in der Hygiene. Unilever hat 1925 die Seife *Lux* entwickelt, die der Werbefachmann Walter Thompson ein halbes Jahrhundert lang mit einem Bild von unvergleichlicher Verführung und Verführbarkeit assoziiert. Bisher kamen die Kreationen, die auf die Weiblichkeit zielen, vor allem aus Kosmetik- und Parfümhäusern. Durch die modernen Medien unterstützt, setzt *Lux* auf einen niedrigen Verkaufspreis und die Macht des *star system*, um die Hälfte der Welt zu erobern. Die ersten Stars, die für *Lux* werben, sind Pola Negri und Louise Brooks. Mit Lauren Bacall, Joan Crawford und Marlene Dietrich steigt der Beliebtheitsgrad der kleinen weißen Seife explosionsartig. Ungeachtet der Konkurrenz durch *Camay* hält der Erfolg von *Lux* bis in die siebziger Jahre an, muß dann aber wegen seines veralteten Images Einbußen hinnehmen.

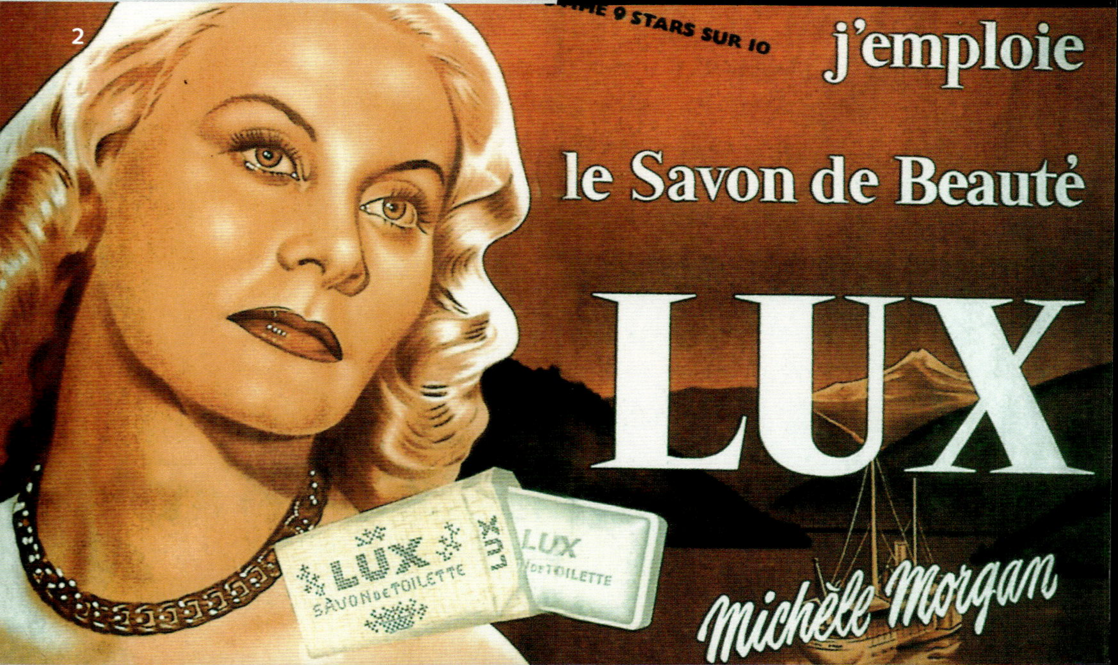

2

3

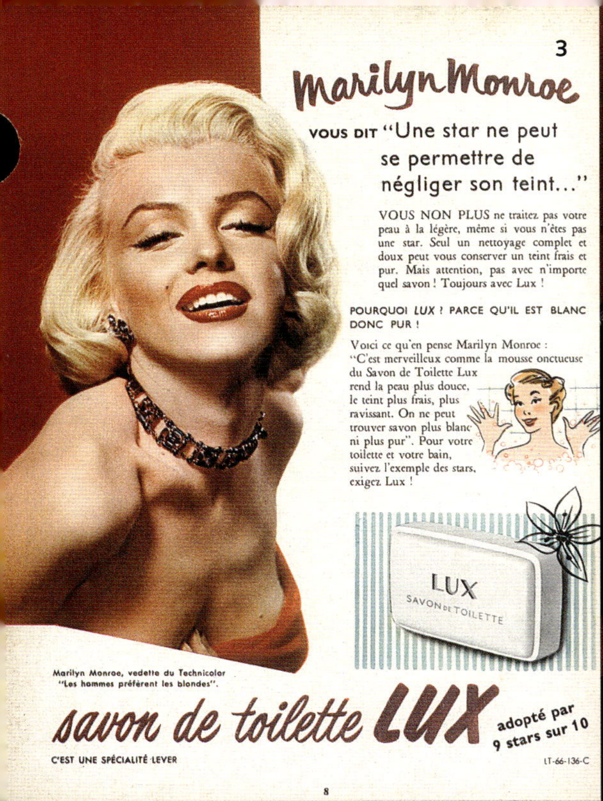

Marilyn Monroe
VOUS DIT "Une star ne peut se permettre de négliger son teint..."
VOUS NON PLUS ne traitez pas votre peau à la légère, même si vous n'êtes pas une star. Seul un nettoyage complet et doux peut vous conserver un teint frais et pur. Mais attention, pas avec n'importe quel savon ! Toujours avec Lux !
POURQUOI LUX ? PARCE QU'IL EST BLANC DONC PUR !
Voici ce qu'en pense Marilyn Monroe : "C'est merveilleux comme la mousse onctueuse du Savon de Toilette Lux rend la peau plus douce, le teint plus frais, plus ravissant. On ne peut trouver savon plus blanc ni plus pur". Pour votre toilette et votre bain, suivez l'exemple des stars, exigez Lux !
LUX
SAVON DE TOILETTE
Marilyn Monroe, vedette du Technicolor "Les hommes préfèrent les blondes".
savon de toilette LUX
adopté par 9 stars sur 10
C'EST UNE SPÉCIALITÉ LEVER
LT-66-136-C
8

4

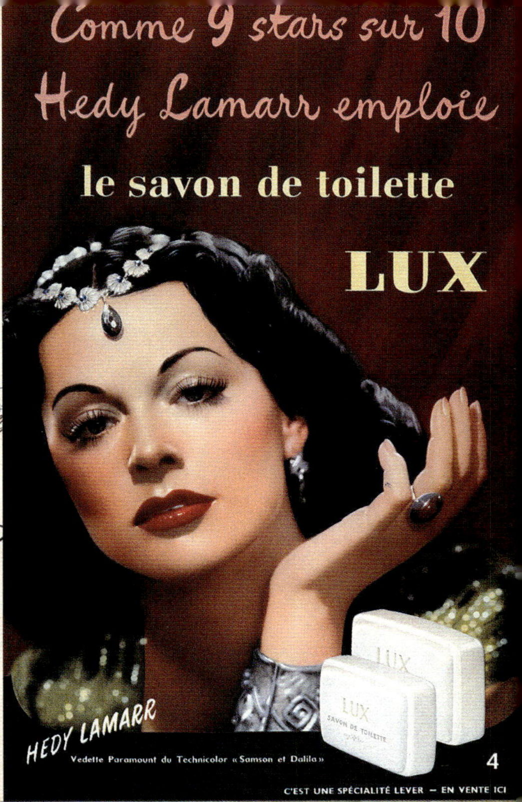

Comme 9 stars sur 10
Hedy Lamarr emploie
le savon de toilette
LUX
LUX
SAVON DE TOILETTE
HEDY LAMARR
Vedette Paramount du Technicolor « Samson et Dalila »
C'EST UNE SPÉCIALITÉ LEVER — EN VENTE ICI

5

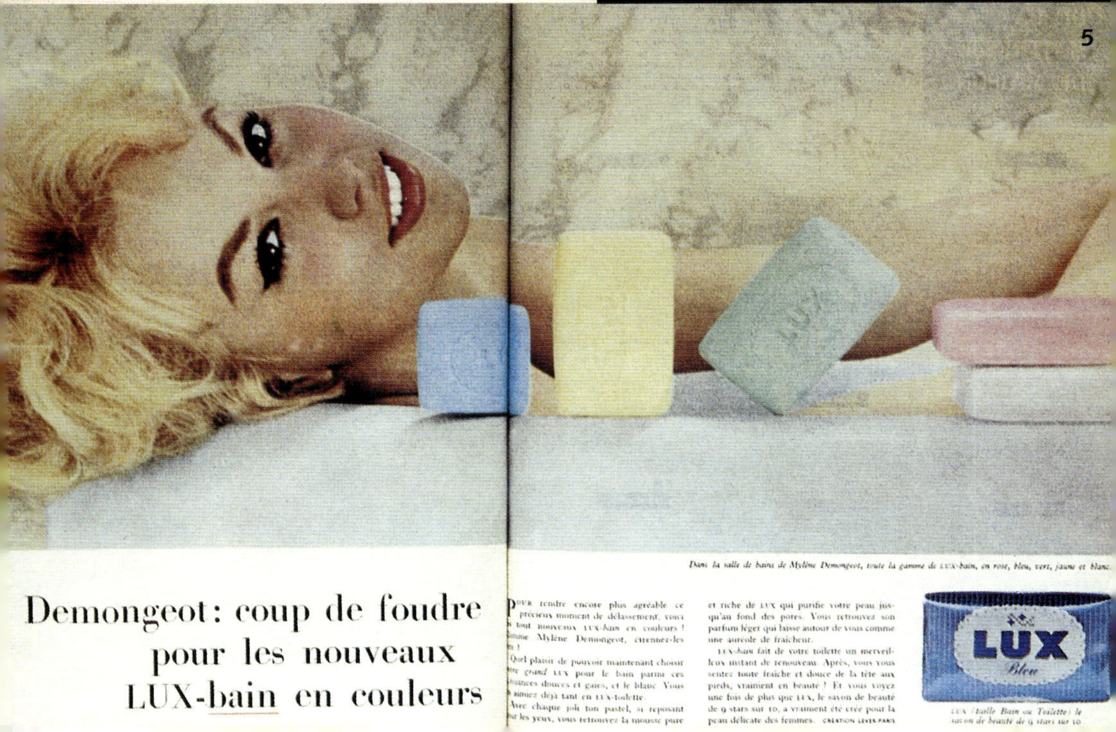

Dans la salle de bains de Mylène Demongeot, toute la gamme de LUX-bain, en rose, bleu, vert, jaune et blanc.
Demongeot: coup de foudre pour les nouveaux LUX-bain en couleurs
POUR rendre encore plus agréable ce précieux moment de délassement, voici les tout nouveaux LUX-bain en couleurs ! Comme Mylène Demongeot, étrennez-les !
Quel plaisir de pouvoir maintenant choisir votre grand LUX pour le bain parmi ces nuances douces et gaies, et le blanc Vous aimez déjà tant en LUX-toilette.
Avec chaque joli ton pastel, si reposant pour les yeux, vous retrouvez la mousse pure et riche de LUX qui purifie votre peau jusqu'au fond des pores. Vous retrouvez son parfum léger qui laisse autour de vous comme une auréole de fraîcheur.
LUX-bain fait de votre toilette un merveilleux instant de renouveau. Après, vous vous sentez toute fraîche et douce de la tête aux pieds, vraiment en beauté ! Et vous voyez une fois de plus que LUX, le savon de beauté de 9 stars sur 10, a vraiment été créé pour la peau délicate des femmes. CRÉATION LEVER PARIS
LUX
Bleu
LUX (taille Bain ou Toilette) le savon de beauté de 9 stars sur 10

Schönheit

Die fünfziger Jahre

Vor allem – Eleganz! In den unsicheren Zeiten der Nachkriegsjahre wurden Tradition und konservative Werte wieder hochgehalten. Die Entbehrungen und der Mangel an Komfort in der Vergangenheit ließen nun die Freuden des Familienlebens, zusammen mit dem heimgekehrten Ehemann zum Genuß werden. Man heiratete schnell, setzte Kinder in die Welt – bis Mitte der fünfziger Jahre übertraf die Geburtenrate der USA die von Indien! Als Ehefrau und vorbildliche Mutter galt die Hauptsorge der Frau, ihrem Mann zu gefallen und den Haushalt, in dem es nun eine Waschmaschine und einen Staubsauger gab, gut zu führen; sehr zum Mißfallen der Feministinnen, die – zutiefst beeinflußt von Simone de Beauveoir und ihrem 1949 erschienenen *Das zweite Geschlecht* – in dieser Vorliebe für das häusliche Glück einen bestürzenden Rückschritt sahen. Die von Christian Dior um gut zehn Zentimeter verlängerten Röcke erregten ihren Zorn, aber ohne großen Erfolg. Um wie die amerikanischen *Pin-up-girls* eine ultraschmale Taille und einen spitzen Busen zu bekommen, griffen die Frauen zum von Marcel Rochas kreierten Mieder, der »Guêpière« – einer modernen Version des viktorianischen Korsetts. Mit Pfennigabsätzen von Roger Vivier an den Füßen trippelten sie zart daher.

1949 kam das »Rehauge«, durch Lidschatten, Augenbrauenstift, Mascara und vor allem durch Eyeliner modelliert, groß in Mode und blieb es etwa fünfzehn Jahre lang. Die Bedeutung des Augen-Make-ups führte zu einer wahren Flut von neuen Kreationen und wiederaufgelegten Produkten. Das Make-up legte den Akzent auf die Blässe der Haut und die Intensität der Lippen; im Gegensatz zum Look der *femme fatale* verschwand der Blush. Loser Puder zierte den Schminktisch, während der kompakte seinen Platz in der Handtasche fand. Rimmel bot eine Palette von Lippenfarben mit Spiegel und kleinem Pinsel an. Der New Yorker Kosmetikhersteller Gala brachte mit *Thick and Thin,* zwei durch eine Kette verbundene Lippenstifte, eine Neuheit auf den

Bettina, legendäres Mannequin der Fünfziger, Symbol des New Look. Sie frisiert und schminkt sich selbst für die Photosessions.

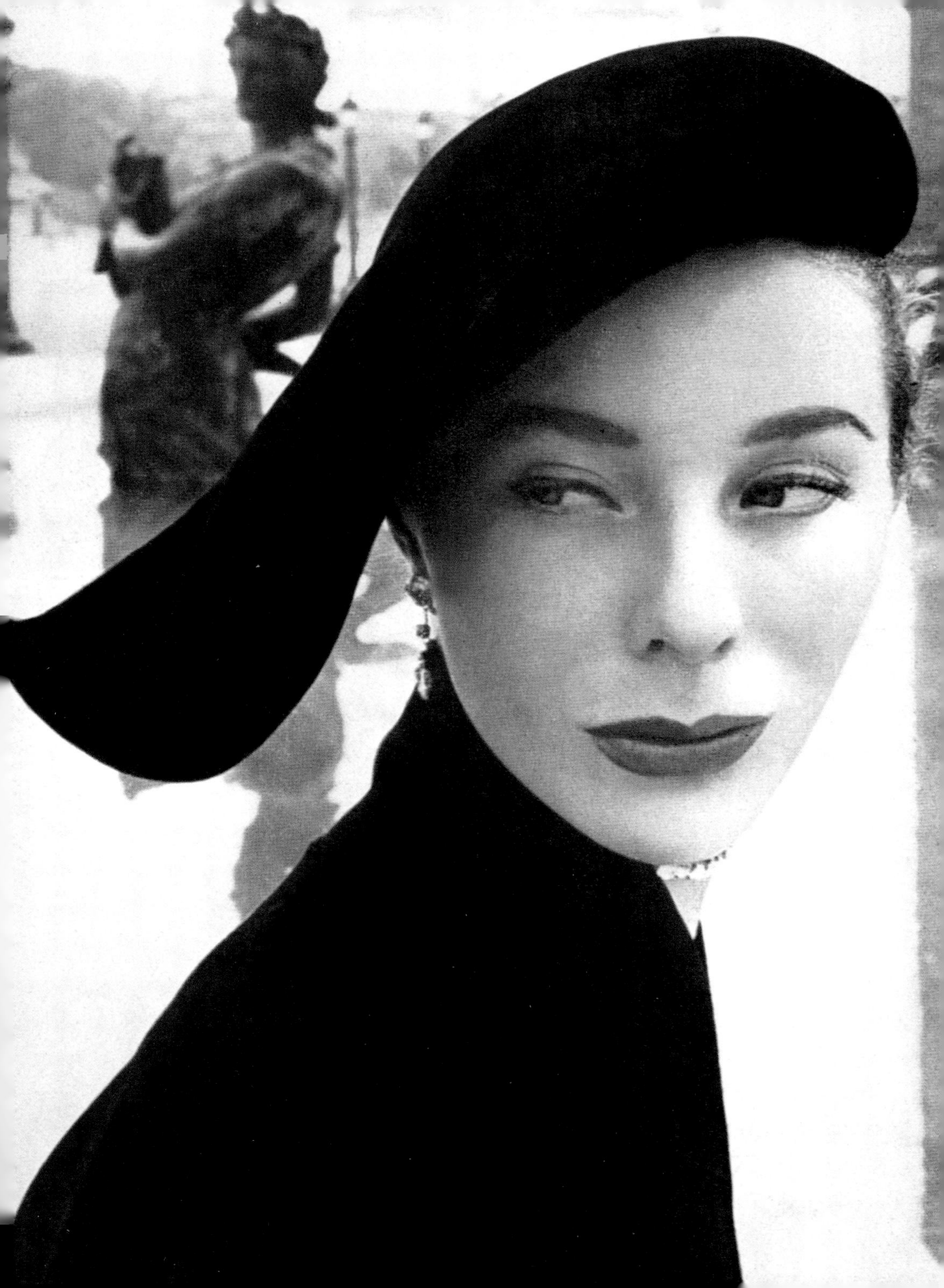

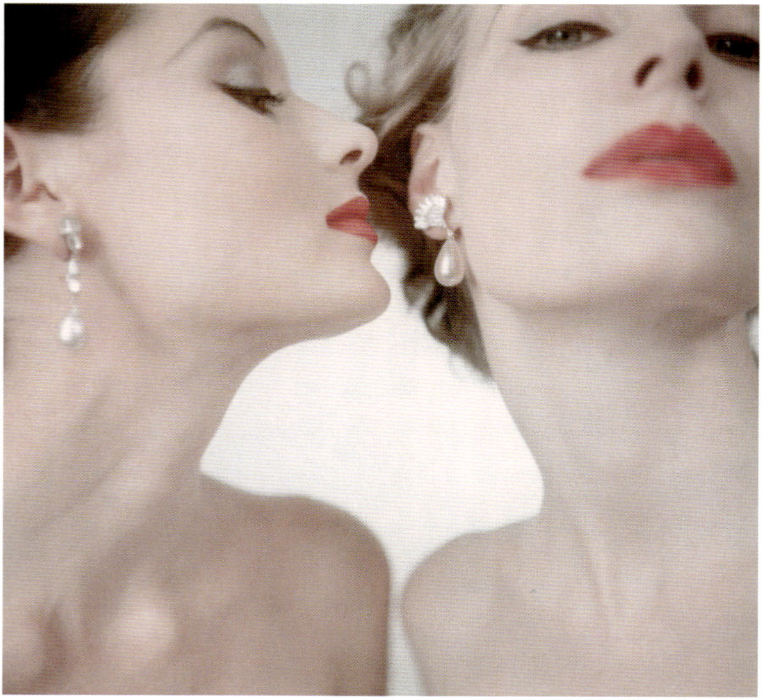

Rehauge: Der Eyeliner und die Lippenfarbe à la Rimmel tragen zur Subtilität des New Look bei.

Markt. Wie vor dem Krieg stimmte man die Töne des Make-ups auf die Kleidung ab. Diese Praxis, kritisiert von den Schminkkünstlern Hollywoods, verdankte sich hauptsächlich der Französin Germaine Monteil. Da sie es leid war, zu den von ihr entworfenen Kleidern nicht den passenden Lidschatten oder Lippenstift zu finden, war sie die erste Modeschöpferin, die sich an die Herstellung von Kosmetika wagte. Dieses Unterfangen gelang ihr mit so großem Erfolg, daß sie die Kreation von Mode bald aufgab.

In den fünfziger Jahren trat der »Jet-set« auf den Plan, mit einem Leben in Luxus, Vergnügen und Eleganz. Ein Lebensstil, den man dank des Fernsehers, der von nun an tagtäglich die großen und kleinen Ereignisse des Weltgeschehens vermittelte, hautnah verfolgen konnte. 1947 eröffnete die Eheschließung von Prinzessin Elizabeth mit dem Grafen von Edinburgh ein Jahrzehnt der Traumhochzeiten. Die Hochzeiten des Prinzen Rainier von Monaco und Grace Kelly, des Schahs von Iran und Soraya, von Aga Khan und Rita Hayworth, des belgischen Königs Baudouin und Fabiola, nicht zu vergessen die herrliche Hochzeit des späteren amerikanischen Präsidenten John Fitzgerald Kennedy und

Jacqueline Bouvier, waren magische Ereignisse, die träumen ließen. In ihrer Folge gelangten Modeschöpfer, Coiffeure und bald auch Visagisten zu nie gekanntem Ruhm. Der Salon von Alexandre, der Marie-Hélène de Rothschild, Liz Taylor und Jacqueline de Ribes zu seinen Kundinnen zählte, war stets voll. Der Foulard von Hermès, den sich Audrey Hepburn um das Haar band, das *N° 5*, das Marilyns Nächte parfümierte, oder der Lippenstift *Coronation Pink*, den Helena Rubinstein zur Krönung der Königin von England auf den Markt brachte, wurden zu Symbolen des neusten Chics. Beherrschte man die Kunst, schön zu sein und einen perfekten Teint zu haben, war dies ein eindeutiges Zeichen für Erfolg. Hatte nicht die Herzogin von Windsor die Wände ihrer Pariser Residenz in einem Farbton streichen lassen, der mit ihrem Puder harmonierte?

Neue Musen betraten die Bühne. Vor dem Objektiv großer Modephotographen – allen voran Richard Avedon, Irving Penn und William Klein – wurden Mannequins zu wahren Stars. Bettina, die Verkörperung des Pariser Chic, die beeindruckenden schönen Schwestern Parker, Barbara Britton (Lieblingsmodelle von Revlon), Dovima (Muse von Avedon) und Lisa Fonssagrives waren die Vorläuferinnen unserer heutigen Top-Models. In den Kulissen der Modephotographie gab es nicht immer einen Visagisten oder Coiffeur. Meist kreierten die Mannequins selbst ihren eigenen Stil. Wie Bettina, die über diese Zeit sagt: »Andere Mannequins haben mir beigebracht, wie man sich, immer dem Stil der Kleider entsprechend, schminkt. Doch einige Couturiers wollten überrascht werden; Jacques Fath liebte Neuerungen über alles und ließ uns alle Freiheiten.« Guillaume, ein ehemaliger Schüler René Rambauds, lud kurz nach Kriegsende die großen Modeschöpfer, Modisten und die Presse in seinen Salon in der Avenue Matignon und stellte seine neuen Frisurenkreationen an Mannequins vor, die er defilieren ließ. Diese vollkommen neue Präsentationsform erregte großes Aufsehen. Zwei Jahre später engagierte ihn Christian Dior für seine ersten Kollektionen. In der sechzehn Jahre währenden Zusammenarbeit kreierte Guillaume alle Frisuren für die Modenschauen von Dior. Er bevorzugte eine freie Stirn und klare Schnitte und verfeinerte das Raffinement der kunstvollen Chignons, genannt »Renaissance« oder »Versailles«.

Die Nägel trägt man lang und rot lackiert, ein Trend, der aus Amerika kommt. Werbeplakat für Peggy Sage.

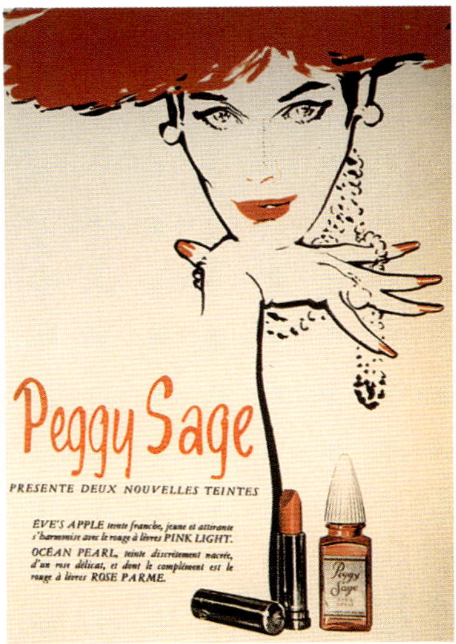

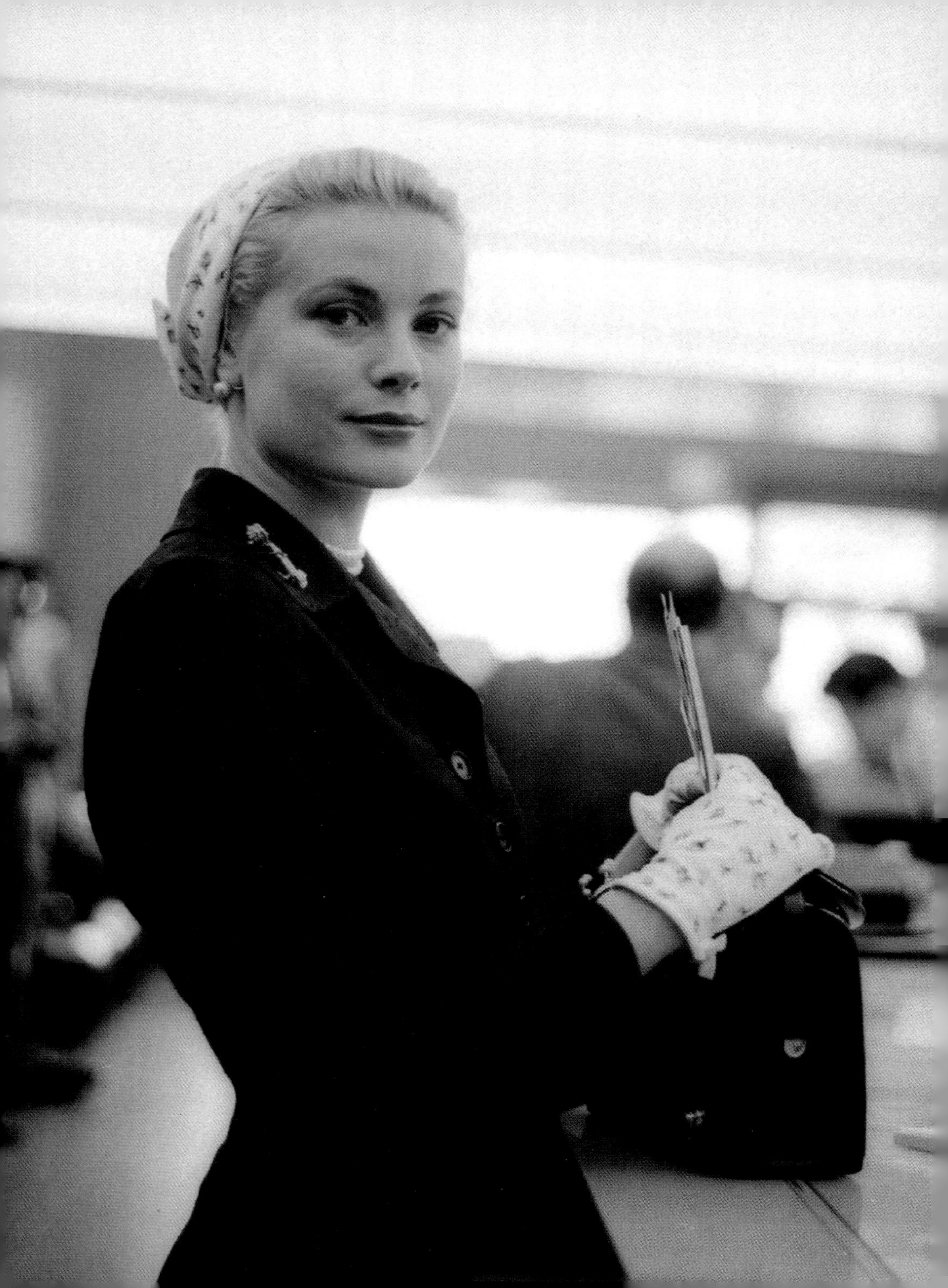

Zu der Zeit gab es nur wenige Visagisten für die Photosessions der Magazine. »Die Mannequins brachten ihren Schminkbeutel mit und machten alles selbst. Sie waren höchst professionell. Mädchen wie Sunny Harnett oder auch Joan Patchett wußten instinktiv, welches Schminkutensil sie wie benutzen sollten«, erzählt Eileen Ford, die 1946 ihre Modell-Agentur gründete. Gab es keinen Coiffeur, ging häufig die Moderedakteurin zur Hand. Die Mode liebte Chignons oder »Pferdeschwänze«, wie sie Brigitte Bardot zu Anfang ihrer Karriere trug. Kurze Haare ließ man in »Herrenwinkern« auslaufen, die die Wange umschmeichelten. Das Kolorieren der Haare für die breite Masse erlebte seine Anfänge – die Zahl der Anhängerinnen stieg von 500 000 auf zwei Millionen – ebenso wie die Benutzung von Lotions, um das Haar zu glätten und zu fixieren. Mit dem »Mädchen«-Look, den die amerikanische Schauspielerin Audrey Hepburn lancierte, kehrte der Pony zurück. Charles Revson, der Präsident von Revlon, ließ verlauten: »Die neue amerikanische Schönheit ist verführerisch und keß, dynamisch und zurückhaltend. Für die Männer sind es die sexysten Frauen der Welt!«

Die Schauspielerin Grace Kelly beweist, daß es möglich ist, gleichzeitig verführerisch und distinguiert zu erscheinen. Sie kreiert den Stil der »chicen Blonden«.

Die Kosmetikmarken investierten wachsende Summen in die Werbung ihrer Produkte. Zur Markteinführung ihres neuen Parfüms *Heaven Sent* ließ Helena Rubinstein die New Yorker Fifth Avenue mit einer Unzahl himmelblauer Luftballons dekorieren. Doch war Revson, den die gefürchtete Rubinstein den »*nail man*« nannte, in diesem Jahrzehnt als Meister der Raffinessen bis zu den Fingerspitzen, den rot, tiefrot lackierten Nägeln, marktbeherrschend. Estée Lauder, die den Markt der Pflegeprodukte schrittweise mit ihrer Linie »Youth Dew« eroberte, wurde durch die von ihr entwickelte, teuerste Creme der Welt, *Re-Nutriv*, zur Millionärin. Revson, der sich weigerte, seine Rivalin zu treffen – genauso wie dreißig Jahre zuvor Elizabeth Arden und Helena Rubinstein –, soll gesagt haben: »Ich treffe mich nicht mit der Konkurrenz. Ich zermalme sie.«

Ava Gardner, brünett, mit perfektem Körper und Hang zur Provokation.

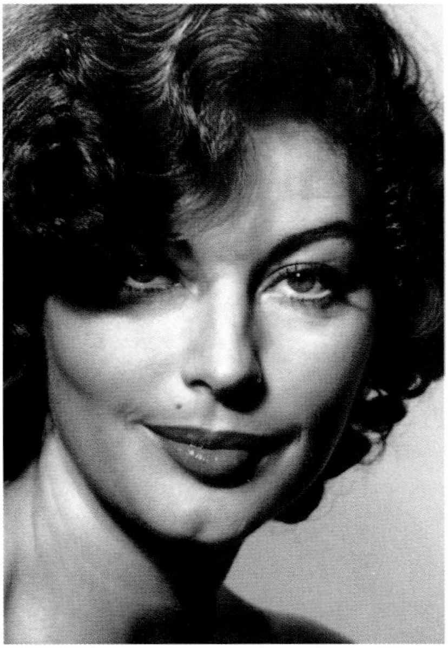

In Europa tauchten allmählich neue Marken auf. 1950 lancierte Roc die erste Produktserie hyperallergener Kosmetika; zwei Jahre später hatten Dermatologen aus Molitg-les-Bains Biotherm entwickelt, eine Linie von Cremes auf

Algenbasis; 1954 entstand mit Clarins ein Unternehmen, das Pflegemittel auf Pflanzenbasis herstellte: Vorläufer einer Tendenz, die sich künftig verstärkte.

Das Gesicht dieser Zeit, von einer durch Make-up sorgfältig hergestellten Blässe und mit graphisch betonten Zügen, setzte das Bild der Frau als Göttin daheim fort, die Frau als glattes und ma-kel-lo-ses Wesen! 1958 beschrieb das *Time Magazine* das Ritual der Schönheitspflege: »Es ist viertel vor sieben, und ihr Mann schläft noch, doch die hübsche Mrs. James Locke sitzt in ihrer Drei-Zimmer-Wohnung in San Francisco vor ihrem Schminktisch, ihr blondes Haar steckt unter einer Nylonhaube. Inmitten einer Unmenge von wohlriechenden Fläschchen, Tuben und Stiften verhält sie sich wie ein Alchemist. Sie entfernt die Nachtcreme, befeuchtet die Haut mit Eiswasser – und zeigt einen kurzen Augenblick ihr wahres Gesicht. Dann beginnt die Metamorphose. Sie verteilt eine Make-up-Grundierung im ganzen Gesicht, das damit zu einer blassen, ausdruckslosen Maske wird. Erst ein Hauch von hautfarbenem Puder, dann schattiert sie die Augenlider türkis, gibt ein Tröpfchen Parfum hinter jedes Ohr, auf die Schläfen, die Handgelenke und in die Armbeugen. Mit einem dunklen Stift zeichnet sie in einem kräftigen Bogen die Augenbrauen nach und tuscht die Wimpern mit Mascara. Zwanzig Minuten später kommt die abschließende Note: der orangefarbene Lippenstift, der zum Lack ihrer sehr langen Nägel paßt.« Nun, da sie bereit war, sich der Welt zu stellen, ging sie ins Büro. Die amerikanischen Frauen wie Mrs. Locke, vor allem die berufstätigen, gaben 1957 vier Milliarden Dollar für ihr »Schönheitsritual« aus.

Audrey Hepburn. Der »Audrey-Stil« fasziniert bis heute.

Fünfziger Jahre: In Wellen gelegtes, mit Haarspray fixiertes Haar, Eyeliner, rot geschminkter Mund.

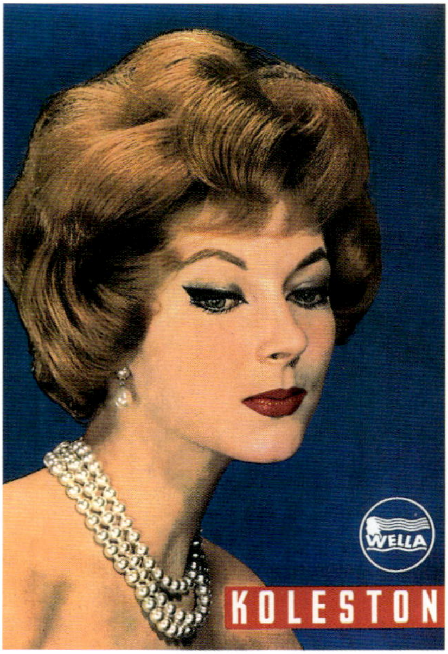

Gefördert durch Kino und Modejournale, vor allem durch das Magazin *Elle* unter der Chefredakteurin Hélène Gordon-Lazareff, setzte sich gleichzeitig der ganz andere Stil der Unschuldigen durch. Grace Kelly, Vivien Leigh und Audrey Hepburn verkörperten die chice Version dieses Stils, June Allyson oder auch Debbie Reynolds entsprachen eher der Version des »Mädchens von nebenan«. Ihre Waffe: Frische und Natürlichkeit. Mit kaum betonten Augenbrauen, hellen Lippen und Haaren, die das

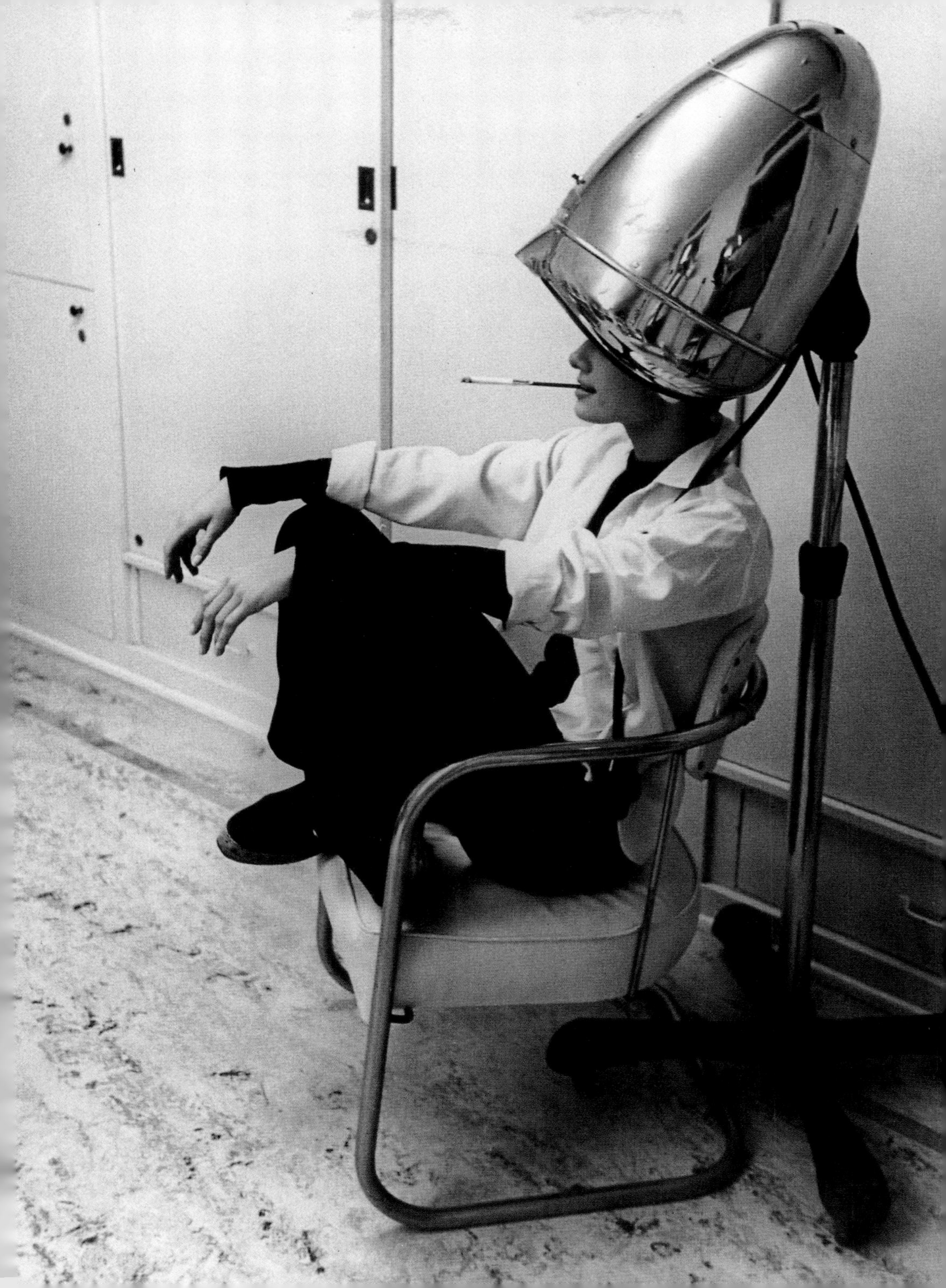

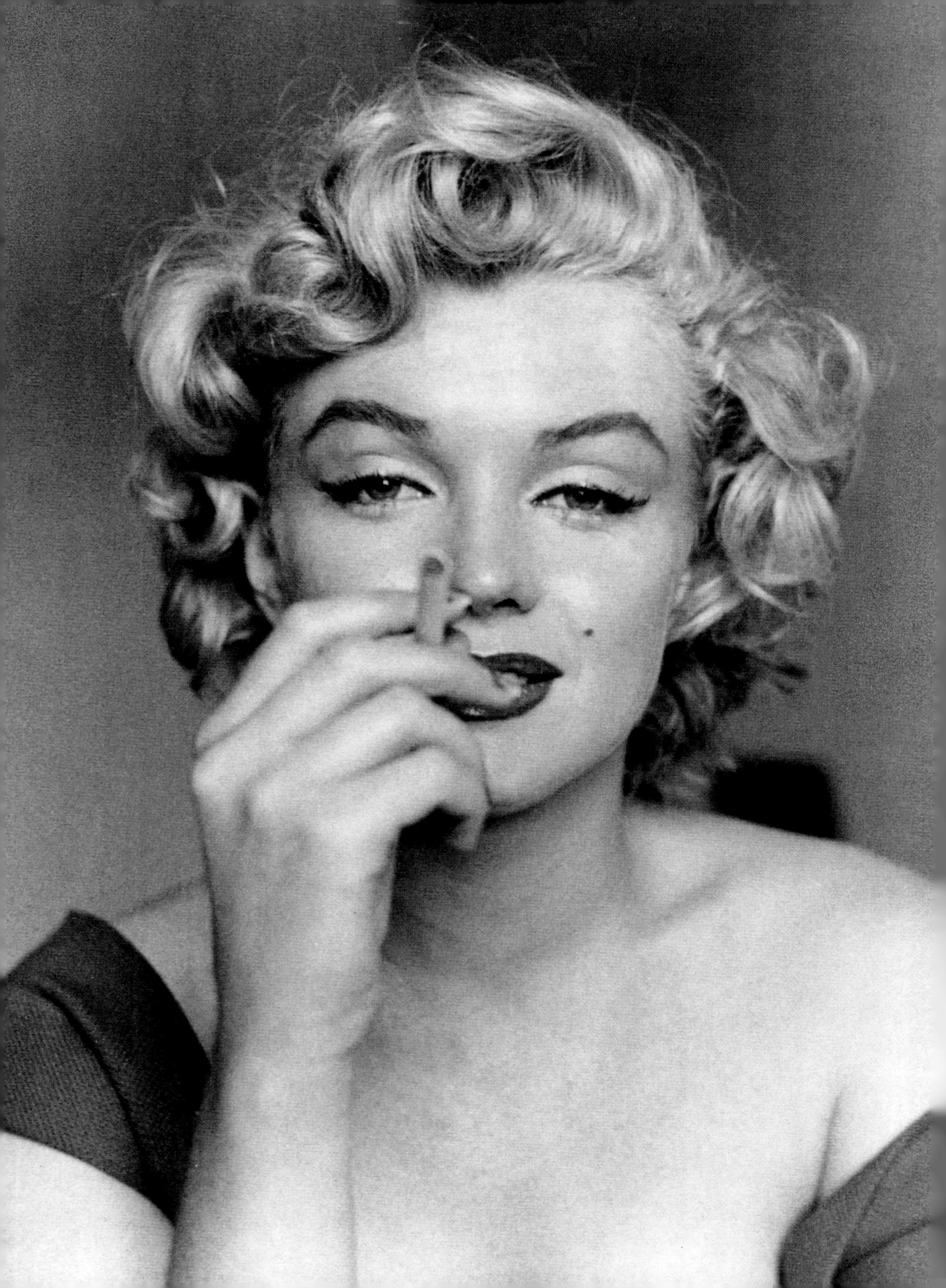

Gesicht einrahmten, existierte dieses Schönheitsmodell parallel mit seinem Gegenteil, voll sinnlicher Begierde, wie es Rita Hayworth, Ava Gardner oder Gina Lollobrigida darstellten.

Diese beiden gegensätzlichen Stereotypen vereinten sich in Marilyn Monroe. Der Star der Stars verkörperte das universelle Sexsymbol des Jahrzehnts und strahlte durch naive Provokation eine unheilvolle und befreiende Erotik aus. Ihr äußerst ausgesuchtes Make-up, das natürlicher war als das der »fatalen« Sirenen, aber viel schmeichelnder als das der »Mädchen von nebenan«, war das Ergebnis dreistündiger Arbeit: Grundierung, Puder, Lidschatten, Mascara, falsche Wimpern, Eyeliner, ein roséfarbener Lippenstift – darüber eine Schicht Vaseline, um dem Mund eine sinnliche Fülle zu geben – erschufen ein unvergleichliches Bild. Zur selben Zeit wurde in Frankreich eine junge Schauspielerin, die Roger Vadim für seinen Film *Und immer lockt das Weib* (1956) entdeckt hatte, mit derselben Mischung aus Naivität und Sinnlichkeit ebenfalls zum Sexsymbol des Jahrzehnts: Brigitte Bardot, Prototyp der Kind-Frau. Sie war achtzehn Jahre alt und versuchte nicht, wie dreißig zu wirken. Die Kriterien für ein schönes Gesicht veränderten sich unter dem Druck eines Kults, der sich in den Cafés von Saint-Germain-des-Prés und in den Ateliers von Greenwich Village entwickelt hatte: dem Kult der Jugend.

NATHALIE CHAHINE

Marilyn Monroe, während der Dreharbeiten zu *Niagara*, 1952.

Brigitte Bardot. Sie kreiert die »Choucroute«-Frisur: geschickt aufgetürmt und toupiert.

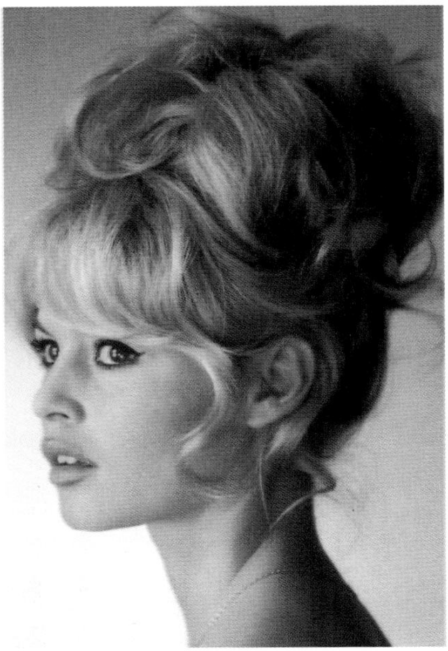

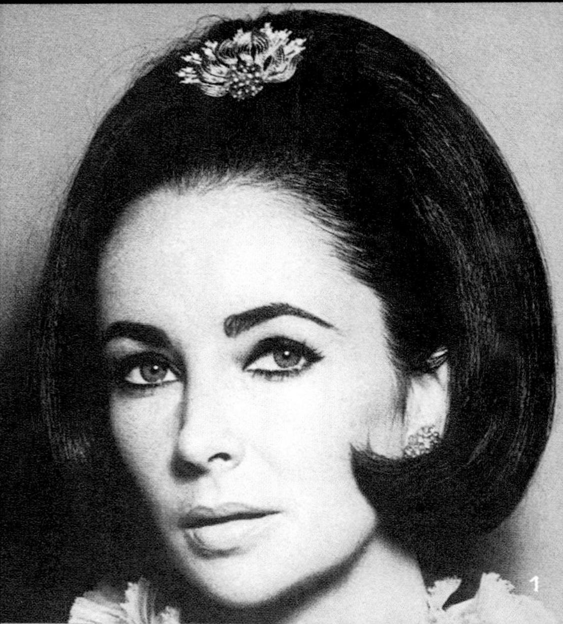

1

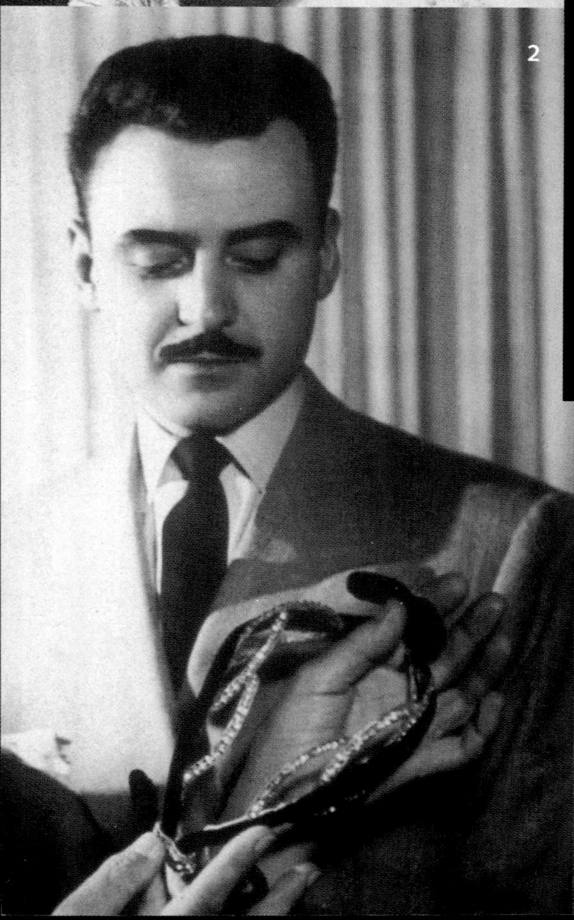

2

Alexandre de Paris

Seine Mutter, die sich eine Tochter gewünscht hatte, zieht ihm in seiner Kindheit Kleider an und läßt ihn lange Haare tragen. Alexandre Raimon erinnert sich, daß in ihm schon als Kind, als er seine Puppen frisierte, der Wunsch wach wurde, Coiffeur zu werden. Er verläßt sehr früh die Schule, um bei einer Friseurin in die Lehre zu gehen, und beginnt 1939 bei Antoine zu arbeiten. Während des Krieges begegnet er der Begum, und er kreiert für sie den »historischen Chignon«, in dessen erster Version sich goldene Kunstzöpfe durch das echte Haar ziehen und den er in den fünfziger und sechziger Jahren vielfach abwandelt. 1952 eröffnet er seinen eigenen Salon mit Namen »Alexandre de Paris« und wird zum gefeierten Coiffeur gekrönter Häupter und der Stars. Am Ende des Jahrzehnts lanciert er die Mode, kurzes Haar zu toupieren, eine Frisur, die etwa zehn Jahre lang modebestimmend ist.

1. **Joan Collins**, von Alexandre frisiert.
2. **Alexandre**.
3. **Coco Chanel und Alexandre**.
4. **Jean Shrimpton**, 1968, als »Sonne«, kreiert von den Schwestern Carita.
5. **Die Schwestern Carita**.
6. **Frisuren** von Carita.

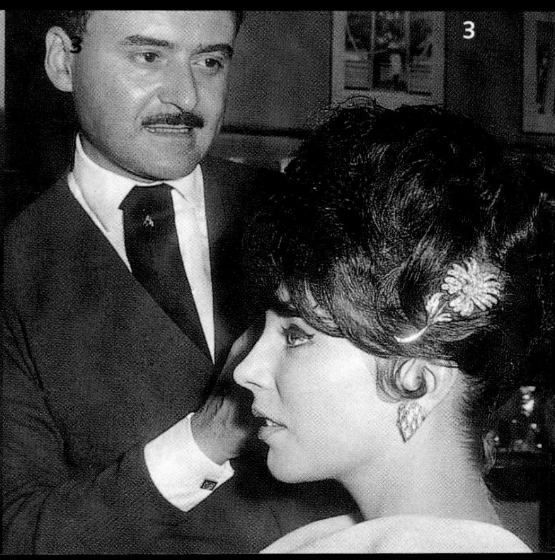

3

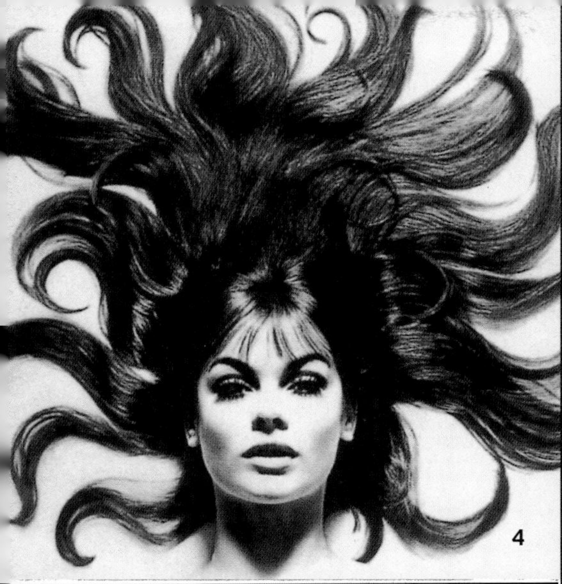

4

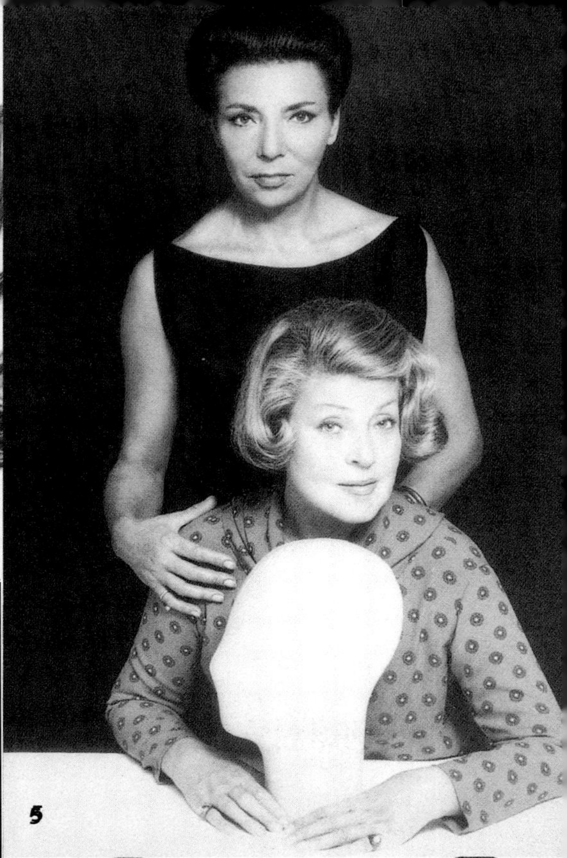

5

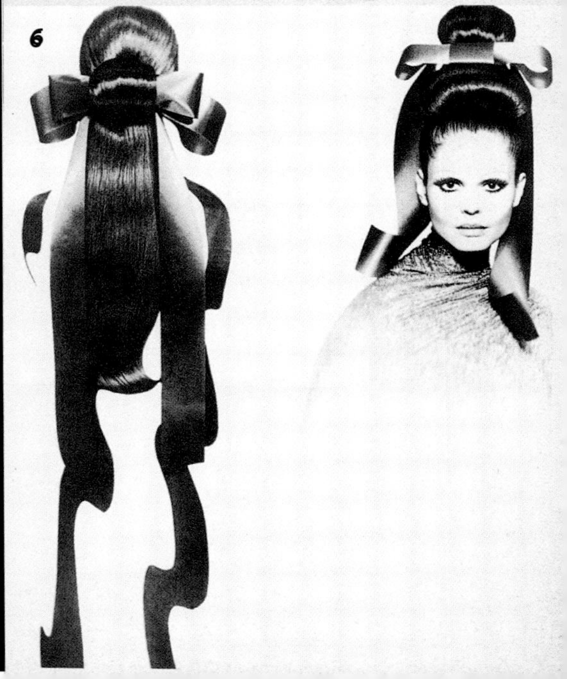

6

Die Schwestern Carita

Sie haben die berühmtesten Frauen beraten und frisiert. Sie haben den Look von Brigitte Bardot, Jean Seberg und Catherine Deneuve kreiert. Maria und Rosy Carita, Töchter spanischer Emigranten, haben in Toulouse ihre Karriere begonnen: Mit noch nicht einmal zwanzig Jahren eröffnen sie ihren ersten Salon. 1946 lassen sie sich in der Pariser Rue du Faubourg-Saint-Honoré nieder. Make-up, Kleidung, Zustand der Haut, Wahl der Accessoires, aber auch die psychische Verfassung ihrer Kundin werden geprüft, behandelt und verbessert. Sie eröffnen eine Kosmetikschule, bringen außerdem Accessoire-Linien heraus, bis sie sich 1968 auf das noch wenig entwickelte Gebiet der Herrenfrisuren wagen. Nach dem Tod der Schwestern übernimmt Shiseido 1986 das Unternehmen.

Schönheit

Die sechziger Jahre

London herrschte uneingeschränkt über die *swinging sixties* und diktierte die Trends in allen Lebensbereichen, vor allem in Schönheit und Mode. Die vom englischen Photographen David Bailey entdeckte Jean Shrimpton, mit Spitznamen »the Shrimp« (die Garnele), erschien im Laufe des Jahres 1965 auf mehr als dreißig Titelseiten. Sie verkörperte am besten den Stil der *Chelsea girls*: jugendliche Silhouette, Minirock und lange Beine, langes Haar mit Pony und ultrageschminkte Augen. Auch Julie Christie, Patti Hansen, Penelope Tree, Cynthia Hampton sowie Jane Birkin, Françoise Hardy, Françoise Dorléac und Catherine Deneuve, die David Bailey heiratete, entsprachen diesem Typ.

Als »the Shrimp« einen Vertrag mit Yardley unterschrieb, erschütterte sie nachhaltig das Image dieser altehrwürdigen Traditionsmarke, die dadurch neue Popularität gewann ... auch wenn Jean Shrimpton »in einem Rock, der über dem Knie endet, ohne Hut und ohne Handschuhe!« Melbourne schockierte, wo sie eine Werbereise für eine Stoffmarke hinführte. Eine wahre Revolution in der Welt der Schönheit und der Mode bewirkte Twiggy, von der *The Times* schrieb, sie ließe »an die Garbo und Carole Lombard denken«. Mit einem Jungenhaarschnitt, den Léonard, der kommende Starfriseur des *swinging London*, kreiert hatte, und mit extrem betonten Augen – ein bananenförmiger Strich in der Lidfalte rahmte das Oberlid ein, am Unterlid waren mit Eyeliner Wimpern aufgemalt – posierte sie mit puppenhaftem Schmollmund und betörte, laut ihrem »boy friend« und Mentor Justin de Villeneuve, eine ganze Generation. »Junge oder Mädchen?« fragte *Paris Match*, als ein Photo von ihr auf der Titelseite der Zeitschrift erschien. »*This is the face of 66*«, erklärte über eine ganze Seite Deirdre McSharry, Moderedakteurin des *Daily Express*. »Vor drei Wochen hat sie die Schule beendet, und nun verdient sie schon hundert Pfund pro Woche!«

Bei Raymond, einem Londoner Modefriseur der sechziger Jahre, begann Vidal Sassoon zu arbeiten, schon bald der berühmtere von

Twiggy. Gespielte Naivität: unschuldiger Mund, kindliche Grübchen und getuschte falsche und echte Wimpern, um die Augen größer wirken zu lassen.

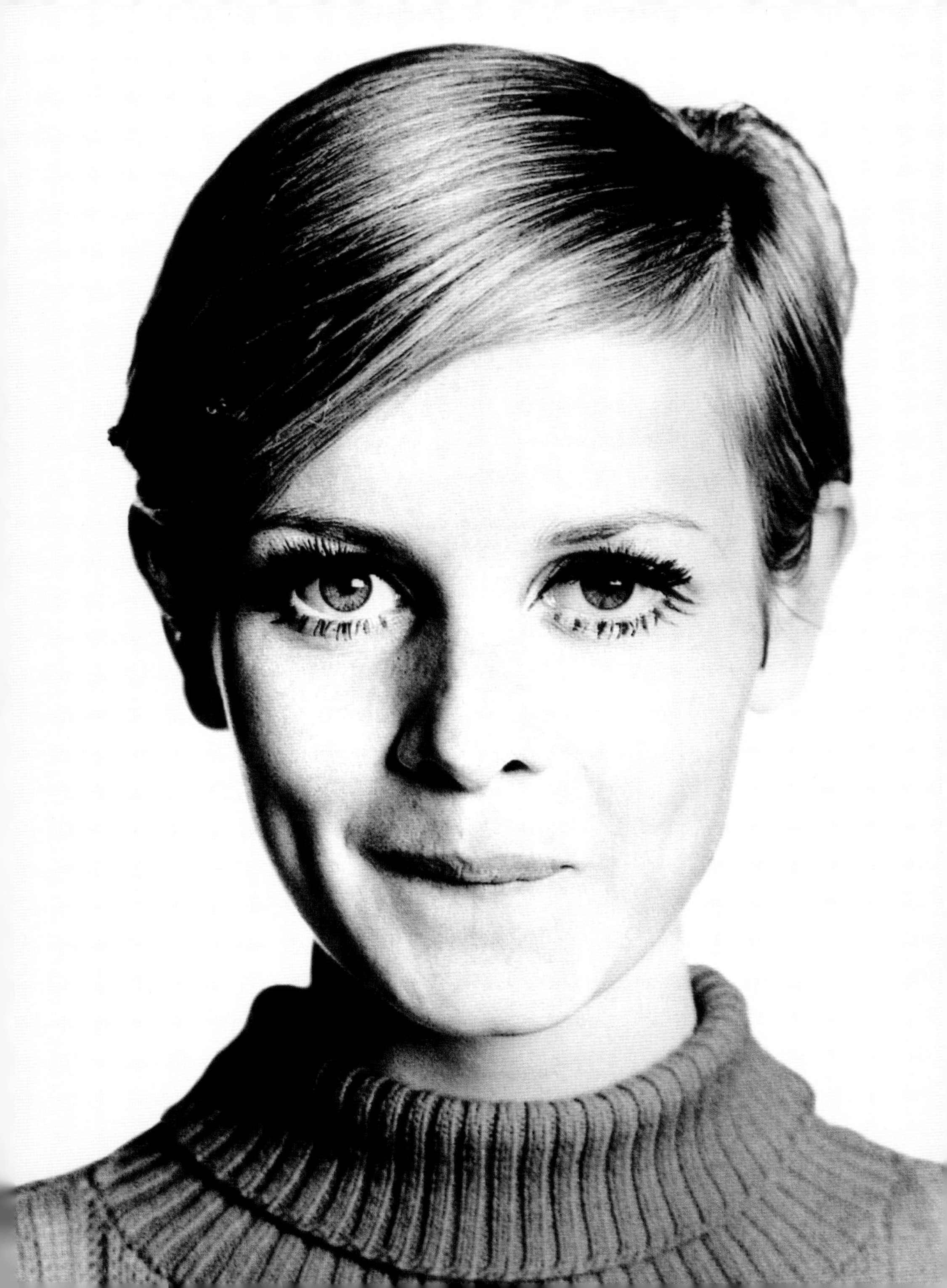

beiden. »The Shape« von Vidal Sassoon war ein graphischer Schnitt mit asymmetrischen Linien, den er kompromißlos ausführte. »Wenn sie nicht zufrieden sind, müssen sie woanders hingehen«, sagte er über die Kundinnen. Als er seinen eigenen Salon in der Bond Street eröffnete, setzte er den freien Nacken und ins Gesicht fallende Strähnen durch, bei denen jeder Winkel eines jeden einzelnen Haars betont wurde. Peggy Moffit, Muse von Rudi Gernreich, trug zu seiner Popularität bei, vor allem durch ihren Auftritt, neben anderen Mannequins, in der berühmten Op-art-Schminkszene des Films *Qui êtes-vous Polly Maggoo?*.

Im Jahr 1963 kreierte Vidal Sassoon den »Bob«, einen Schnitt, den sich auch Mary Quant zulegte. Sie entwarf für die *Chelsea girls* eine internationale Unisex-Mode. Und in ihren Boutiquen fand man Kleidung für Teenager, die diese auch bezahlen konnten: Miniröcke, Hängerkleidchen, Sweatshirts »*poor boy*«, hohe Stiefel und seit 1965 auch eine komplette Kosmetiklinie, hergestellt vom Unternehmen Gala, das hier zum ersten Mal die spezifischen Vorlieben und den Geschmack junger Mädchen berücksichtigte.

Jean Shrimpton. Ihr Stil wird von einer ganzen Generation junger Frauen nachgeahmt, die vom »*Chelsea look*« fasziniert sind.

Penelope Tree in einer Werbekampagne für Kosmetik von Mary Quant.

Aufmachung und Verpackung der Produkte von Mary Quant boten etwas völlig Neues – Dosen und Etuis aus schwarzem Plastik, bedruckt mit der berühmten weißen Blume –, und auch die Werbesprache erfand sie neu. Der Erfolg war ungeheuer: Sie exportierte Waren im Wert von 12 Millionen Dollar. Mary Quant ließ die Farbstifte von Caran d'Ache wieder aufleben, gab ihren Produkten amüsante Namen wie *Come Clean Cleanser* und kreierte eine schwarze rechteckige *Paint Box*, die Stifte, Puder, Lippenstifte und Bürstchen enthielt. 1970 ging sie noch einen Schritt weiter: Ihre weltweite neue Werbekampagne drehte sich um ein Make-up »fürs Liebemachen«. Wiederum eine soziale Revolution. »Wir wollen Produkte auf den Markt bringen, mit denen eine junge Frau mit ihrem Freund ins Bett gehen kann, ohne daß sie sich Gedanken über ihr Make-up machen muß«, sagte Sue Stewart, Mary Quants Kreativassistentin. Die Farben waren kräftig, klar und authentisch: leuchtendes Rosé, Gold, Grün, Violett oder Orange für den *Day Glow*. Mary Quant kreierte Stifte für alle Gesichtspartien, malte Blumen um die Augen und ersetzte den Puder durch Gels,

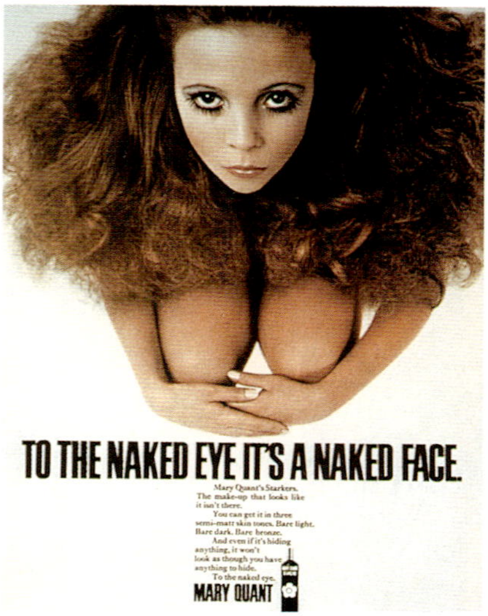

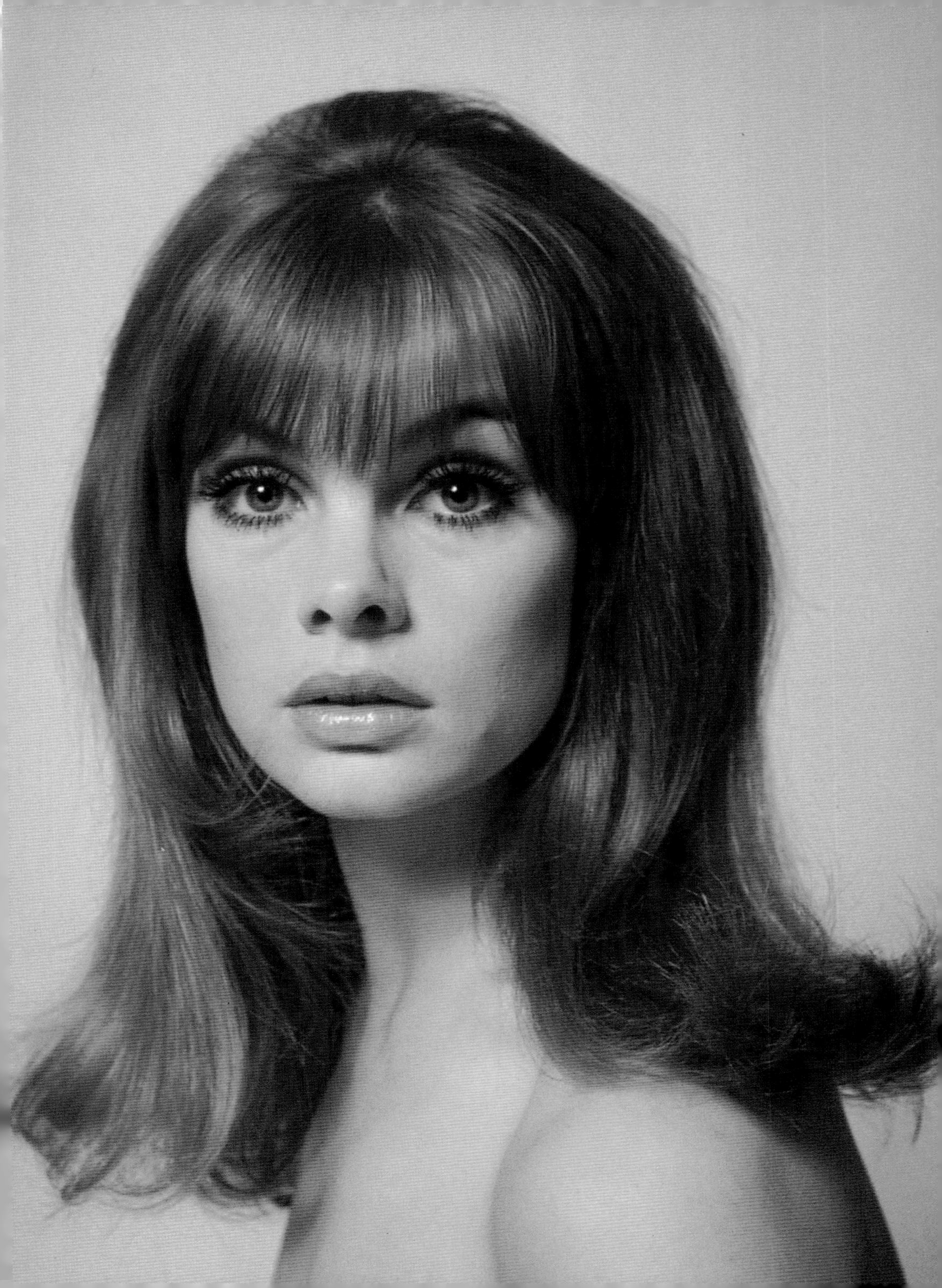

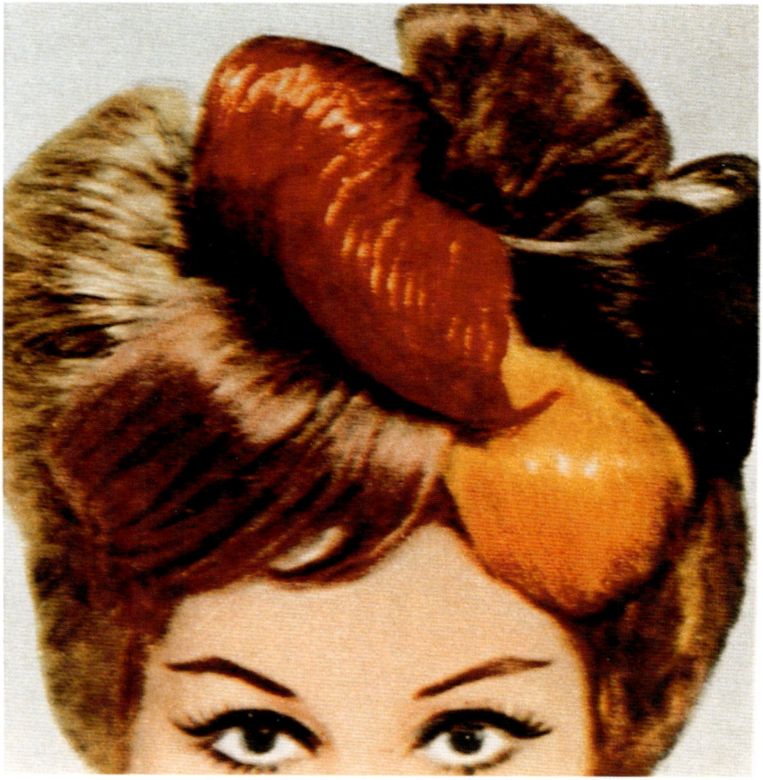

1960. Synthetische Kolorationen ermöglichen Haarfarben wie bei dieser Werbung für das Shampoo *Belle Color*.

damit die Poren nicht verstopften. All diese noch nie dagewesenen und kostengünstigen Produkte gehörten in die neue Sprache des »Pop«.

Die Vereinigten Staaten erlagen wie die übrige westliche Welt dem unglaublich produktiven Charme des britischen *Swing*. Der Erfolg wurde zum Freudentaumel, als die Beatles und auch Twiggy in Amerika eintrafen, wo gerade Elvis Presley und die Beach Boys tonangebend waren. Mit schwarzen Strümpfen, einem Haarschnitt von Sassoon und kohlrabenschwarz geschminkten Augen wurde Edie Sedgwick, die Muse Andy Warhols, zur Verkörperung einer jungen, am Leben leidenden *underground*-Generation. Die Zeitschrift *Glamour* erschien nun in einer komplett neuen Aufmachung und wandte sich direkt an die Teenager, denen sie, vor allem der Jugend in der Provinz, zeigte, wie man sich im Look der *sixties* kleidete. Der Friseur Kenneth kreierte das *swinging hair*, und Giorgio Sant'Angelo entwarf eine neue, mit der Tradition brechende Mode. Ali MacGraw brachte die ganze Welt mit *Love Story* zum Weinen und wurde zur Kultschauspielerin der Sechziger.

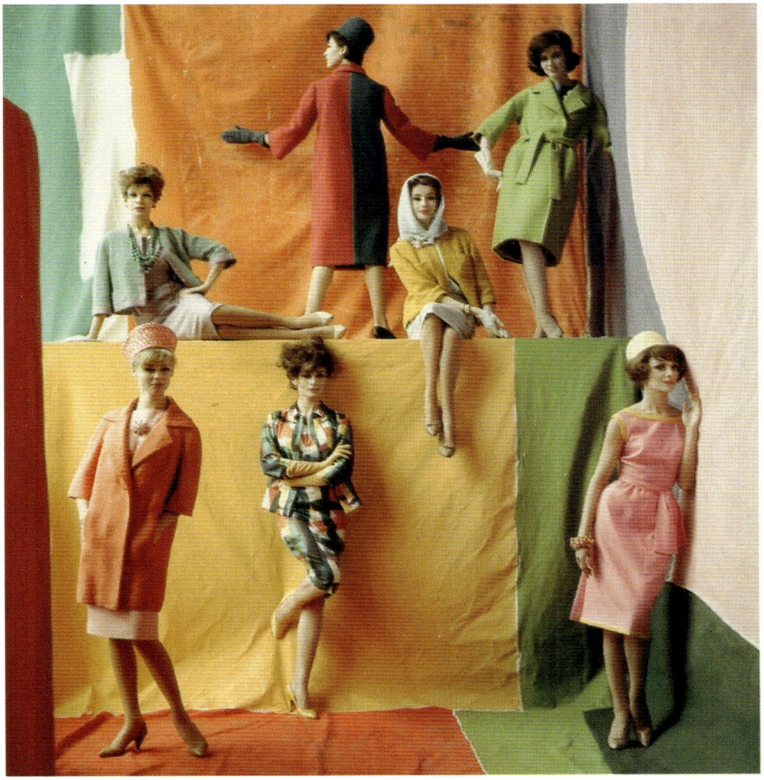

Mode, photographiert von Milton Greene in den Sechzigern.

In Frankreich sorgte der phänomenale Erfolg der Fernsehsendung *Salut les copains* von Daniel Filipacchi, ausgestrahlt auf Europe 1, für die neue Parole: »Platz für die Jugend«, die durch die immer bedeutendere Rolle der Medien große Verbreitung fand. Eine ganze Generation inspirierte sich am Pop, der aus der amerikanischen Rock-Kultur hervorgegangen war. Sheila sang *L'école est finie*, Françoise Hardy *Tous les garçons et les filles de mon age* und Sylvie Vartan *La plus belle pour aller danser*. Mit respektlosem Vergnügen blätterte man in der neuen englischen Zeitschrift *Honey*, die ein Make-up, das zu zurückhaltend und konventionell war und nun langsam aus der Mode kam, ins Lächerliche zog. Und man kopierte alles, was die Augen betonte, mit falschen Wimpern, manchmal zwei oder drei Lagen übereinander! Der Modephotograph Guy Bourdin ließ sogar transparente Fliegenflügel, die anschließend mit Eyeliner geschwärzt wurden, um die Augen der Mannequins kleben, um ihnen eine neue Schattierung hinzuzufügen. Jean-Luc Godard entdeckte Jean Seberg für *À bout de souffle* (»Außer

Atem«). Frisch, klar, blond und mit kurzgeschnittenem Haar hatte sie bedeutenden Einfluß auf die Mode, einige Zeit später gefolgt von der Amerikanerin Mia Farrow.

Brigitte Bardot, die sich auf dem Höhepunkt ihrer Karriere befand, verkörperte mit ihrem sehr persönlichen Stil die entgegengesetzte Facette dieser Zeit, die aber mindestens ebenso frei und sexy war. Die jungen Frauen versuchten ihre Frisuren nachzuahmen, die wilde Mähne des langen glatten Haares oder auch ihre üppig aufgesteckte »Choucroute«-(Sauerkraut-)Frisur, die Jean Berroyer, Coiffeur bei Dessange, für sie kreiert hatte. In einem Interview mit der Zeitschrift *Elle* erklärte sie, sie würde Trockenshampoos und blasse Lippenstiftfarben benutzen. »Ich schminke mich in fünf Minuten. Drei Striche mit dem Stift, piff, paff, und fertig ...« In Wirklichkeit aber legte sie wie die meisten jungen Frauen dieser Zeit großen Wert auf das Augen-Make-up. Sie benutzte einen schwarzen Stift, um die »Banane« in die Lidfalte zu zeichnen, und verteilte anschließend Lidschatten mit den Fingerspitzen. Andere nahmen falsche Wimpern oder malten sich mit Eyeliner Wimpern auf. Die Augen mußten groß – und schwarz sein! Daher auch der Erfolg der *Long Lash Waterproof Mascara*, die Helena Rubinstein 1964 herausbrachte.

Das (1,83 m) große deutsche Mannequin Veruschka, geborene Vera Gottlieb Gräfin Lehndorff, trieb die Make-up-Kunst jedoch am weitesten. Photographiert von Rubartelli, David Bailey, Irving Penn und Richard Avedon und 1967 von Michelangelo Antonioni in seinem legendären Film *Blow-up* verewigt, verlieh sie durch ihre kunstvollen Verwandlungen, die das Ergebnis kräftezehrender und beachtenswerter Geschicklichkeit waren, jedem Photo einen theatralischen Touch, so daß jedes einzelne zu einem einzigartigen Ereignis wurde. Veruschka erschien auf den Titelseiten aller Zeitschriften und faszinierte durch ihre Metamorphosen, vor allem als sie eine raubkatzenartige Schönheit, den »*Jungle Look*«, darstellte. Sie benutzte stets eine Grundierung, um dem Teint eine gleichmäßige Tönung zu geben, doch den Hauptakzent legte sie auf die Augenbrauen, in die sie mit einem Kleber, den sie mit einer Zahnbürste auftrug, falsche Härchen hineinklebte. Die höchst kreative Veruschka weitete ihre Versuche über das Tarn-Make-up bis

Op-art für Paco Rabanne: eckig geschnittene Perücke und bis zum Brauenbogen reichendes Augen-Make-up, das das Muster des Ohrhängers aufnimmt.

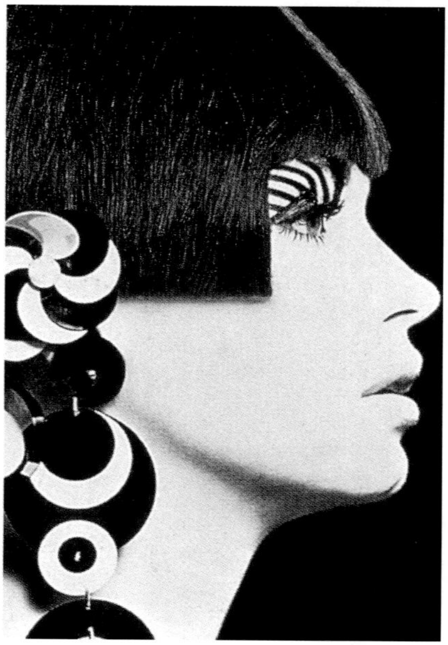

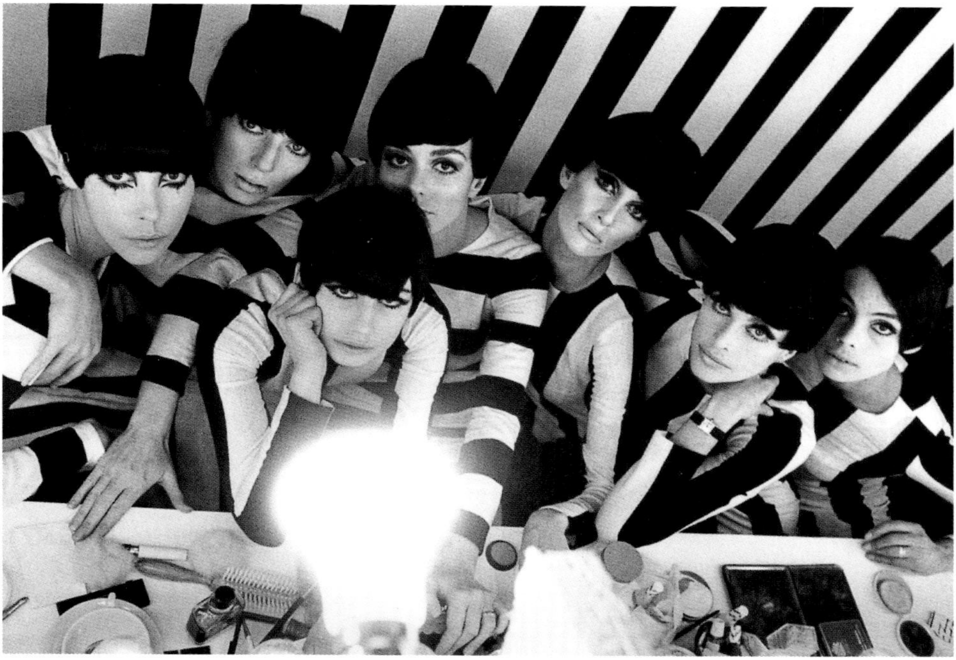

Qui êtes-vous Polly Maggoo? In der Garderobe: Mannequins im Film von William Klein.

zum *body painting* aus, bei dem sie ihren ganzen Körper mit einer Mischung aus Goldpuder und Paraffin bemalte.

Eine der bedeutendsten Hinwendungen zur Konsumgesellschaft setzte mit einer massiven Welle neuer Kosmetikprodukte ein, die immer subtiler und vielseitiger und zudem unentwegt durch neue Produkte ersetzt wurden. Diese kreative Genialität ging von drei führenden Geschäftsfrauen und Kultfiguren der Schönheit aus: Helena Rubinstein, Elizabeth Arden und Estée Lauder. Durch sie entwickelte sich die Kosmetik zu einer wahren Industrie, die nun ein fester Bestandteil der Marktwirtschaft wurde.

Die Kosmetikmarken banden allmählich junge Visagisten an sich, die im Laufe des folgenden Jahrzehnts berühmt wurden. Das Haus Christian Dior beauftragte 1968 den talentierten Serge Lutens, sein Schönheitsideal zu kreieren. Jacques Clemente, später, zwischen 1978 und 1982, Starvisagist bei Elizabeth Arden, erhielt in dieser Zeit bereits zahlreiche Aufträge von Peter Knapp, dem Art Director der Zeitschrift *Elle*. Tyen, der Visagist von Revlon, entwickelte eine breite Farbpalette für Lippen und Nägel, die diese Marke weltweit zum Marktführer bei Lippenstiften und Nagellacken werden ließ.

Zu dieser Zeit machten Hochglanzphotographien das Renommee und den Glamour von Modemagazinen aus, bei denen große Photographen nur das eine Ziel verfolgten: Schönheit erhaben darzustellen. Bei den Französinnen war ein wahrer Konsumrausch zu beobachten. Make-up-Produkte wurden zur Speerspitze verschiedener Marken, und im Laufe der Jahre festigten sich zwei große Tendenzen: Zum einen ging es hin zu Produkten, die die Illusion eines natürlich perfekten Teints herstellten, und zum anderen waren es Fards, die aufgrund von hoch entwickelten Pigmenten besonders kostbar waren. 1965 hielten der Minirock und die »Mondrian«-Kleider von Yves Saint Laurent spektakulären Einzug in die Haute Couture, und zur gleichen Zeit feierte Johnny Hallyday seinen ersten großen Erfolg im Pariser Olympia. Courrèges stimmte ein ganzes Arsenal von Schönheitsprodukten auf seine Kleider ab. »Ich benutze farbige Perücken aus Dynel wie ein Make-up und unterstreiche deren künstlichen Charakter durch geometrische Formen und ein übertriebenes Augen-Make-up.« Das Haus Leclabart, das im Jahr zehntausend Haarteile und Perücken herstellte, konnte der Nachfrage nicht mehr gerecht werden. Man erweiterte das Angebot mit Perücken aus einer neuen synthetischen Faser, dem Kanekalon, und die Produktion erreichte zehntausend pro Monat. 1966 zeichnete der amerikanische Photograph und Filmemacher William Klein mit *Qui êtes-vous Polly Maggoo?* ein unbarmherziges Bild der Kulissen der Modewelt. Er selbst arbeitete als herausragender Modephotograph, insbesondere für die amerikanische *Vogue*, deren damaliger Art Director, Alexander Liberman, ihn 1954 engagiert hatte. Doch betrachtete er die modische Welt der Schönheit unter einem kritisch-ironischen Blickwinkel. Mit diesem Film legte er ein packendes und sehr exaktes Zeugnis dieser Jahre ab.

Die sechziger Jahre standen in erster Linie im Zeichen der Jugend, die sich ihrer selbst bewußt wurde: Frechheit, Spott und Freiheit hieß das Motto. Die von Daisy de Galard produzierte französische Fernsehsendung *Dim Dam Dom* offenbarte sehr gut die Geisteshaltung am Ende dieses Jahrzehnts, an dem man sich für die Hippie-Mode und das leuchtend farbige psychedelische Make-up begeisterte. Die

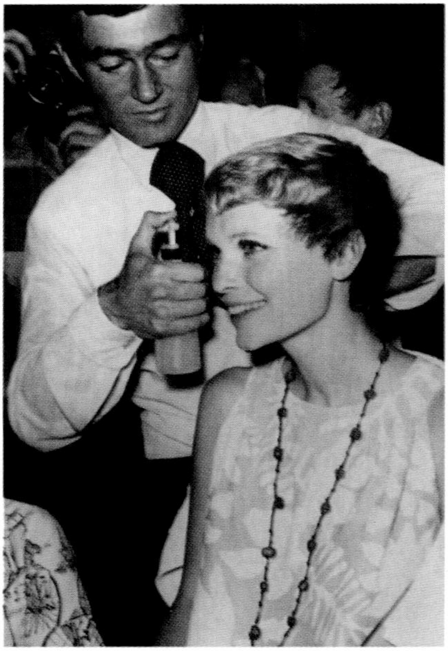

Jean Seberg, 1961. Ihr Jungenhaarschnitt im Film *À bout du souffle* (»Außer Atem«) von Jean-Luc Godard wird zum Ereignis.

Mia Farrow, 1968. Durch Vidal Sassoon findet sie ihren eigenen Look.

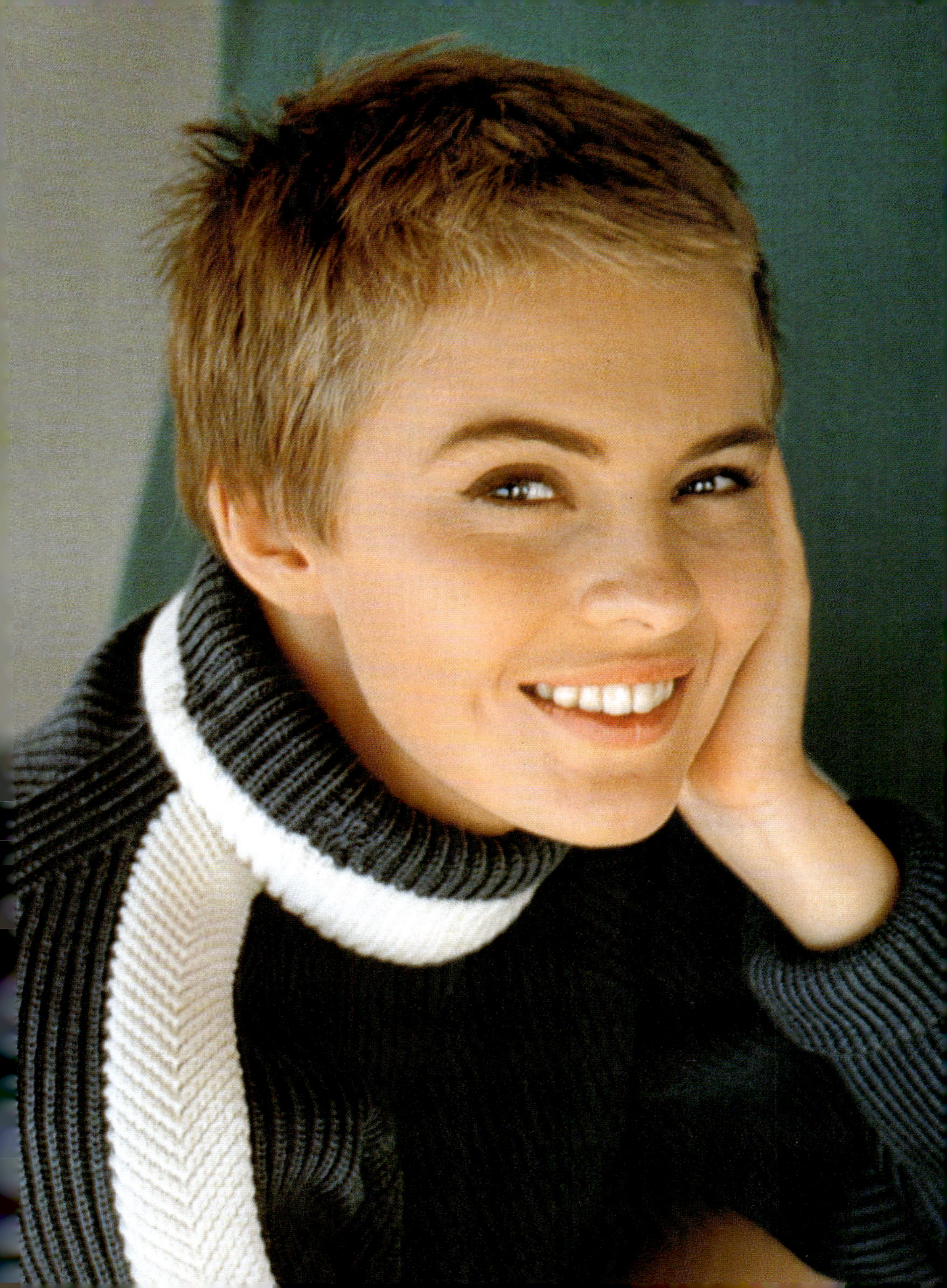

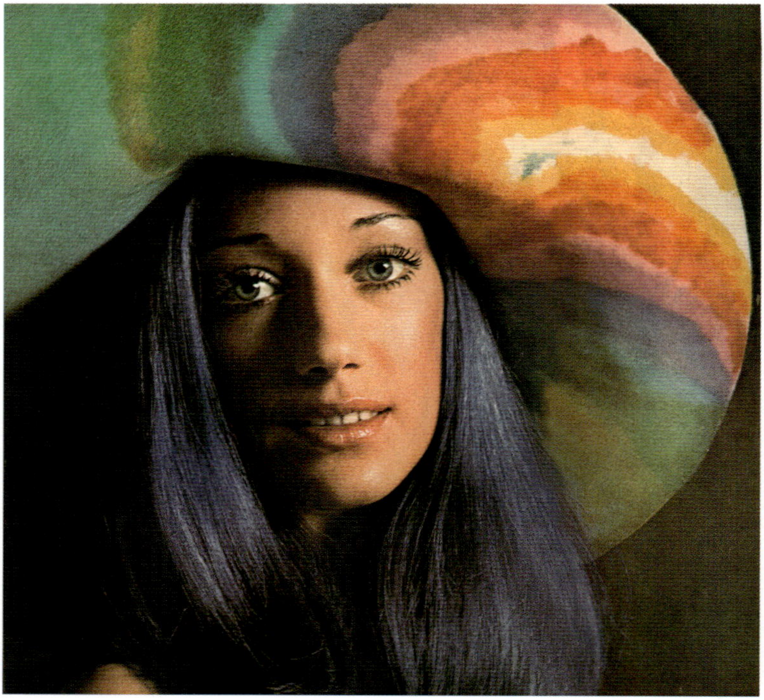

Marisa Berenson, photographiert von ihrer Schwester Berry für *Vogue*, 1970. Das von allen Photographen vergötterte Cover-girl beginnt dank Lucchino Visconti eine erfolgreiche Kinokarriere.

Randbewegungen der Jahre 1960 bis 1970 sollten also die neuen Vorstellungen von Schönheit prägen und schließlich zur Ethno-Mode, zu *body art*, zu *pop art* und *flower power* führen. Allmählich verschwand das Bild des Teenagers, der jungen Heranwachsenden, aus der Mode. Die weitaus engagiertere und weniger frivole Generation der Siebziger war auf dem Vormarsch.

FRANÇOISE MOHRT

Veruschka. »Flower power«-Make-up, erschienen in der amerikanischen *Vogue*, April 1964.

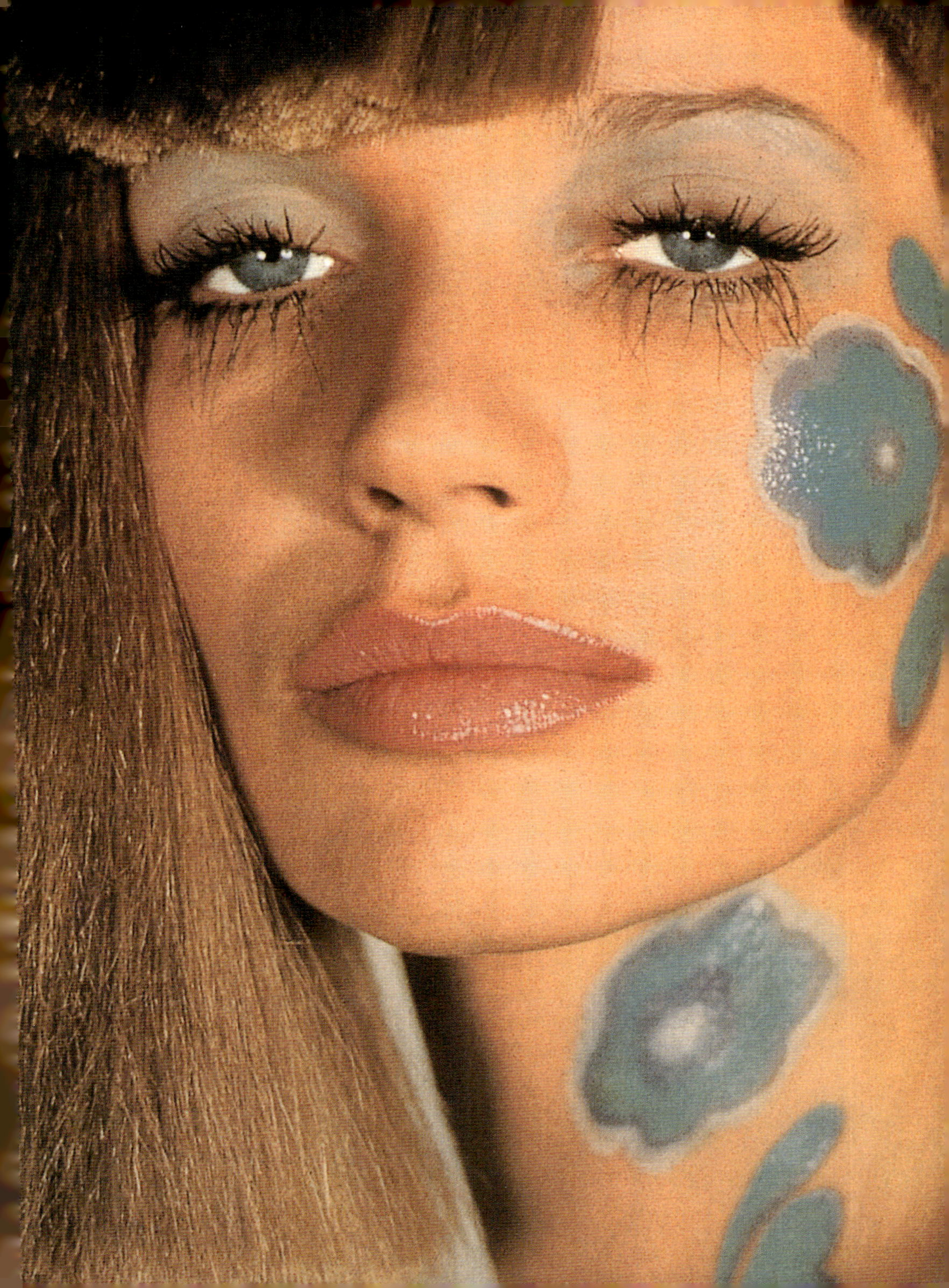

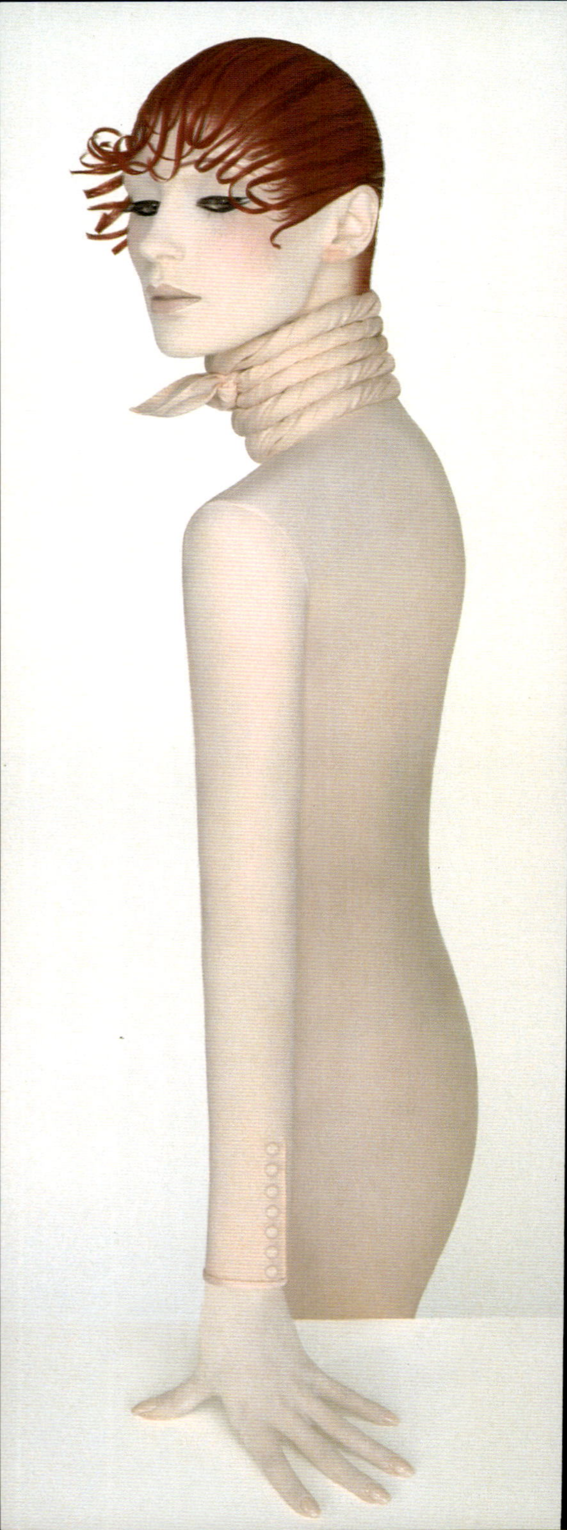

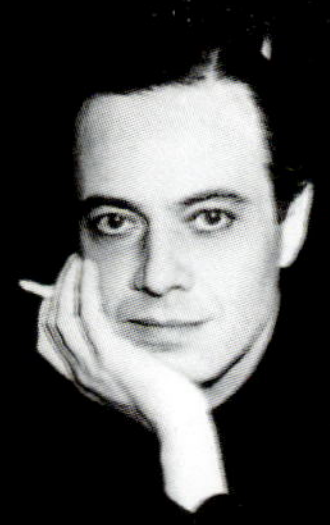

Serge Lutens
Anfang der sechziger Jahre taucht ganz vorne in der internationalen Schönheits- und Modeszene ein junger talentierter Visagist auf. Serge Lutens arbeitet mit den berühmtesten Photographen zusammen, von Richard Avedon bis zu Guy Bourdin, und verwandelt die Schönsten der Schönen, von Veruschka bis zu Jean Shrimpton. 1968 bindet ihn das Haus Dior an sich; mit großem Erfolg. 1980 macht ihn die japanische Kosmetikmarke Shiseido zu ihrem künstlerischen Direktor, der für den Stil und das internationale Image verantwortlich ist. Über die Make-up-Kunst hinaus wird Serge Lutens eine Kultfigur der Schönheit – durch seine Kosmetikkreationen, Make-ups und Parfüms sowie durch Photographien, Werbefilme, Bücher und Ausstellungen, in denen er ein Phantasiewesen, die Quintessenz einer idealisierten Weiblichkeit, bis ins Unendliche variiert. »Alles was ich auf diesem immens großen Gebiet der Schönheit gewollt habe, gehört zu einer Vision, einer Vision des Augenblicks in der Kontinuität meiner Geschichte. Ich rechtfertige nichts.«

Oben: **Serge Lutens**. Selbstportrait.
Links: **Illustration für Shiseido, 1997.**
Rechts: **Make-up Dior 1968**. Gesicht, mit Gelb betont; und mit Netzhaube.

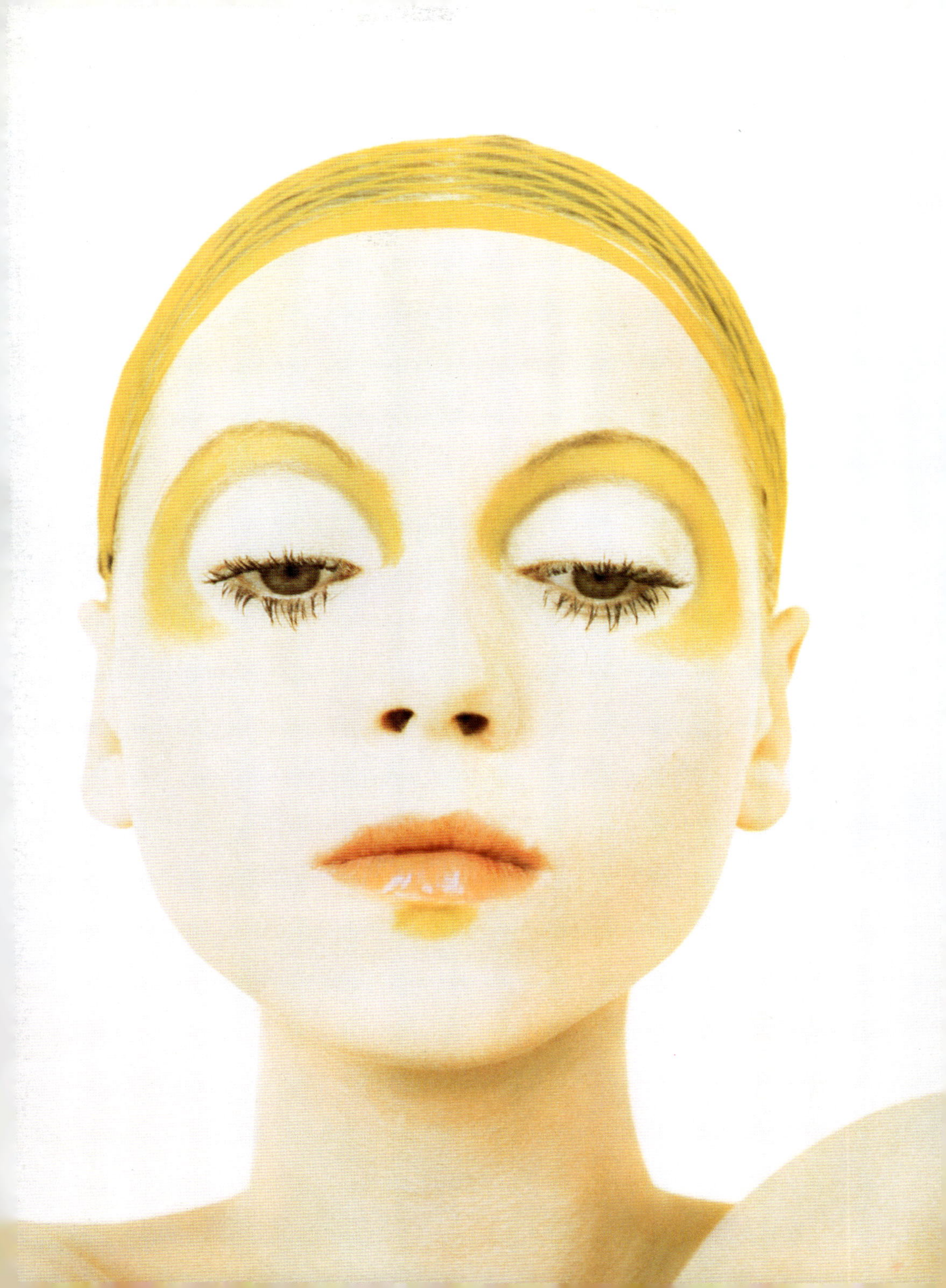

Schönheit

Die siebziger Jahre

Das Musical *Hair* kündigte triumphierend die siebziger Jahre an, in denen man mit allen Tabus brach und sich alle Freiheiten nahm. Die Haare wurden zum Symbol, Ausdruck einer neuen Generation auf der Suche nach Veränderung und Anerkennung. Lange Haare für die Männer, »Afro«-Look für die Schwarzen – Freiheit für das Haar! Neue Frisiertechniken entwickelten sich. Das Einrollen der feuchten Haare auf Roßhaarwickler verschiedener Größen hatte bauschige, hochtoupierte Frisuren ermöglicht. Nun wurde manuell mit Fön und Bürste getrocknet, wie beim Herrenfriseur, womit man das Haar aufbauschen, glätten oder locken konnte ... Diese neue Technik, vom Haus Lorca auf den Namen »brushing« getauft, ging um die Welt und profitierte vom internationalen Erfolg des Films *Shampoo* (1975), in dem Warren Beatty das ausschweifende Leben eines Hollywood-Friseurs – manche meinten, Gene Chacove zu erkennen – darstellte. Zur selben Zeit verstärkte sich der Einfluß Sassoons. Nachdem er die Mode der Messerschnitte lanciert hatte, mit denen er wahre Haarskulpturen kreierte (Jean Seberg, Zizi Jeanmaire), entwickelte er ständig Neues und blieb ganz vorn in der Szene der siebziger Jahre. Junge Friseure tauchten auf und grenzten sich durch gewagte Looks ab, bei denen sie Haar für Haar schnitten – Maniatis, Harlow oder auch Jean-Louis David, sie eröffneten ihre Salons und Filialen. Üppige Mähnen und geometrische Unisex-Looks bestanden nebeneinander. Die Haarpflegeprodukte boomten. Der Haarspray hieß Elnett; und das Haarwasser Petrole Hahn; letzteres hatten ein Genfer Pharmazeut und ein Drogist aus Lyon gemeinsam entwickelt, und es tat einem rasierten Schädel ebenso gut wie der langen Haarpracht. In Frankreich erschien 1974 »Phytoplage« von Patrick Alès, die erste Sonnenpflegelinie für das Haar. Tatsächlich setzten sich in den siebziger Jahren die Frauen unerbittlich der Sonne aus, ohne über die schädlichen Folgen für die Haut, die sich ohne Sonnenschutz einstellen könnten, nachzudenken. So nach und nach machte sich am Strand die Mode

Farrah Fawcett, 1976. Mit ihrer üppig und ungebändigt fallenden Lockenkaskade lanciert sie das »kontrastierende Blond«. Die Haarpracht der Schauspielerin war mit 850 000 Franc versichert.

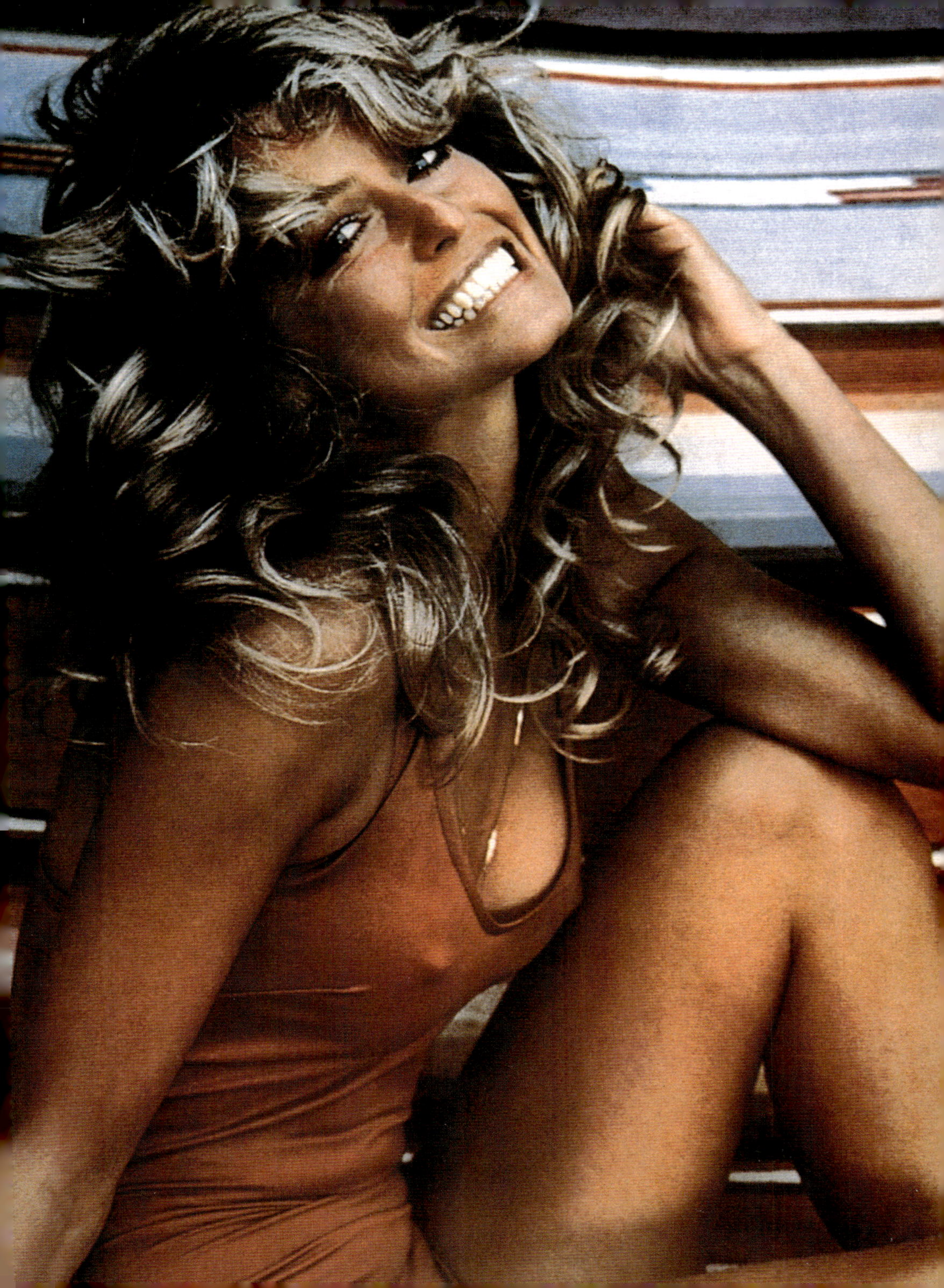

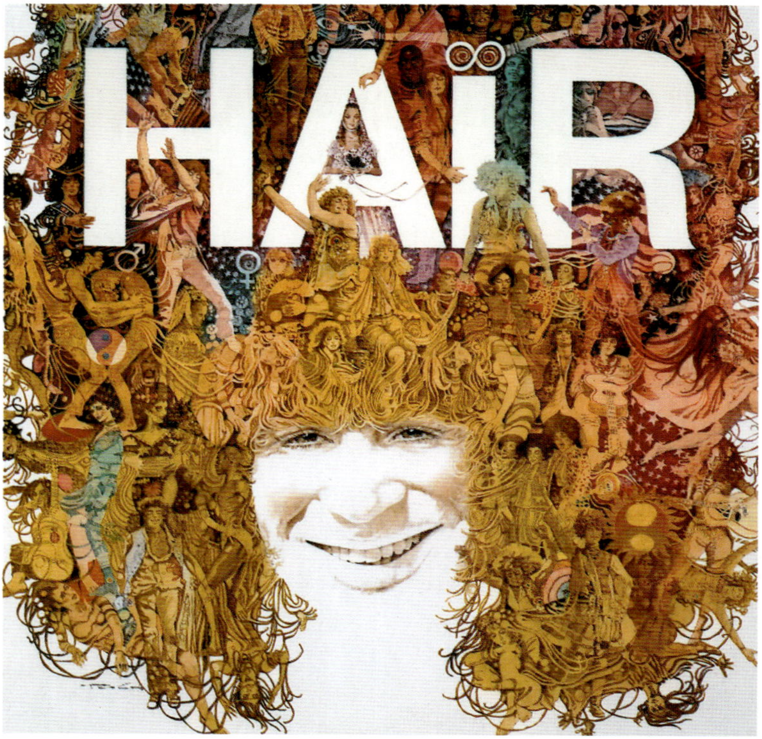

Plakat des Films *Hair*,
von G. MacDermot,
1969.

breit, sich barbusig zu bräunen. Bereits um 1964 herum hatten sich die ersten *topless* an den Stränden zwischen Pamplona und St. Tropez gezeigt, und nun lancierte in Los Angeles der aus Wien stammende Modeschöpfer Rudi Gernreich den »Monokini«. Er folgte dem Bikini der fünfziger Jahre, bestand aber nur aus einem Höschen, der Busen blieb nackt. Diese Freiheit des Körpers, mehr als nur eine Mode, entsprach einer Haltung, welche die Macht der neuen Weiblichkeit symbolisierte. »Trainiert euren Körper« wurde zum neuen Slogan, der es erlaubte, ohne Komplexe die nackten Brüste unter den Mousselineblusen von Yves Saint Laurent zu zeigen. Die Zeitschriften waren voll mit Artikeln, die sich mit Schlankheitsdiäten oder mit Muskeltraining befaßten. Der Körper mußte fortan mit derselben Sorgfalt gepflegt werden wie Gesicht, Hals und Dekolleté. Vielfältige Spezialprodukte kamen auf den Markt, Gelée Royal, Ginseng, Seeigelkeimdrüsenextrakt etc. ... und man lernte, mit ihnen umzugehen. Man erkannte, daß der psychische und psychologische Aspekt nicht außer acht gelassen werden durfte; daß

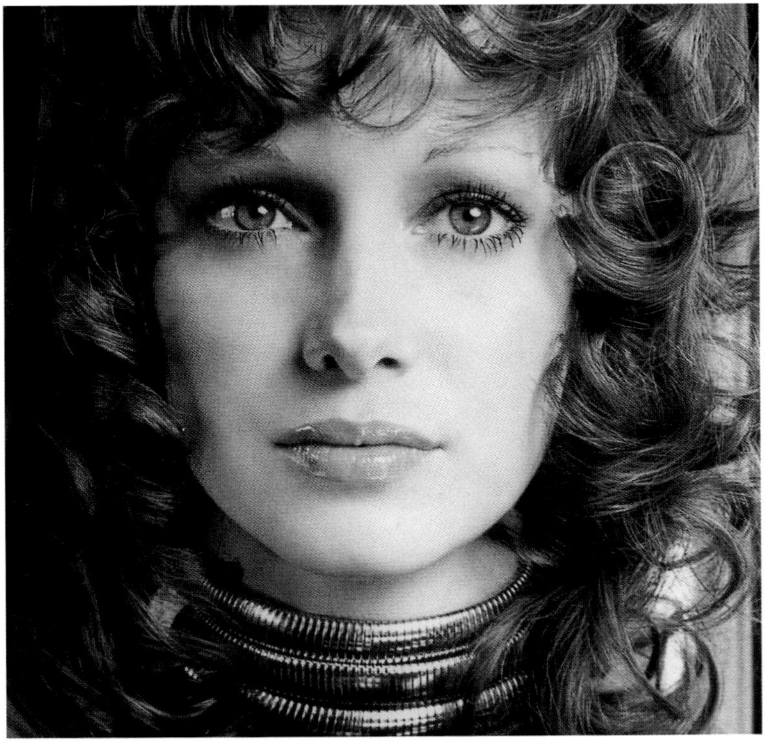

Karen Graham, 1970, photographiert von Victor Skrebneski. Von 1970 bis 1983 kreieren sie gemeinsam die schönsten Werbephotos für Estée Lauder.

Angst, Unruhe und Nervosität Hautprobleme hervorrufen könnten, und daß es Entspannungsmethoden gab, die der Haut gut taten. Man wurde sich der Luftverschmutzung bewußt, die man mit einem »langsamen kollektiven Selbstmord« verglich. »Finden Sie Ihre Farben, Ihren Stil, seien Sie Sie selbst und nicht jemand anderes. Es gibt keine häßlichen Frauen, es gibt nur Frauen, die sich selbst nicht kennen«, erklärte die italienische Prinzessin Marcella Borghese, die mit Charles Revson zusammenarbeitete, der gerade ein Sortiment aus vierundzwanzig kräftigen, leuchtenden Lippenstiftfarben kreiert hatte. Eine regelrechte Bewegung setzte ein von Frauen, die sich mit sich selbst aussöhnen und ihr Äußeres verschönern wollten, jede einzelne entsprechend ihrer Individualität. *Der entspannte Körper, Schlüssel zur Vitalität, Gesundheit und Selbstbestimmung* von Thérèse Bertherat war mehr als nur ein Ratgeberbuch, es vermittelte eher eine Disziplin, mit der man lernte, ungenutzte Energien zu aktivieren. *Bioenergetik als Körpertherapie, Der Verrat am Körper und wie er wiedergutzumachen ist* von Alexander

Lowen, Kopf einer neuen Schule für Ärzte in Amerika, und *À la recherche du corps perdu* (Auf der Suche nach dem verlorenen Körper), geschrieben von Jane Howard, einer brillanten Journalistin und Redakteurin der Zeitschrift *Life*, »Bericht über meine Odyssee durch die in Kalifornien entstandene Bewegung und auf der Suche nach dem wahren Leben«, all diese Bücher illustrierten den großen Drang nach Freiheit, verkörpert auch durch das neue Schönheitsideal, das Revlon 1974 in seiner Werbung für das Parfüm *Charlie* präsentierte (siehe die Abbildung in diesem Buch, S. 373). Eine jugendliche, vitale Silhouette, im Hosenanzug, wurde zum Emblem der jungen Frau der siebziger Jahre. Zum ersten Mal in der Geschichte der Schönheit konnten Männer und Frauen ihren Look passend zu ihrem persönlichen Lebensstil wählen und mußten sich nicht mehr einem Modediktat beugen. Das Make-up wurde zum Mittel, diese Wahl zu unterstreichen. Modephotographien boten den Hintergrund, um eine Haltung, einen Lebensstil oder eine Geschichte darzustellen, in der sich die Gesellschaft widerspiegelte. Kunst und Mode verbündeten sich, um das Ephemere festzuhalten, so wie es Andy Warhol sehr gut verstanden hat. Er machte Portraits der berühmtesten Schönheiten seiner Zeit: Marilyn Monroe, Jackie Kennedy, Hélène Rochas.

Die Pflanzenheilkunde erlebte einen großen Aufschwung. Frankreich, das im Midi seit Urzeiten Felder mit aromatischen Pflanzen besitzt, wurde nun, nachdem es lange eine Vorrangstellung in der Parfümherstellung innehatte, führend in der Aromatherapie. Man konnte sich kaum entscheiden zwischen Algenbädern (Marinea), Weizenkeimen (Lénor Greyl), Hopfenserum oder Make-up-Grundierung auf Lilienbasis (Sisley). Zum erstenmal fand im Juni 1976 ein internationales Symposium in Frankreich statt, das sich der Pflege der Büste widmete, ein Gebiet, auf dem die Produkte von Clarins absolut führend waren. Man entdeckte das Kollagen und das Silikon. Die kosmetische Chirurgie setzte sich allgemein durch. Man debattierte über verjüngende Frischzellen (La Prairie) und war erstaunt zu hören, daß Kaviar einen Dopingeffekt hat (Ingrid Millet, *Perles de caviar*). Die auf 8000 Meter Höhe von Lionel Terrey getestete und auf der Basis von Kokosöl und Pflanzenextrakten hergestellte Linie

Lauren Hutton. Das Star-Model der siebziger Jahre ist in allen Zeitschriften abgebildet, auch in *Esquire*, eine Zeitschrift, die für ihre Titelbilder berühmt ist.

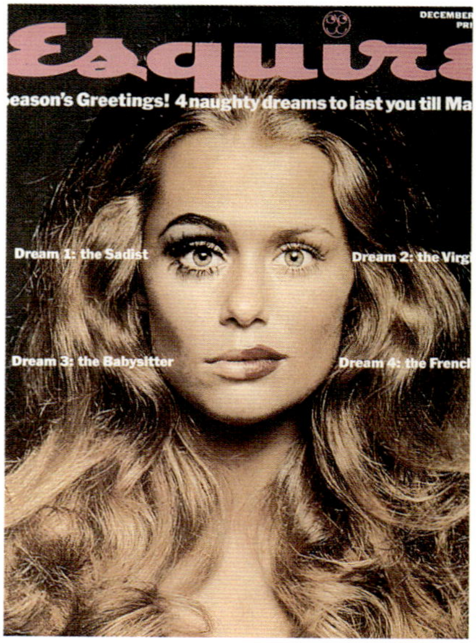

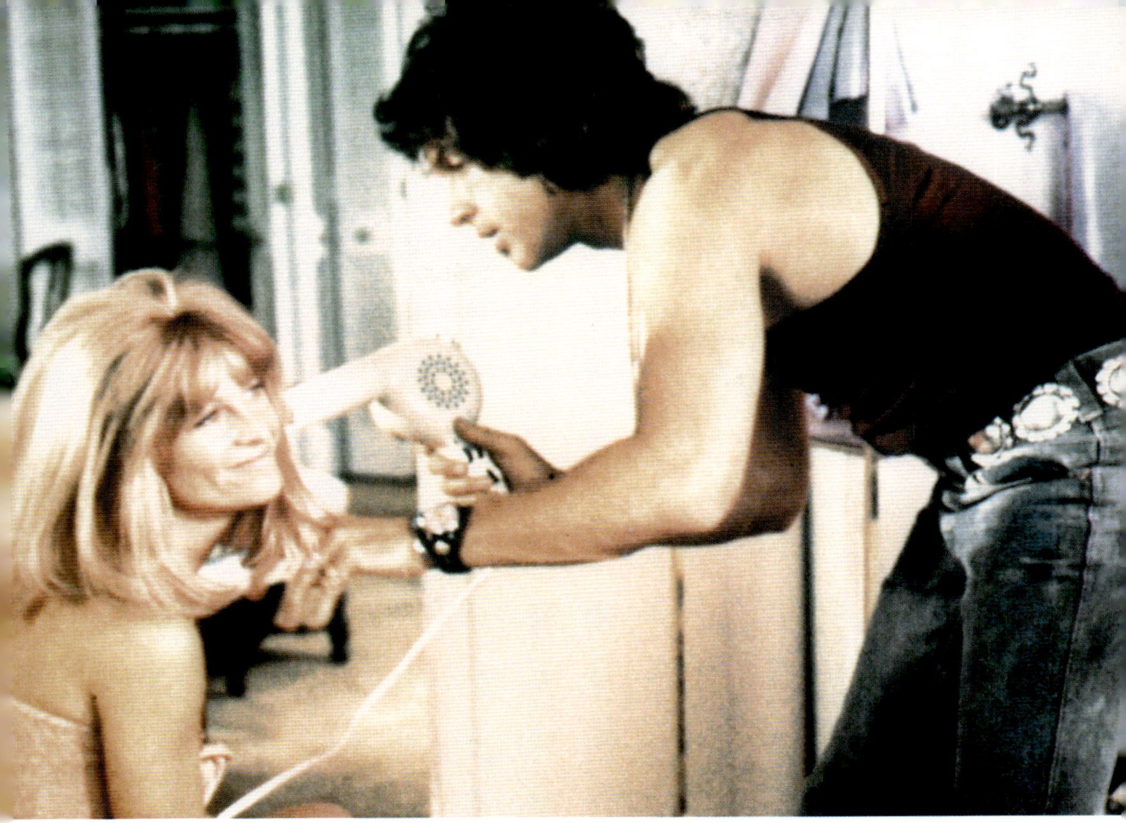

Julie Christie und Warren Beatty im Film *Shampoo* von Hal Ashby, 1975.

»Varese« von Stendhal sollte die Regeneration und den Selbstschutz der Haut aktivieren (1976). Die ultraleichte Creme *Re-Nutriv* von Estée Lauder konnte aufgrund eines unter dem Make-up unsichtbaren Sonnenschutzes erfolgreich gegen Sonnenschäden angewendet werden (1978). Zur selben Zeit wie die *Soins botaniques* von Sisley, darunter die berühmte Eismaske mit Lindenblütenauszügen, kam eine Linie aus etwa zehn Sonnenpflegeprodukten von Lancaster auf den Markt.

Das neueste Hautpflegekonzept stammte aus den USA und weckte dieselben Bilder von Reinheit und Strenge wie etwas früher die weiße Mode von Courrèges. Eine extrem vereinfachte Pflege mit nur sieben Produkten, die jede Frau verwenden konnte, auch wenn sie allergische, hypersensible oder äußerst delikate Haut hatte. Diese Linie, das Resultat ausführlicher amerikanischer Hautforschung, erhielt einen Namen, der medizinische Assoziationen weckte: Clinique. Mit einem »Hautanalysator« ließ sich der Hautzustand jeder Frau feststellen. Hinter dieser Marke, die seitdem vielfach zur Nachahmung angeregt hat, standen das Gespür und der Wissensdrang von Estée Lauder.

Die siebziger Jahre waren auch das goldene Zeitalter ausdrucksstarker Mannequins. Auf Veruschka folgten Marisa Berenson, Lauren Hutton und Margaux Hemingway, dann Cheryl Tiegs und Christie Brinkley, die eine gesunde, sportliche Schönheit verkörperten und damit das aufwärts strebende Amerika repräsentierten. Während Revlon 175 000 Dollar pro Jahr an Lauren Hutton für die Werbung seiner Linie »Ultima II« zahlte, setzte Estée Lauder ab 1970 auf die elegante Karen Graham, die Victor Skrebneski photographierte. In Frankreich eroberten die großen Couturiers mit breit angelegten Werbekampagnen den Kosmetikmarkt. Ab 1968 vertraute Dior die Entwicklung seiner Make-up-Linien und seines Schönheitsideals Serge Lutens an, und das Haus Chanel brachte 1975 mit sechsundzwanzig Lippenstiftfarben seine ersten Make-up-Kreationen auf den Markt. 1978 folgte Yves Saint Laurent mit den kräftigsten und sinnlichsten Farben, die man je gesehen hatte. Das Interesse richtete sich auf die Zusammensetzung der Lippenstifte. Man wollte sie milder, cremiger, und die ersten *Lipgloss* kamen auf den Markt. Terry, die Produkte und Farbpaletten für Yves Saint Laurent kreiert und damals noch bei Carita gearbeitet hat, erinnert sich an den Gloss *N° 19*, einen extravaganten Fuchsia-Ton, an den *Brillant à lèvres éclat doré* von Estée Lauder und den *Face Gleamer Golden Glory* von Revlon. Die glänzende Masse bestand aus Glyceriden von Weizenkeimen und aus Sesamöl und war mit einem Sonnenschutzfilter verstärkt.

Frisuren der siebziger Jahre, darunter eine Version des berühmten Schnitts »à la Stones«, in *Votre Beauté*.

1975. Haarspray von Elnett, ursprünglich nur für den Gebrauch im Friseursalon gedacht.

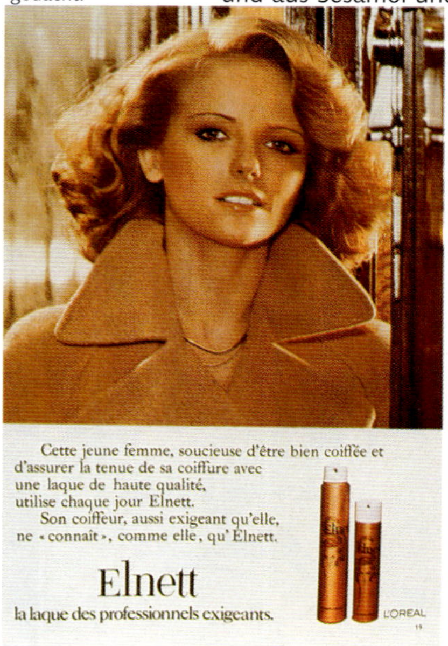

Marisa Berenson verwendete ständig eine neue amerikanische Make-up-Linie namens »On stage«: Das Produkt, weder Gel noch getönte Creme, enthielt Goldpartikelchen, und trug man es auf die Arme und das Dekolleté auf, so nahm die Haut einen glänzenden Kupferschimmer an. Alle probierten neue Puder aus: opalisierende, irisierende oder auch mit Perlmuttpigmenten angereicherte. Mit schwingendem, gesundem Haar, gebräunter oder irisierender Haut und mit Gloss glänzenden Lippen ist die Schönheit der Siebziger besonders strahlend. Am besten symbolisiert Farrah Fawcett das Ideal dieses Jahrzehnts. Als der Überschwang dieser Jahre seinem Ende entgegen ging, begann gleichzeitig eine neue Jugendbewegung: der Punk.

Die Punks, die sich von der Gesellschaft abwendeten, hatten den erklärten Willen, zu

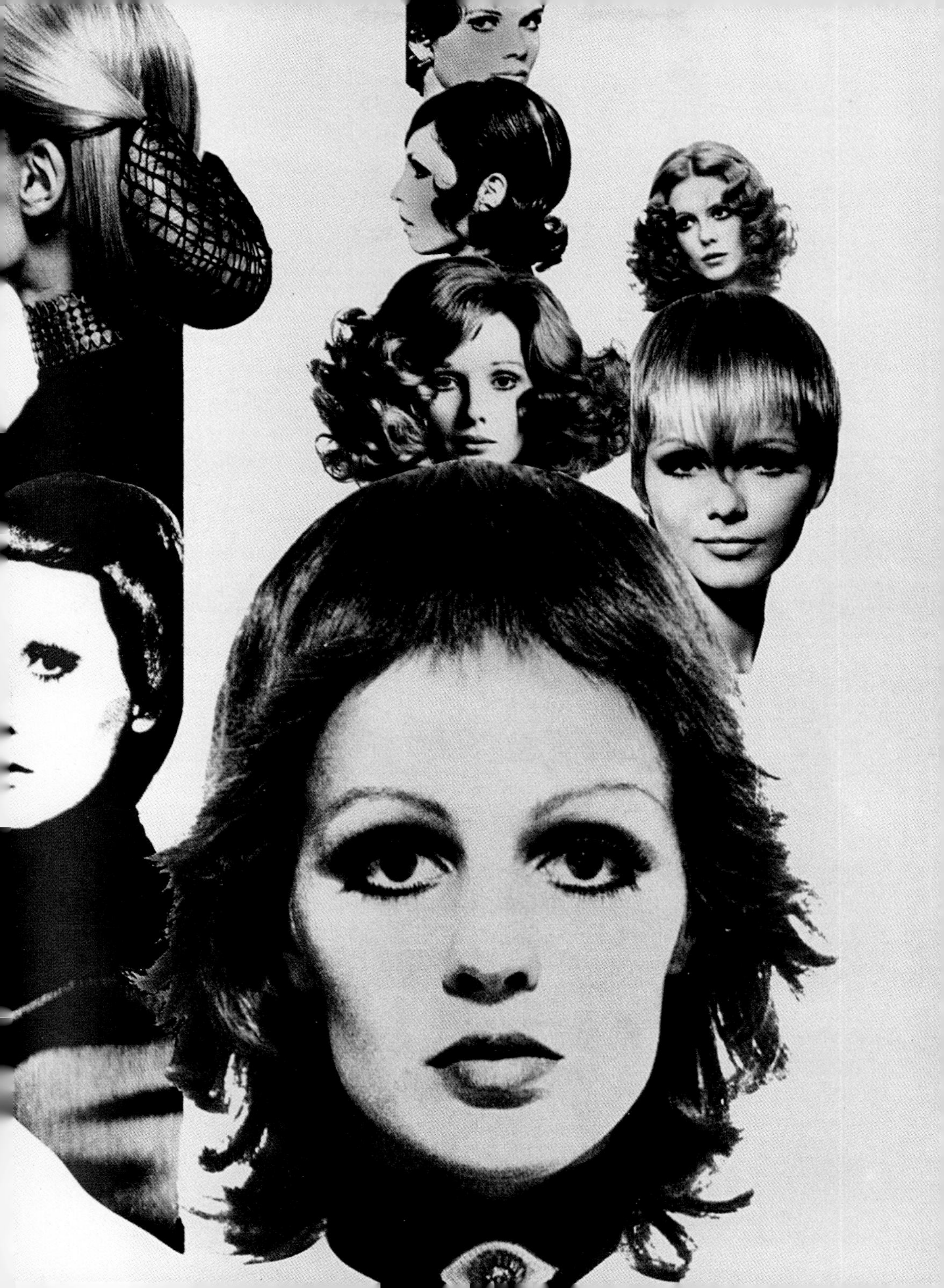

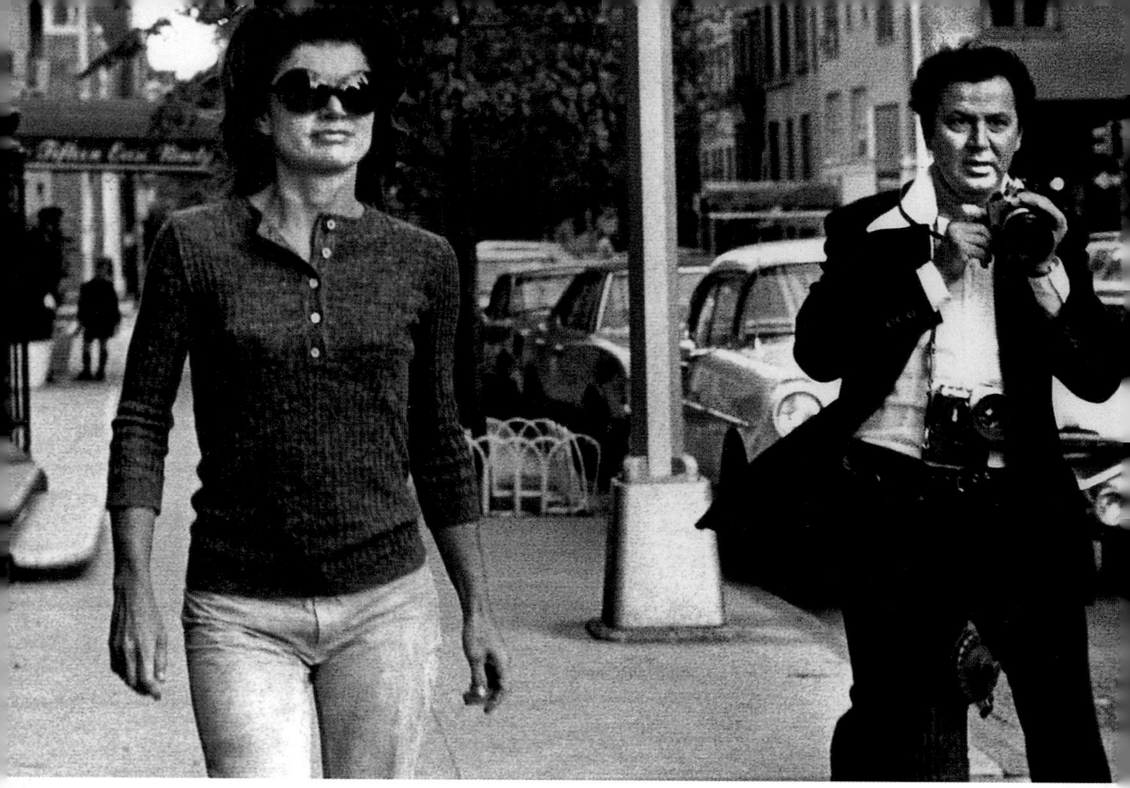

Jackie Onassis und der Photograph John Galella. Mit ihrer berühmten schwarzen Sonnenbrille kreiert sie einen natürlich chicen Look.

Mariel und Margaux Hemingway. Margaux unterzeichnet 1975 einen Vertrag über eine Million Dollar mit der Kosmetikfirma Babe.

schockieren. Ihr Slogan: »*no future*«, und sie wollten durch ihren bewußt schlechten Geschmack und mit ihrer gegen die Tradition verstoßenden Kleidung demonstrieren, daß sie an nichts glaubten. Ihr Stil war extrem auffallend: blau, rot oder neongrün gefärbte Stachelfrisuren, rasierte und tätowierte Schädel, spektakuläres Make-up. Sie verhielten sich bewußt vulgär, trugen Arm- und Halsbänder aus Leder mit Metallstacheln und bohrten sich Sicherheitsnadeln durchs Ohr. Mit dieser Bewegung ging eine extrem aggressive Musik einher, und die Punks fanden sich wieder in den Sex Pistols oder auch in *Clockwork Orange* von Stanley Kubrik. Diese radikale Bewegung verbreitete sich schnell in der ganzen westlichen Welt und markierte das endgültige Ende einer Ära. Vivienne Westwood, zu dieser Zeit erst eine Randerscheinung, sollte in den achtziger Jahren, die sich bereits andeuteten, einen klar erkennbaren Einfluß auf die Modewelt haben.

FRANÇOISE MOHRT

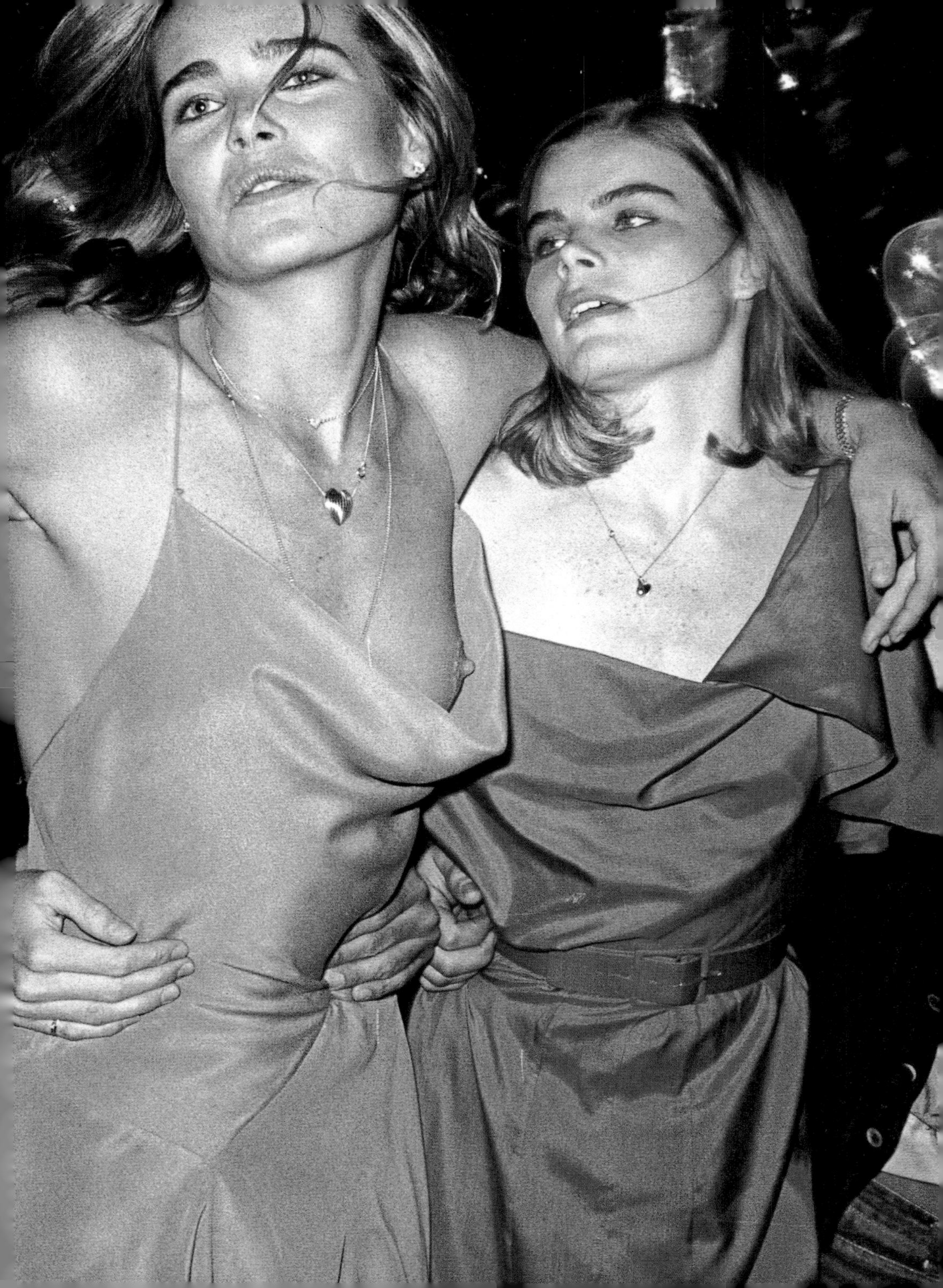

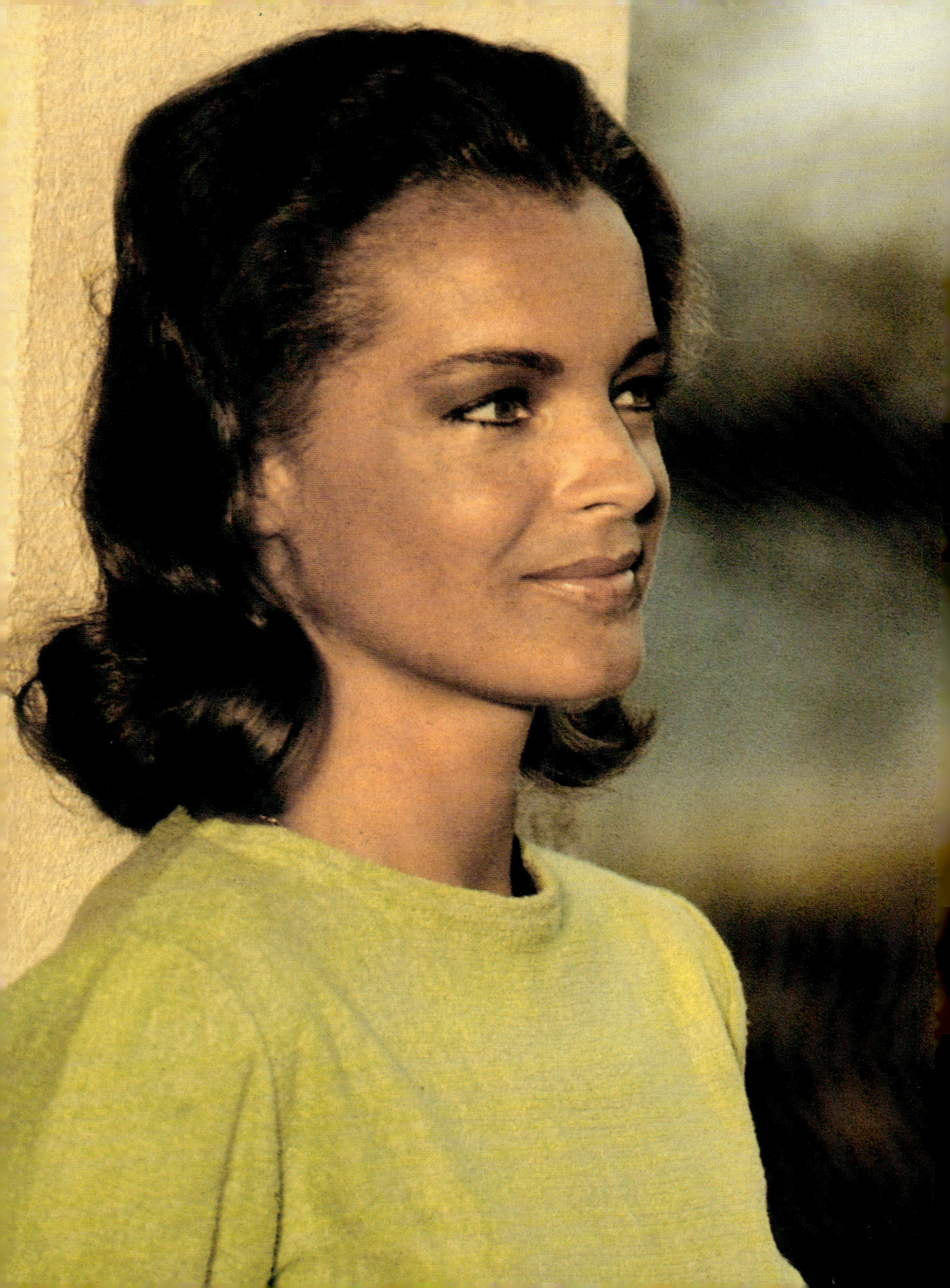

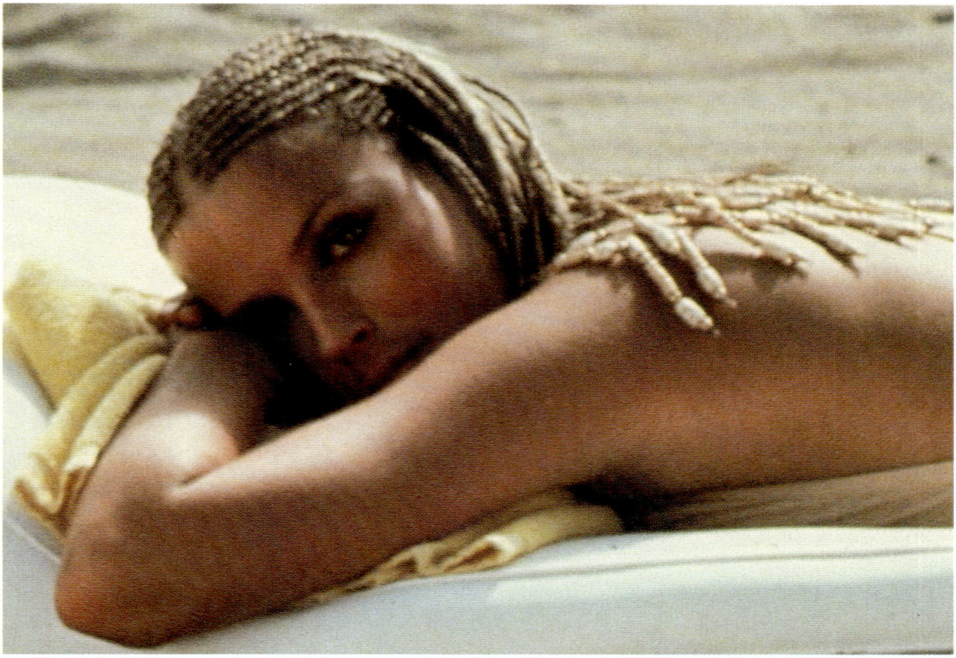

Romy Schneider. Die Franzosen wählen sie 1999 in einer Umfrage des *Figaro* zur schönsten Frau des Jahrhunderts.

Bo Derek im Film *Ten*. Sie lanciert die Mode der zu dünnen Zöpfen geflochtenen Haare.

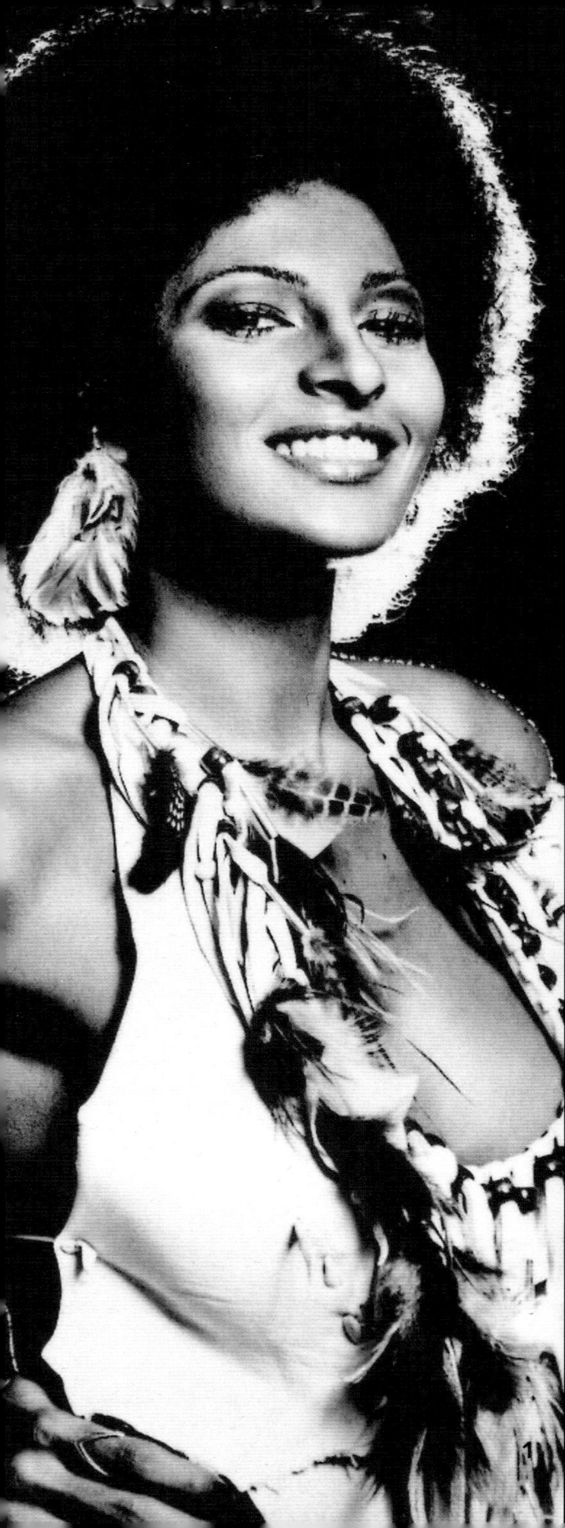

Black is beautiful

Seit Ende der sechziger Jahre gibt es die *Black Power*-Bewegung. Die Sängerin Miriam Makeba macht von sich reden, als sie bei einer Tournee stolz ihre natürliche Haarpracht zur Schau trägt, und die Schauspielerin Cecyly Tison folgt diesem Beispiel anläßlich eines Fernsehinterviews. Angela Davis präsentiert sich in ihrem Afro-Look wie mit einer Forderung, eine andersartige, aber ebenso anziehende Schönheit wie die der Weißen anzuerkennen. Das Model Naomi Sims – 1976 wird sie ein Buch über die Schönheit der Schwarzen veröffentlichen – wird 1969 vom *Life Magazine* zum Top-Model erkoren, und Beverly Johnson ist 1974 das erste schwarze Mannequin, das auf dem Titelblatt der amerikanischen *Vogue* erscheint. Donyale Luna wird zur Muse von Paco Rabanne, der als erster eine schwarze Schönheit für die Haute Couture auf den Laufsteg schickt. Sie fasziniert die westliche Welt und erklärt voll Stolz: »*Black is beautiful*.« Doch erst in den achtziger Jahren kommen Kosmetiklinien auf den Markt, die speziell für die schwarze Haut entwickelt worden sind, zum Beispiel Gazelle oder Iman Cosmetics.

1. **Pam Grier** im Film *Foxy Brown*, 1974.
2. **Beverly Johnson** auf dem Titelblatt der amerikanischen *Vogue*, 1974.
3. **Diahann Carroll** in den siebziger Jahren.
4. **Diana Ross** in den sechziger Jahren.
5. **Donyale Luna**, 1966.

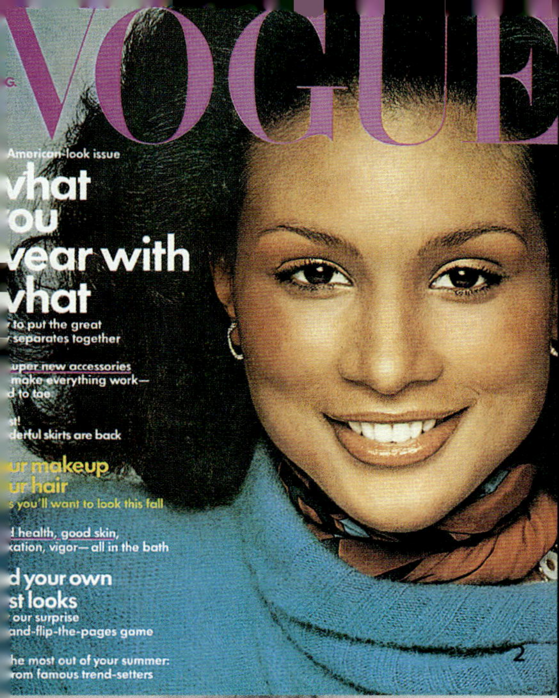
VOGUE
American-look issue
vhat
ou
vear with
vhat
to put the great
separates together
uper new accessories
make everything work—
d to toe
derful skirts are back
ur makeup
ur hair
s you'll want to look this fall
l health, good skin,
xation, vigor—all in the bath
d your own
st looks
our surprise
and-flip-the-pages game
he most out of your summer:
rom famous trend-setters
2

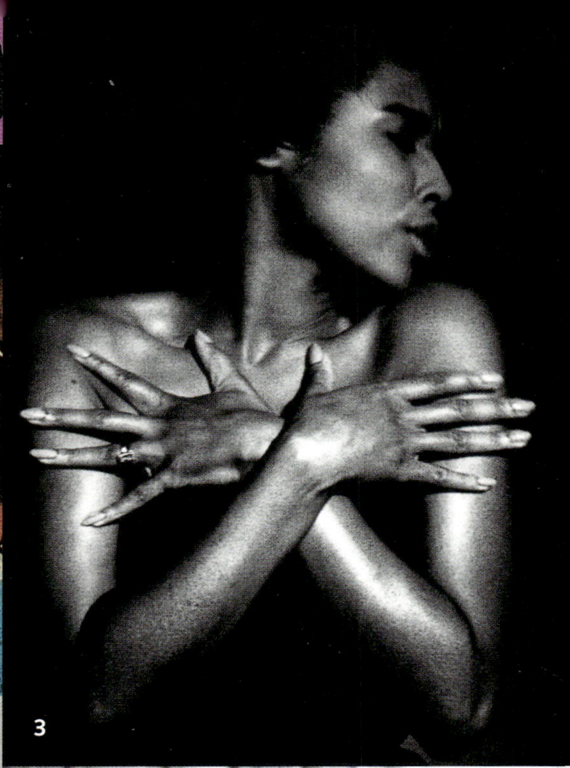
3

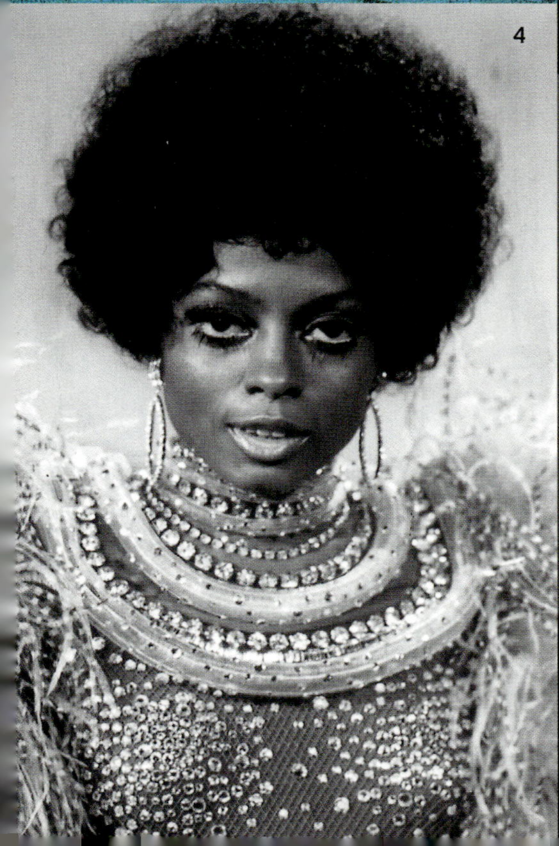
4

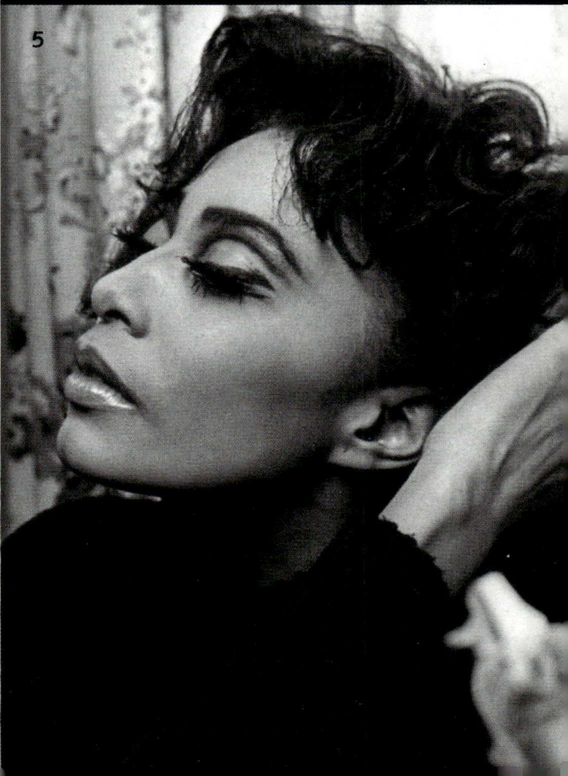
5

Die achtziger Jahre

Die achtziger Jahre beginnen im Tanzrhythmus. Es sind die letzten Tage der Disco-Musik, und die goldene – beziehungsweise Pailletten tragende – Jugend wiegt sich im Pariser Palace oder im New Yorker Studio 54 in den Hüften. Unter rotierenden Kugeln mit Spiegelfacetten mimen die Königinnen der Nacht Unzüchtiges: ultrarote Lippen, elektrikblau umrahmte Augen, mit ziegelrotem Blush betonte Wangenknochen. Die neuen Amazonen, Bianca Jagger, Diane von Fürstenberg und Jerry Hall herrschen über die Achse Paris–New York. Grace Jones wird bald Jean-Paul Goude treffen, ihren Pygmalion, der sie vollkommen neu modelliert: Wangenknochen, Hüften, Nase, Augen. Sie wird zur Überfrau.

Überhaupt hält man die Frau der Achtziger für eine *superwoman*. Auf hohen Pumps, im engen grauen Kostüm, ähnlich dem Anzug des Businessman, äußerst gepflegt von den Nägeln bis zur Fönfrisur, erobert sie im Sturm die Arbeitswelt. Von den Hinterzimmern der Wall Street bis zum Studio der Talk Shows lautet die Parole immer gleich: Es gibt keinen Raum für entspanntes, natürliches Verhalten oder gar für Halbheiten. Die Ära des »Zuviel« hat begonnen. Man trägt dick auf oder man schweigt.

1983 gelangen Elizabeth Arden wieder einmal Verkaufszahlen, die zu den besten ihrer Geschichte gehörten. Sie erreichte sie mit *Lip-fix*, einem Wundergel, das Lippenrot länger haften ließ. Der Lippenstift war scharlachrot. Doch schon bald bevorzugte man braune oder eher schokoladenfarbene Töne. Die Schönheitskodes veränderten sich immer schneller mit den Saisons. Dafür sorgten die Visagisten, mittlerweile künstlerische Direktoren großer Häuser, wie Thibault Vabre bei Lancôme, Terry bei Yves Saint Laurent, Heidi Morawetz bei Chanel und Tyen bei Dior. Man entdeckt den Gloss, dann irisierende oder auch metallisch schimmernde Farben. Der Lidschatten ging von Braun zu Veilchenblau über, abgestuft in den Farben des Regenbogens oder Ton in Ton. Die

Iman und Jerry Hall, photographiert von Horst. Die Top-Models der achtziger Jahre sind auch Königinnen der Nacht.

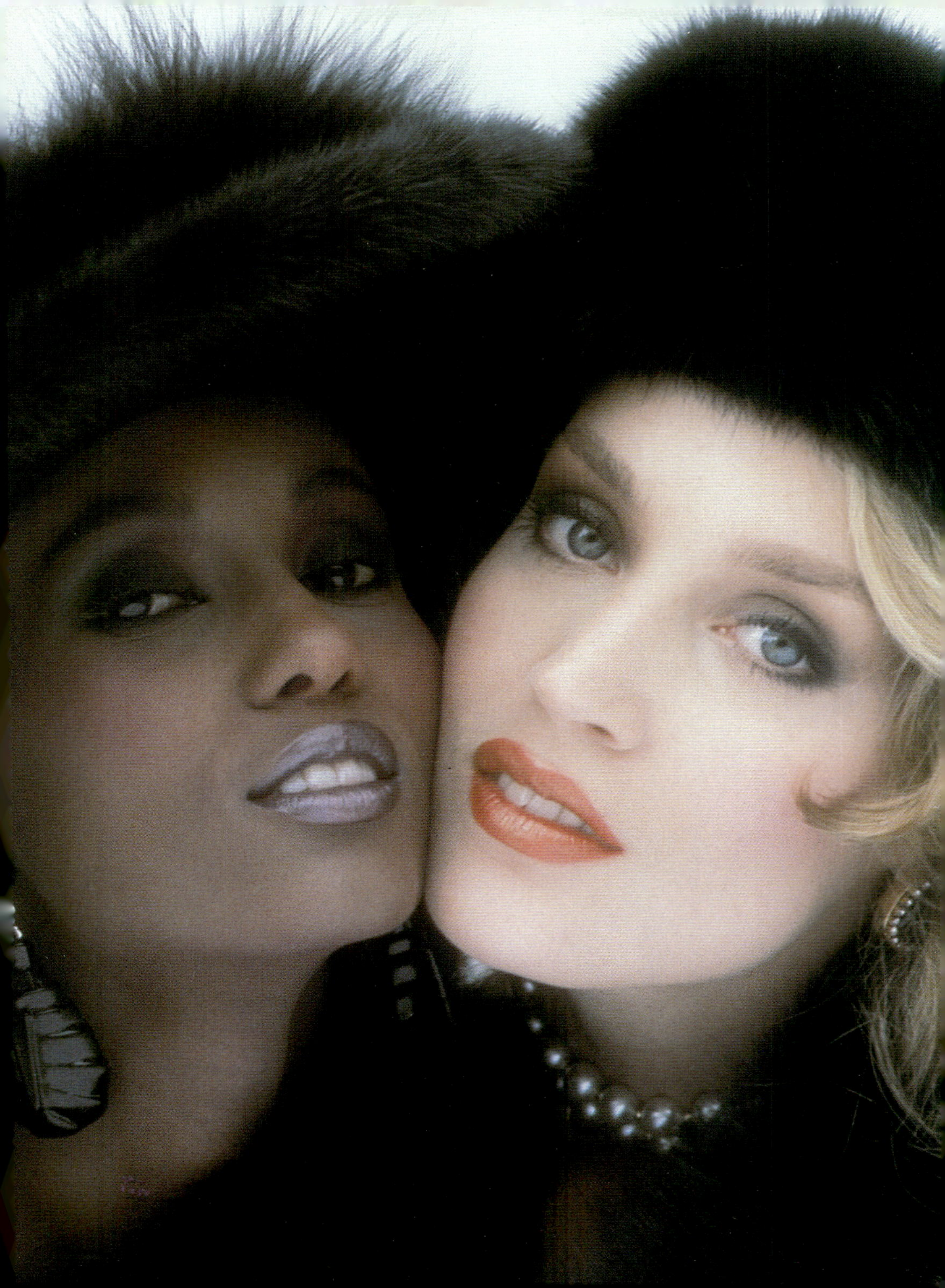

Wimpern wurden mit Mascara waterproof verlängert, in Grasgrün oder Schwimmbadblau. Ein farbiger Akzent in einer schwarz-weiß-grauen Welt mit metallischem, industriellem und kaltem Design. »Abgefahren«, sagten die Zeitungen.

In den Untergeschossen der Beton-Lofts, die den Städter zum Träumen bringen, brüllen die Punks »No future!« Sie überrennen Paris, London und New York. Die Punkerinnen bevorzugen Leder, Wäsche aus dem Sexshop, violetten Lippenstift, wirres Haar und schwarzen Humor. Bald wird die Sängerin Siouxsie Sioux mit ihrem aschgrauen Teint, den kohlrabenschwarz umrandeten Augen und mit ihren schaurigen Kutten einer gotischen Priesterin zum Leitstern der *Cold Wave*-Generation. Doch ganz oben in den Hitparaden triumphiert Madonna.

Ob sie *Like a virgin* singt oder in *Susan verzweifelt gesucht* schauspielert, sie ist definitiv *too much*. Kräftig geschminkte Lider, blondes Haar über dunklem Haaransatz, Armanhänger, fingerlose Handschuhe, drüber getragene Dessous, diese Madonna hat Mut. Cher versucht ihr Comeback mit einem völlig neuen Körper, den ein Schönheitschirurg modelliert hat, doch sie hat keinen durchschlagenden Erfolg.

Grace Jones: Die *superwoman* von Jean-Paul Goude widmet sich nach der Mode auch der Werbung und dem Film, und sie singt.

Aerobic-Video von Jane Fonda. Arbeit für die Schönheit.

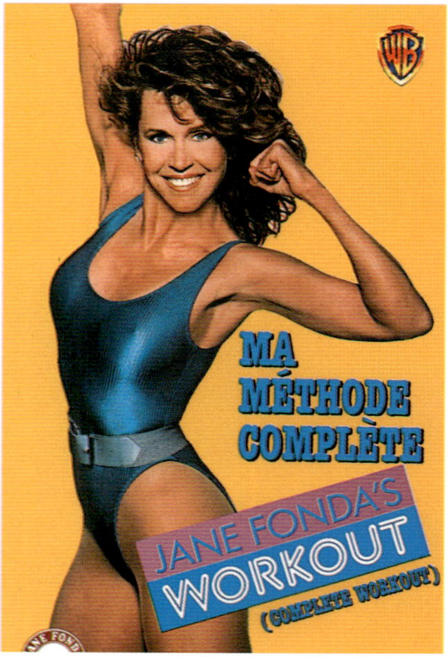

Schönheit war zum Wettbewerb geworden. Dieses Jahrzehnt liebte den Look und pflegte sein Erscheinungsbild. Der Körper mußte perfekt sein. »*I want muscles*«, sang Diana Ross, und Jane Fonda wurde zur Aerobic-Vortänzerin. Ihre Gymnastikvideos fanden reißenden Absatz. »Und eins, und zwei, und drei ...« In einem hautengen fuchsiafarbenen Body zeigte der Star den Frauen, wie sie einen traumhaften, das heißt stahlharten Körper bekommen könnten. Ein anderer Sport, der regelmäßig und über lange Dauer ausgeübt werden mußte: Jogging. Man rannte mit kurzen Schritten durch den Central Park, den Hyde Park und am Ufer der Seine entlang und hatte dabei den Walkman im Ohr, der den Laufrhythmus vorgab. Schwäche war nicht erlaubt, man mußte leiden, um schön zu sein. Vor allem um rundum schön zu sein.

Auch für die Haare bedeuteten die Achtziger das Jahrzehnt der Formgebung. In Frankreich kreierten erst Jacques Dessange und dann Jean-

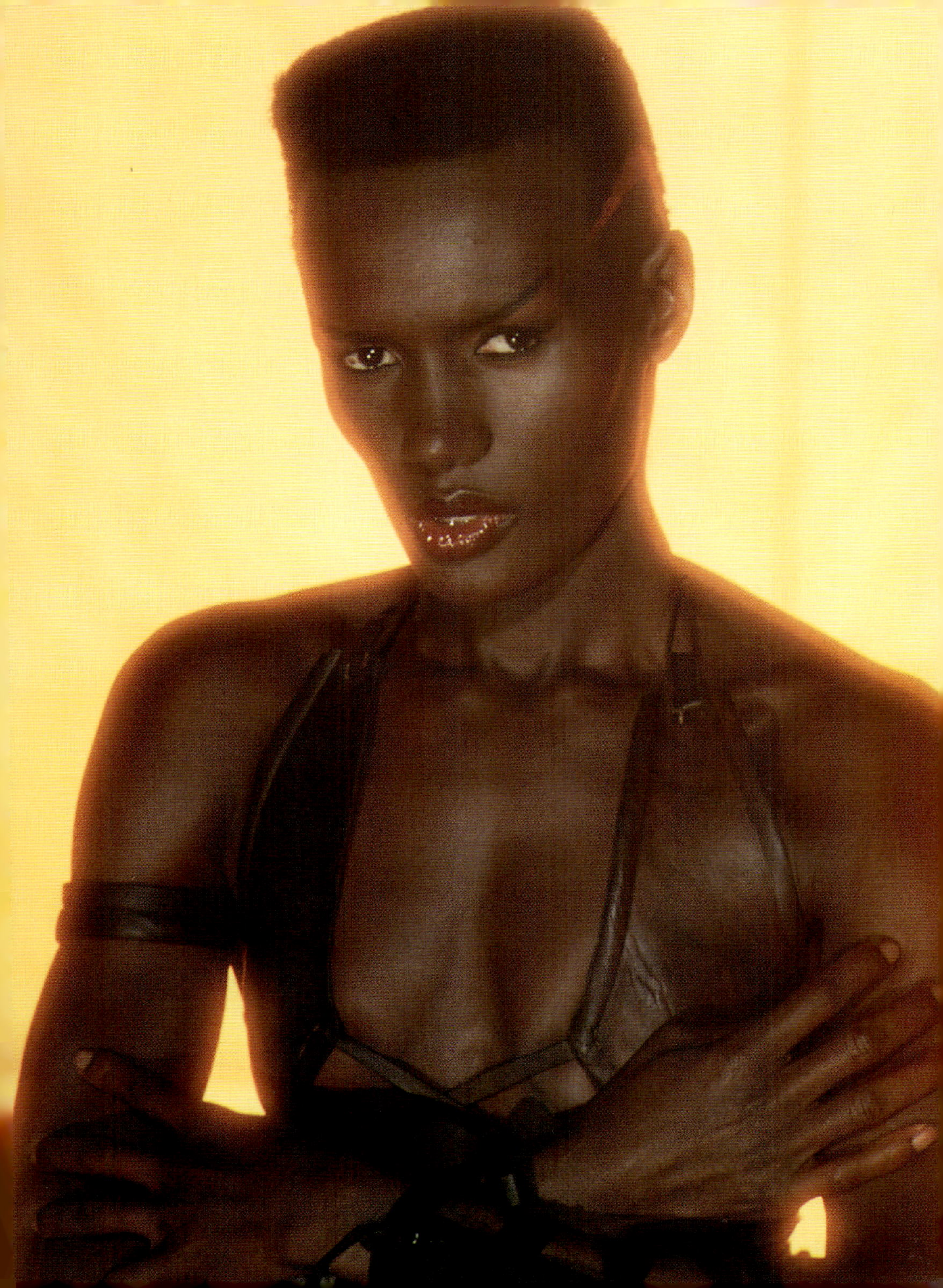

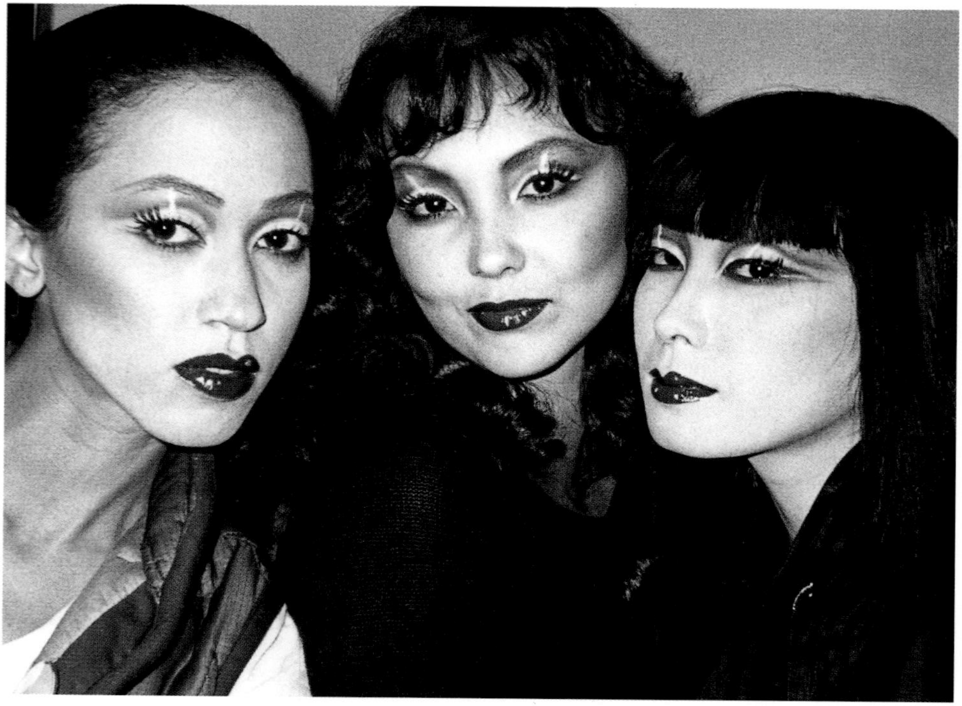

Pat Cleveland, Marie Helvin und Sayoko nach einer Modenschau von Mugler.

Louis David, der den »*just a cut*« lancierte, Standardschnitte und erfanden das »prêt-à-coiffer«.

Die Models mit zwangsläufig phantastischen Körpern wurden so bekannt, daß man sie beim Vornamen nannte. Man sprach – nur noch – von Elle ... Elle MacPherson. Dieses schöne australische Model stellte seine hohen Brüste, die extrem langen Beine, den festen Bauch und die gebräunte Haut in allen Zeitschriften zur Schau. Elle war »*The Body*«. Genausogut könnte man sagen, »die« Perfektion, jung und muskulös. Alle Frauen träumten davon. Zumal die Mode sie, ohne Mitleid mit ihren Fettpölsterchen, in die Bodys und Lycra-Leggings von Azzedine Alaïa steckte. Genügte die Gymnastik nicht, entdeckte so manche, daß Schönheit mit dem Skalpell zu erreichen war. Die Schönheitschirurgie begann ihren unaufhaltsamen Aufstieg. In den USA erhöhte sich die Zahl der kosmetischen Eingriffe allein im Jahr 1988 um 63 Prozent. Die Praxisräume dieser neuen Zauberkünstler hatten ungeheuren Zulauf. Sie saugten Fett ab, injizierten Kollagen in die Lippen, begradigten die Nase, lifteten die Lider und vergrößerten die Brust. Auf den *people*-Seiten der Zeitschriften zeigten sich die Lippen der Stars außergewöhnlich sinnlich, die Brüste wahrhaft keck und die Wangen erstaunlich glatt. Echt oder falsch? Noch war diese Frage ein Tabu.

In den Regalen der Parfümerien fand sich alles, was das Echte schöner machte, als es von Natur aus war. Es war das Jahrzehnt der Selbstbräuner. Und Guerlain hatte großen Erfolg mit *Terracotta*, das 1984 auf den Markt kam. Dieser Sonnenpuder wurde auf Stirn, Wangen und Dekolleté aufgetragen. Ziel: frisches Aussehen, selbst mitten im Dezember. Drei Jahre später wiederholte Guerlain seinen Erfolg mit *Météorites*, einer Mischung aus verschiedenfarbigen Kügelchen für optimalen Effekt, mauve zum Mattieren, weiß für strahlenden Glanz, grün gegen Rötungen. Die Cremes nahmen den Kampf gegen Falten und Pölsterchen auf. Die Mehrheit der Frauen hat mindestens einmal in ihrem Leben eine Anti-Cellulitis-Pflege gekauft. Bei Clarins feierte man 1988 die Entwicklung des Gels »multi-tenseur du buste« (die verbesserte Version eines Produkts von 1976), das selbst die schlaffsten Brüste wieder straffen sollte. Gerade zur rechten Zeit, denn üppige Oberweite kam wieder in Mode. Rosemary MacGrotha, die Amerikanerin mit den lila Augen, zeigte auf allen Dim-Werbungen ihr schwindelerregendes Dekolleté. Sie brachte die Männer, aber auch Frauen zum Träumen. In den Wäscheabteilungen der Kaufhäuser wurden nun Büstenhalter verkauft, die die Brust anheben. Snobs sagten »Dirndlbüstenhalter«. Frauen brachten von Reisen nach London den Wonderbra mit, der dort bereits seit den Siebzigern verkauft wurde. Sie amüsierten sich über den Slogan »*Say goodbye to your feet*«. Es dauerte noch ein wenig, bis der Wonderbra auch diesseits des Ärmelkanals in den Läden zu finden war. Heimlich liefen die rundlicheren Frauen den Superfrauen mit den aggressiven Schulterpolstern, der schmalen Taille und dem Geisha-Make-up den Rang ab. Jean-Paul Gaultier feierte die sinnliche Frau in roséfarbenen Korsetts wie aus Großmutters Zeiten.

Lypsinka, ***dragqueen*** **und** ***performer***, photographiert von Roxanne Lowit. Travestiekünstler erobern die Bühne. 1989.

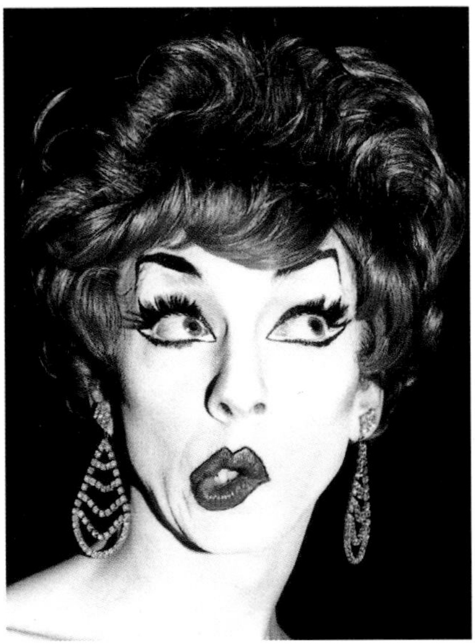

Der Photograph Jean-Baptiste Mondino und der Visagist Topolino erschütterten den Zeitgeist mit Photos voll Leben, Humor und Poesie. Schmetterlingsfrauen und Retro-Look, das Modediktat lockerte sich.

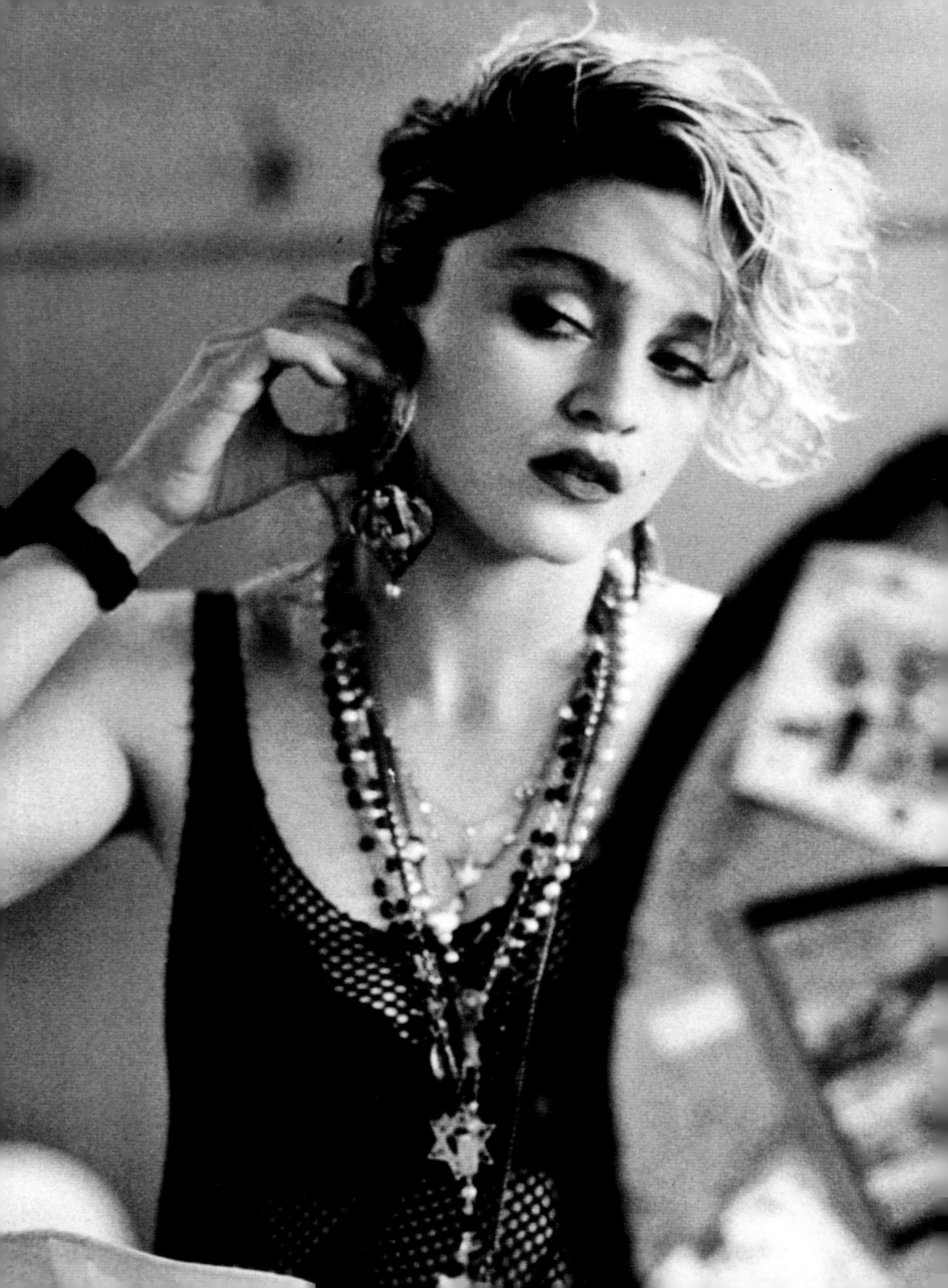

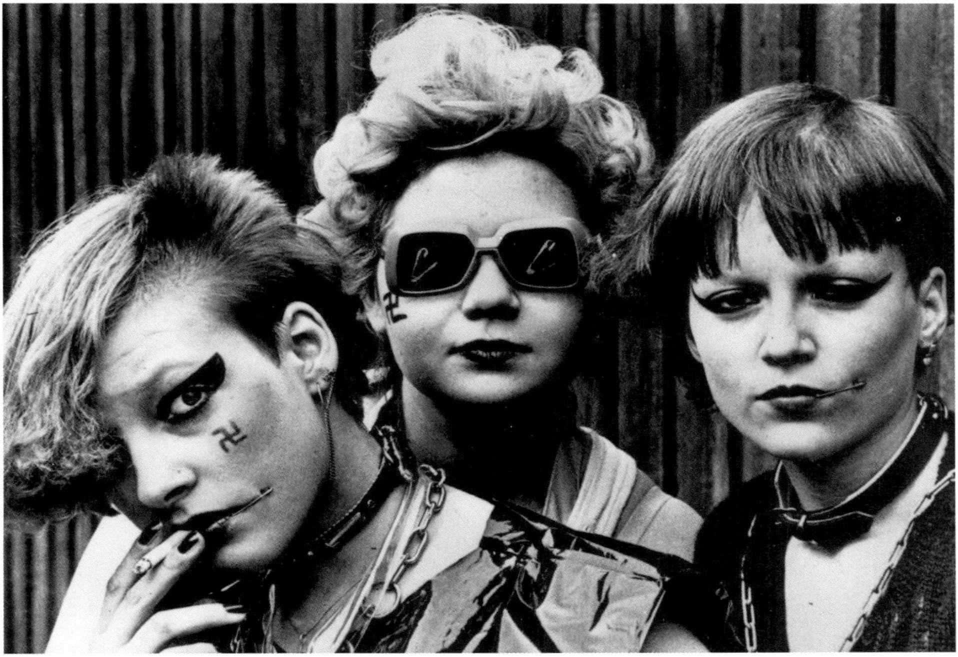

Schwedische Punkrocker. »*No future!*« Die Punks stoßen die Kriterien für Schönheit um.

Madonna. An ihr ist alles *too much* ... und das ist perfekt! Hier im Film von Susan Seidelman, *Susan verzweifelt gesucht*.

Die Badezimmer füllten sich immer mehr mit *high tech*-Produkten für die Pflege. Die achtziger Jahre setzten der Boudoir-Schönheit ein Ende, fortan wurde sie in den Forschungslabors entwickelt. 1986 bewirkte Lancôme eine Revolution mit *Niosôme*, der ersten Tagescreme mit Liposomen, jenen Molekülen, die Aktivstoffe in die Haut transportieren. Die Forscher kamen zu neuen Erkenntnissen über den Alterungsprozeß der Haut, und die Kosmetikindustrie sowie die Couture-häuser mit ihren weitverbreiteten Marken gaben ihren Produkten den letzten Schliff.

Der Markt der Pflegeprodukte nahm enorme Dimensionen an. Auch die Männer profitierten nun von ihm. In Frankreich brachte Paco Rabanne 1987 das erste Antifaltenmittel für Männer heraus, das *Concentré actif restructurant*, und die amerikanische Marke Aramis (zu Estée Lauder gehörig) begann, die Herren mit der Welt der Salben vertraut zu machen. Doch noch kauften vor allem die Frauen. Mitte der Achtziger, schätzt man, setzte der Kosmetiksektor zwei Milliarden Dollar jährlich um. Der französische Konzern L'Oréal kaufte das amerikanische Unternehmen Helena Rubinstein auf. Die Frauen stellten an ihre Cremes immer höhere Ansprüche.

Schönheit kann man auch essen. Die Frauen begnügten sich nicht mehr damit, in den Sportstudios zu schwitzen, sondern entdeckten die Vorteile einer ausgewogenen Ernährung und machten Diäten. In Frankreich sprach man nur noch von der »*cuisine minceur*«, der schlanken Küche, die der Küchenchef Michel Guérard entwickelte. Leichtigkeit war die oberste Maxime. In den USA begab sich die Nahrungsmittelindustrie auf die Jagd nach Kalorien und lancierte *diet*-Produkte. »Die Form, und nicht die Formen«, verkündet die Werbung für einen Käse mit 0 % Fett. Das klang wie ein Befehl. Nach und nach gewöhnte man sich an den Gedanken, daß die Ernährung ursächlich mit Schönheit in Zusammenhang steht. Die Amerikaner entdeckten die Wirksamkeit von Vitaminen und Nahrungsergänzungspräparaten. In Frankreich brachte 1989 die Ernährungsmedizinerin Marie Béjot *Œnobiol solaire*, eine Lebensmittelergänzung, auf den Markt, die die Haut auf die Sonne vorbereiten sollte. Und Vitamincocktails waren bereits in den Regalen der Apotheken angekommen. Es waren Vorläufer ...

Rosemary MacGrotha. Lila Augen und üppiger Busen.

Leslie Winner. Das androgyne Starmannequin der achtziger Jahre wendet sich später der Musik zu.

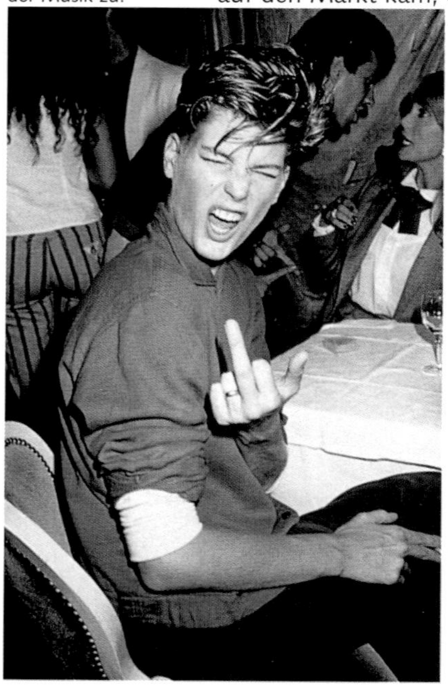

Passend zu ihrem muskulösen Körper, ihrem üppigen Busen, ihrem farbenfreudigen Make-up und zu ihrer perfekt hydratisierten Haut liebten die Frauen Düfte mit starker Ausstrahlung. Sie verströmten den üppigen Rosenduft von *Paris* von Yves Saint Laurent, das 1983 auf den Markt kam, oder die geheimnisvolle Duftnote von *Coco*, das Chanel 1984 herausbrachte. Das belebende Aroma von Kräutern, Früchten und Wurzeln im *Eau dynamisante* von Clarins ließ die Gewohnheiten jedoch ein wenig ins Wanken geraten. Zum ersten Mal hatte ein Parfüm noch eine andere Aufgabe, als nur gut zu riechen. Dieses Wasser wirkte anregend. Und hatte pflegende Wirkung. Schönheit war nicht mehr nur Schmuck. Es begann eine neue Ära.

MARIE-PIERRE LANNELONGUE

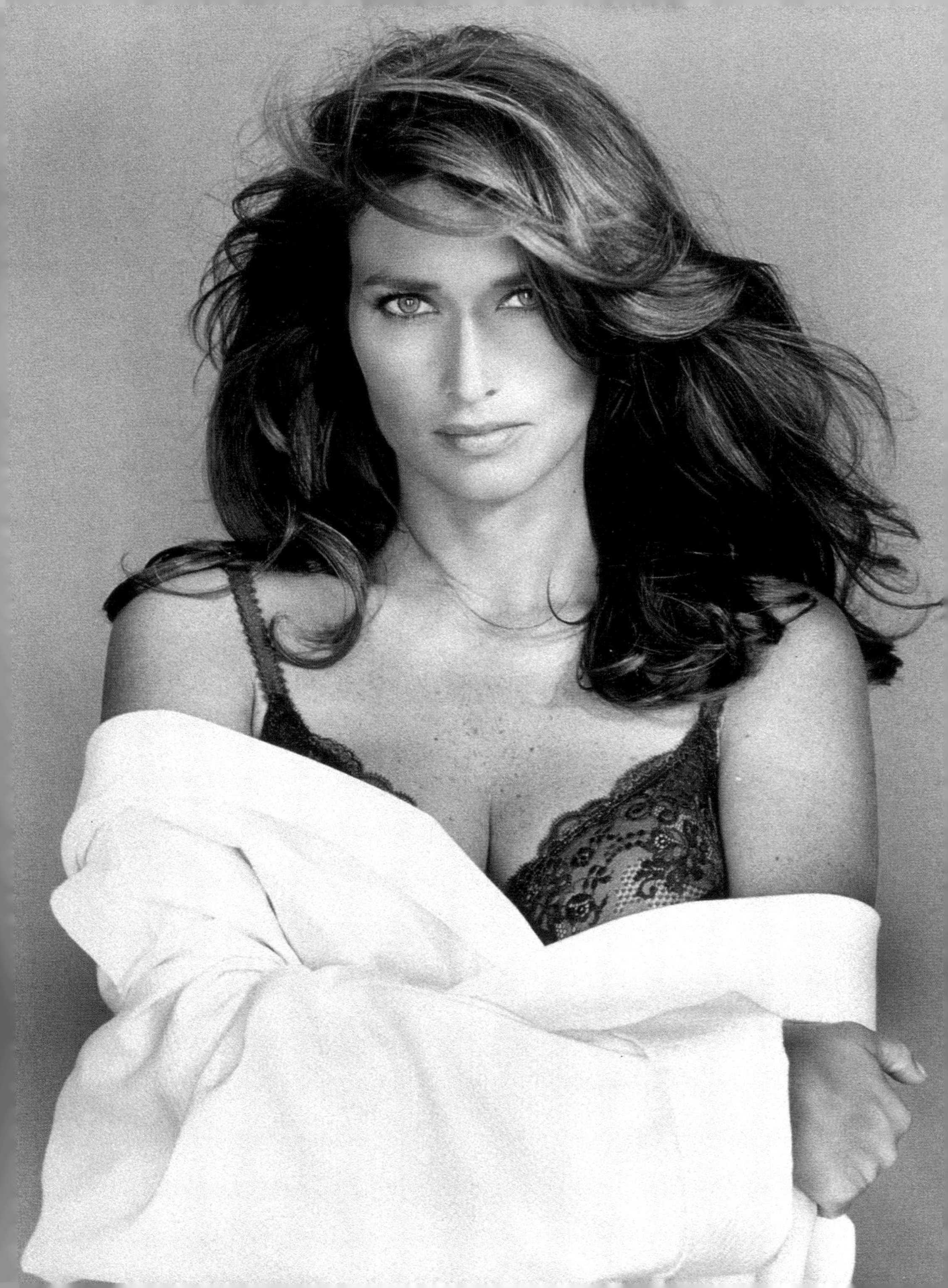

Die Starvisagisten

In den achtziger Jahre, die verrückt sind nach Make-up und Kunstkniffen, werden die professionellen Visagisten zu den neuen Stars der Schönheit. In den Siebzigern bereits aus ihrem Schattendasein herausgetreten, kommen sie nun nach und nach in die Position künstlerischer Direktoren, die sich an große Marken binden. Sie sorgen für den Stil des Hauses, überwachen die Entwicklung neuer Produkte, geben die Farbpaletten der Saison vor, definieren das Image der Werbung – und photographieren manchmal selbst. Das ist der Fall bei Serge Lutens, der 1980 in das Unternehmen Shiseido eintritt und sich als echter Künstler durchsetzt, der extrem geheimnisvolle Bilder macht. Bei Dior kreiert und waltet Tyen, auch er Photograph und Visagist. Mit seiner Ausbildung an der Pariser Opéra schminkt er alle Vorzeigefrauen des Dior-Stils von Isabelle Adjani bis zu Emmanuelle Béart. Bei Lancôme ist Thibault Vabre der Meister der Farben. Die Österreicherin Heidi Morawetz kommt 1982 zu Chanel, und Terry geht 1985 in das Haus Yves Saint Laurent. Bei Givenchy, wo 1988 die erste Make-up-Linie erscheint, übernimmt Olivier Echaudemaison die Verantwortung für diesen Bereich. In Amerika vertraut das Haus Helena Rubinstein das Make-up Carlos Villanova an. Doch nicht alle großen Visagisten sind fest an ein Haus gebunden. In Frankreich verschönert Jacques Clemente, der seine Laufbahn damit begann, Coco Chanel in ihren letzten Lebensjahren zu schminken, alle Schönen von Isabella Rossellini bis zu Carole Bouquet. Ende der achtziger Jahre verändert sich mit dem Auftauchen des kecken Topolino (italienisch, »die Maus«) der sehr geschlossene Kreis der Starvisagisten.

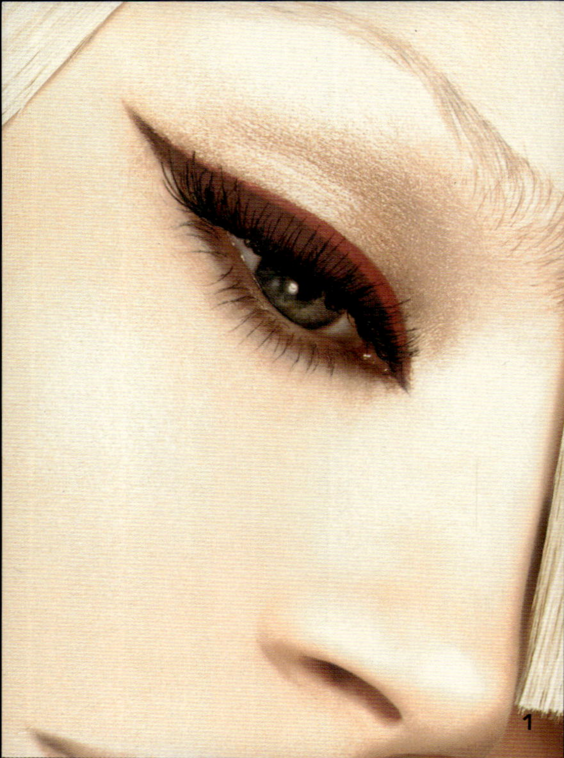
1

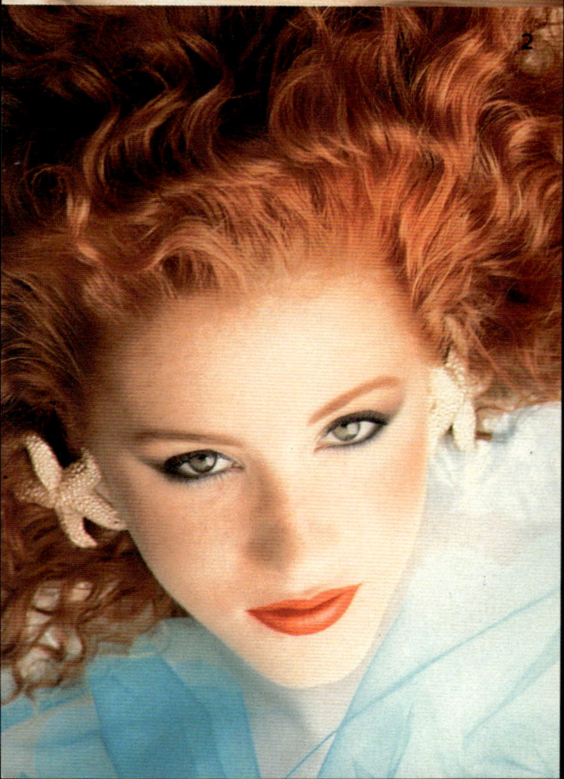
2

1. **Make-up Dior** von Tyen.
2. **Make-up Yves Saint Laurent** von Terry.
3. **Make-up Lancôme** für Catherine Deneuve von Thibault Vabre.
4. **Make-up Chanel** von Heidi Morawetz.
5. **Make-up Givenchy** von Olivier Echaudemaison.

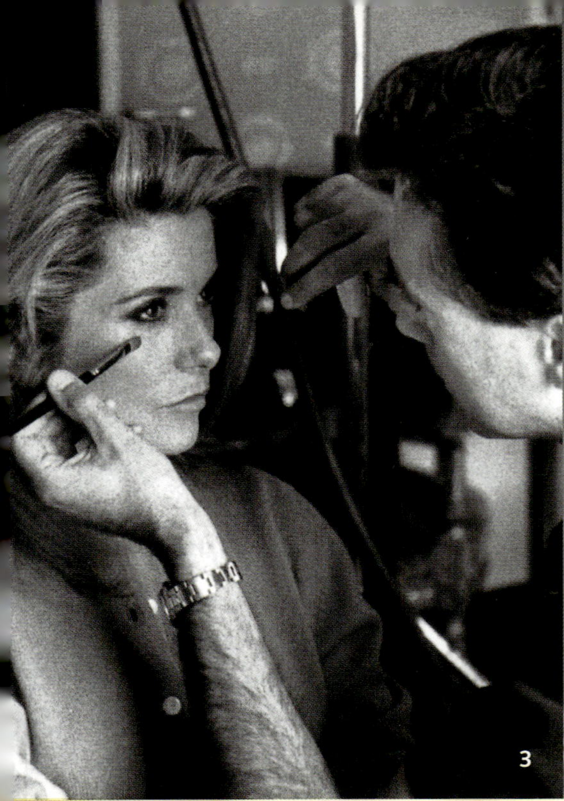
3

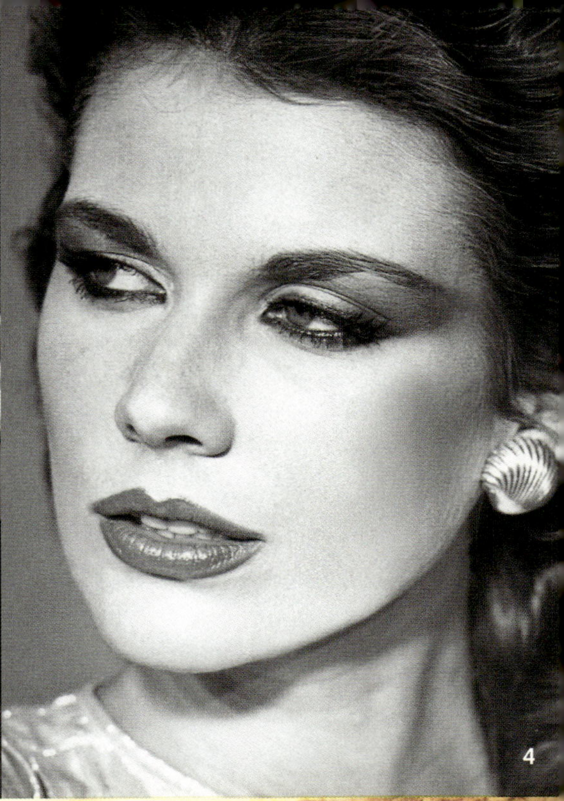
4

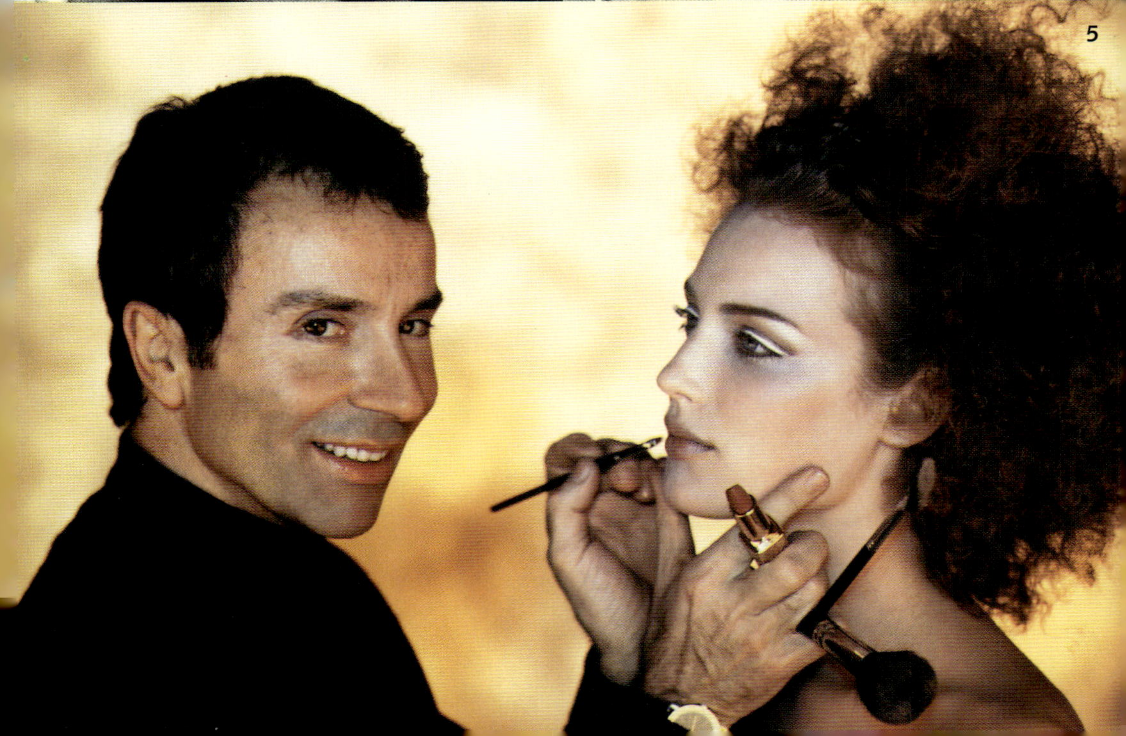
5

Schönheit

Die neunziger Jahre

»Für weniger als 60 000 Franc stehe ich morgens nicht auf.« Mit diesem berühmten Satz gab das Mannequin Linda Evangelista den Ton an: Die Top-Models triumphierten. Sie waren schön, reich und berühmt. Cindy Crawford, Stephanie Seymour, Tatjana Patitz und Naomi Campbell – die Göttinnen der beginnenden neunziger Jahre. Sie erregten Aufmerksamkeit in Zeiten, in denen die Kinostars keinen Anlaß zum Träumen mehr gaben. Der Photograph Peter Lindbergh verewigte die Göttlichen in seinem Film *Top models* in sepiabraunen, mit Hollywood-Glamour getönten Bildern. Die ständig wechselnden Looks von Linda Evangelista machten von sich reden: mal blond, mal rothaarig, mal mit Garçonne-Schnitt und dann wieder mit wallender Haarpracht, und das alles in rasender Geschwindigkeit. In den Zeitungen wechselten die Models von den Modeseiten in die Klatschspalten. Man wußte alles über sie.

Mit Kate Moss, der neuen Sensation der Laufstege, kündigte sich ein Zeitenwechsel an. Weniger schillernd, eher dekadent. Diese dürre Lolita mit knospenden Formen und dem Gesicht eines verlorenen Kindes löste verwirrendes Begehren aus. Mit 44 Kilo bei einer Größe von 1,70 Meter erschütterte sie den Schönheitskanon. Die sehr gesunde und sehr blonde Claudia Schiffer erschien dagegen fast altmodisch ... Denn die superdünne Kate war der Spiegel einer Gesellschaft, die sich tiefgreifend veränderte und darüber beunruhigt war. Die Zeitungen schrieben über Aids, Arbeitslosigkeit und Krisen. Kate Moss wurde der Star der Werbekampagnen von Calvin Klein, in denen Mädchen und Jungen eine androgyne, ausgemergelte Schönheit zur Schau trugen, die an das Bild eines Junkies heranreichten. Der Look »Heroin ist chic« herrschte vor. Dieser Trend sorgte für Skandal. Hinter Kate tauchte eine Generation von weiteren extrem mageren Models auf, Stella Tennant, Joddie Kidd, Trish Goff. Polemik wurde laut: Die etwas weniger dünnen Top-Models paradierten in T-Shirts mit der Aufschrift

Kate Moss. Mit ihrer verwirrenden Schönheit und ihren wenig ausgeprägten Formen wird sie zum Star der neunziger Jahre. Werbekampagne für *Obsession*, Parfüm von Calvin Klein, 1994.

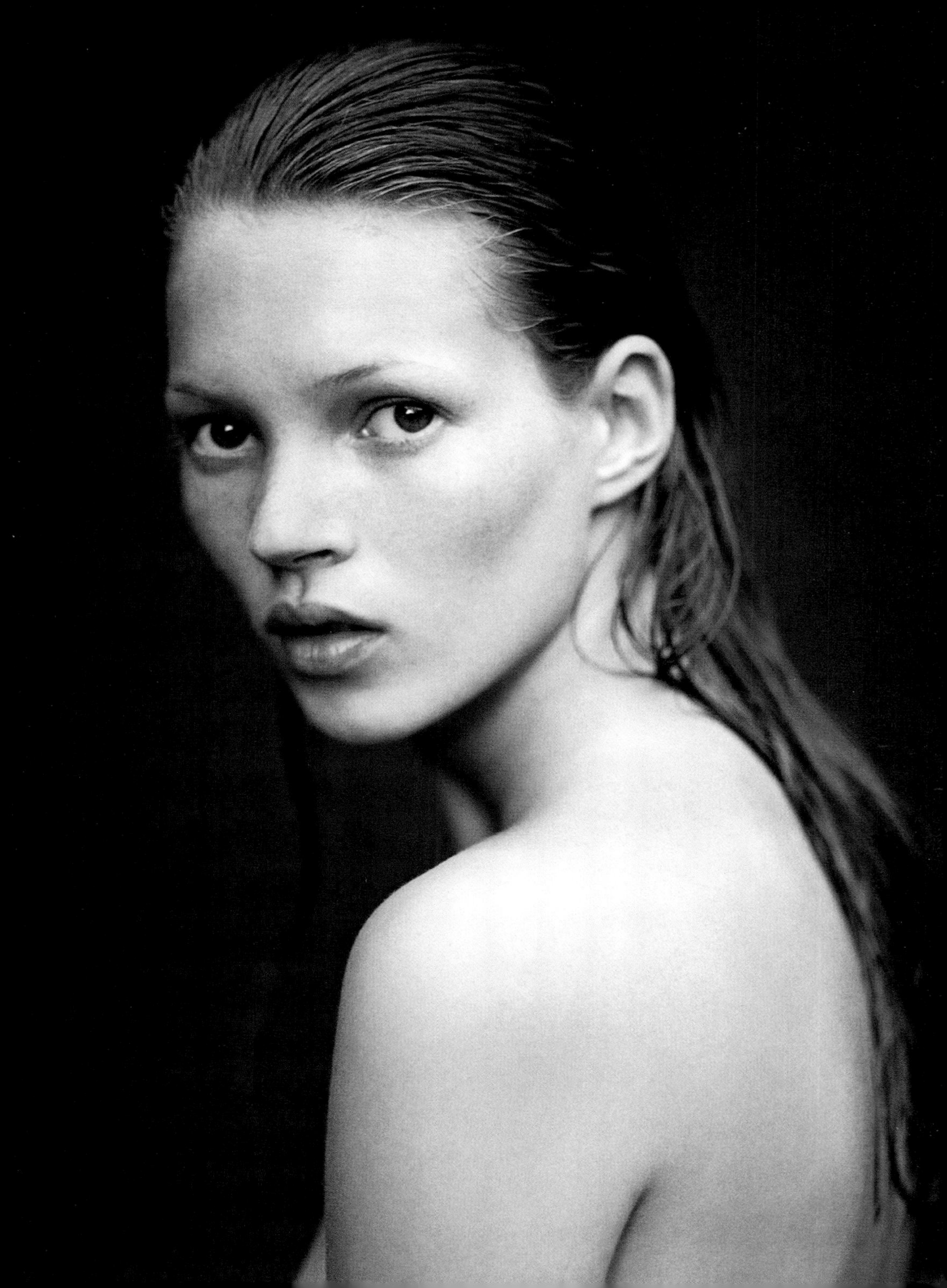

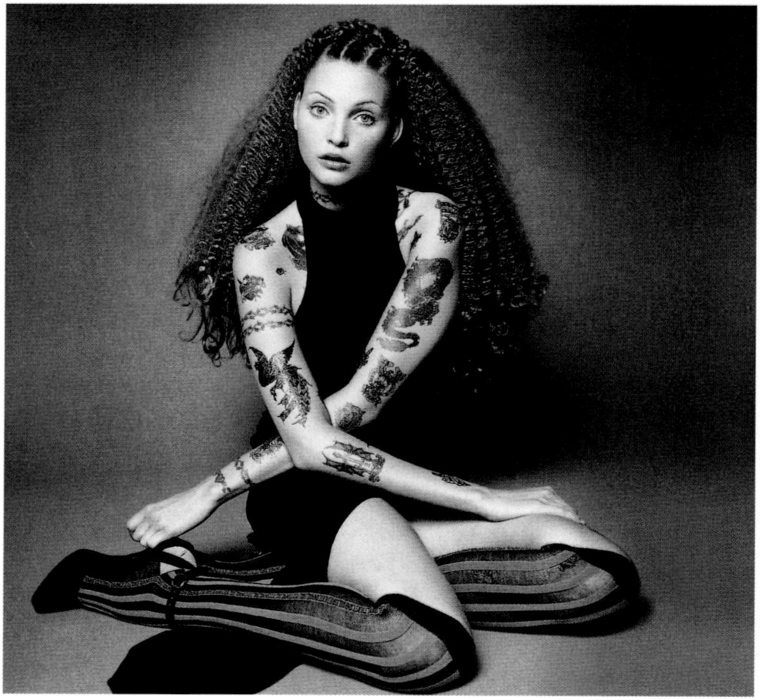

Tatoos. Die Haut bietet Platz für persönlichen Ausdruck. Nadja Auermann, photographiert von Mario Testino.

»Fighting anorexia«. »Schönheit eines Fin de siècle«, diagnostizierten die Soziologen.

Diese superdürren Mädchen paßten perfekt zum *grunge*-Trend, der ganz vorne in der Musikszene zu finden war. Sie ahmten zwar nicht das verschmierte Make-up und die schmutzigen Haare von Courtney Love nach, aber sie alle hatten eine Tätowierung, neues Emblem für Weiblichkeit. Die Verspielteren ließen sich einen Schmetterling oder auch einen Käfer auf die Schulter oder auf die Pobacke stechen. Die Radikaleren wie das Mannequin Eve rasierten sich den Kopf, um den Drachen, den sie auf dem Schädel hatten, zur Geltung zu bringen. Die Mode wendete sich bald Tatoos zu, die sich wieder entfernen ließen, wie die Henna-Bemalungen auf Händen und Füßen, die Zeichnungen mittels Schablonen, und die indischen Bindis, die man sich knapp über die Augenbrauen klebte wie Madonna oder Gwen Stefani, die Sängerin von No Doubt. Das war verspielt, das war ethnisch. Alle Marken von Estée Lauder bis Agnes b. hatten Abziehbilder im Sortiment. Man dekorierte und zeigte die Haut. Der Körper wurde zum neuen Terrain des persönlichen Ausdrucks. Man mutete ihm sogar das Piercing zu.

Piercing: die Techno-Generation, photographiert von Pamela Hanson.

Folgende Seiten: **Die Schönsten der Welt von Peter Lindbergh.** Photo-Serie »Cronaca«, aufgenommen im Studio Beaude für die italienische *Vogue*, Januar 1998.

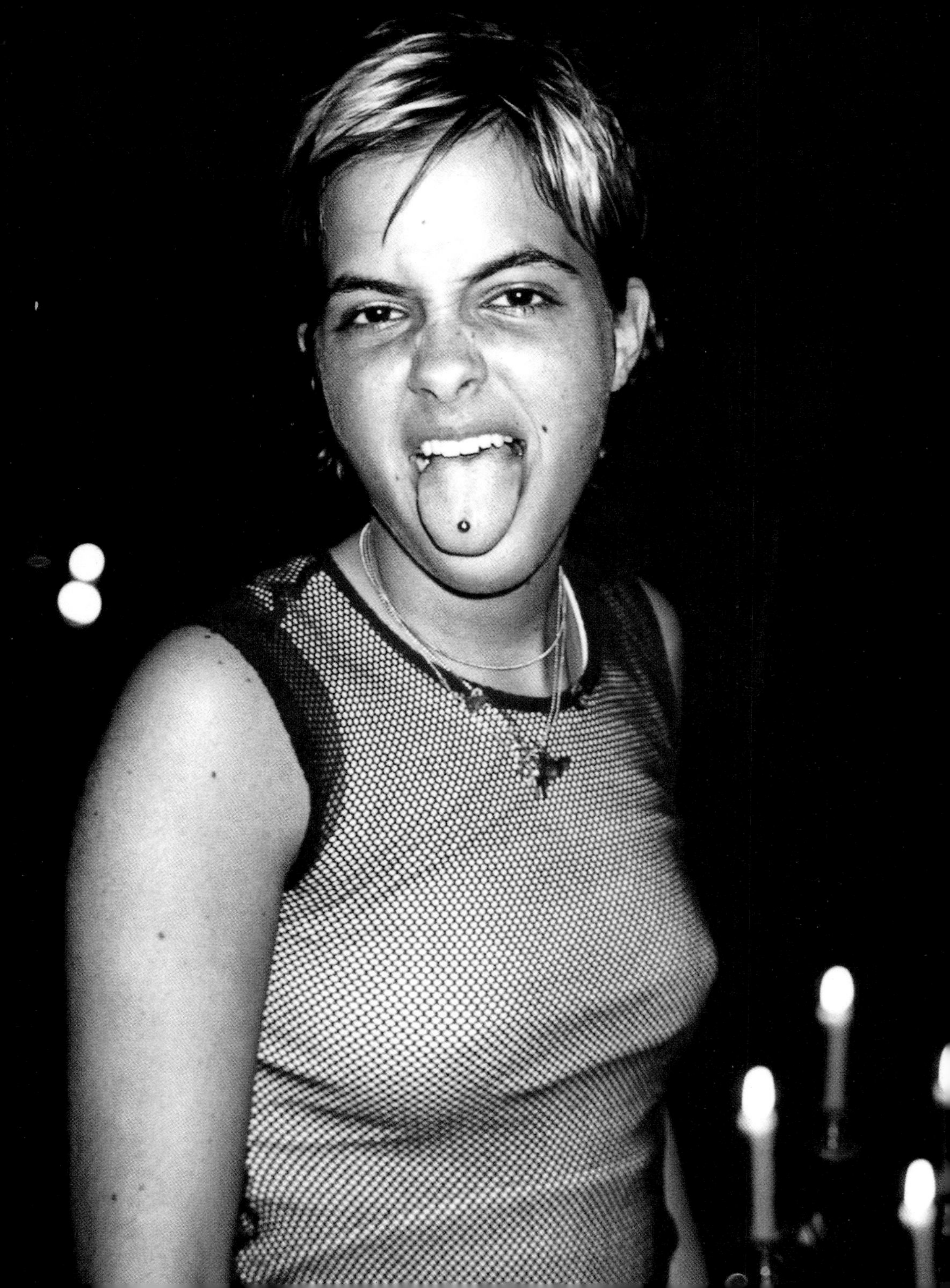

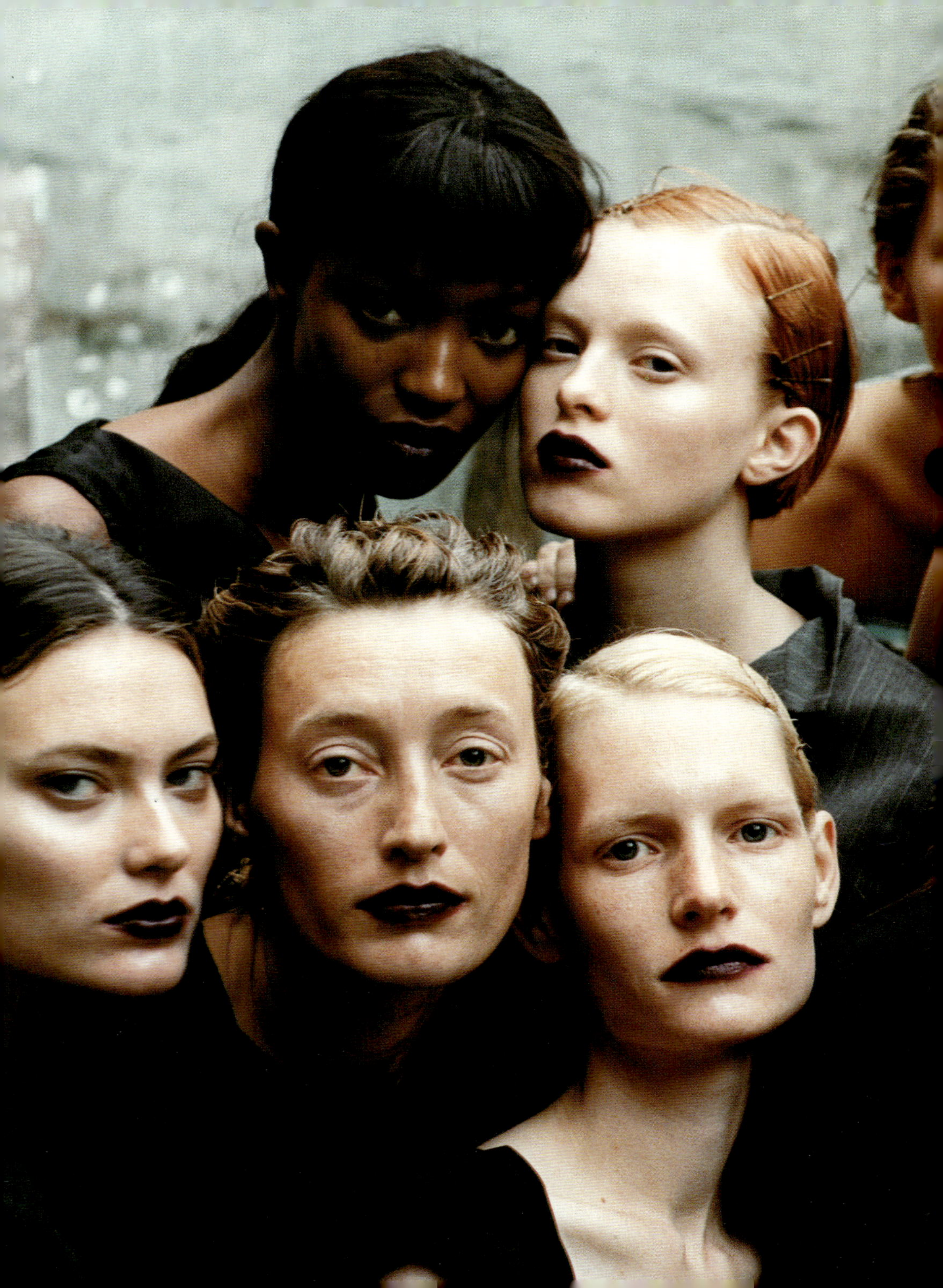

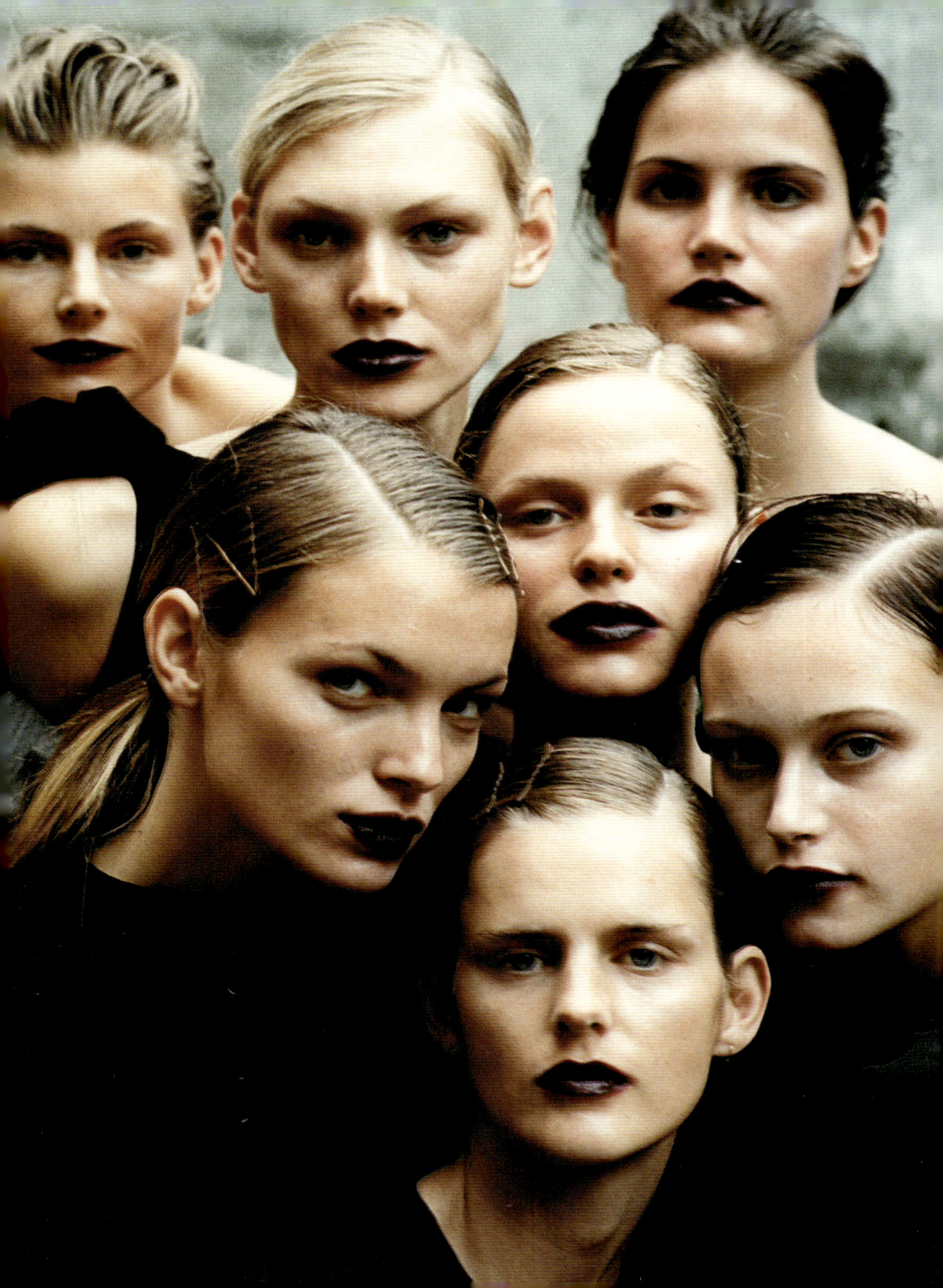

Von London bis Paris über die Strände von Goa, wo Tausende von *ravers* tanzten, ließ sich die *Techno*-Generation die Zunge, die Nase, den Bauchnabel oder den Brauenbogen durchstechen.

Die Globalisierung kam in Gang. Mit dem Internet und den modernen Kommunikationstechniken überwanden die Modeströmungen alle Grenzen und kulturellen Verschiedenheiten. Alle gleich? Noch hatte Gap seinen Slogan »Alle in Leder« nicht lanciert, aber die Kreativen der Jahre 1996 und 1997 träumten von der einheitlichen Frau. Müde all der Exzesse der achtziger Jahre wie auch des depressiven Ausdrucks der Spindeldürren, schlug für Mode und Schönheit die Stunde des Minimalismus. Der Trend war glatt, doch der Geist heiter: knielange Röcke, neutrale Farben, achtfädiges Kaschmir, glattes Haar und unsichtbare Schminke. Die Haut sah aus, als wäre sie nur mit einer Feuchtigkeitscreme versorgt worden, der Mund glänzte kaum, der Teint war einfach hautfarben, passend zur Kleidung. Es herrschte die Welle des *no make-up*, des *nude*. Und Clinique setzte sich weltweit als die Nummer eins bei den Make-up-Grundierungen durch mit 14 Millionen verkauften Fläschchen pro Jahr. Sein Bestseller wurde das *Balanced Make-up*, das ausgleichende Make-up. Ein ganzes Programm! In den Kapitalen der Mode, Paris, New York, London und Mailand, trugen die neuen Stars eine Kühle zur Schau, geradezu als sei Hitchcock von Calvin Klein, Prada und Gucci neu interpretiert worden. Die blonde Gwyneth Paltrow brachte das trägerlose Kleid wieder zu Ehren, mit grazilen Schultern, Mittelscheitel und Pashmina-Stola, die sie in den Armbeugen trug. Die andere angesagte Blonde, Carolyn Bessette Kennedy, wurde zur Ikone des Chics der Neunziger mit ihrem durchscheinenden Teint, ihrem Blick, gerade mal mit ein wenig Mascara betont, ihrem mattroten Mund und ihrem geschickt abschattierten blonden Haar. Die »*dirty blonde*« erklärten die Zeitschriften. Es brauchte die ganze Klasse von Bessette, um aus »schmutzigem Blond« ein Synonym für Eleganz zu machen.

Nichts war unpassender als Gekünsteltes. Nur Natürlichkeit war gefragt. Auch wenn sich hinter den Laufstegen die Visagisten, Dick Page, Pat McGrath, Topolino, Fred Farrugia, Stéphane Marais, Tom Pecheux, Linda Cantello, Kevyn Aucoin, und die Coiffeure, Orlando Pitta, Sam MacKnight, Julien d'Ys, Odile Gilbert und Garren, Stunden damit beschäftigten, diese Schönheit aus »beinahe gar nichts« zu stylen. Um dieses Phänomen zu verstehen, schickten die Zeitschriften ihre Reporter in die Garderoben, in diese neuen Schönheitslabors. Die Mode war in Mode gekommen, und die Visagisten und Coiffeure

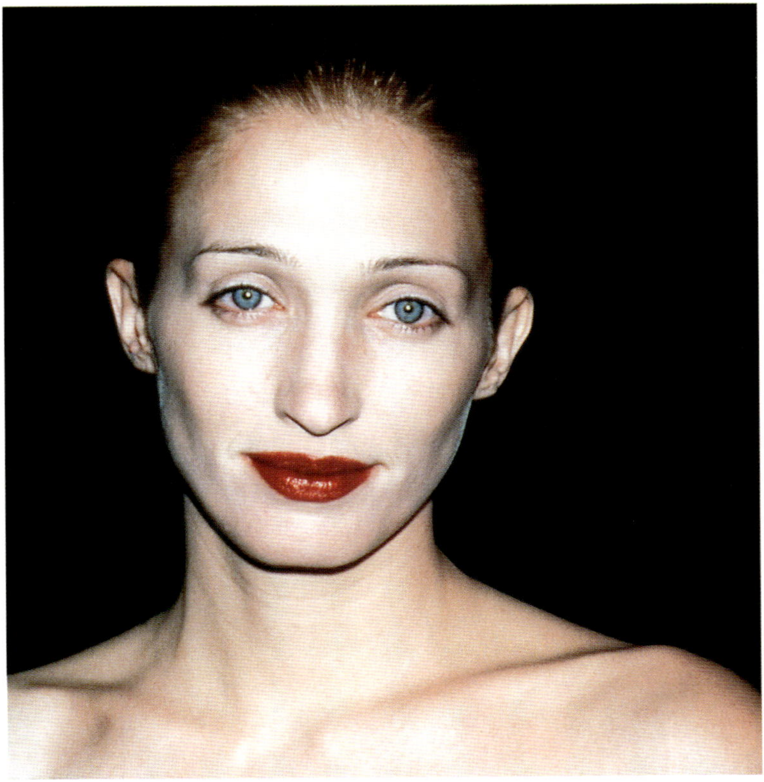

Carolyn Bessette Kennedy auf dem »Whitney/Warhol«-Abend im New Yorker Whitney Museum: Ikone der minimalistischen Eleganz.

wurden im Kielwasser der Designer zu Stars. Zehn Jahre übrigens nach der Linie Mac brachten die *make-up artists* François Nars und Bobbi Brown ihre eigene Kosmetiklinie auf den Markt. Nüchterne Verpackung, also ultra professionell. Maximale Wirksamkeit.

Doch auch wenn das Make-up vergessen werden wollte, hörte die Kosmetik-Forschung nicht auf, immense Leistungen hervorzubringen. Innerhalb von knapp fünfzehn Jahren war sie vom Stadium der »Vorgeschichte« zur Spitzentechnologie gereift. Die hochpreisige Kosmetik von Lancôme, Clinique, Estée Lauder, YSL, Chanel, Dior, Rochas und auch kostengünstigere wie von L'Oréal Paris machten in rasanter Geschwindigkeit einen Fortschritt nach dem anderen. Wie Avène mit seinem *Ysthéal* setzten alle auf Vitamin A-Säure und auf Retinol, eine wirksame Waffe gegen die Hautalterung. In der Folge von Estée Lauders berühmtem *Fruition* machte man sich den Schäleffekt der AHA-Fruchtsäuren zunutze und eiferte Clarins nach, das 1990 als erster einen Anti-

Pollution-Komplex verwandt hatte. 1995 gelang es endlich, das Vitamin C in eine Creme einzuschleusen, und Helena Rubinstein wurde wieder einmal zur Vorreiterin mit ihrer *Force C*. In Frankreich führte ein Test der Zeitschrift *60 millions de consommateurs* zu einem kleinen Erdbeben. Der Test bewies, daß die Regenerationspflege auf der Basis von Vitamin E von *Nivea*, einem der billigsten Produkte auf dem Markt, eines der wirksamsten war. Doch egal! Die Cremes, alle Cremes wurden intelligent: Sie behandelten genau das, was es zu behandeln galt. Sie waren äußerst leistungsfähig und vermittelten der Benutzerin Freude. Bei L'Oréal arbeiteten mehr als zweitausend Personen in der Forschung, um Alterungserscheinungen zu bekämpfen. Chanel hatte C.E.R.I.E.S, das »Centre de recherches et d'investigations epidermiques et sensoriel« (Institut für epidermale und sensorische Forschung). Dort erkannte man unter anderem, daß Schönheit auch etwas mit Psychologie zu tun hat. In diesem Jahrzehnt pflegte man das Innere wie das Äußere, man kümmerte sich um das Sein ebenso wie um den Schein.

Zeichen der Zeit: Yoga verdrängte Aerobic. Joggen wurde von Shiatsu- und Fußreflexzonen-Massage abgelöst. In der Nachfolge von Clarins und dem Neuling Avéda wurden zahlreiche Cremes mit Pflanzen- und Blütenextrakten angereichert. Mit der Aromatherapie entdeckten viele Frauen die Wirksamkeit von Ölessenzen: Sie unterstützen den Schlaf, helfen, sich zu entspannen und gegen den Stress anzukämpfen. Kurzum, besser zu leben. Frieden schließen mit dem eigenen Körper, die Harmonie in sich entdecken, sich annehmen, statt sich zu verbiegen. Schönheit verwandelte sich in Zen-Philosophie. Und änderte ihre Haltung.

Zehn Jahre nach seiner Markteinführung hatte sich das *Eau dynamisante* weltweit zehn Millionen Mal verkauft. 1997 gelang Shiseido ein Riesenerfolg mit seinem Gesichtswasser *Relaxing Fragance* in einem wassergrünen Flakon und dann 1999 mit *Energizing Fragance* in einer Flasche, die in irdenen Farbtönen gehalten war. Immer verlangte man nach Wasser. Die Welle der Thalasso-Anwendungen hielt an; die Zerstäuber waren ein großer Erfolg. 1997 verkaufte Avène vier Millionen dieser Sprays, die Hälfte davon in Japan. In Paris eröffnete die ultrachice Boutique Colette eine »Wasserbar«, und die Mineralwasser legten sich das Image zu, für die Schönheit mitverantwortlich zu sein. Von Contrex und seinem »Schlankheitsvertrag« (»*contrat minceur*«) bis zu Evian mit seiner zartrosa Farbe. In den USA drängten sich Männer und Frauen in den »*Health Clubs*«, diesen luxuriösen, aber asketisch eingerichteten Badehäusern, wo sie sich Massagen und Zeit zum Entspannen gönnten.

Shalom Harlow, geschminkt von Kevyn Aucoin. Das *no make-up* ist häufig eine sehr erarbeitete Natürlichkeit.

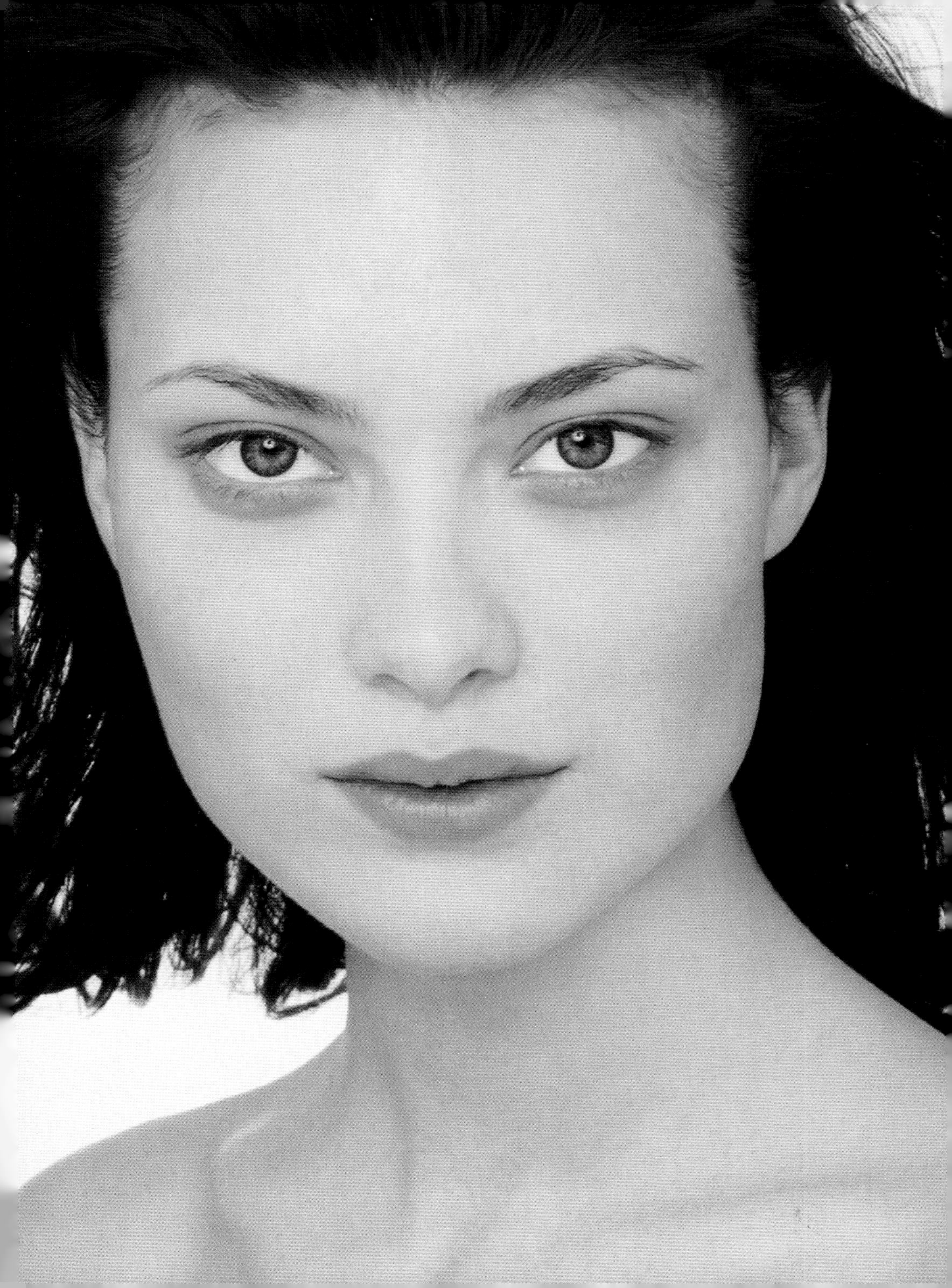

1999 gab es in ganz Amerika bereits sechshundert davon, zu Anfang der Neunziger waren es erst dreißig. In Paris öffneten die großen Hotels ihre Wellness-Abteilungen ... und dann eröffnete Bliss, das Institut, wo Demi Moore, Julia Roberts und Amber Valletta sich dem Genuß einer Ingwermassage hingaben. Zeichen der Zeit: LVMH (Louis-Vuitton-Moët-Hennessy), weltweit die Nummer eins in Sachen Luxus, hat Bliss aufgekauft.

Die Amerikanerinnen, allen voran die New Yorkerinnen, nahmen ihren Körper sehr ernst. Seit Madonna mit ihrem Sporttrainer Carlos ein Kind hatte, hatten sie alle einen *coach* und praktizierten unermüdlich das *pilates*, die neue Modesportart nach einem Trainingsprinzip von John Pilates, bei dem Atmung und Bewegung im Gleichklang sind. Auch wenn Amerika das neue Eldorado der Schönheit wurde, so haben doch einige Franzosen in den neunziger Jahren begonnen, New York zu erobern: der Starvisagist François Nars, der bekannt wurde durch Polly Mellen, von *Allure*, und der seine eigene Kosmetiklinie lanciert hat; der Coiffeur Frédéric Fekkai, in dessen Salons sich die elegantesten Frauen Manhattans einfinden; die Visagistin Laura Mercier, die ebenfalls ihre eigene Kosmetiklinie entwickelt hat; und die Familie Chantecaille, deren Puder im neuen angesagten Geschäft Jeffrey's im Meat Market District ein *must* sind. Zur selben Zeit wurde in Europa alles, was aus Amerika kam, ein Erfolg: die Mascara *Maybelline*, das Eau de Toilette *Happy* von Clinique, die sehr kostbare *Re-nutritiv* von Estée Lauder. Die *beauty victims* wandten sich der Marke Kiel's oder »Philosophy« zu, der Spitzenlinie der *mental beauty* mit ihrer Antifaltencreme *Hope and Prayer* oder dem Shampoo *It's all in your head*. Diese Produkte kaufte man in *select stores* wie Colette in Paris oder Space NK in London, ließ sie sich aus New York mitbringen oder bestellte sie im Internet über die Websites gloss.com oder beauty.com. Die Frauen verbrachten Stunden bei dem Franzosen Séphora, der nach Paris und Barcelona nun Big Apple eroberte und im Rockefeller Center ein 3000 Quadratmeter großes *flagship* eröffnet hatte. Die eleganten, aber einschüchternden Parfümerien sollten sich auf etwas gefaßt machen: Bei Séphora, der sich als Selbstbedienungsladen in Sachen Schönheit erklärt, probiert man alles aus, versucht die verrücktesten Mischungen. Man a-mü-siert sich! Das ist normal: Das ausgehende Jahrhundert lehnt das Diktat der Trends ab. Alles

Top Model. Die »Tops« sind ein Phänomen der beginnenden neunziger Jahre und haben ihre eigene Zeitschrift. Christy Turlington, photographiert von Gilles Bensimon.

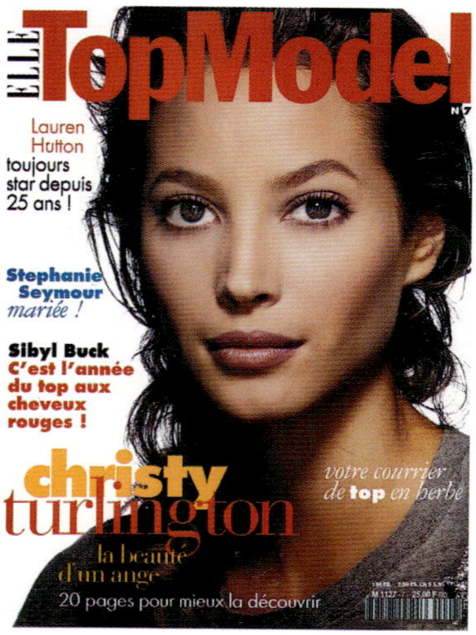

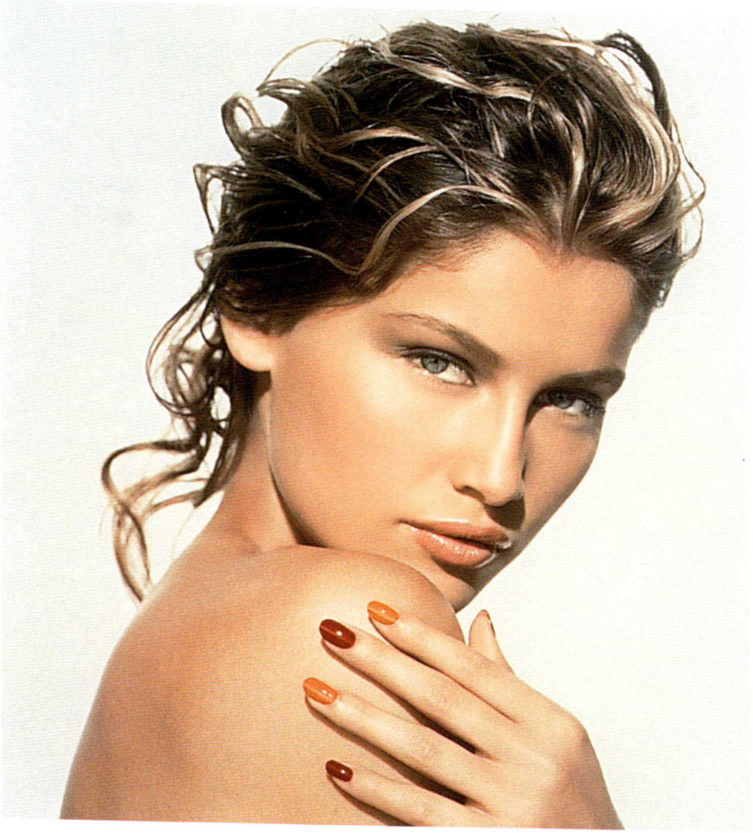

Laetitia Casta:
aprikosenzarter Teint, sinnliche Formen – noch mehr Natürlichkeit.

scheint erlaubt. Auch die Männer pflegen jetzt ihr Äußeres. Die Verkaufszahlen von Kosmetika *for men* schnellen nach oben. Schönheitssalons nur für Männer wie Nickel in Paris sind erfolgreich, und mehr und mehr Männer wagen den Weg zum Schönheitschirurgen. Alles ist erlaubt.

Die jungen Frauen laufen in Nike-Schuhen, aber auch auf schwindelerregend hohen Absätzen von Manolo Blahnik. Die Gefahren, die von der Sonne ausgehen, kennen sie nur zu gut, und dennoch bevorzugen sie wieder gebräunte Haut, teils echt, teils künstlich. Doch das *whitening* und Bleichcremes wie *Blanc expert* von Lancôme oder *Ligne Blanc absolu* von Yves Saint Laurent, die einen Teint wie chinesisches Porzellan verleihen, haben weiterhin ihre Anhängerinnen. Gwyneth Paltrow, Cameron Diaz und Kate Moss lassen sich das Haar dunkel färben, doch die Spezialzeitschriften rühmen die »sophisticated« blonde Fönfrisur à la Farrah Fawcett, die Orlando Pitta zur Frisur des Jahrhunderts erklärt hat.

In den *nail bars* liebt man immer noch den Nagellack *Rouge noir* von Chanel, das bestverkaufte Produkt des Hauses, aber gleichermaßen das flammende Rot, das transparente Beige, den Gold- und Silberton.

In Zeiten des Internets und der weltumspannenden, auch gleichzeitigen Markteinführung von Produkten entdecken die Frauen wieder den Charme altehrwürdiger Produkte, nostalgischer Verpackungen und individuellerer Parfüms. Im Angebot der angesagten Boutiquen von SoHo in New York und in den Geschäften der Großstädte, die eine Palette modischer Marken verkaufen, ebenso wie in chicen Apotheken findet man *Acqua di Parma*, das von Elizabeth Taylor in den fünfziger Jahren bevorzugte Eau de Cologne; »Creed«, eine in Paris am Ende des 19. Jahrhunderts entwickelte Linie, nach der Donatella Versace geradezu verrückt ist; die Cremes von Kiel's, die seit 1851 von einer Apotheke in der Third Avenue hergestellt werden; und den Puder Le Clerc (seit 1881). Althergebrachte Produkte sind immer noch aktuell: das Parfüm *Joy* von Patou, die Meerescreme, die 1965 von der NASA entwickelt wurde und 1996 von Estée Lauder wieder auf den Markt gebracht wird, und sogar die äußerst preisgünstigen Wangenpuder von Bourjois, die es seit 1883 gibt.

In seinen Geschäftsräumen, die an die Gärten des Palais Royal in Paris angrenzen, feiert Serge Lutens einen sicheren Erfolg mit seinen Haute-Couture-Parfüms, die nostalgisch duften, mit *Iris Silver Mist* und *Ambre sultan*. In der Galerie Vivienne hat Terry, die für Yves Saint Laurent Make-ups kreiert, By Terry eröffnet, einen Salon, in dem sie individuelle Kosmetik herstellt. Schönheit hat keinen Preis. Das Einzigartige verkauft sich gut.

Die Löwenmähne ist auf dem Vormarsch. Und man sieht Haare in allen möglichen Farben, vor allem dank *Féria*, dem Spitzenprodukt von L'Oréal. Die Frauen haben sich an die verrücktesten Haarfarben gewöhnt, seitdem das Mannequin Sybil Buck leuchtend rotes Haar hat, der Pariser Coiffeur Massato die Haarspitzen türkis einfärbt und seit es von Dior Mascara für das Haar gibt. Die Schönheit entdeckt ein neues Gebiet. Mit der Entwicklung neuer Fasern, dieser Stoffe, denen man nachsagt, sie seien intelligent, wird die Textilie beinahe zu einem Kosmetikum. Die Strümpfe sind entwässernd und versorgen die Haut mit Feuchtigkeit, die Wäsche ist mit Mikrokapseln, die Ölessenzen enthalten, parfümiert.

Mund und Busen werden wieder kleiner, die Stars geben ihre Liftings und Collagen-Injektionen immer unumwundener zu. Philosophen

Die hybride Schönheit von Devon, geschminkt von Topolino und photographiert von Éric Traoré für die französische *Vogue*.

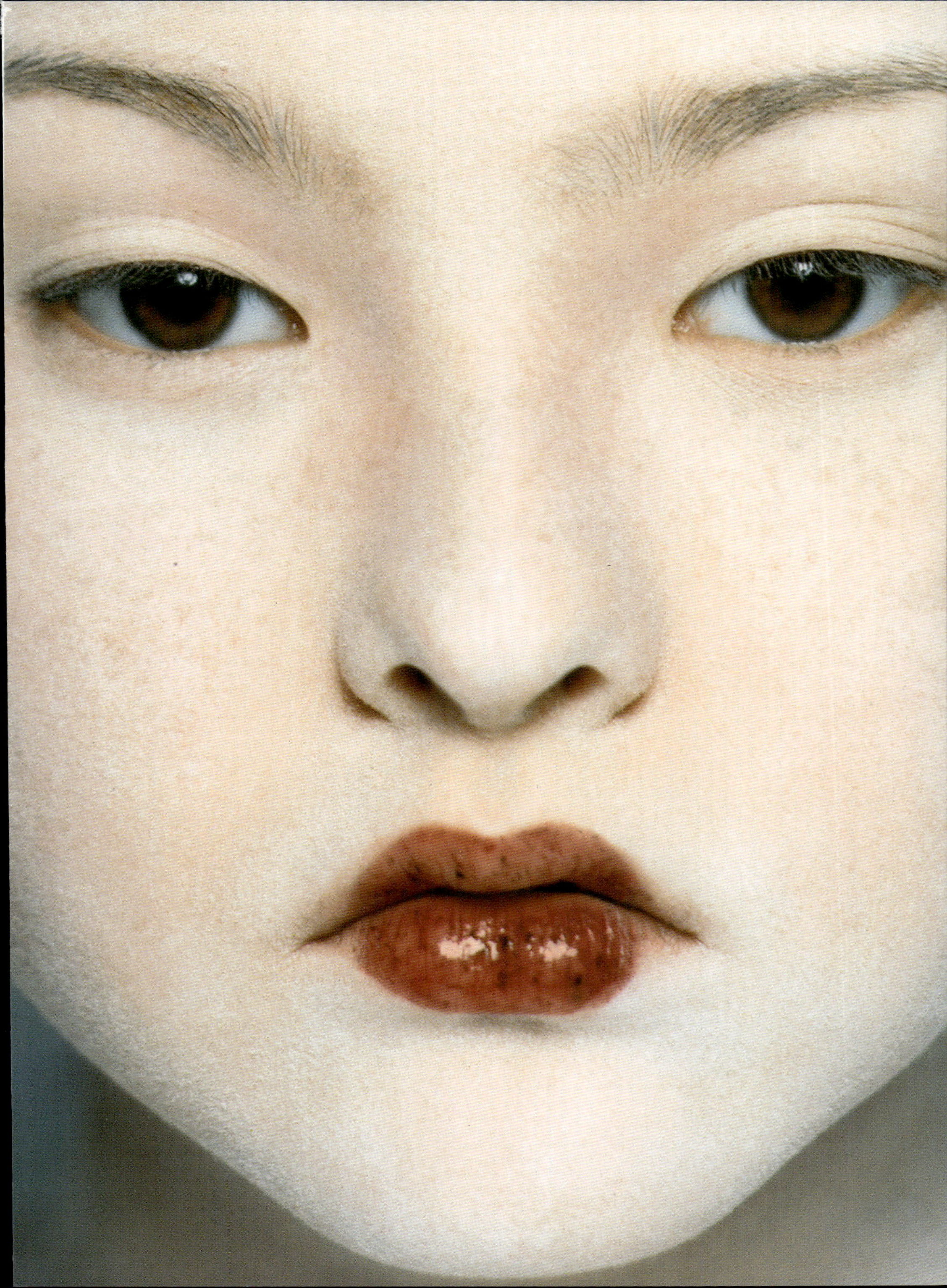

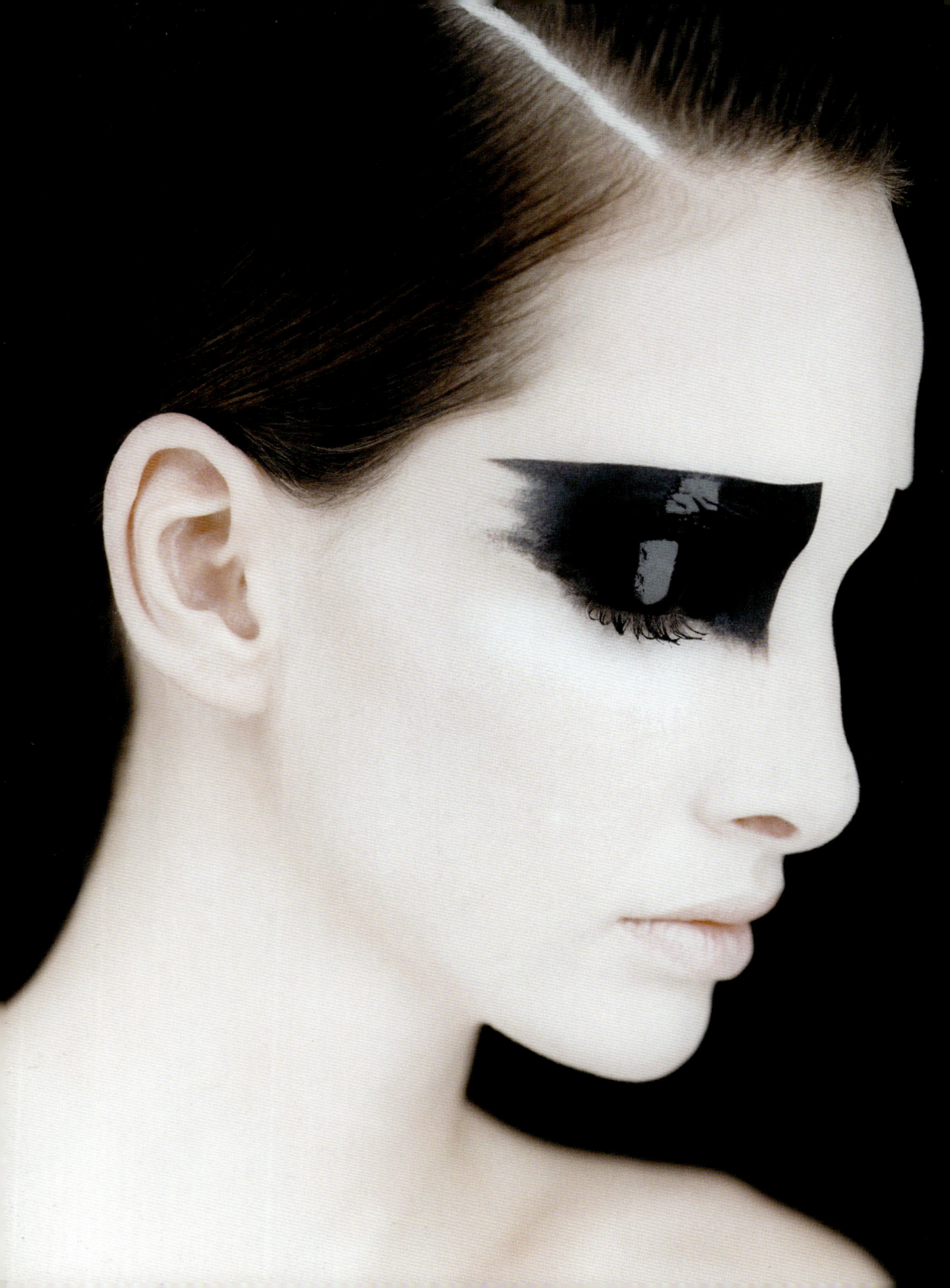

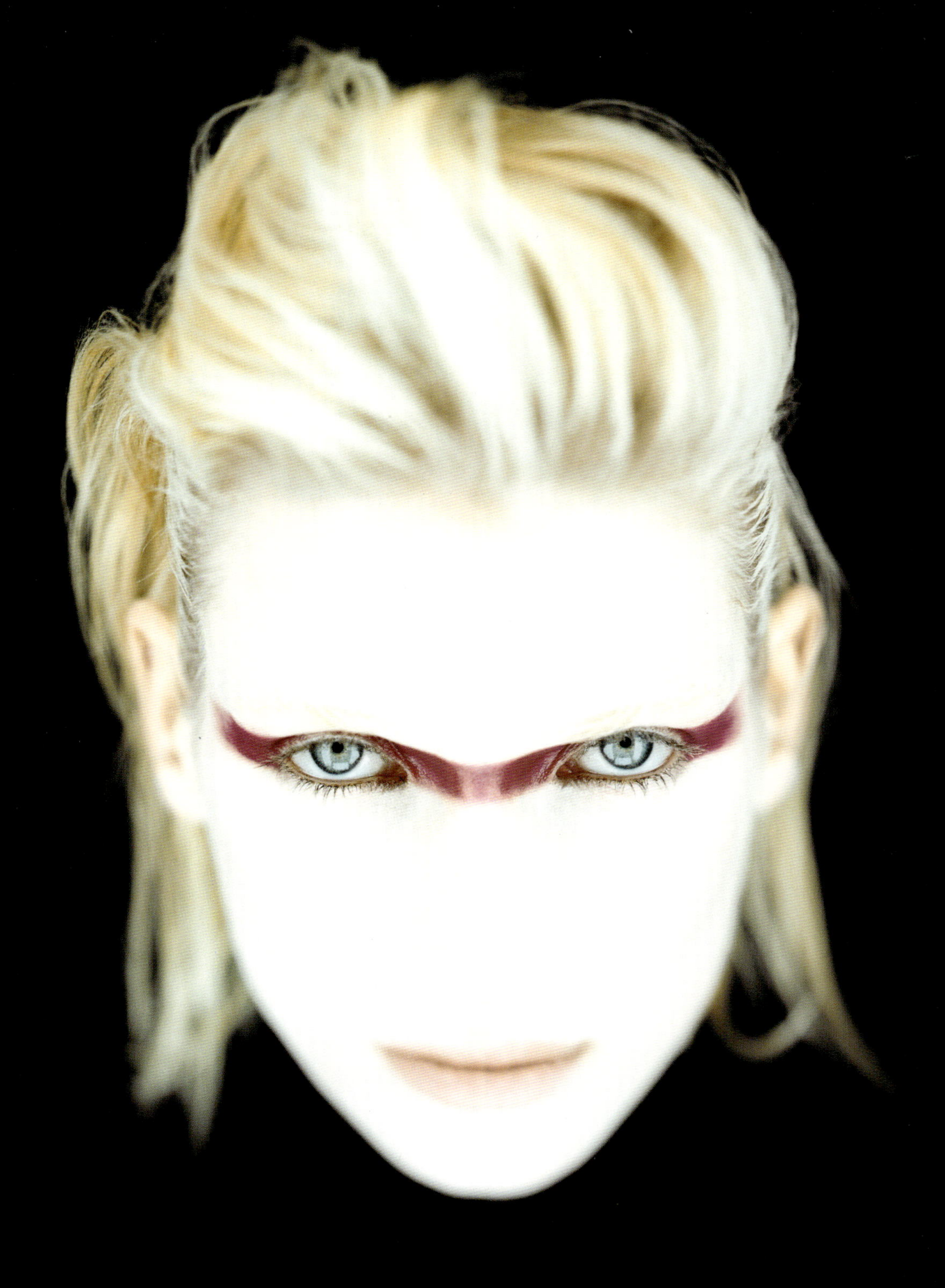

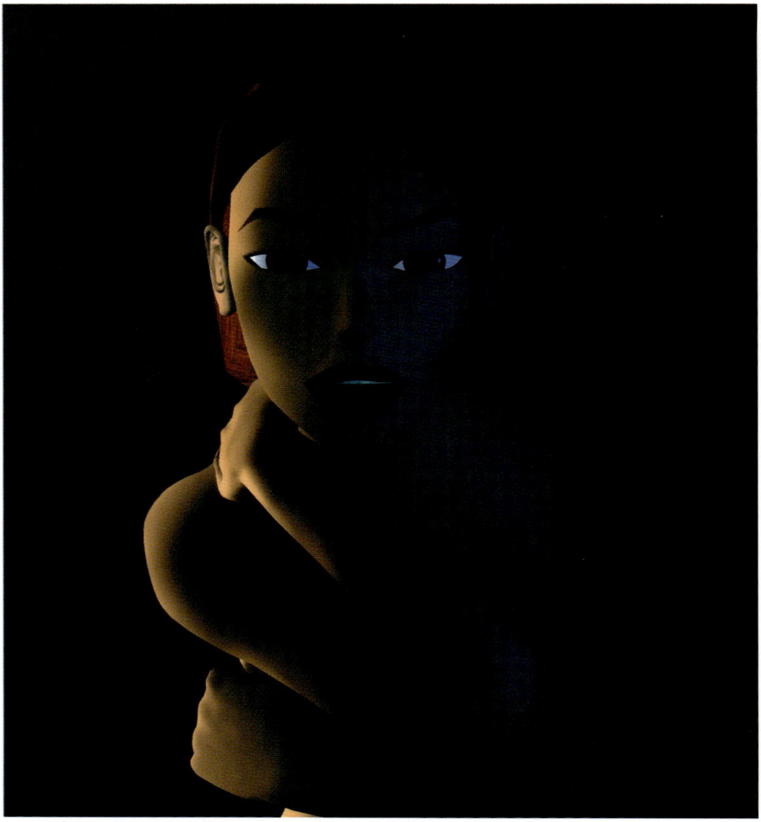

Lara Croft. Nach den Websites, die sich der Schönheit widmen, nun die neuen virtuellen Ikonen?

Javier Vallhonrat zeigt seine futuristische Schönheitsvision; Make-up Fred Farrugia, Frisur Aldo Coppola. Für L'Oréal Corporate, 1999.

Vorhergehende Seiten: **Die Extreme,** photographiert von Wolfgang Ludes. Im Gegenzug zum Trend der Natürlichkeit negieren die neunziger Jahre alle Tabus und öffnen sich allen Inspirationsquellen, die sie Zeitschriften und Modenschauen verdanken.

sprechen von der »Verpflichtung, jung zu sein« als Phänomen. Mediziner erklären, daß ihre Patientinnen so jung aussehen wollen, wie sie sich innerlich fühlen. Es stellt sich die Frage, ob das dritte Jahrtausend das der ewigen Jugend sein wird.

MARIE-PIERRE LANNELONGUE

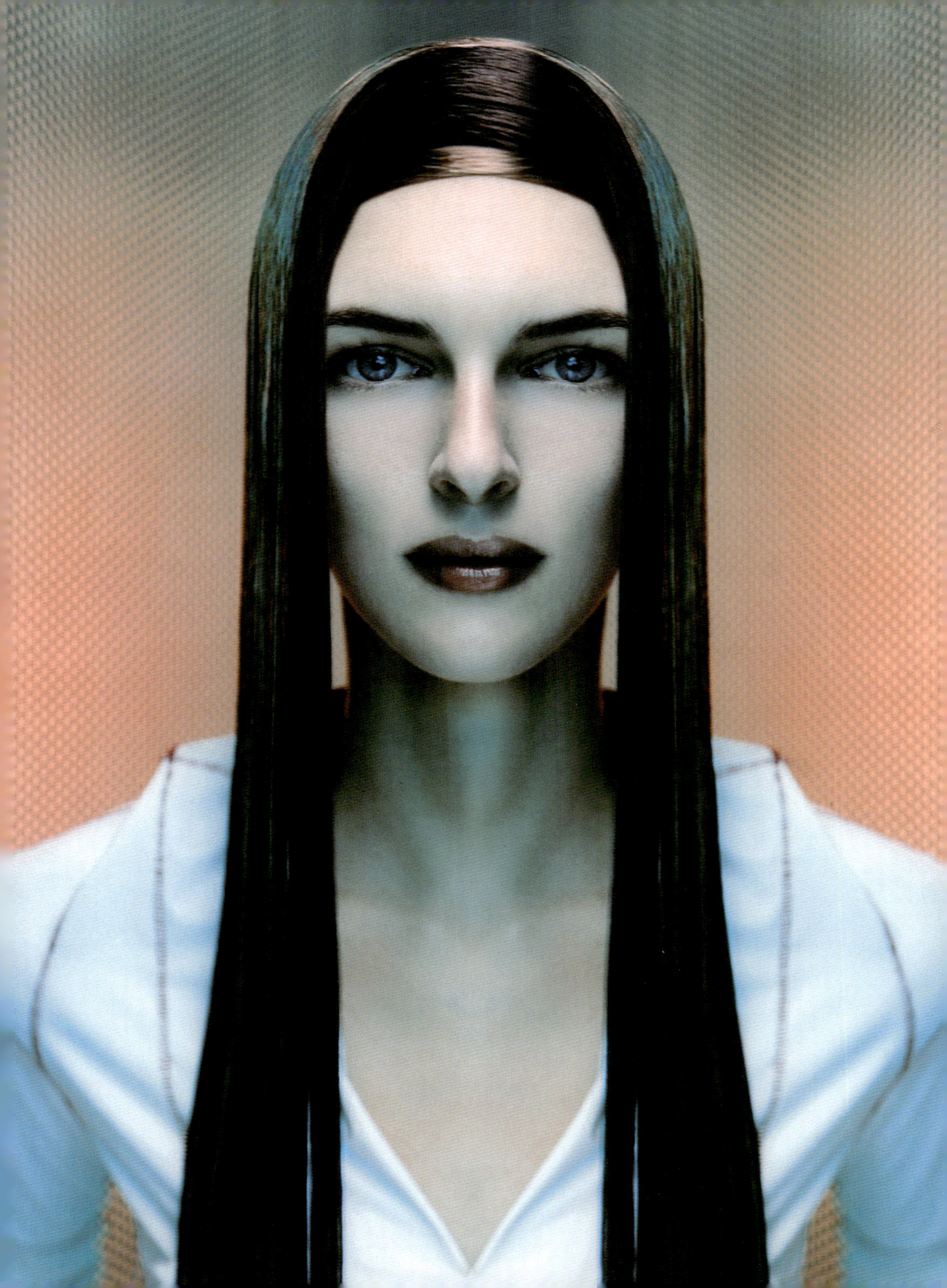

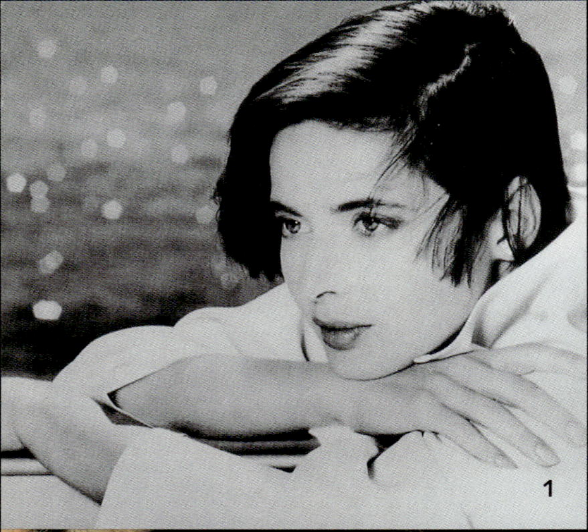

1

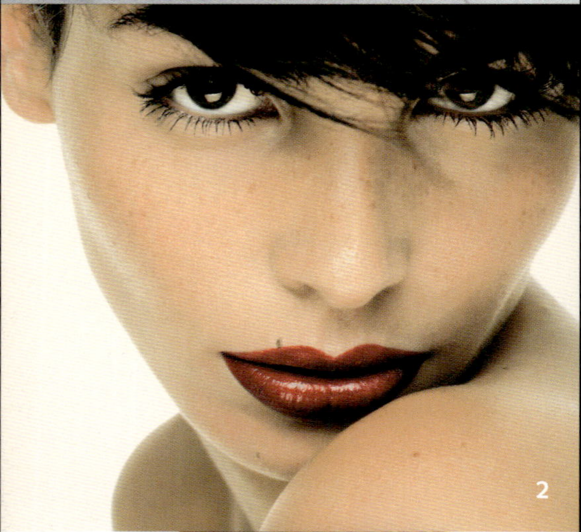

2

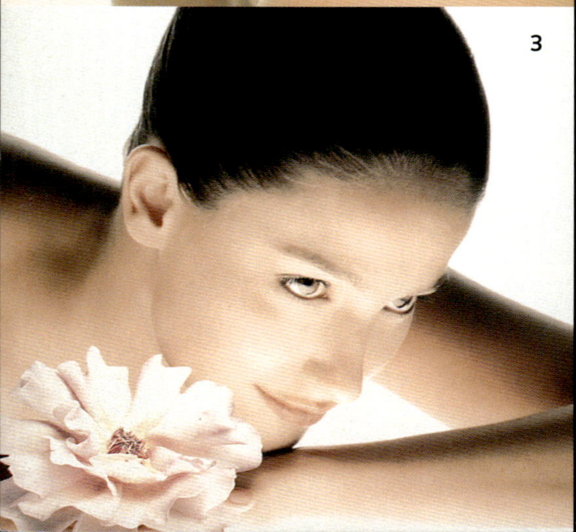

3

Die neuen Königinnen der Schönheit

Nachdem die Top-Models die Welt der Mode der neunziger Jahre beherrscht haben, versuchen sie sich nun beim Film – Cindy Crawford, Claudia Schiffer, Kate Moss, Shalom Harlow und Carolyn Murphy. Gleichzeitig werden Schauspielerinnen immer begehrter, das Image großer Marken zu repräsentieren. Als 1993 Yves Saint Laurent seine neue Pflegelinie »Prélude à la beauté« auf den Markt bringt, fragt er ganz selbstverständlich bei Catherine Deneuve an. Als Isabella Rossellinis Vertrag mit Lancôme ausläuft, sucht sich das Haus verschiedene Gesichter, darunter die Schauspielerinnen Cristiana Réali, Juliette Binoche und Marie Gillain sowie das ehemalige Top-Model Inès Sastre, das Theaterschauspielerin geworden ist. Die Schauspielerin Liz Hurley trägt die Farben von Estée Lauder. Und L'Oréal macht Werbung mit seinem *dream team*, zu dem einige Filmschauspielerinnen zählen: Dayle Haddon, Andie MacDowell, Nastassja Kinski, Milla Jovovich, Jennifer Aniston, Heather Locklear, Jennifer Lopez, die junge Französin Virginie Ledoyen und sogar Gong Li, die Milliarden Chinesinnen anregt, Lippenstift und losen Puder zu entdecken. Das sei das Ende der Top-Models, analysieren die Soziologen. Schauspielerinnen stehen hoch im Kurs, denn man identifiziere sie mit der »normalen« Frau.

Für Lancôme:
1. Isabella Rossellini; 2. Inès Sastre; 3. Marie Gillain; 5. Cristiana Réali.
Für L'Oréal:
4. Claudia Schiffer; 6. Milla Jovovich; 7. Heather Locklear.

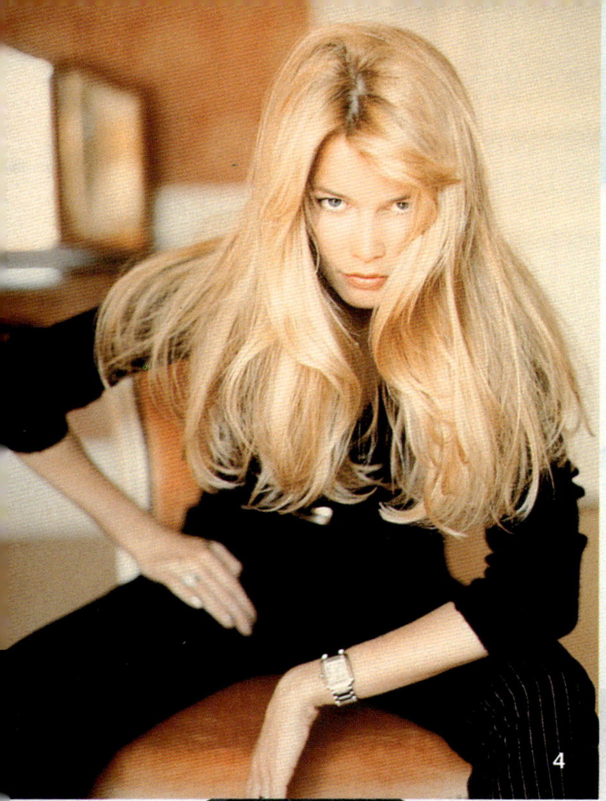

4

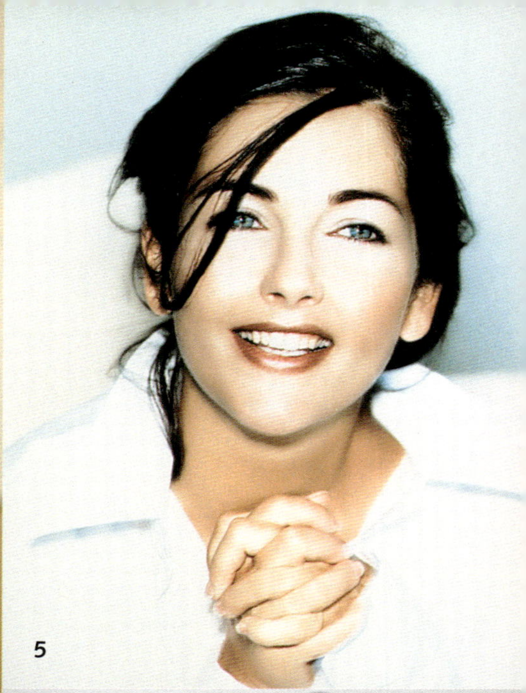

5

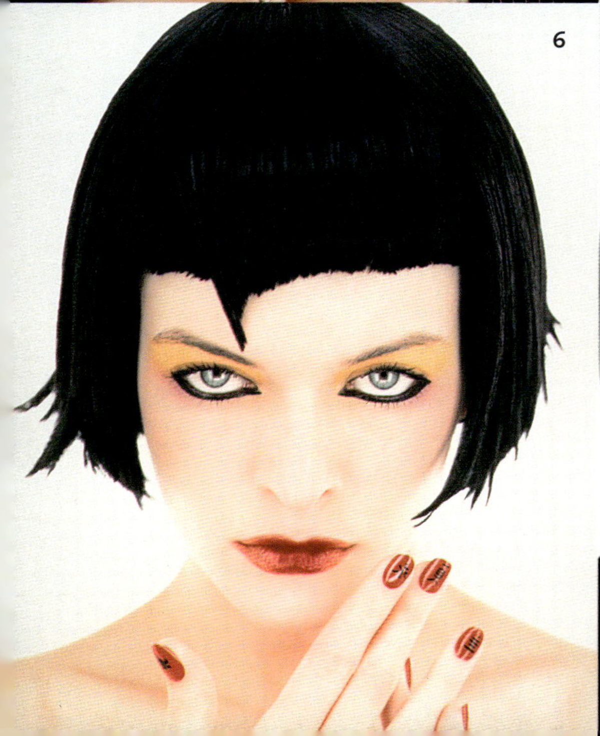

6

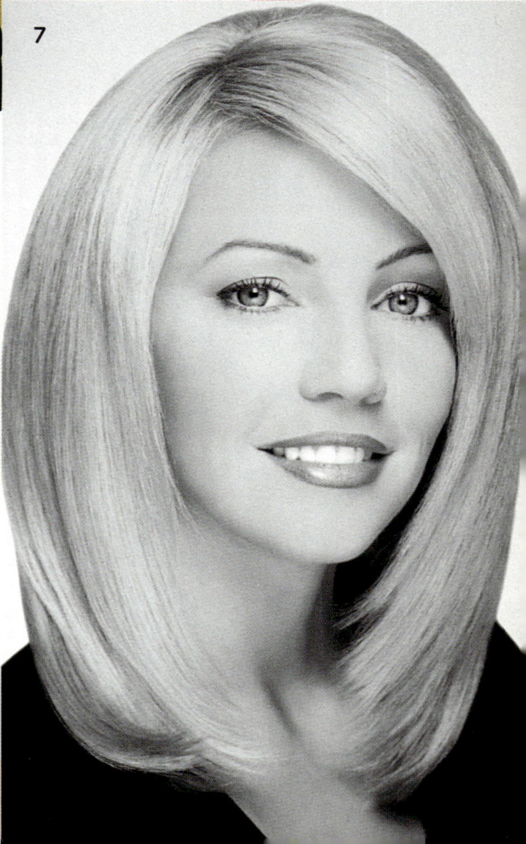

7

Die fremde Schönheit

Die Schönheit im Orient

In der Photographie geriet die Darstellung der menschlichen Gestalt unter anthropologischen Gesichtspunkten zu Beginn des 20. Jahrhunderts manchmal zur kolonialistischen Phantasie: Umspielt vom Faltenwurf eines gestreiften Gewands, das den Brustansatz enthüllt und die Rundungen der Taille nachzeichnet, balancieren junge Schäferinnen mit grazilen Armen anmutig einen schweren Tonkrug und blicken uns aus großen, mit Khol umrandeten Augen an. Die Inszenierung folgte den Motiven des Orientalismus in der Malerei, wo Frauen meistenteils entspannt, nackt und verführerisch erscheinen.

Fern von solchen Phantasien haben sich im Orient mit der Ausbreitung des Islam eigene, von der Religion geprägte Rituale entwickelt. Im Islam verkörpert die Frau einen Aspekt des Paradieses, und der Körper ist von göttlichem Wesen. Spiritualität und tägliche Reinigungsriten sind nicht voneinander zu trennen (die Körperpflege ist Bestandteil des Glaubens, sagt der Prophet). Der Hammam oder das Schwitzbad breitet sich von Fez bis Konstantinopel und entlang der Seidenstraße aus. Im 10. Jahrhundert gibt es in Cordoba mehr als fünftausend davon, in Bagdad fast siebenundzwanzigtausend. Dort entdecken die Reisenden den Zauber der Marmorbecken, kristallenen Säulen, ziselierten Räuchergefäße. In der Nachfolge der römischen Thermen entfalten die Badehäuser der moslemischen Länder ihre Eigenheiten: drei aufeinanderfolgende, zunehmend heißere Badesäle, Kuppeldächer und ein Ruheraum. Bäder mit einem einzigen, marmorgetäfelten Saal gibt es nur in den ottomanischen Palästen des 19. Jahrhunderts. Im Kindesalter dürfen Jungen die Frauen ins Badehaus begleiten, und im Dämmerlicht sehen sie, wie verschieden der weibliche Körper ist. Dieser Anblick prägt ihre liebevolle Hingabe an den Körper ungeachtet aller westlichen Schönheitsideale. Ihre Träume sind erfüllt von tausendundein Frauen, die sie in den Dämpfen erblickt haben und deren Formen ihnen der *sefsari* enthüllte, ein auf der Haut anliegender Schleier.

Haarschmuck. Der Silberschmuck ist ein Hinweis auf den Reichtum des Mädchens. Die Augenbrauen sind mit *harqus* (Schminke auf der Basis von Gallapfel, Gerste, Kohlenstaub) nachgezogen, die Augen mit *khol* umrandet.

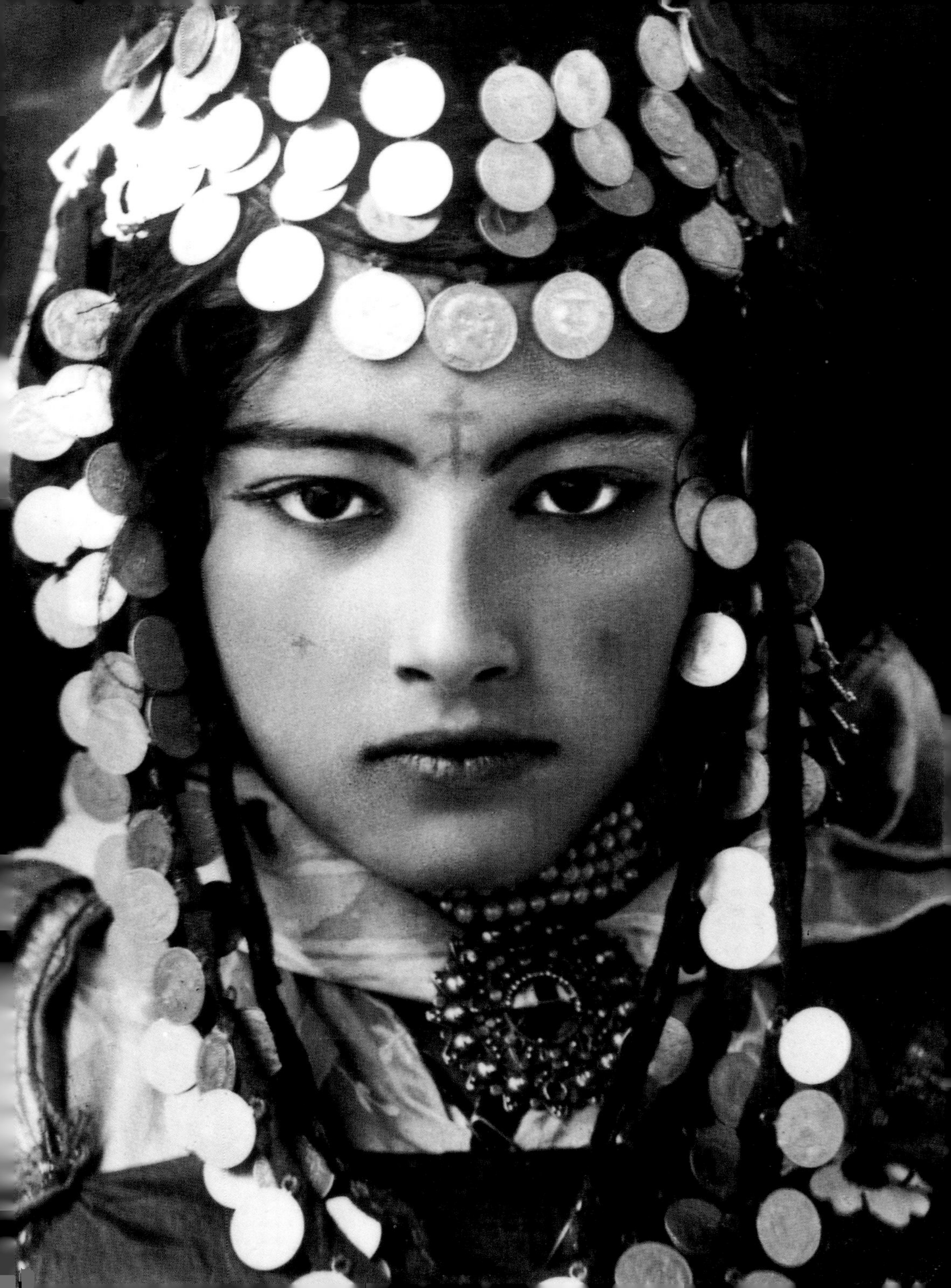

Sie sehen die nackten Schönen aus den Erzählungen Schehrezâds mit Brüsten wie Granatäpfel, schmaler Taille und einem breiten Hintern, »der so schwer ist, daß sie genötigt sind, sich wieder zu setzen, wenn sie aufstehen wollen, und sich aufzurichten, wenn sie sich hinlegen möchten«, aber auch andere Frauen mit schlanken, faltigen, glänzenden, verblühten, aufgedunsenen, zierlichen Leibern, die Körper von jungen Mädchen, Wöchnerinnen, Müttern, Greisinnen ... In der islamischen Welt bekommt ein Junge den weiblichen Körper in jeder Lebensphase zu Gesicht. Als stillende Mutter oder noch nicht heiratsfähiges Mädchen, in blühender Schönheit oder gealtert. Sie erleben, wie Mädchen in die rituellen Waschungen eingewiesen werden, sich darin vervollkommnen oder eine Kunst daraus machen. In schwingendem Kaftan, das Haar mit Henna bestrichen und in ein Kopftuch, den *foulard*, eingeschlagen, treten die Frauen ein, gehen in den Ruheraum, entkleiden sich, plaudern. Die reichsten und diejenigen, die der Tradition am stärksten verhaftet sind, bedecken ihre Brüste mit einem Schleier aus Musselin, dem *izar* oder *sefsari*, der wie ein Pareo um den Leib gewickelt wird. Die *qabqâb*, Pantoletten auf erhöhten Sohlen, schützen ihre Füße vor dem heißen Marmor und verhindern ein Ausrutschen. Sie sind aus Rosen-, Eben- oder Sandelholz und mit Perlmutteinlagen, Emailbesatz und silbernen Beschlägen versehen. Auch wenn man im Dampfbad heute eher Plastiksandalen und Plastikeimer antrifft als jene *qabqâb* aus Zedern- oder Ebenholz, die Verrichtungen und Geräusche sind dieselben geblieben. Nackt oder kaum verhüllt, verschwinden die Frauen schnell im undurchsichtigen Dampf. Es ist laut, Wasser wird aus großen Kübeln gegossen oder rinnt plätschernd über den Marmor. Man glaubt im Dampf zu ersticken. Die Körperumrisse lösen sich auf, Schweiß perlt auf den Leibern. Bald haben sie sich eingeseift, sei es mit Kernseife, um die Ausdünstungen der Poren zu binden, sei es mit einem Extrakt aus Olivenöl, Eiweiß und weißem Henna, um ihre Haut dunkler zu tönen. Schon macht sich eine *harzâ* an die Arbeit: Diese Frau reibt, schrubbt, massiert die Haut mit dem *kassa*, einem rauhen Waschhandschuh aus Wolle oder schwarzem Crêpe de Chine. Oder sie bürstet den Körper mit einer *mhakka*, einem Palmholzstück, das mit einem dichten Baumwollnetz überzogen ist. Während sie kraftvoll und ausdauernd mit dem Handschuh oder der *mhakka* massiert, bilden sich auf der Haut dunkle Rinnsale von Schmutz. Beim ersten Besuch im Badehaus ist man verblüfft, später frohlockt man darüber. Im Irak wird eine Wöchnerin sieben Tage nach der Entbindung von ihrer Mutter und ihren Verwandten zur rituellen Waschung in den Hammam begleitet. Die Mutter seift sie ein (die Brüste

Kupferfarbene Lippen.
Ein glänzender, voller Mund verspricht Sinnenfreude, von den Erzählungen Schehrezâds bis zu den Liedern der berühmten ägyptischen Sängerin Umm Kaltûm (1906–1975). Photographie von Albert Watson, 1998.

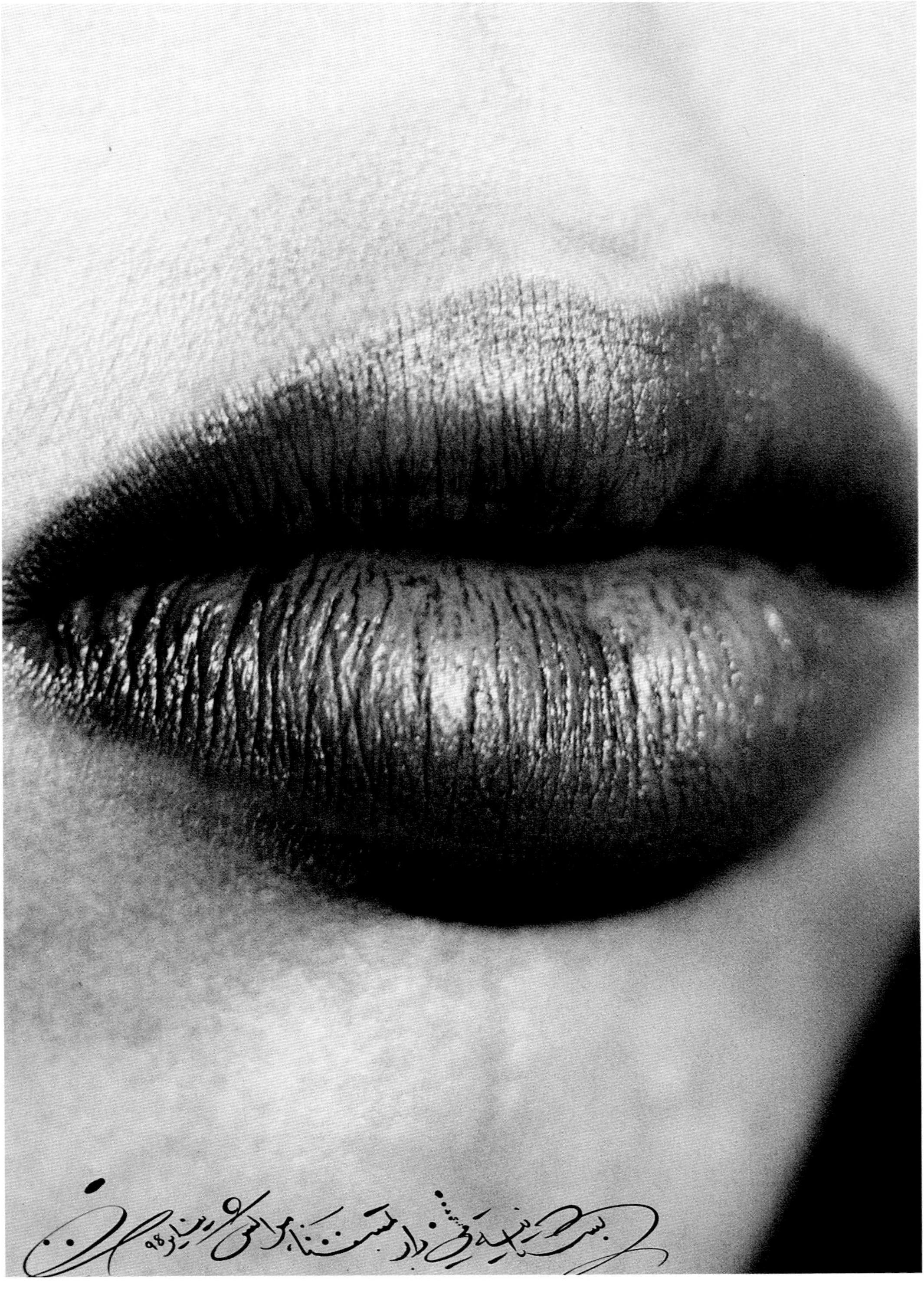

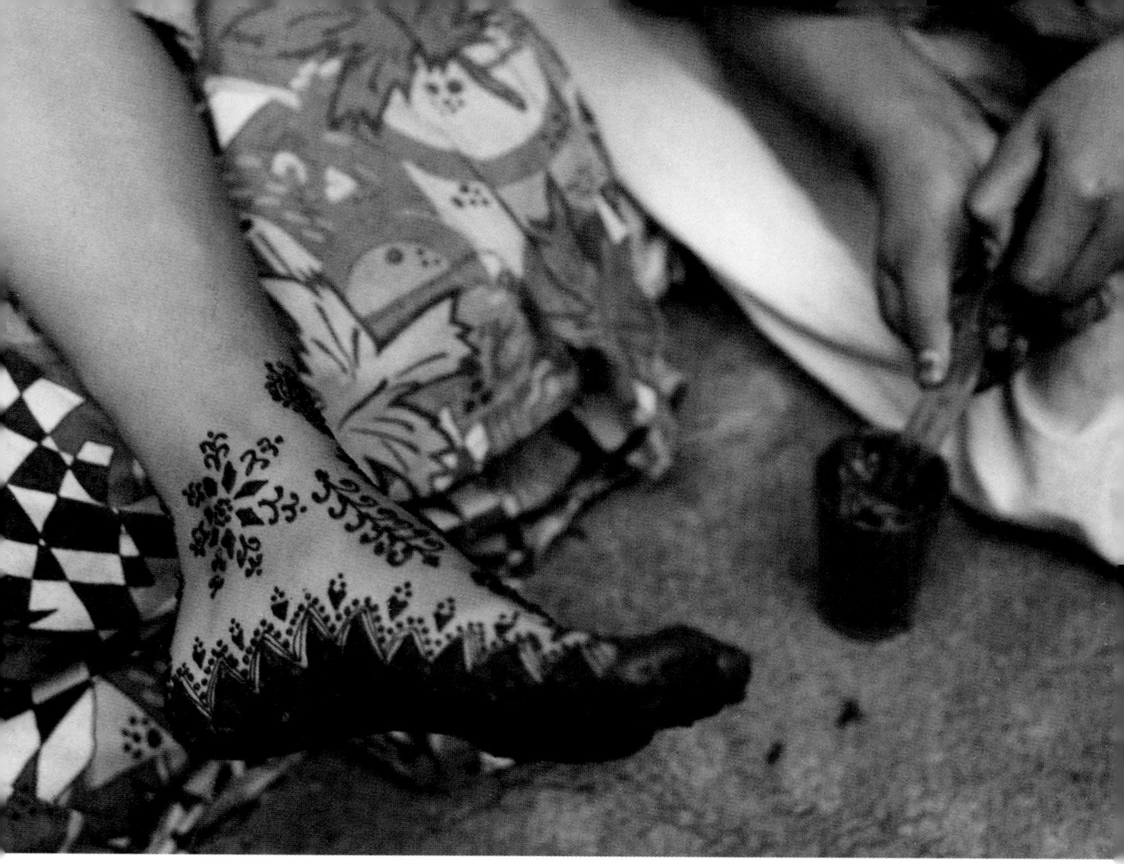

Die Hennazeremonie. Verführerisches Ritual, Koketterie und Glücksbringer – in der Nacht vor der Hochzeit wird die Braut geschmückt. 1993.

werden ausgespart) mit einer nur für diesen Anlaß zubereiteten Mixtur aus Tonerde, zwei Eiern, Thymian und Minze und reibt sie kräftig damit ab. Zum Abspülen des Körpers und des mit Henna bestrichenen Haars wird Wasser geschöpft mit einer *tassa*, einer glänzenden Kupfer- oder Silberschale (heute finden auch Blech- oder Plastikgefäße Verwendung), in der das Wasser warm bleibt, bis es sich über die Haut ergießt. Jetzt schäumt der *rhassoul* aus seifiger Tonerde oder Stevensite (einem lithium- und magnesiumhaltigen Mineral), die nur in der Gegend von Missour in Marokko gewonnen werden. *Rhassoul* löst das Fett und reinigt. Jede Frau hat ihr Geheimrezept für den *rhassoul*, sammelt Lavendel, Gewürznelken, Moos, Rosenknospen, Nelkenblüten, Granatapfelschalen, Limetten, Zimt, Pimpernußfrüchte und Myrte, kocht und filtert den Absud, mischt ihn dem *rhassoul* bei und kreiert damit ihre eigene Paste, die den Haaren Glanz verleiht und auf der Haut die Poren schließt. Nachdem sie in den Ruheraum des Hammam zurückgekehrt sind, widmen sich die Schönen entspannt der Entfernung lästiger Körperhaare mit einer aus Wachs, Zucker (oder Karamel) und Zitrone geformten Kugel, die auf die Haut gelegt und mit einem Ruck abgezogen wird. Eine halbe Stunde lang gönnen sie ihrem Gesicht eine belebende Maske aus hellem Henna und Rosenwasser.

Im Südwesten Marrokkos liegt das rauhe, karge Land von Nourela und Er Rachidia. Entweder gibt es kaum Wasser oder es gießt in Strömen. Tagsüber herrscht große Hitze, die Nächte sind dagegen sehr kühl. Das bringt den Hennastrauch *(Lawsonia inermis)* dreimal im Jahr zu Blüte. Wegen ihrer großen Färbekraft ist die erste Ernte Ende Mai/Anfang Juni bei den *hannaya*, den Frauen, die das Henna auftragen, besonders gefragt. Hennablüten haben einen betörenden Duft, der an Jasmin, Teerosen und Reseden erinnert. Man schneidet die Stengel, trocknet sie, löst die Blätter. In große Jutesäcke verpackt gehen die Blätter nach Marrakesch, dem Handelszentrum für alle Heilpflanzen in Marokko. Die Stadt hat ein trockenes Klima, in dem sich die Pflanzen gut konservieren lassen. Da erstaunt es nicht, daß die Frauen von Marrakesch die Kunst der Pflanzenheilkunde über Generationen hinweg praktizieren. In jeder Familie wird das Wissen über die heilenden, vorbeugenden und pflegenden Kräfte von Pflanzen, über die Geheimnisse ihrer Anwendung und Dosierung von der Mutter an die Tochter weitergegeben. Diese Frauen wissen genau, was man alles mit Henna machen kann, wenn die Blätter erst einmal mit dem Mörser zerrieben sind. Wie man seine aromatischen und antiseptischen Eigenschaften verstärken kann, wenn man ihm Gewürznelken, Harmalraute (Steppenraute), getrocknete Rosenknospen und Zitrone beigibt. Wie man aus zerstoßenen Gewürznelken, Myrte, geröstetem Gallapfel und Hennablättern ein natürliches Haarfärbemittel herstellt. Bei den Zemmour-Berbern ist Henna ein beliebtes Hochzeitsgeschenk. Die nächtliche Hennazeremonie ist ein weit verbreiteter Hochzeitsbrauch. Nicht nur in Marokko, auch in Ägypten wird Henna hergestellt, einen besonders guten Ruf hat Henna aus Alexandria. Ist die junge Braut eingerieben, gewaschen, enthaart und geschmückt, so ist es an der Zeit, das Henna aufzutragen. Die weiblichen Familienmitglieder versammeln sich bei Kerzenlicht zu einem Freudenfest um die Braut. Minztee wird serviert. Man stellt Henna, dessen schönes Grün für seine Qualität bürgt (dasselbe leuchtende Grün kann man auf persischen Miniaturen finden), auf einem Tablett bereit, dazu heißes Wasser, Zitrone, Knoblauch, Pfeffer, Zucker. Ebenso Eier, die Fruchtbarkeit symbolisieren. Die moderne *hannaya* verwendet Spritzen von unterschiedlicher Größe, um auf Hände, Füße und Fesseln nach ihrer

Inspiration und dem Geschmack der Braut Zeichnungen aufzutragen, sie mit stilisierten Blumen, Arabesken, die an arabische Kalligraphie erinnern, oder geometrischen Mustern zu verzieren, darunter auch Zeichen, die als Glücksbringer gelten. Um den Reiz noch zu steigern, wird das letzte Glied von Fingern und Zehen häufig ganz mit Henna bedeckt. Um die Muster zu fixieren, tupft die *hannaya* mit einem in Zitrone, Knoblauch, Pfeffer und Zucker getränkten Tuch über das aufgelegte Henna. Schließlich werden Füße und Hände mit Watte und Stoff umwickelt, damit sich die Paste nicht ablöst. Um den gewünschten Farbton zwischen Orange und Braun zu erhalten, muß das Henna drei, sechs oder zwölf Stunden auf der Haut bleiben. Dunklere Tönungen erreicht man, wenn Henna im ersten Schritt mit Gallapfel *(takkaout)* oder grüner Walnußschale angerührt wird. Die Farbtöne dienen zur Bemalung der Haut ebenso wie zur Färbung des Haars. Am Ende der Zeremonie wird das Henna mit Olivenöl entfernt, das die Haut beruhigt und die Zeichnungen zum Leuchten bringt. Sie werden zwei bis drei Wochen auf der Haut zu sehen sein. Junge Marokkanerinnen, die »in« sein wollen, sehen in der Körperbemalung mit Henna eine neue Möglichkeit, ihre Tradition zu bewahren und zugleich an der *Tattoo*-Welle in Europa teilzunehmen.

Dieses Lächeln! Die Zähne, von der Bildersprache in den *Erzählungen aus tausendundein Nächten* mit einer doppelten Perlenkette verglichen, werden traditionell mit *siwak* gepflegt. Die Wurzelrinde des Nußbaums reinigt den Mund, schützt vor schlechtem Atem, verleiht dem Zahnfleisch und den Lippen goldenen Glanz und läßt die Zähne weiß blitzen. Auf die Lippen kommt *akar*, ein Lippenrot, das auf einer Färberpflanze beruht.

Den Höhepunkt bildet das Make-up der Augen mit Khol, das den Blick betont. Einst waren die Orientreisenden, die von den Frauen nur den Schleier und diese Augen zu Gesicht bekamen, völlig verstört von diesem Blick. Khol wird auf Antimonitbasis hergestellt, einem metallisch schimmernden Mineral aus der arabischen Welt. Die alten Frauen, die *azouza*, bereiten es zu. Jede hat ihr Geheimrezept, mal werden Dattel- und Olivenkerne beigegeben, mal Eisensulfat. In einem blauen, am besten mit Olivenöl getränkten Tuch erhitzen sie ein kleines Stück Antimonit so lange über der Glut, bis es zu Asche zerfällt. Diese wird mit zwei Gewürznelken, einigen Körnern Kardamon und einer Messerspitze Muskat zerstoßen. Anschließend siebt man die Mischung mit einem Gazetuch, bis sie fein wie Puder ist. Dann wird sie zur Aufbewahrung in einen Flakon gegeben. In Algerien fügte man früher getrockneten und zerstoßenen Jasmin hinzu, was besonders für blonde Frauen empfohlen wurde. Die jungen Schönheiten, die jährlich an einem Tag im September

Braut in Tanger, 1989. Auch im modernen, städtischen Leben schmücken sich junge Frauen zur Hochzeit nach traditionellem Brauch. Der Schmuck ist häufig bei einer Ausstatterin geliehen, die das Brautpaar für die Zeremonie herrichtet.

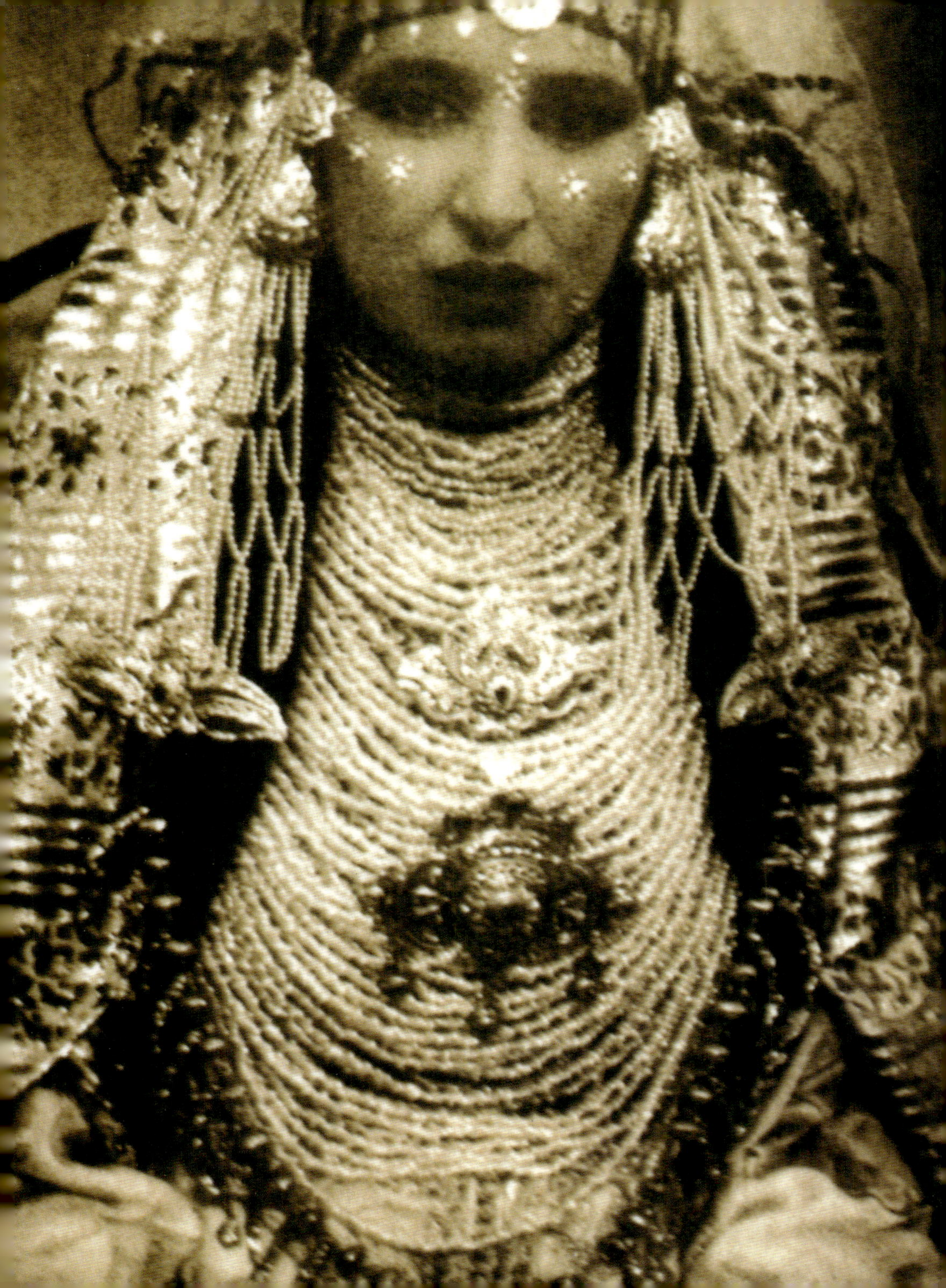

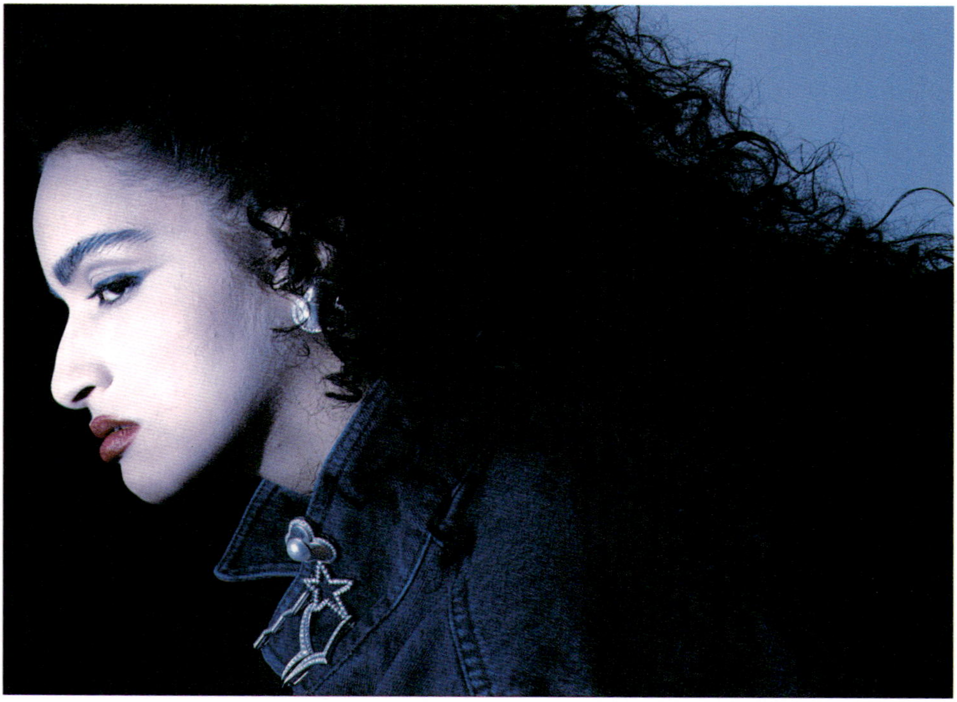

Top-Model Farida. Als Muse von Azzedine Alaïa vermittelte Farida den jungen Französinnen nordafrikanischer Herkunft *(jeunes filles beurs)* in den achtziger Jahren, daß sie auf ihre arabische Schönheit stolz sein konnten. Photographie von Peter Knapp.

auf den Hochzeitsmarkt von Imilchil im Süden Marokkos kommen, vervollständigen ihr Make-up mit einer Lösung aus Olivenöl und Safran, mit der sie sich runde, leuchtend rote Bäckchen malen. Ein weiteres Pflegemittel ist das Arganienöl, das aus den gelben Beeren des Arganias, einem Sapotengewächs im Süden Marokkos gewonnen wird und das sich ausgezeichnet als Nährstoff und zum Schutz für die Haut eignet, da es viele Bestandteile enthält, die bei der Zellerneuerung eine wichtige Rolle spielen. Für die Frauen im Orient hält die Tradition ein ganzes Arzneibuch im Dienst der Schönheit bereit.

Eine außerordentliche Vielfalt heimischer Duftstoffe machen diese Schönheit vollkommen. Der maghrebinische Garten liefert Orangenblüten, Rosen, aus denen erfrischende Duftwässer hergestellt werden, mit denen man das Haus oder den Hammam besprengt, um den Gast willkommen zu heißen. Man erntet Narden und indischen Zimt, Weihrauch und Myrrhe aus Arabien, Moschus, Aloe, Aronstab, Lotosblumen, aromatische Kräuter und Gummiharze. Die arabische Welt duftet himmlisch süß, heißt es bei Herodot. Ihr Duft würzt die Speisen, bringt die Menschen den Göttern näher, durchdringt gleichermaßen die

Wäsche ottomanischer Prinzessinnen und der Frauen von Beduinenführern, die in ihren Räucherpfannen das Holz von Aloe, Gummiarabikum, grauem Amber und weißem Moschus verbrennen.

Es dauert lange, bis das Räucherwerk verbrannt ist, und die Frauen im Orient stehen über den Räucherpfannen, schlagen die Kleider zurück und lassen den Rauch zu ihrer Scham aufsteigen. Dies ist das geheime Ritual, das der Liebe vorausgeht. Seine verführerische Wirkung wird noch gesteigert durch duftende Ketten, die aus einem Teig von Amber – einer fetthaltigen Ausscheidung des Pottwals – und Rosenwasser bestehen. Bei den Berbern tragen die Bräute außerdem Ketten aus Gewürznelken.

Die Schönheit des schwarzen Kontinents

Im 20. Jahrhundert offenbarte sich die afrikanische Schönheit auf unterschiedliche Weise: Ihre Wahrnehmung in der westlichen Welt wandelte sich entsprechend der sich verändernden Begegnung mit den Afrikanern und Afroamerikanern. In Afrika selbst wurde weiterhin eine Schönheit tradiert, der in den altüberlieferten Stammesriten vom Senegal bis zur namibischen Wüste gehuldigt wurde; daneben entwickelte sich auch eine Schönheit, die in den Städten zum Ausdruck kam.

Paris 1906. Auf der Weltausstellung fand die ursprüngliche Schönheit Afrikas ihre Anerkennung. Im selben Jahr begannen Matisse, Derain und Picasso sich für die afrikanische Skulptur zu interessieren. 1925 rief die *Revue nègre* im Théâtre des Champs-Élysées Begeisterungsstürme hervor, Paris lag Joséphine Baker zu Füßen. Während Paul Poiret ihre braune Mischlingshaut mit einem von Silberfäden durchwirkten Sirenengewand betonte und George Hoyningen-Huene ihren nackten Körper unsterblich machte, sang die Baker: »Je voudrais être une Blanche. Pour moi quel bonheur si mes seins et mes hanches changent de couleur.« (»Ich wäre gerne eine weiße Frau, am Busen und am Po. Ich wäre wirklich froh, wäre es nur so.«) Um die Haut aufzuhellen, rieb man sich mit Zitronensaft ein. Erst in den sechziger Jahren drang »black is beautiful« ins allgemeine Bewußtsein. 1966 schickte Paco Rabanne farbige Mannequins auf den Laufsteg. Wer eine dunkle Hautfarbe hatte, war nun stolz darauf. Im April 1967 wurde die Black Panther Bewegung gegründet, ein Jahr später starb Martin Luther King nach einem Attentat. Im Kampf gegen Rassentrennung und Sexismus brachte Angela Davis nebenbei den Afrolook an die Spitze der Modehits. Offenes Kraushaar, zu einer eindrucksvollen Kugel geschnitten, wurde eines der Symbole für die Befreiung. *Black beauties* und Mischlingsmädchen waren gefragte Mannequins. Sie gaben den Modeschöpfern neue Impulse, allen voran Yves Saint Laurent. Aus allen Himmelsrichtungen strömten sie nach Paris: Donyale Luna aus Brasilien, Katoucha aus dem Senegal, Pat Cleveland

Körperbemalung an der Elfenbeinküste für eine Initiationsfeier. Auf dem schwarzen Kontinent deuten bestimmte Bemalungen des Körpers mit weißer Kreide auf Mädchen, die eine Beschneidung über sich ergehen lassen mußten.

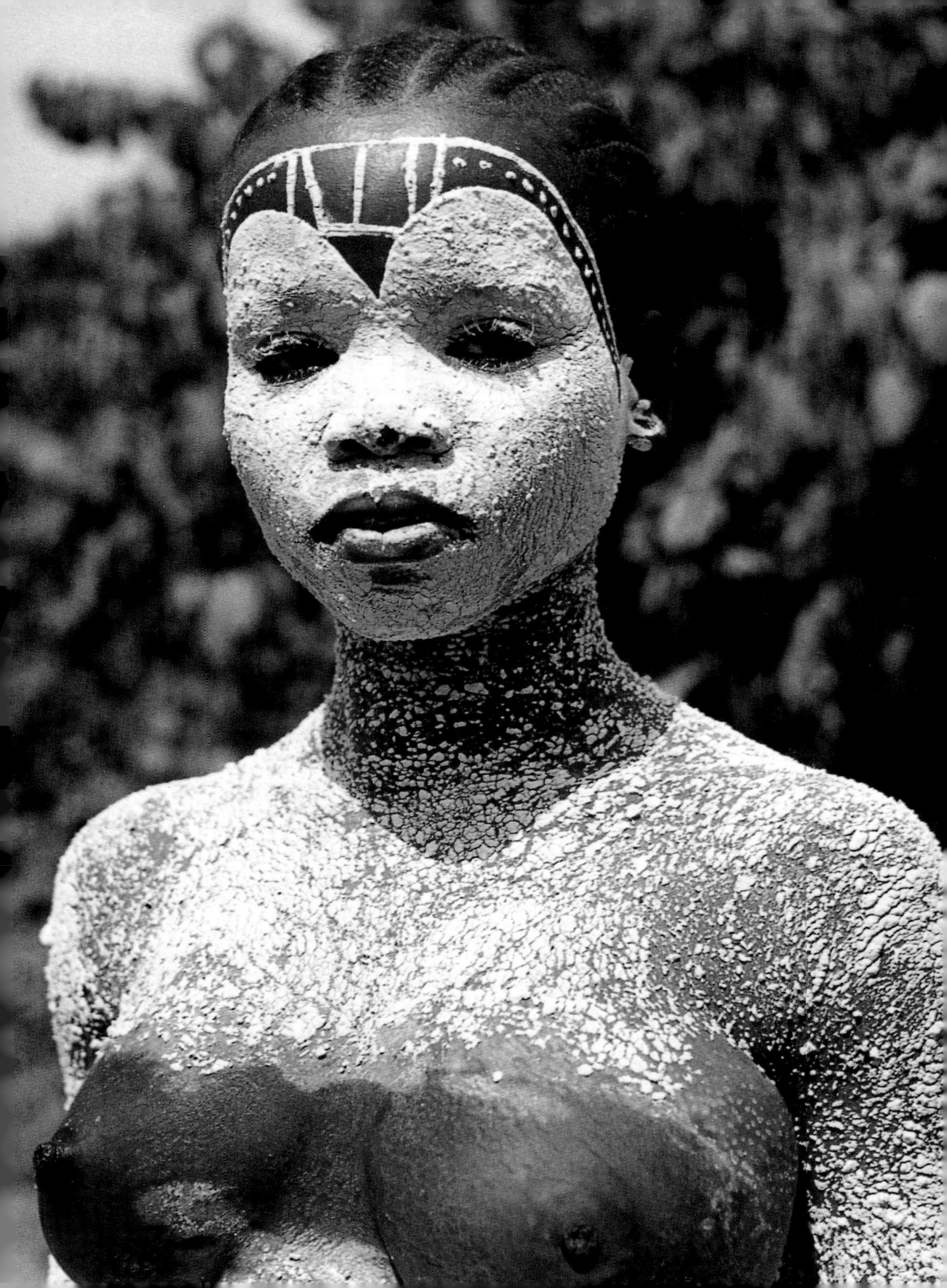

und Naomi Sims aus den USA, Mounia von den Antillen, Esther Kamatari aus Burundi, Iman aus Somalia. Grace Jones, die Muse von Jean-Paul Goude, wurde in den achtziger Jahren zur Ikone unter den Models. In den neunziger Jahren wurden Naomi Campbell, Waris, Khadidja, Veronica Webb und Roshumba gefeiert, und gekrönt wurde dieser Erfolg von Anna Getaneh aus Äthiopien und Alek Wek aus dem Sudan ... Alek Wek ist, nach Naomi Campbell und Grace Jones, eine Ausnahmeerscheinung. Ihr superkurzer Haarschnitt, der keine Anspielung auf Zöpfe zuläßt, ihr Babygesicht, ihre blauschwarze Haut, über die selbst Afrikaner ins Staunen geraten, ihre idealen Körperformen beschwören eine ganz ursprüngliche Schönheit – zur selben Zeit entdeckten Wissenschaftler in Lucy die erste Frau der menschlichen Gattung. Aleks Schönheit stand im diametralen Gegensatz zum manierierten Auftritt einer Janet Jackson, der Sängerinnen und Tänzerinnen in den Videoclips des *Rap*. Innerhalb von dreißig Jahren hatten sich die Afroamerikaner ihren Platz auf den Bildschirmen und in den Medien der Vereinigten Staaten erkämpft. Eine entscheidende Rolle dabei hat seit den achtziger Jahren der Filmemacher Spike Lee gespielt.

Joséphine Baker, die schwarze Venus. Paris feierte sie in einer *Revue nègre*, bald vergötterte sie ganz Europa. Erst 1936 wurde sie durch eine Revue der Ziegfeld Follies auch in Amerika zum Star. Das Photo zeigt sie in den zwanziger Jahren in Berlin.

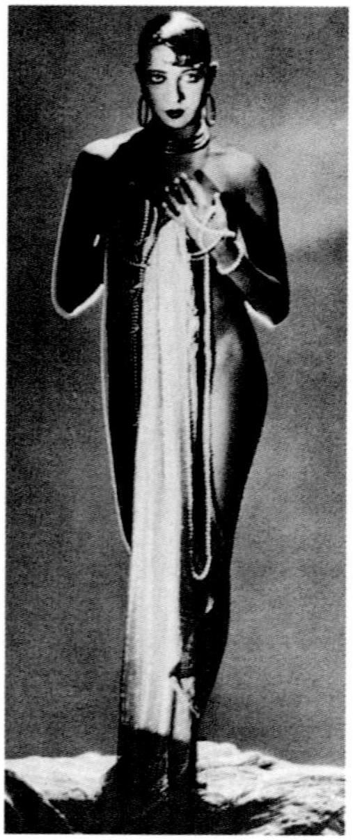

Afrikanische Statuen verraten, daß Körper und Haar die ersten Materialien waren, über die sich Kunst ausdrückte. Schönheit steht nicht nur mit der Verführung in engem Zusammenhang, sondern ist auch Ausdruck der sozialen Stellung und der Beziehungen zur unsichtbaren Welt der Mystik, denn viele Riten, die uns wie Offenbarungen der Schönheit vorkommen, werden bei der Initiation junger Menschen oder bei Kulthandlungen vollzogen.

Von West- nach Ostafrika sind die Bräuche, die der Schönheit dienen, sehr verschieden. Der Kontinent ist weder ein Ganzes noch eine Einheit. Es seien nackte Menschen von bewundernswerter Reinlichkeit und vollkommener aufrechter Haltung, notierte Michel Leiris auf seiner großen Afrikareise, über die er in *Phantom Afrika* berichtet.

Was in der westlichen Welt *body painting* genannt wird, findet seine schönste Entsprechung in Ostafrika. Im Sudan hüllen die Krieger der Nuba ihre Körper in einen Schleier aus Asche und ockerfarbener Erde. In den Grenzgebieten zwischen Äthiopien, Sudan und Kenia teilen einige Stämme der Surma, Bumi und Karo Traditionen der Körperbemalung: Als Farbe dient bei Männern wie bei Frauen Kreide, die in Wasser gelöst ist und in geometrischen Mustern aufgetragen wird. Die Frauen der Karo malen Motive auf ihre Gesichter, die den mit ockerfarbener Erde

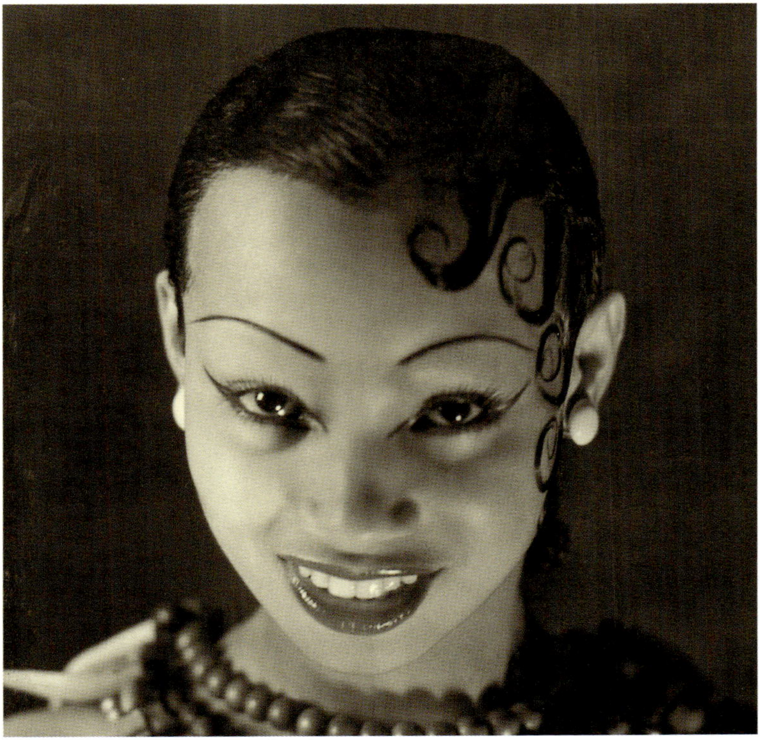

Black girl der dreißiger Jahre. Gelackte Schmachtlocken, Make-up im chinesischen Puppen-Stil – mehr Exotismus erlaubte die westliche Mode nicht, bis sich die afrikanische Schönheit durchsetzte.

bestrichenen Körper größer wirken lassen. Die Vorliebe für Ocker findet ihren Höhepunkt im Südwesten des Kontinents, in Namibia, bei den Stämmen der Himba im Kaokoland. Bei diesem friedlichen Hirtenvolk hat Schönheit einen sehr hohen Stellenwert, und man verwendet viel Zeit darauf, die Bemalung der Körper und die Färbung des Haars mit Ocker zu vervollkommnen. Im Indischen Ozean, auf Madagaskar, Mayotta und den Komoren, gehört die Bemalung des Gesichts zur Schönheitspflege: Die Maske aus Sandelholzöl und gelbem Kurkuma soll die Haut vor der Sonne schützen und Unreinheiten beseitigen.

Mit den Stämmen der Sara im Tschad oder der Surmas in Äthiopien können die europäischen Anhänger des *piercing* nicht mithalten: Von Kindheit an werden die Lippen der Mädchen durchbohrt, anfangs mit einem kleinen Holzstück durchstochen, später mit immer größeren Teilen geweitet. Wenn sie schließlich das heiratsfähige Alter erreichen, haben Lippenpflöcke oder -teller ihren Mund völlig deformiert. Manchmal werden sie mit einem doppelten Lippenpflock ausstaffiert. Die weißen

Siedler nannten diese Frauen »négresses à plateau«. Verformte man die Lippen vielleicht, damit die Frauen bei Raubzügen nicht entführt wurden? Fremden muteten die Lippenpflöcke jedenfalls so seltsam an, daß sie entsetzt davor zurückwichen, während der Stamm sie als Zeichen für Schönheit erachtete.

Eine weitere Form des *piercing*: das Durchbohren der Ohren, das besonders bei den Peul in Mali praktiziert wird. So finden die kleinen Silberringe Platz, die den ganzen Rand der Ohrmuschel zieren, oder die riesigen goldenen Ohrringe, die Reichtum andeuten und ein Mittel der Verführung sind.

Echte Körperkunst ist auch die Skarifikation oder Hautritzung. Die Haut wird mit einer Klinge, einem Messer, einem Flint, einer Nadel oder einer Fischgräte eingeritzt, es kommt zu Narbenbildung. Von Nigeria bis zum Sudan, von Burkina Faso bis zum Kongo begegnen einem die unterschiedlichsten Formen, von Narben tiefer Schnittwunden, mit denen einzelne Gesichtszüge betont werden, bis zu aufgeworfenen Punktierungen, die besondere Motive auf ausgesuchten Körperteilen darstellen. Die Skarifikationen, die beide Geschlechter gleichermaßen schmücken, künden von der Stammeszugehörigkeit ebenso wie von der Schönheit des Körpers. In Gesellschaften mit mündlicher Überlieferung, in denen das Geburtsdatum nicht genau festgehalten wird, verrät der Körper das Alter und zeigt, wer zu den Erwachsenen zählt und wer nicht. Bei den Initiationsriten zur Aufnahme in die Welt der Erwachsenen werden den Jugendlichen deshalb auch Narben beigebracht.

Skarifikation in Afrika. Hautritzungen sind Zeichen für Reichtum, Schönheit, Stammeszugehörigkeit und – Mut.

Ein kahlgeschorener Kopf ist Symbol für die Initiation oder den Beginn eines neuen Lebensabschnitts. Photographie aus Porto Novo, Benin.

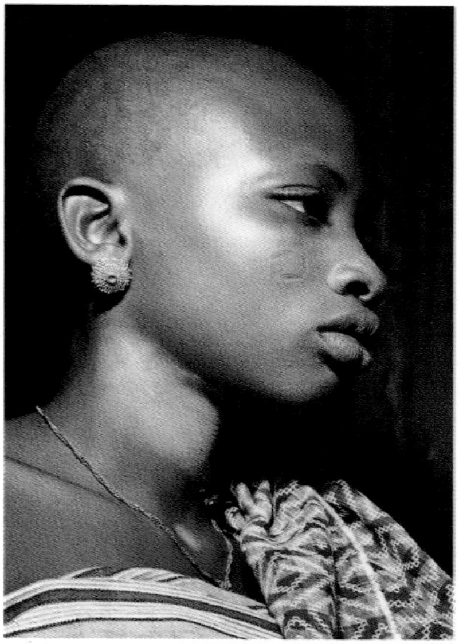

Hinter dem Schein von Naivität, die die westlichen Kolonisten immer unterstellten, besitzt Afrika seine eigenen Mythen und Märchen zum Thema Schönheit.

Unter den Göttern der Orisha in Nigeria findet sich Oxum als Göttin der Verführung und der Eleganz, der Schönheit und der Bezauberung. Ihr Tanz ist ein sinnliches Erlebnis, eine Einladung zur Liebe. Im 16. Jahrhundert genoß Königin Nzinga in Angola göttliche Verehrung, und sie soll mit wertvollen Ölen parfümiert gewesen sein.

Bis heute haben die Stämme Afrikas ihre eigentümlichen Formen von Koketterie beibehalten. Die Mangbetu in Zaire feilen sich die mittleren oberen Schneidezähne und erzeugen

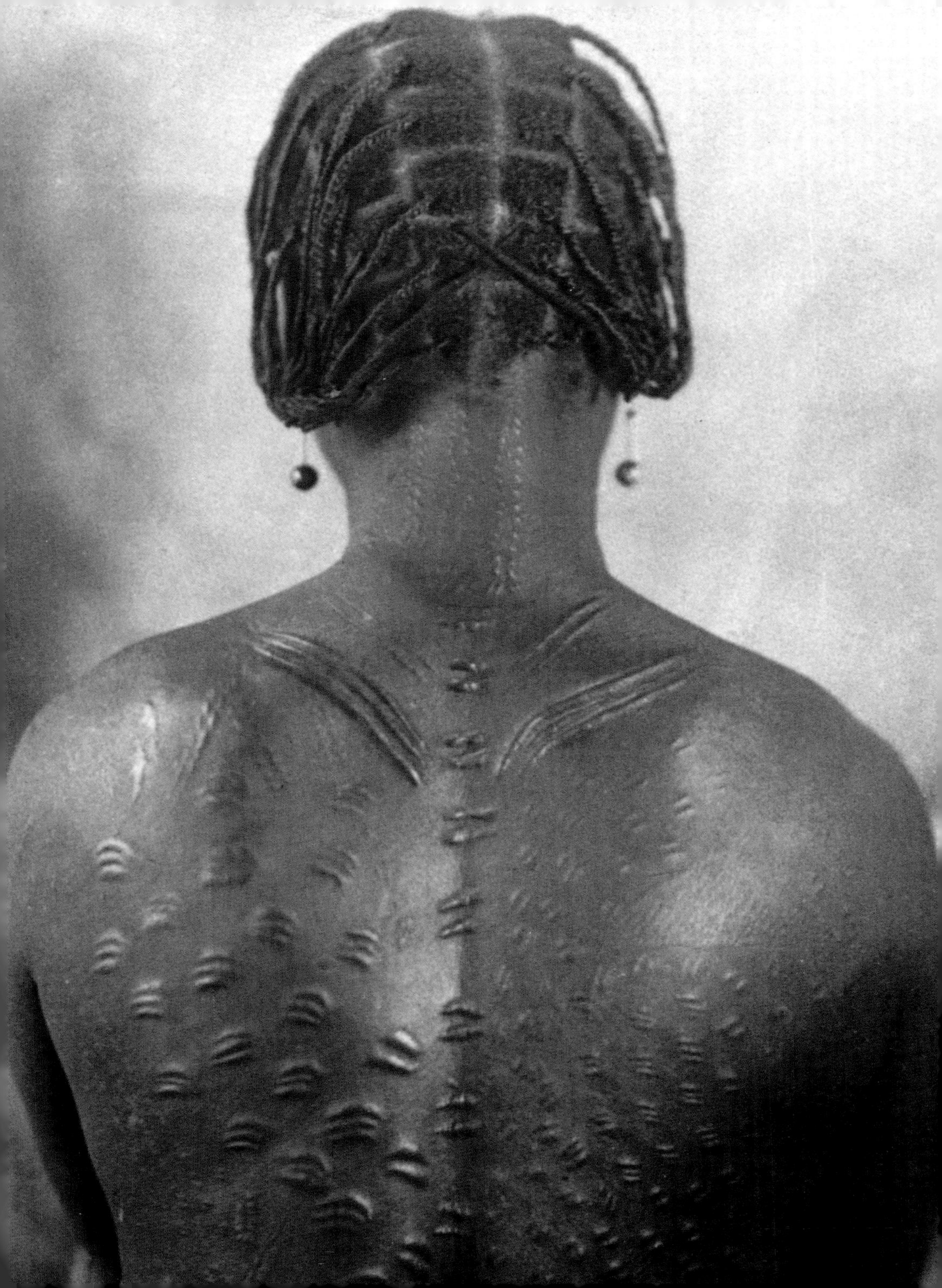

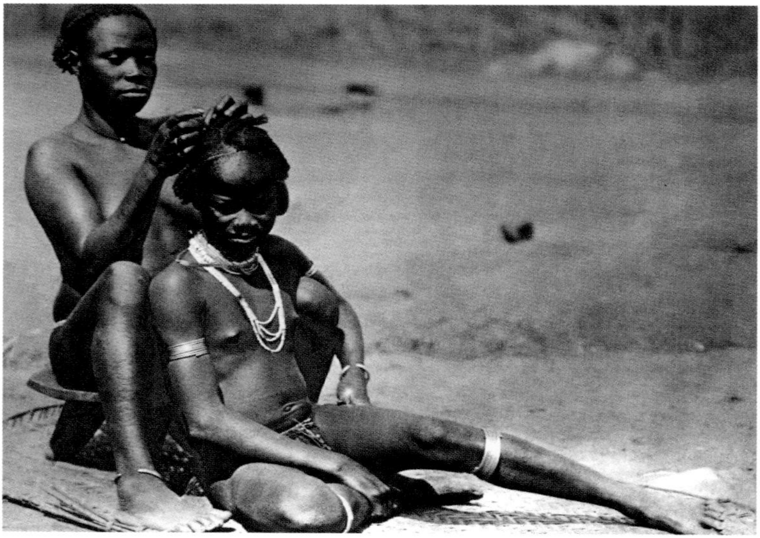

Die Kunst der geflochtenen Zöpfe. An einer kunstvollen Frisur können mehrere Flechterinnen einen Tag lang arbeiten. Ein Luxus, den man sich auch heute noch leistet. Hier läßt sich eine Häuptlingstochter von ihrer Dienerin frisieren.

Die dunkelhäutige Schönheit hat die westliche Kosmetik zu allen Zeiten beeinflußt. Das beweist auch ein Photo aus dem Besitz von Helena Rubinstein, die ihre Reisen nutzte, um Rezepte für ihre Produkte zu sammeln.

damit ein dunkles Dreieck, das ihr Lächeln verschönern soll. Um ein schmales, langes Gesicht zu bekommen, wird der Kopf von Säuglingen fest umwickelt. Später wird die junge Frau ihr Haar zu feinen Zöpfen flechten und diese hoch auf dem Kopf zu einem Knoten zusammenfassen, auf dem eine kleine Krone sitzt. Diesem Profil begegnete man beim Defilee der Herbst- und Winterkollektion 1996/97 von Jean-Paul Gaultier wieder, bei dem er ausschließlich farbige Models auf den Laufsteg schickte.

In Niger waren es die Männer, die den Westen in den letzten Jahren fasziniert haben. Im September jeden Jahres, wenn die Regenperiode zu Ende ist, treffen sich die Wodaabe, ein Stamm von Hirten und Nomaden, die zum Volk der Peul gehören, und feiern ein Fest. Die Männer malen sich an und schmücken sich vor dem Tanz – die jungen Mädchen wählen sich ihren schönsten Tänzer, und für kurze Zeit finden Liebespaare zusammen. Ohne Rücksicht auf die schwüle Hitze schminken sie sich mit einer pura-Creme, markieren eine gelbe Mittellinie, malen sich schwarze Lippen, umranden die Augen mit Khol, tupfen Linien aus weißen Punkten über ihren Augenbrauen. Sie kneten Butter in ihr Haar, scheiteln es symmetrisch und flechten es zu dicken Zöpfen. Häufig scheren sie den Haaransatz, damit die Stirn höher und breiter wirkt. Auch der Schmuck und der weiße Stoffturban auf ihrem Kopf kommen dadurch besser zur Geltung. Ihre weibliche Anmut, ihre zarten Gesichtszüge, ihre funkelnden Augen sind betörend. Wenn die Männer im Laufe des *geerewol*, wie das

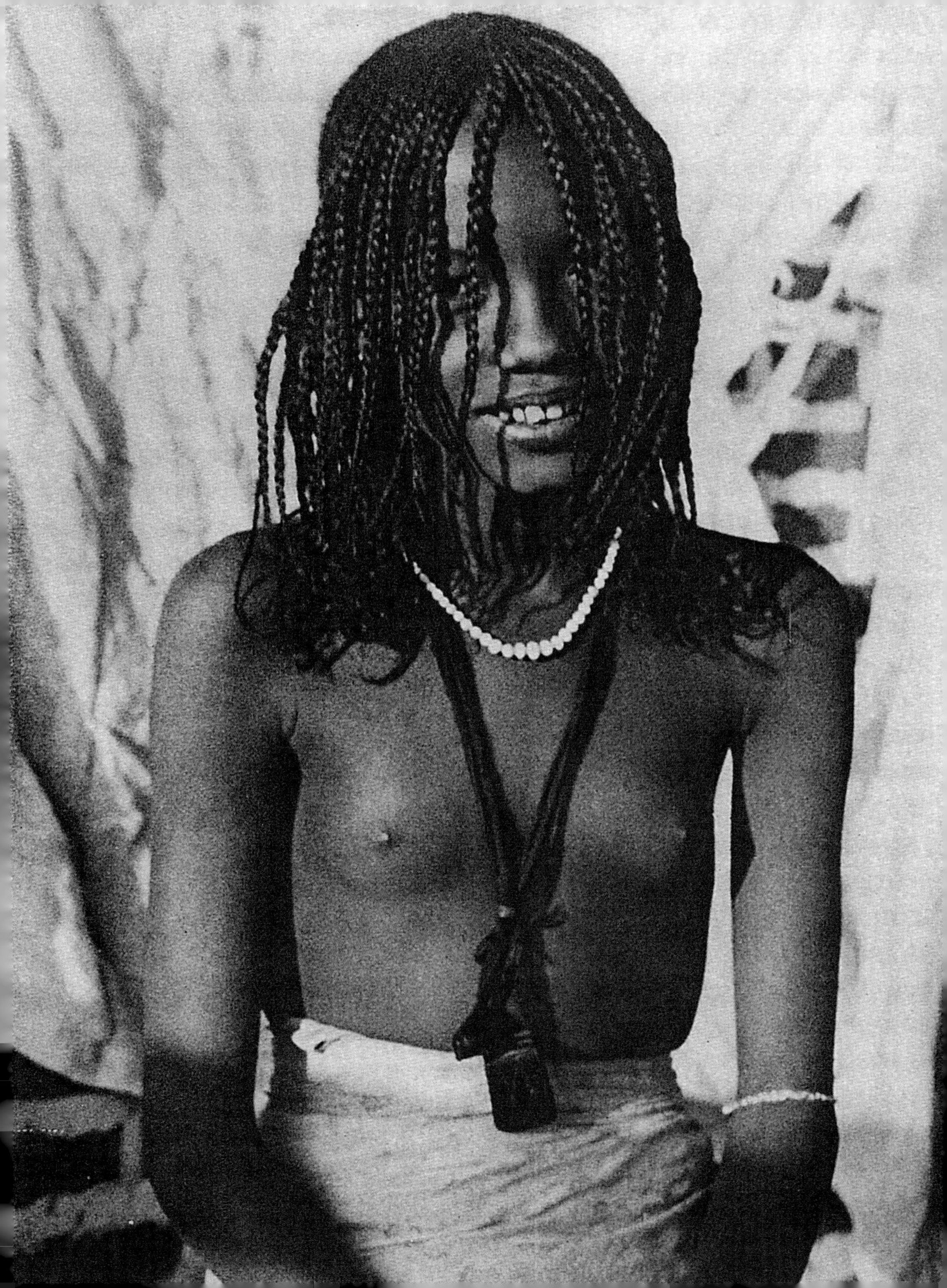

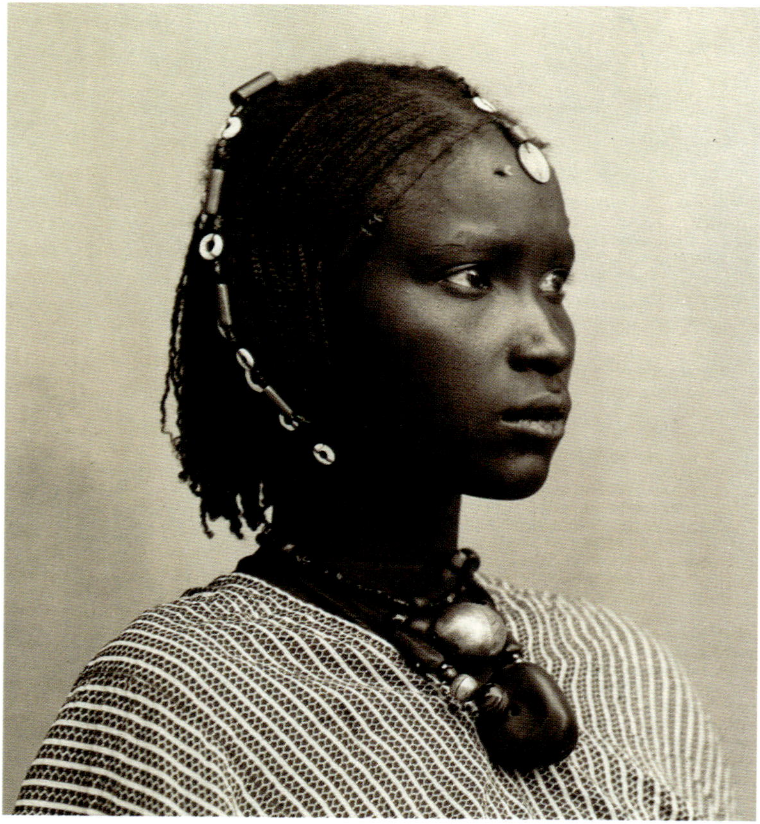

Geschmeide wie bei dieser Frau aus Lahobé im Senegal, um 1900, inspiriert afrikanische Modemacher wie Alphadi und Oumou Sy.

Fest heißt, den *yakey* tanzen und dabei mit den Augen rollen, verstärkt die Bemalung ihre mimische Ausdruckskraft.

Wo Zentralafrika und südliches Afrika aufeinandertreffen und Hirtenvölker die Gesellschaft prägen, wie etwa in Burundi bis zum Ausbruch des Bürgerkriegs 1993, gilt eine bestimmte natürliche Erscheinung als Schönheit. Ist eine Frau groß und schlank, ohne mager zu sein (sie braucht Kraft, um die Arbeit auf den Feldern zu bewältigen), nennt man sie schön, und ihre Gestalt, so heißt es, ist wie der Himmel, der sich zur Erde herabwölbt. Man macht ihr Komplimente für ihren »Kälberblick« – darin drückt sich ihre Unschuld aus -, für das strahlende Weiß ihrer Augen, ihre auseinanderstehenden Zähne und ihre Reinheit, die mit klarem Wasser verglichen wird. Man schätzt ihre dezenten Rundungen, ihre gewölbte Stirn, die bisweilen ausrasiert ist wie bei den Ganwa, einer Sippe von Adligen, deren Frauen zu Beginn des 20. Jahrhunderts ein

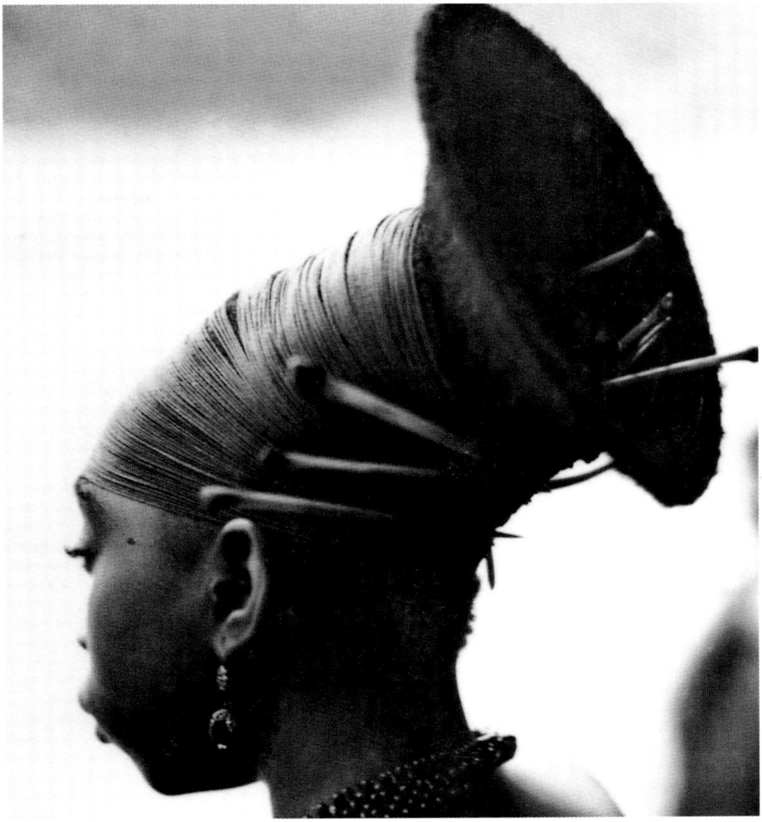

Frau der Mangbetu. Das Königreich der Mangbetu im Nordosten Zaires wurde im 19. Jahrhundert entdeckt. An seinem anspruchsvollen Hof verlängerte man die Köpfe durch Haaraufbauten, die mit Nadeln aus Knochen geschmückt wurden.

perlenbesetztes Stirnband trugen, um ihren rasierten Kopf zu betonen. Zur Parfümierung ihres *invutano* (ein traditionelles Kleidungsstück, bestehend aus einem Schürzenrock und einer über der Schulter drapierten offenen Toga) verbrennen sie das wohlriechende Holz des *umubavu*; um verführerisch zu sein, sorgen sie für eine zarte Haut. Dazu cremen sie sich mit einer stark riechenden Butter aus Kuhmilch ein, der sie ein wenig *intake*, eine duftende Frucht, die sie getrocknet und zu Puder zerrieben haben, und *agahama*, Ocker, beifügen. Auch ihr hochgestecktes Haar, das Geklingel der zahllosen Perlenketten unter ihrem Schürzenrock, frisch gemähtes Gras und die wohlriechende Matte, die sie mit Kuhmilchbutter eingerieben und auf dem duftenden Gras ausgebreitet haben, laden zur Liebe ein.

Im Senegal sind Schönheit und verführerischer Reiz eng miteinander verbunden. Die Gesänge preisen birnenförmige Brüste, eine lianenschlanke Taille und ein strammes Gesäß. Man erinnert an die mageren Frauen, die Minderwertigkeitsgefühle hatten und sich deshalb die Kleider mit Kissen ausstopften, um ein schön gerundetes Hinterteil zeigen zu können, wenn sie in Saint-Louis auf die Straße gingen. In der Gegend von Kumbi Saleh in Mauretanien haben Archäologen 1972 ein Bildnis aus dem 8.–10. Jahrhundert gefunden, das eine Frau mit einem beeindrukkenden Gesäß darstellt. In Dakar gibt es heute keine Generationskonflikte über den Reiz, den jedes Alter hat. Wenn sich ein überschlankes sechzehnjähriges Mädchen – *»disquette«* (Scheibchen) genannt – aufreizend gibt und *»djambar out«* (bauchnabelfrei) herumläuft, kümmert das die dicken Frauen, die *diongoma*, wenig. Letztere sind allgemein anerkannt, verehrt, geschätzt und haben ihren eigenen Schönheitswettbewerb, bei dem ihre Maße (111-91-143) gefeiert werden. So ist es auch an der Elfenbeinküste, wo man sie *awoulaba* nennt. Von Marrakesch über Mauretanien findet man auf den Märkten Mittel der traditionellen Medizin, die Mädchen im heiratsfähigen Alter dicker machen sollen. Wenngleich sich junge Frauen in den städtischen Gesellschaften immer mehr nach dem westlichen Schönheitsideal richten und schlank bleiben, machen sie der *diongoma* ihren Platz nicht streitig. Ob junge *disquette* oder reife *dirianké*, die senegalesischen Frauen verzaubern den Mann mit *diali-diali*, Perlenschnüren, die sie unter dem *bethio* tragen, einem durchsichtigen Schurz mit Ajour-Stickerei speziell für Liebesnächte. Um die aphrodisische Wirkung des rhythmischen Perlengeläuts zu verstärken, bewahren die Frauen ihre Ketten in Töpfen mit *thiouraye* auf, das allgemein »Weihrauch« genannt wird und nach geheimen Familienrezepten wohlriechende Harze aus dem Jemen, Sandelholzöl und westliche Parfüms vereint, die entweder aus Pariser Parfümerien stammen oder aus indischen Apothekenküchen, wo man die westlichen Düfte nachahmt. So bekommen *Versace* oder *J'adore* von Dior bei jeder Frau eine eigene Note beigemischt. Außerdem wird die *thiouraye*-Mischung auch in Räucherpfannen verbrannt. Die Schöne hüllt sich so nach Art der orientalischen Frauen in einen sinnlichen, betörenden Duft. Bei der Körperpflege verwendet sie wie ihre Schwestern in Mali oder Burkina Faso Schibutter, um eine zarte Haut zu bekommen. Schibutter wird aus dem Samen des Schibutterbaums gewonnen, der eine fetthaltige, eßbare Substanz enthält. In Abidjan an der Elfenbeinküste wird Schibutter zudem in einer Mischung mit Kokosnußöl als *karicoco* angeboten. Schibutter dient außerdem dazu, das Haar weicher zu machen.

Naomi Campbell mit einem Diadem aus geflochtenem Haar. Die steil aufragenden Zöpfe haben eine lange Tradition in Burkina Faso und werden dort noch heute getragen. Hier spielt das Top-Model, das in den achtziger Jahren entdeckt wurde, mit dieser Mode vor der Kamera des Photographen Paolo Roversi.

In die Friseurläden der afrikanischen Metropolen haben viele halbindustrielle Produkte Einzug gehalten. Wie auf dem Land widmet

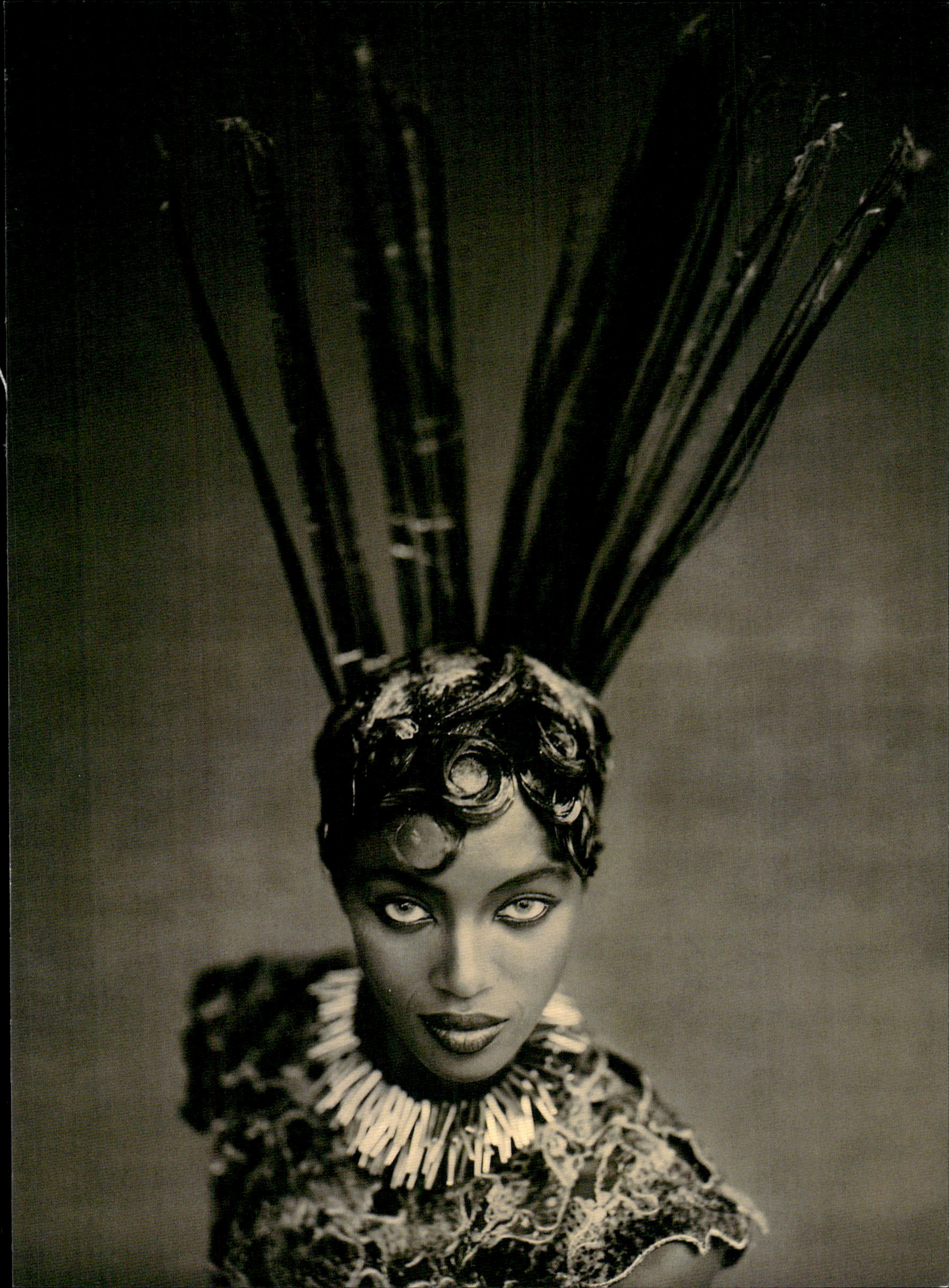

man in der modernen städtischen Gesellschaft der Frisur neben dem Körper die meiste Aufmerksamkeit. Bei der Haartracht kann man sein künstlerisches Talent unter Beweis stellen; mehr als andere Körperregionen ist sie der Mode unterworfen. In einem Text über den Photographen Seydu Keita berichtet der Historiker Yussuf Tata Cissé über die Schönen aus dem Bamako der fünfziger Jahre. Sie flochten ihr Haar zu abstehenden Zöpfchen, die man »Kleiderhaken« oder »Reitgerte« nannte, und wenn diese noch mit Wollknäueln verstärkt wurden, hießen sie »Versailles«, eine Anspielung auf die Luxuskarosserien der Taxis, die damals durch die Straßen von Bamako kreuzten. Gelackt, angeklebt, in Wellen gelegt, geflochten, mit falschen Zöpfen oder unechten Locken herausgeputzt – die Haartracht der Frauen Afrikas wirkt wie ein Schmuckstück. Steht ein Fest oder eine Reise bevor, wird eine Haarflechterin aufgesucht oder ins Haus gebeten. Den ganzen Tag arbeiten mehrere Frauen an einer einzigen Frisur. Die feinen Tressen, die sie dabei in das natürliche Haar knüpfen, ohne daß man sie bemerkt, halten lange. In Burkina Faso trägt man das Haar nicht geflochten, sondern in Strähnchen aufgeteilt, bei denen jede einzelne von einem schwarzen Draht umwickelt ist, was einen eigenen Stil mit langen, spitzen Zöpfen hervorbringt. Ende der siebziger Jahre hat die Schauspielerin Bo Derek die afrikanische Flechtfrisur für weiße Frauen entdeckt. Die Rasta-Bewegung überzeugte jene schließlich, ihre blasse Kopfhaut zu zeigen, und wie zum Zeichen einer neuen Verbundenheit mit den phantasievollen Afrikanerinnen trugen sie mit einer gewissen Naivität dünne Zöpfchen zur Schau.

Nach dem Vorbild von Michael Jackson kam in den achtziger Jahren die Mode auf, die Haut zu bleichen. Bald verbreiteten sich in ganz Westafrika abenteuerliche und gesundheitsschädliche Rezepte zur Aufhellung. Säuren, Reinigungsmittel, Cocktails auf der Basis von Eau de Javelle (Chlorwasser) oder Photoentwickler haben von Dakar – wo das Verfahren, das zu einer gelblichen Aufhellung der Haut führt, *rhassel* heißt – bis Kinshasa ihre verheerenden Spuren hinterlassen. Da der Stolz auf die schwarze Hautfarbe derzeit wieder zunimmt, sollte diese Erscheinung bald der Vergangenheit angehören, auch wenn die Anzeigen in afrikanischen Frauenmagazinen wie *Amina* weiterhin Aufheller anpreisen.

Flechtfrisur nach Art der Samburu. Die Frisur der Samburu-Krieger aus dem Land der Massai im Norden Kenias inspirierte für die Präsentation der Perlen-Kollektion, die John Galliano nach Motiven der Massai 1997 für Christian Dior entworfen hat. Photographie von Peter Lindbergh.

Seite 250/251: **Afrika und Asien.** Das Top-Model Alek Wek und die Designerin Karen Park Goude verkörpern hier zwei Typen von Schönheit für das 21. Jahrhundert. Photographien von François Nars.

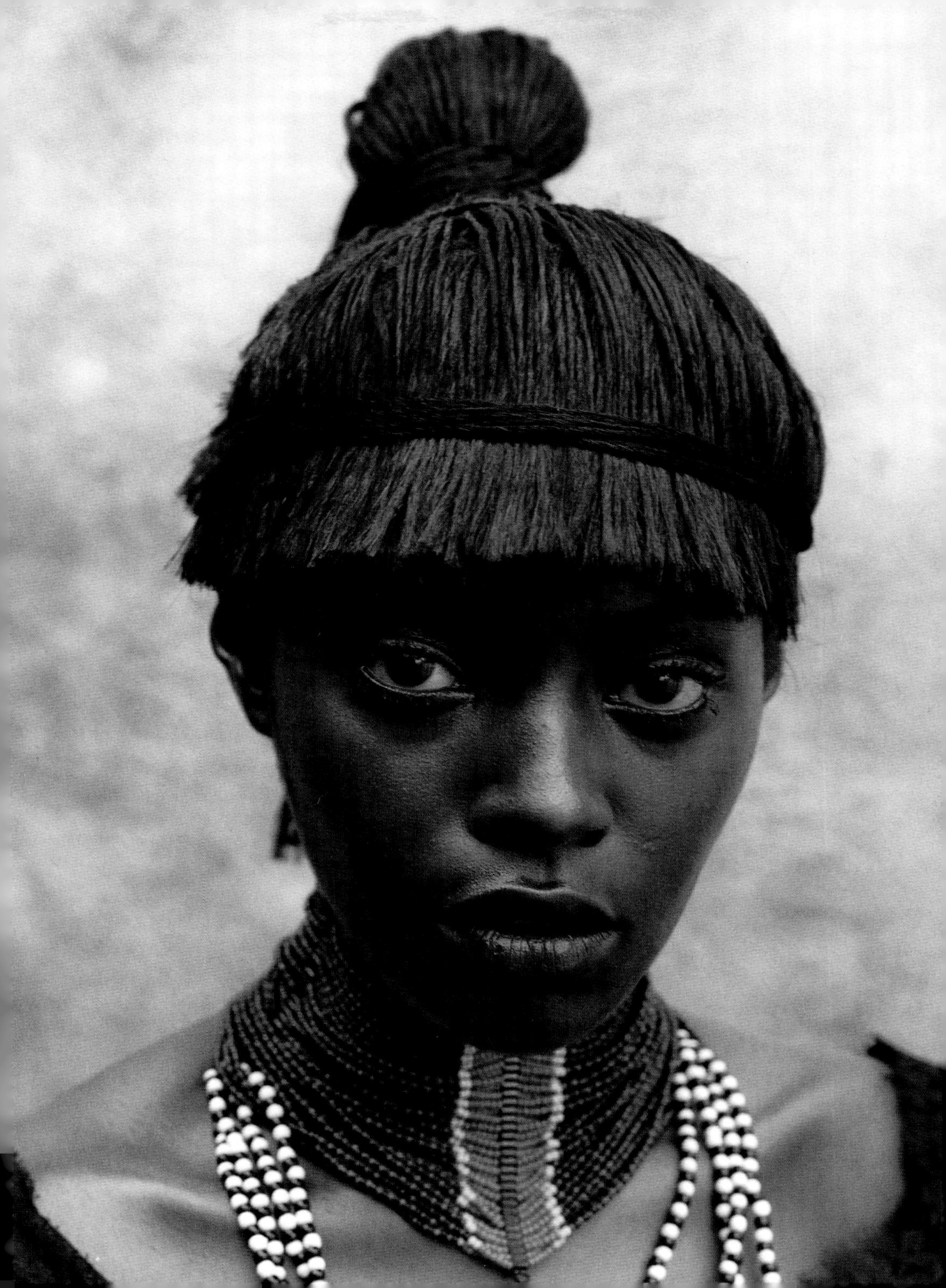

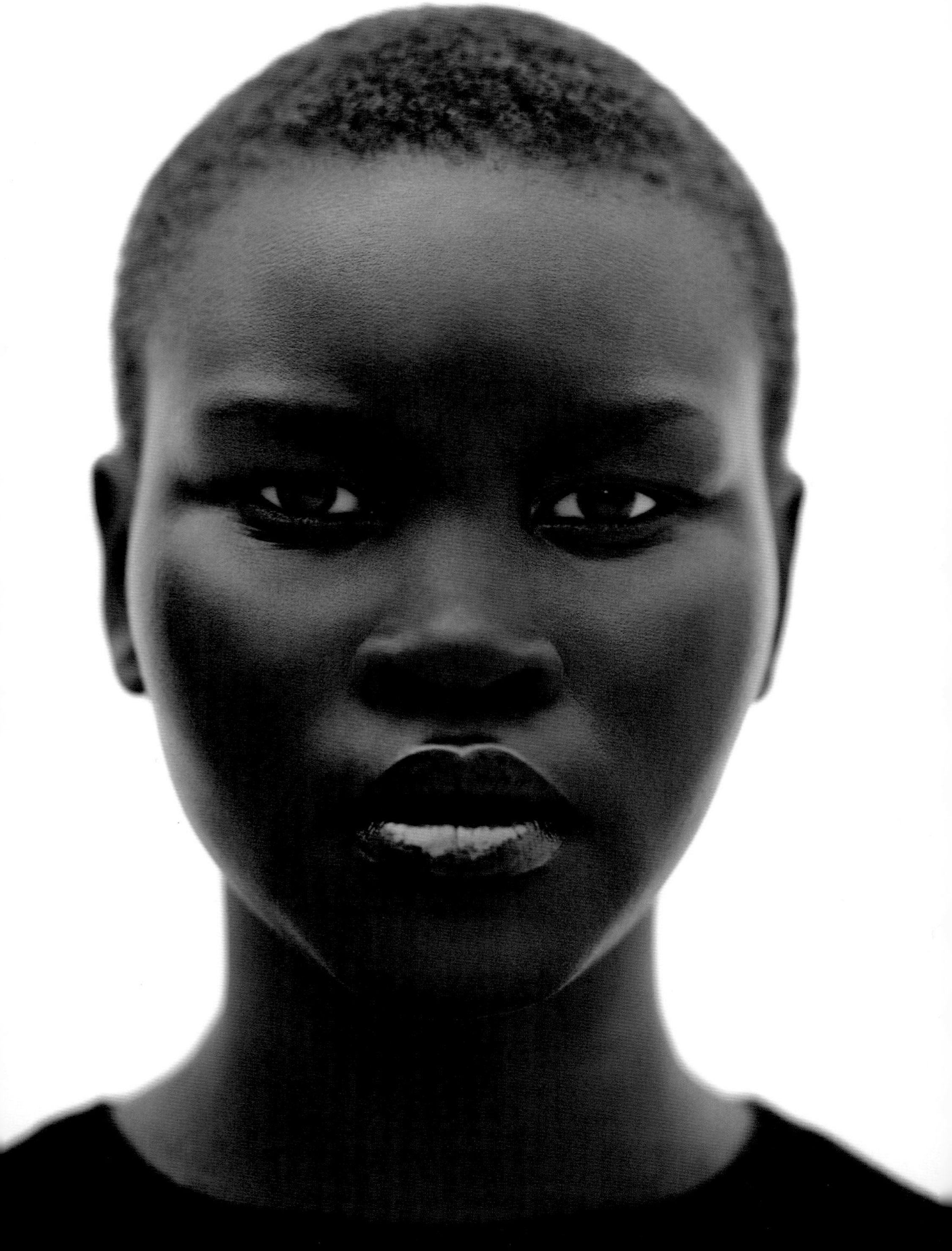

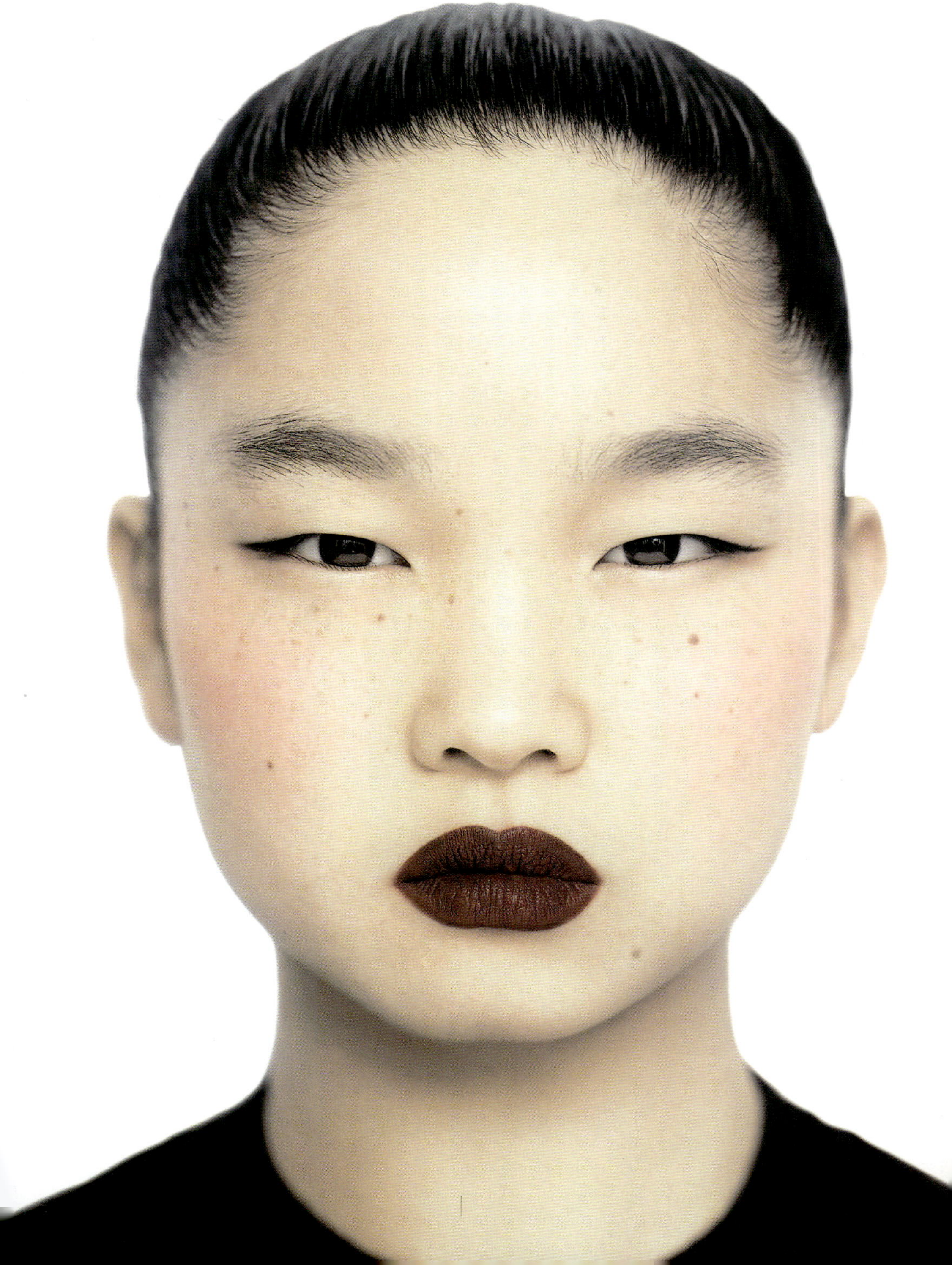

Die Schönheit in Asien

Wie das Funkeln schwarzer Diamanten – der gelackte Mund lächelt, die Zähne sind mit Eisensulfat geschwärzt. So war es bis in die dreißiger Jahre Tradition in Vietnam, Indonesien, Japan und Südchina. Den Asiaten bedeutete der helle Teint so viel, daß sie ihn auf diese Weise verherrlichten. Mit dem Verbergen der Zähne sorgten sie dafür, daß man nicht aussah wie die chinesischen Eindringlinge oder nichtswürdige Hunde. Zum Schutz vor der Sonne wurde der Körper ganz verhüllt, besonders in Vietnam. In Birma rieb man sich mit *thanaka* ein, einer ockerfarbenen Paste, die aus der geraspelten Rinde eines Baums mit dem lateinischen Namen *murraya exotica* gewonnen wurde. Mögen auch die Reisenden zu Beginn des Jahrhunderts die Frauen auf Bali verzückt betrachtet haben, die mit nackten Brüsten der Hausarbeit nachgingen (Missionare gab es auf der Insel nicht), so mußten die Beine doch allerorten verborgen werden, und die Füße waren tabu.

Weiße Haut, ein volles, rundes Gesicht, lange, schmale und wie Flügel geschwungene Brauen, große Augen in der Form von Pfirsichkernen und ein kleiner Kirschmund, tiefschwarzes Haar, eine zierliche Figur, runde Hüften und möglichst kleine Füße, das sind die kanonischen Merkmale des chinesischen Schönheitsideals. Bevor man sich in China der Schönheitspflege widmet, sorgt man für Gesundheit. Anleitungen zur Herstellung von Pflegemitteln sind von den Ernährungsregeln nicht zu trennen. Schönheit beginnt auf dem Teller, heißt es. Und man kann sie auch trinken: Ein Trunk mit zerstoßenen und in Essig gelösten Süßwasserperlen macht die Haut geschmeidig, die Proteine in den Perlencremes wirken glättend. »Es war das Vorrecht von Prinzessinnen, ihr ganzes Leben lang Seide auf der nackten Haut zu tragen und diese dadurch noch zarter zu machen«, berichtet Madame Song, Direktrice von Cardin in China. Shi-Kai, das erste chinesische Top-Model, das von Pierre Cardin in den achtziger Jahren entdeckt wurde, erinnert sich an die Gewohnheiten ihrer Großmutter Hui-Fang, einer Frau von außerordentlichem

Die Geisha, in einer Interpretation des Visagisten Topolino. Der sehr blasse, weiße Teint und der Rosenblütenmund spiegeln den poetischen Blick des Westens auf die japanische Tradition wider.

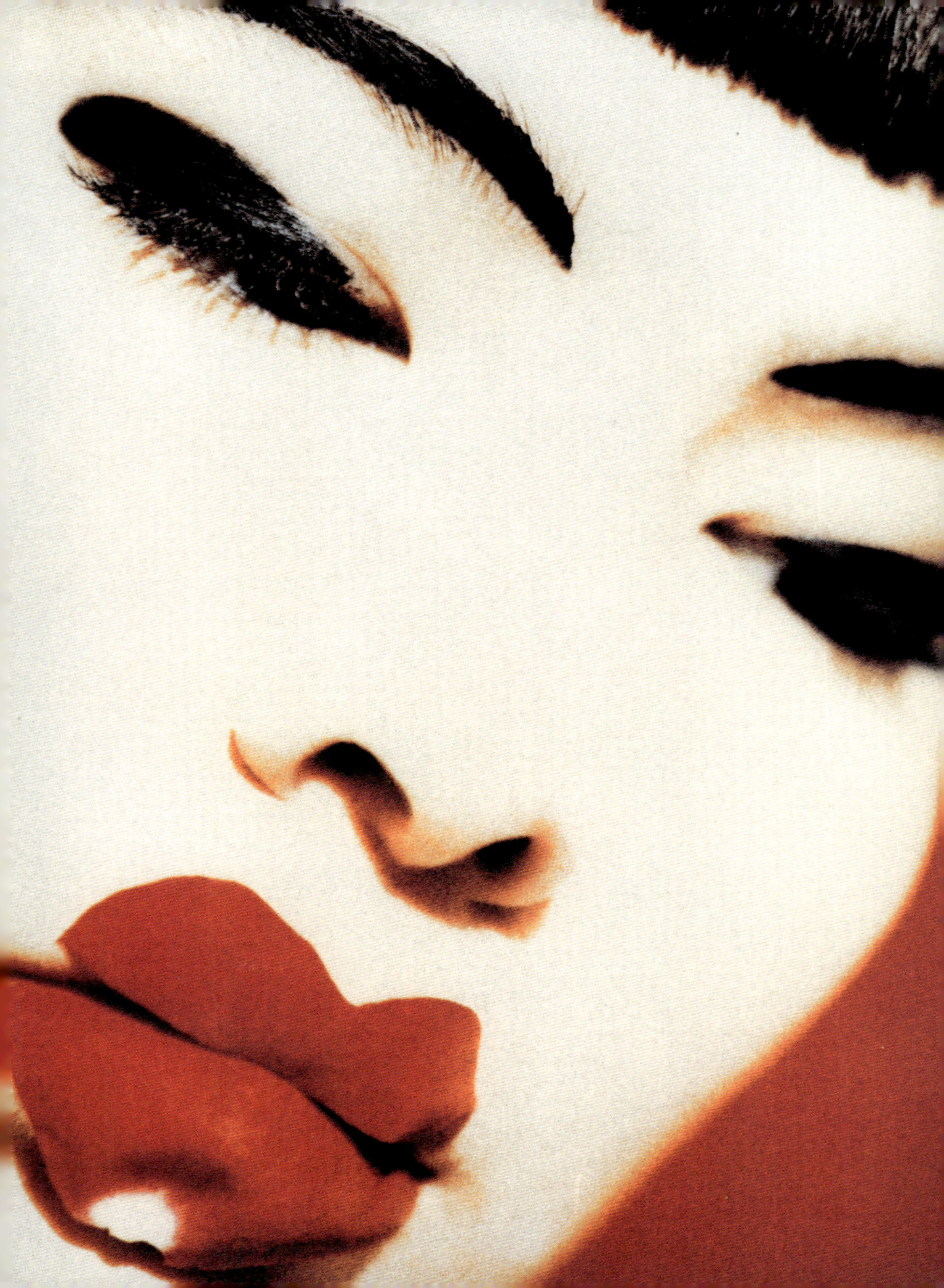

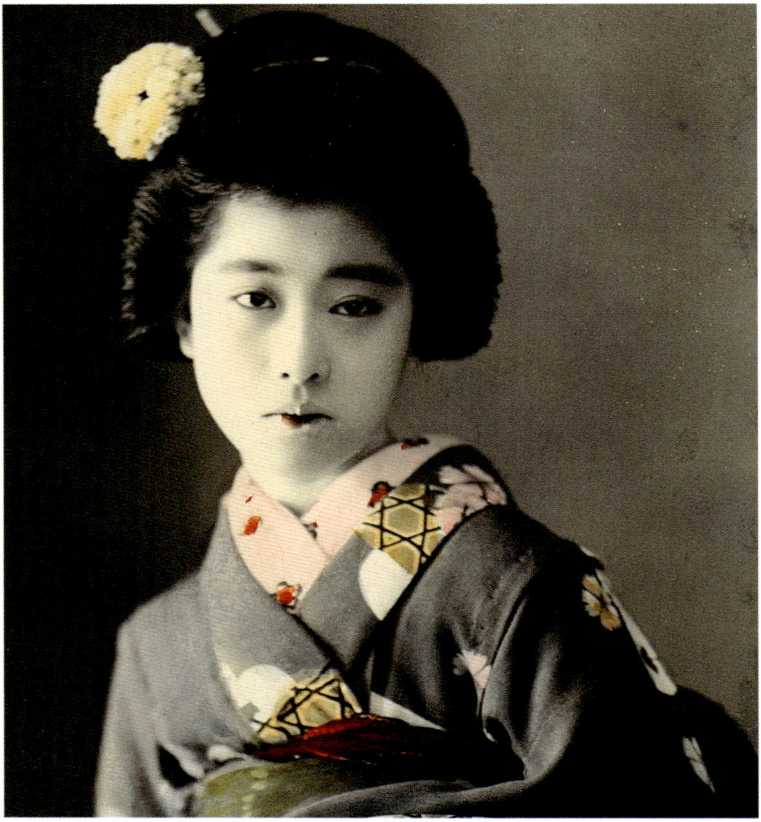

Haarskulptur, um 1900. Die Frisur einer Geisha ist das Erbe des alten Chinas. Sie wurde im Japan der Edo-Zeit (1603–1868) mit besonderem Raffinement weiterentwickelt.

Feinsinn. Besonders was ihre Suppen anging, die sie zur Grundlage ihrer Hautpflege machte. Eine Suppe aus Rettichen und Radieschen mit Rohrzucker soll eine helle Haut machen. Gegen Falten hilft eine Frühlingssuppe aus Lotosblüten, Rohrzucker und Algenpilzen, die Kollagen in Hülle und Fülle liefert. Ihr Mittel, um die Poren zusammenzuziehen und die Haut zu beleben, war ein Waschlappen, gefüllt mit einem Mus aus weißen Champignons, Blüten und Eiswürfeln. Damit rieb sie sich das Gesicht eine halbe Stunde lang ab und spülte es anschließend mit Wasser. »Meine Großmutter besaß Hausschuhe mit genähten Sohlen, in denen dicke Nadeln kleine Löcher hinterlassen hatten. Um ihre Fußsohlen zu erfrischen, füllte sie kleine Beutel aus Baumwollgazé mit parfümiertem Talkumpuder und legte sie in ihre Schuhe. Beim Gehen rieselte Puder aus den Löchern und hinterließ eine Duftspur auf dem Boden. Eine wunderbare Fährte. In ihren handgenähten Kleidern brachte Hui-Fang in Höhe der Taille kleine Täschchen an, die sie im Winter mit parfümiertem Talkum, im Sommer mit frischen Jasminblüten füllte. Ging der Sommer zu Ende, trocknete sie Blumenknospen, von denen sie einige unter das Kopfkissen oder in ihren Wäscheschrank legte, denn sie mochte es, wenn ihre Unterwäsche anders als die Oberkleidung roch, und sie vermied starke, würzige oder dunkle Parfüms.« Der Aspekt der Schönheitspflege wirft ein erhellendes Licht auf die Geschichte Chinas im 20. Jahrhundert. Im Shanghai der dreißiger Jahre erlebten die Ausländer der Handelsniederlassungen in den Bordellen die Blütezeit des Puppen-Stils: Fransen wurden zu Schmachtlocken frisiert, Gesichter im europäischen Stil geschminkt. Die Kolonialisten gerieten darüber um so mehr ins Schwärmen, als diese Frauen eine gertenschlanke Figur besaßen, die von einem hautengen Seidenkleid betont wurde, das die Schultern bedeckte und den Blick auf die Beine bis zur Hüfte hinauf freigab. Wolken von Reispuder und Opiumschwaden vervollständigten die erotische Schwärmerei des Kolonialismus. Maos Sieg 1949 brachte den Kommunismus und das Ende der gebundenen Füße, jener grausamen Verstümmelung, die das natürliche Wachstum behinderte, damit die Frauen auf winzigen Füßen dahertrippelten – zur Kaiserzeit ein unverzichtbares Merkmal ihrer Schönheit und Symbol ihrer Entfremdung zugleich. Die Kulturrevolution von 1967 verbannte alle Insignien der bürgerlichen Welt. Farbe war verpönt, an Make-up und Frisur war nicht zu denken. Während man im

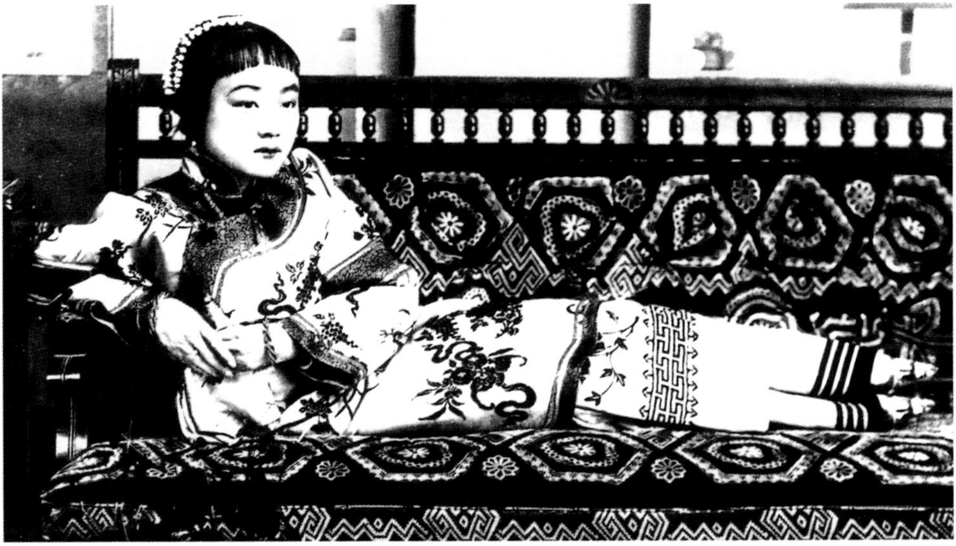

Kleine Füße, um 1900. Die von Kindheit an gebundenen und verkümmerten Füße hielten chinesische Frauen bis zur Revolution von 1949 in Abhängigkeit.

Westen im psychedelischen Rausch schwebte, verboten sich die Chinesen die Freuden der Verführung. Kein Lippenstift, kein Schmuck, kein Ehering. Nichts, was auf die vergangene Gesellschaft hindeutete, auch keine geblümten Jacken. Bei einem Verstoß gegen diese Verbote drohten Feldarbeit und Umerziehungslager! In der ersten Hälfte der achtziger Jahre kam es zu einer Öffnung in der Diktatur. Zaghaft machten die ersten Modegeschäfte und Friseursalons auf. Es gab großes Gedränge um einen Platz beim Friseur. Der Fall der Berliner Mauer beschleunigte Chinas Kurs der Öffnung zum Westen. Der Markt für Kosmetika profitierte davon und wuchs, man verschaffte sich Genugtuung für die triste Zeit. Zu Beginn der neunziger Jahre rieben sich Arbeiter und Angestellte in den neuen Büros die Augen. Im ganzen Land wurden Schönheitswettbewerbe veranstaltet. Die großen internationalen Häuser gründeten Niederlassungen, an der Spitze L'Oréal: Jede Chinesin sollte künftig einen Lippenstift in ihrer Handtasche haben. Die Schauspielerin Gong Li verkörperte das Markenbild. Die neuen Damen der Shanghaier Gesellschaft gaben nahezu 20% ihres Gehalts für Kosmetika aus. Seit 1994 haben sich die Umsätze in diesem Markt verfünffacht. Maßgeblichen Anteil daran hatten die zwanzig- bis dreißigjährigen Verbraucherinnen. L'Oréal kaufte die Marke Maybelline und machte sie zu seiner Leitmarke auf dem chinesischen Markt. In den Geschäften findet man neben französischen Parfüms wie *L' Air du temps* auch Markenadaptionen wie *Miss de Dior* und chinesische Parfüms mit französischem Namen wie *Chine de Chine* oder *Polarplus*. Dieser rasante Aufschwung hat den klassischen Kanon der chinesischen Schönheitsmerkmale nicht verdrängt. Als Shi-Kai de Baecque Ende der achtziger Jahre von Pierre Cardin entdeckt wurde, kam es ihr vor, als machte sie einen Zeitsprung. Für die Chinesen hatte sie zu hohe Wangen, eine zu schmale Nase, einen zu großen Mund, ein zu hohles Kreuz, zu lange Beine, vor allem aber war sie zu groß. Als stammte sie aus der Mandschurei und nicht aus Peking. Dort hatte man sie während ihrer Studienjahre verspottet; im Westen gewann sie wieder an Selbstvertrauen.

Koreanische Frisur, sechziger Jahre. Für eine Werbekampagne des amerikanischen Juweliers Harry Winston wurde auf die traditionelle koreanische Frisur zurückgegriffen. In den *sixties* zeigten sich viele Stars im Asien-Look, natürlich mit Diamanten.

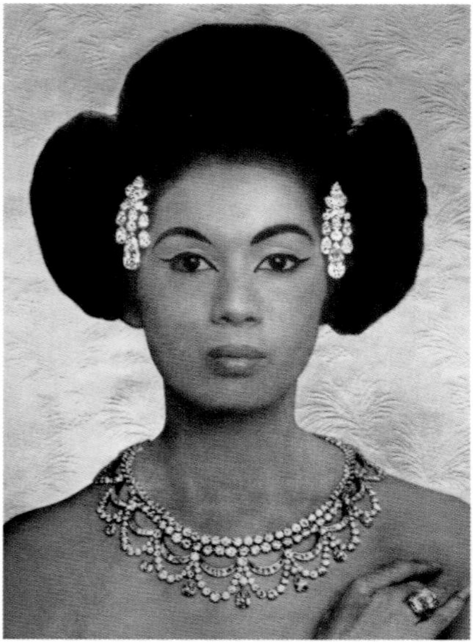

Als löste sie sich aus dem Dunst und den Nebelschwaden um die Berggipfel von Yoshino – Weiß ist die Farbe, mit der sich die Japanerin

Licht und Schatten.
Die Frisur der japanischen Braut überschattet das reine, weiße Gesicht und den Püppchenmund.

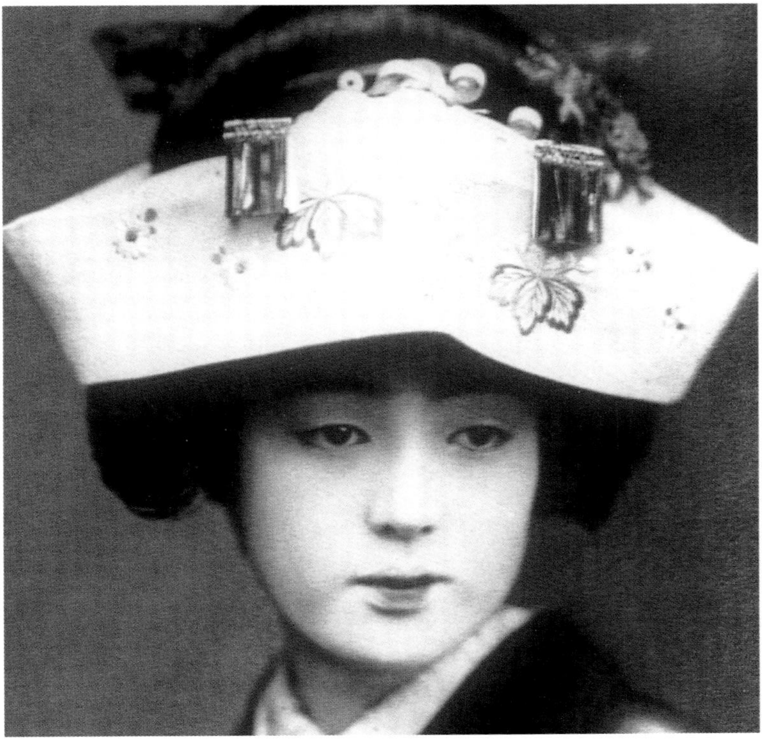

Folgende Seiten:
Links
Die Natürlichkeit der Kulturrevolution.
Unter Mao waren von 1967 bis 1986 Make-up und besondere Frisuren verboten.
Rechts
Vielfalt der Schönheit.
1. Chinesin koreanischer Herkunft, aus Jülin, mit betonten Backenknochen; 2. Mousseline als Sonnenschutz in der südchinesischen Provinz Kwangsi-Tschuan; 3. seidige Haarhaube aus Fukien; 4. Natürlichkeit und Kopfschmuck bei der Minderheit der Miao in der chinesischen Provinz Kweitschou.

schmückt. Sie ist so bestimmend, daß sogar die Modezeitschriften voll davon sind. 1997 kündigte die französische *Elle* den Trend zum weißen Teint an und proklamierte *whitening*. In Japan war der Trend bereits weit verbreitet und wurde von den großen Marken getragen – allen voran Shiseido. Die Photographien von Serge Lutens, dem künstlerischen Leiter des japanischen Unternehmens, stellten bereits in den achtziger Jahren das Bild der ewig weißen Schönheit mit den klaren graphischen Zügen vor, deren unendlich elegantes und mit großem Feinsinn geschminktes Gesicht einen einzigartigen Platz in der Entwicklung des Make-up einnimmt.

In Modezeitschriften und auf Laufstegen reißen die Anspielungen auf die Geisha nicht ab. Jeder interpretiert sie nach seinem Stil: Annie Leibovitz photographierte für die amerikanische *Vogue* sieben Mannequins in Kleidern von Rei Kawakubo, mit weißem Make-up, das dick auf die Gesichter aufgetragen war; Nick Knight feierte die Sängerin Björk, der Modedesigner Alexander McQueen machte einen Abstecher zum Geisha-Stil, und auch das Make-up von Amidala, der Königin aus der

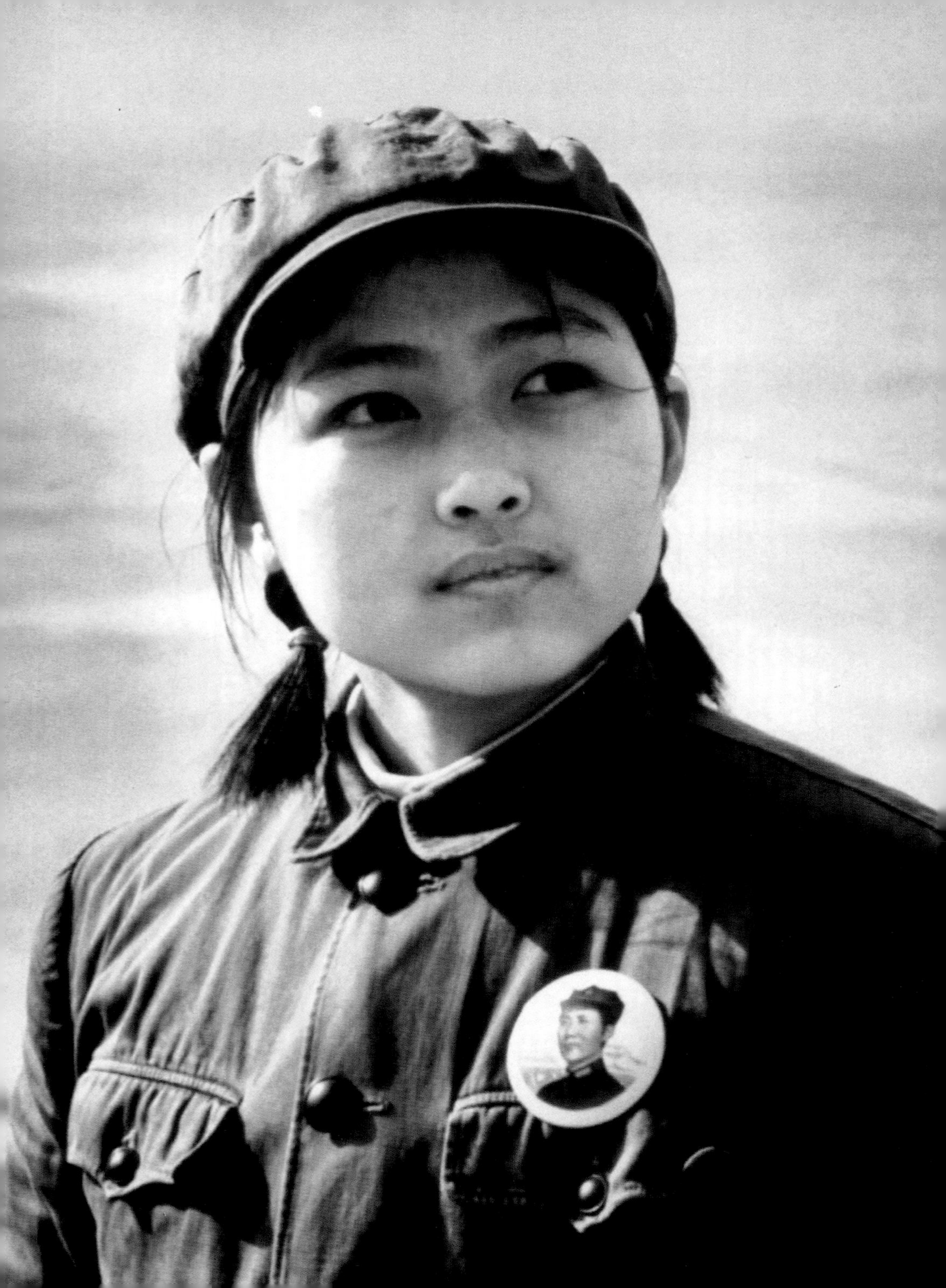

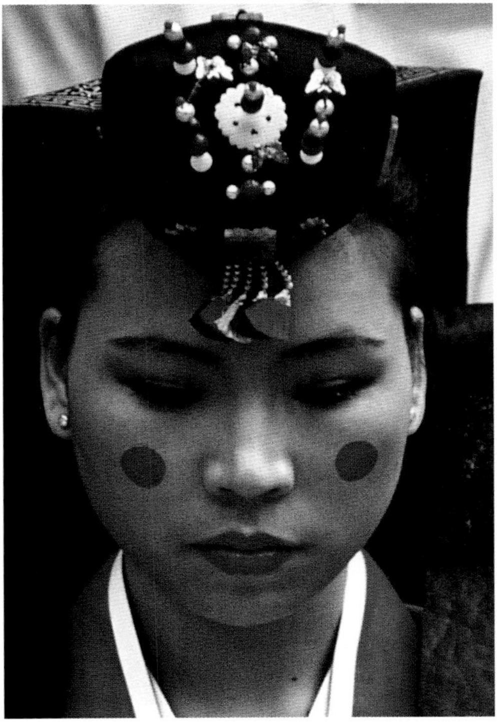
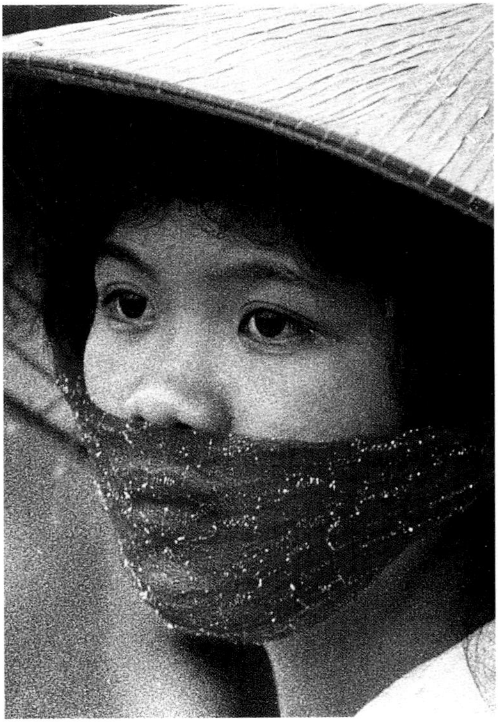
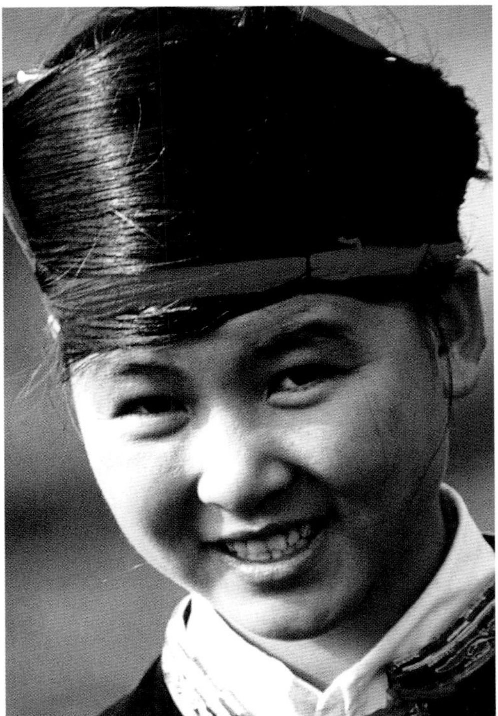
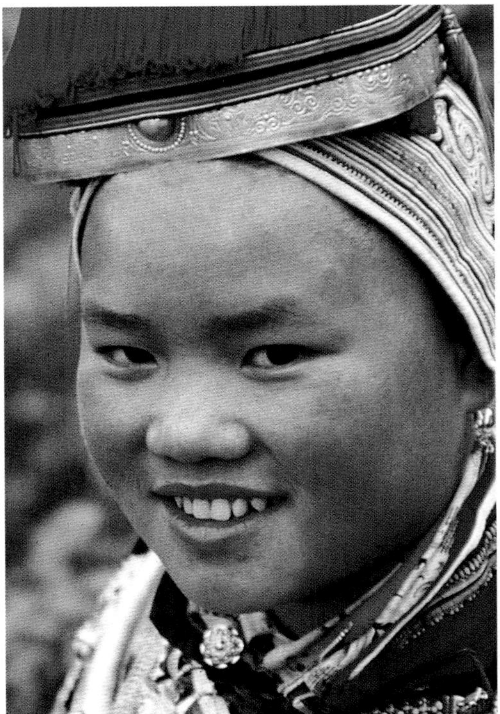

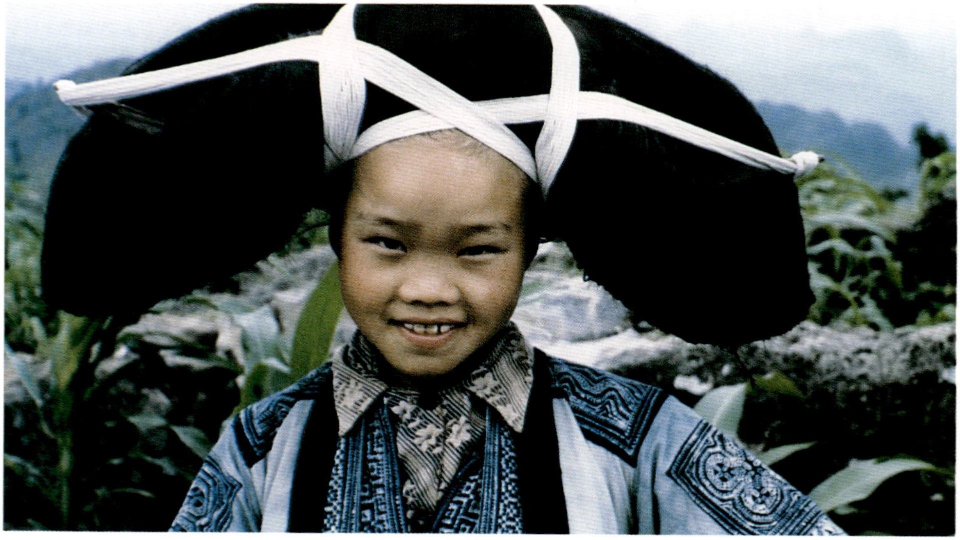

Volumen aus glattem Haar – der Traum vieler Frauen. Hier bei einer Schönen, die zu einer chinesischen Minderheit gehört.

Björk, im Styling von Alexander McQueen und Nick Knight. Auf dem Photo für ein Plattencover kommen unterschiedliche Einflüsse zusammen: koreanische Frisur, Geishamund, Halskette der Giraffenfrauen aus dem Norden Thailands und Kimono.

letzten *Star-Wars*-Folge, war davon inspiriert. Für die weiße Juli-Ausgabe von *Harper's Bazaar* kreierte Seb Janiak 1999 erneut eine Geisha. Sie ist schneeweiß und träumerisch – eine Hommage der Redaktion und der Modewelt an Liz Tilberis, die leitende Moderedakteurin bei *Harper's Bazaar*.

Am Ursprung des Phänomens *white* steht die Person, die von und für die Kunst lebt (auf japanisch bedeutet »gei« Kunst und »sha« Person). Die Welt der Geishas, die Ende des 18. Jahrhunderts entstand und von der es heißt, sie sei die Welt der Blumen und der Weidenbäume – womit die Geishas und die Orte bezeichnet sind, wo sie ihre Gunst gaben –, unterliegt genau festgelegten Riten. Alle sichtbaren Körperteile müssen unter einer dicken weißen Maske verborgen werden. Während der Körper in der Badeanstalt, *sento*, oder im Thermalbad, *onsen*, ohne Scham gezeigt wird, verschwindet er in der Theatralik der Inszenierung ihres auf Unerreichbarkeit beruhenden erotischen Reizes: ein großer Haaraufbau (heute eine Perücke), keine Unterbekleidung, aber neun Kimonogürtel, die zusammen den Obi bilden, der den Leib einschnürt und die Brust platt drückt, um die typische Silhouette zu formen. Der Nacken, das Ziel der Verführung auf japanisch, bleibt unbedeckt, ebenso der Brustansatz. Am Oberkörper wird überall, wo die Hand hinreicht, eine Art geschmeidiger Kleber aufgetragen. Mit dem Pinsel wird sodann eine weiße Paste auf Gesicht, Hals, Rücken, Schultern, Brust verstrichen. Dann kommt jede Menge Puder darauf. Das Unterlid wird mit einem rosaroten

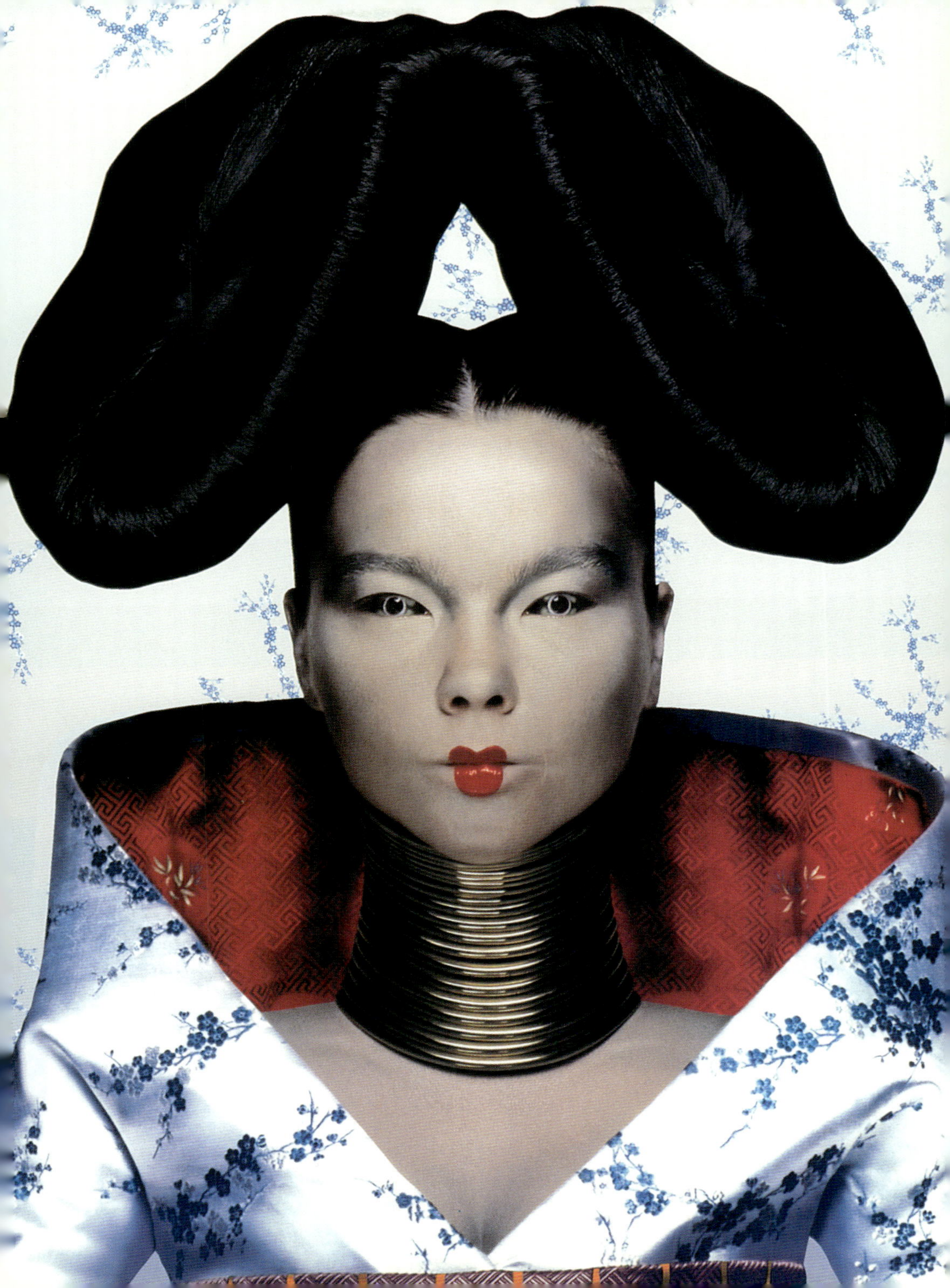

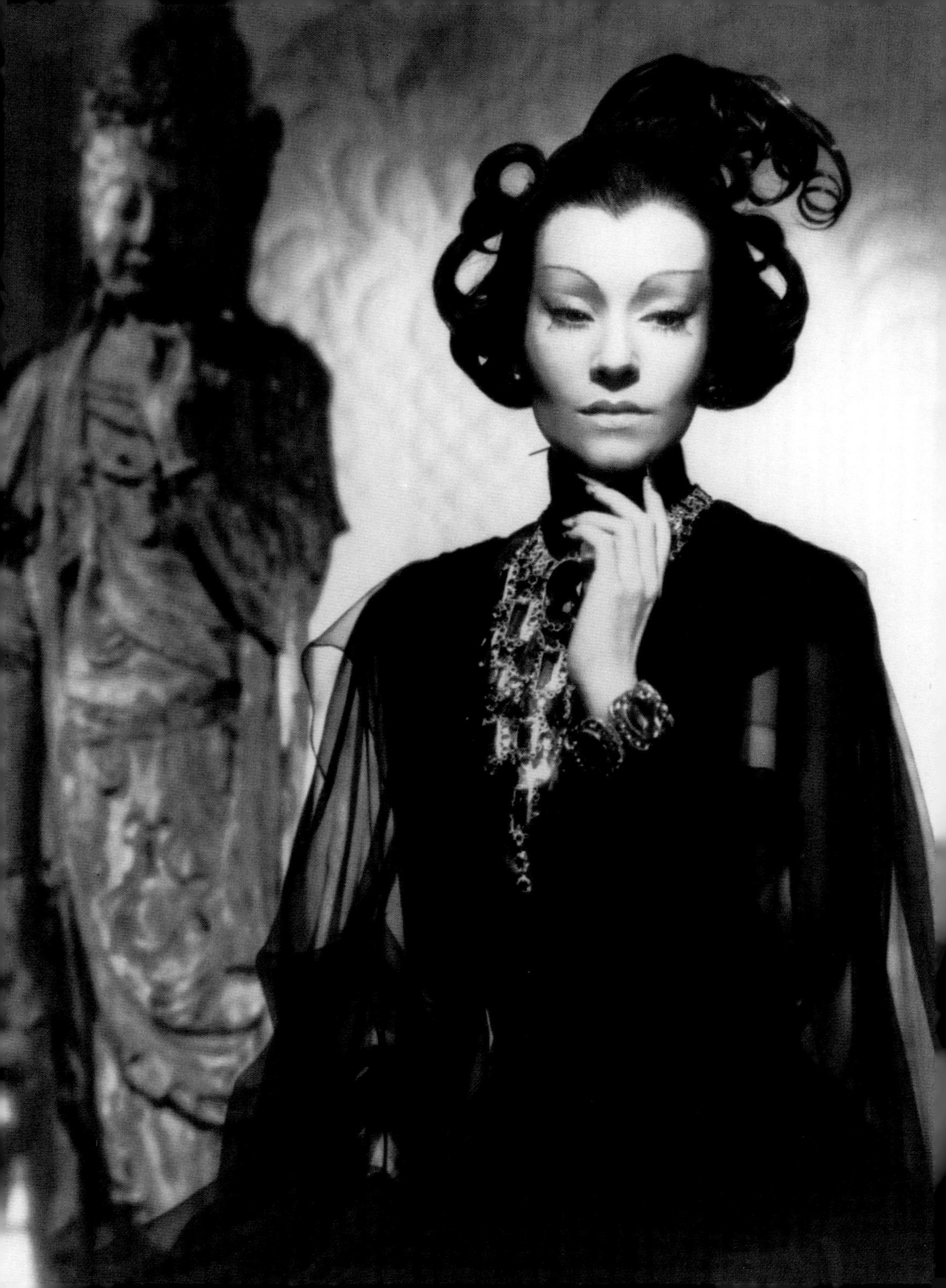

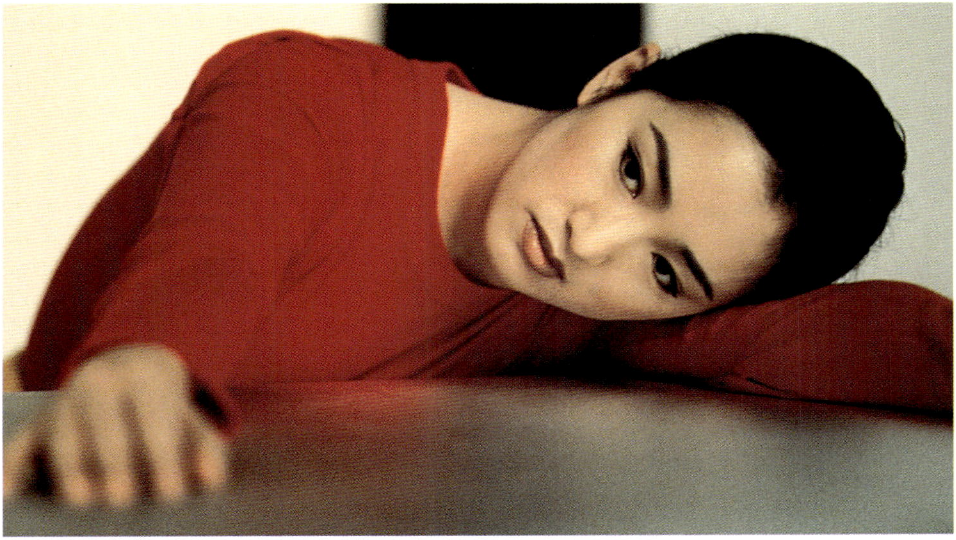

Gong Li. Die große chinesische Schauspielerin aus *Lebewohl, meine Konkubine* und *Die Geschichte der Quiju* verkörpert das neue Schönheitsideal der Zeit nach Mao. Sie ist auch das Gesicht von L'Oréal.

China made in Hollywood. Mutter Ging Sling in *Shanghai Express* von Josef von Sternberg: lackierte Fingernägel, gemalte Augenbrauen und eine gemessene, hieratische Feierlichkeit der Bewegungen.

Folgende Seiten
Der Nacken, Gipfelpunkt der klassischen japanischen Schönheit. Asiatische Anmut, photographiert von Fabrizzio Ferri für die italienische *Vogue* (August 1997).

Stift nachgezeichnet. Schwarzer Eye-liner betont das Oberlid, das in einem roten Strich oder Punkt ausläuft. Dazu Maskara. Zinnoberrote Lippen. Mit einem Pinsel wird die Oberlippe konturiert und betont. So erscheint der Mund kleiner. Die Fingernägel werden farblos lackiert. Kein Parfüm, höchstens ein Hauch von Weihrauch umweht den seidenen Kimono. Die Stimme, die Bewegungen, der Gang, das Lachen folgen den Maßgaben für die »liebreizende Frau«. Auf diese Weise verwandelt sich die Frau zum Sinnbild der Weiblichkeit. Zum Pinselstrich von der Hand eines Meisters der Kalligraphie. Zu einem Schriftzeichen. Diese Stilisierung der Frau wird in ihrer modernen Version von zwei Mannequins fortgeschrieben. 1962 brachte Pierre Cardin Hiroko nach Paris, wo sie wie kein anderes Model die *mid sixties* verkörperte. Der japanische Modeschöpfer Yohji Yamamoto entdeckte Sayoko Yamaguchi, die mit ihrem scharf konturierten Profil, ihrer abweisenden Eleganz à la Greta Garbo zum heimlichen Idol der Modeschauen der *late seventies* wurde und eine von den beiden klassischen Richtungen des japanischen Theaters, Kabuki und Nô, inspirierte Gebärdensprache einführte. Tokio 2000: In den Straßen tummelt sich ein anderes Volk. Junge, tief gebräunte Mädchen mit exzentrischem Make-up und gebleichtem Haar …

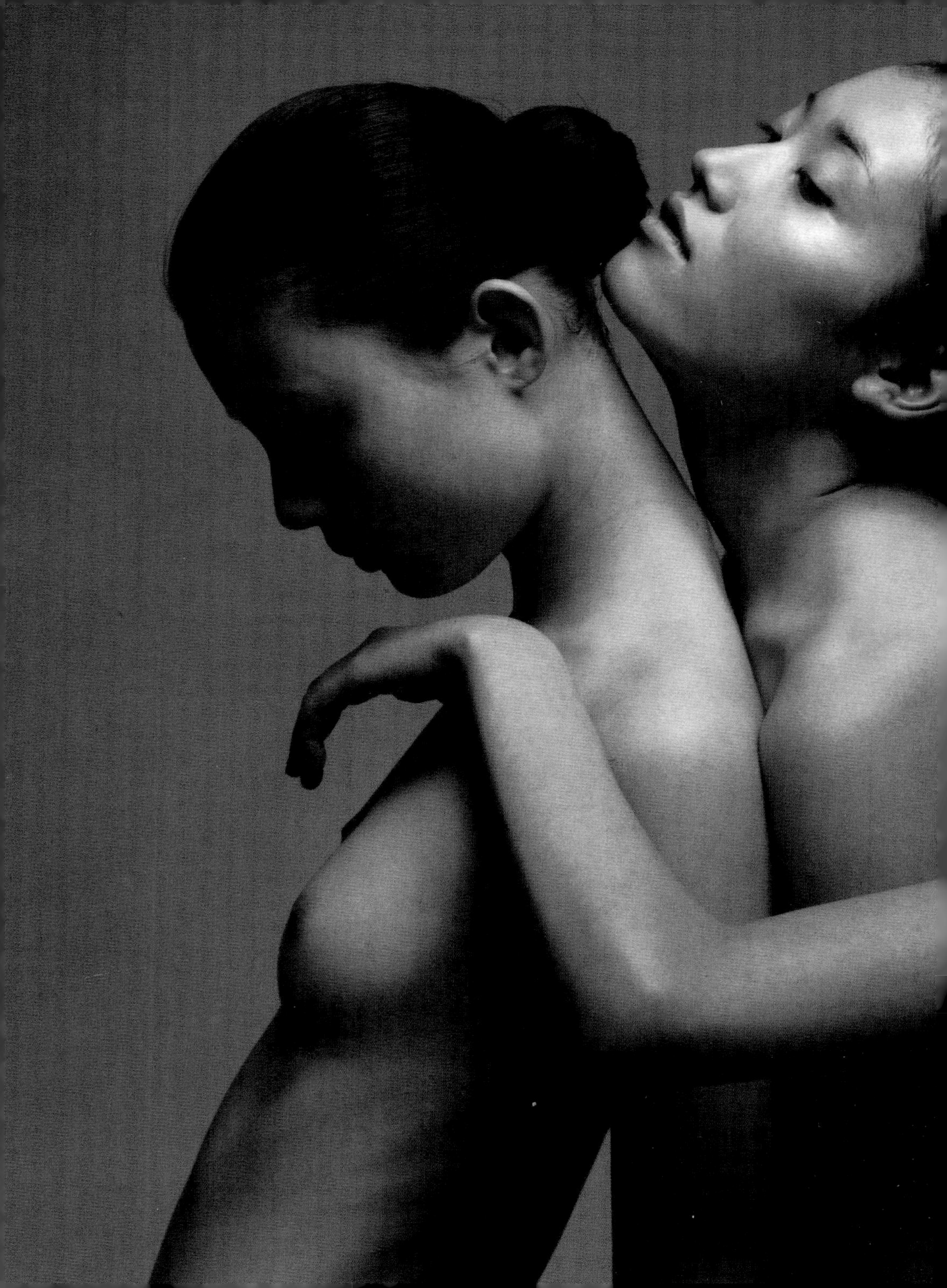

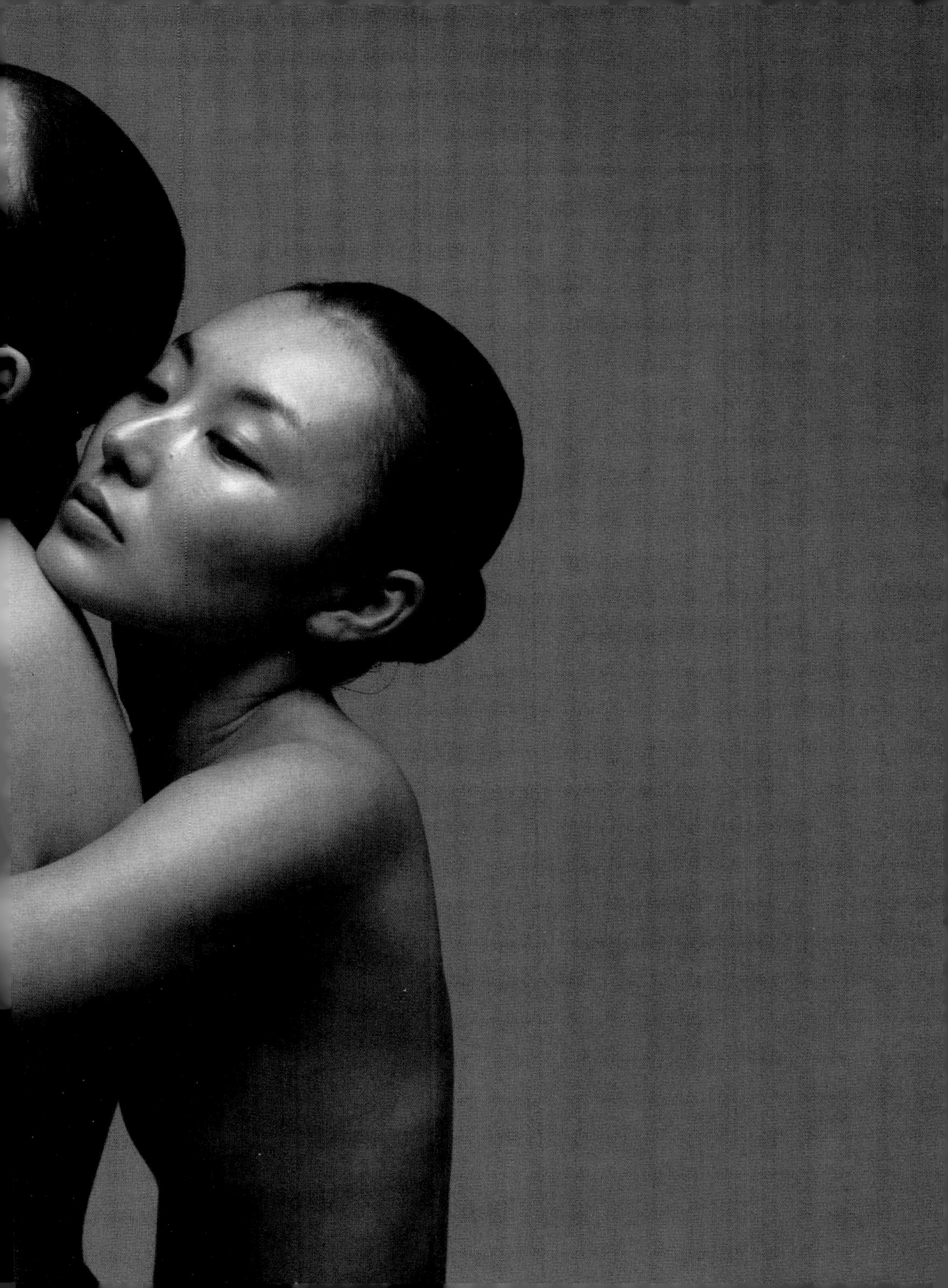

Die Schönheit in Indien

Sie ist die Göttin, die Tanzende von den Fresken der Tempel von Khajuraho und Ajanta, wo *tribhanga*, die dreifach gebeugte Himmlische, ihre vollen, runden und hohen Brüste und ihre starken Hüften zeigt, und wo die ihr hingegebenen männlichen Gottheiten die Rundungen der Schultern zur Schau stellen.

Sie ist eine Miniatur aus der Mogul-Zeit, die Verlobte *Krishnas*, des Gottes der Liebe, der ihr auf einem Gemälde aus dem 17. Jahrhundert die Füße mit Henna bemalt. Von den Miniaturen hat sie die schmalen, länglichen Augen. Göttin oder Maharani – das sind die Verkörperungen der Schönheit in Indien.

Die Bild gewordenen Phantasien vom Ideal der indischen Frau: mal Tempeltänzerin, mal verehrte Göttin. Überirdisch, erotisch, ein üppiger Cocktail aus Spiritualität und aufbrandender Sinnlichkeit. Tempelbild, Verlobte Krishnas oder Tänzerin, aber immer verliebt. Auf den Miniaturen aus der Mogul-Zeit ist sie stets im Profil zu sehen. Im Laufe des 20. Jahrhunderts ist sie schließlich zur legendären Filmheldin geworden, die all diese Rollen, mythologischen Figuren und Lebenseinstellungen vereint. Sie ist Devi, die Göttin aus einem Film von Satyajit Ray, sie ist Leila Majnu, deren tragisches Los mit dem Schicksal Julias verwandt ist, oder Pakeezah, die Kurtisane. Europäer, die den Hinduismus nicht begreifen und das indische Kino nicht kennen, halten sich gerne an Klischees wie die Maharanis, die Miniaturen der Mogul-Zeit und das Kamasutra. Unter den Einschränkungen leidend, die die fünf indischen Handelsgesellschaften dem Land aufbürdeten, verkörpert die Inderin in der Phantasie der Europäer eine Frau von königlicher Gelassenheit, voller Geheimnis und mit dem geheimen Wissen um die ganze Liebeskunst. In neuerer Zeit erscheint sie zudem als Bewahrerin eines uralten Wissens um die Heilkräfte der Pflanzen.

Klassische Schönheit. Gelacktes Haar mit Mittelscheitel und eine anmutige Silhouette im Faltenwurf des Sari, der an die Wellen des Ganges, des heiligen Flusses Indiens, erinnern soll.

In der hinduistischen Überlieferung wird die Schönheit der Frau häufig besungen, und die Dichter preisen ihren Körper. Im 6. Jahrhundert

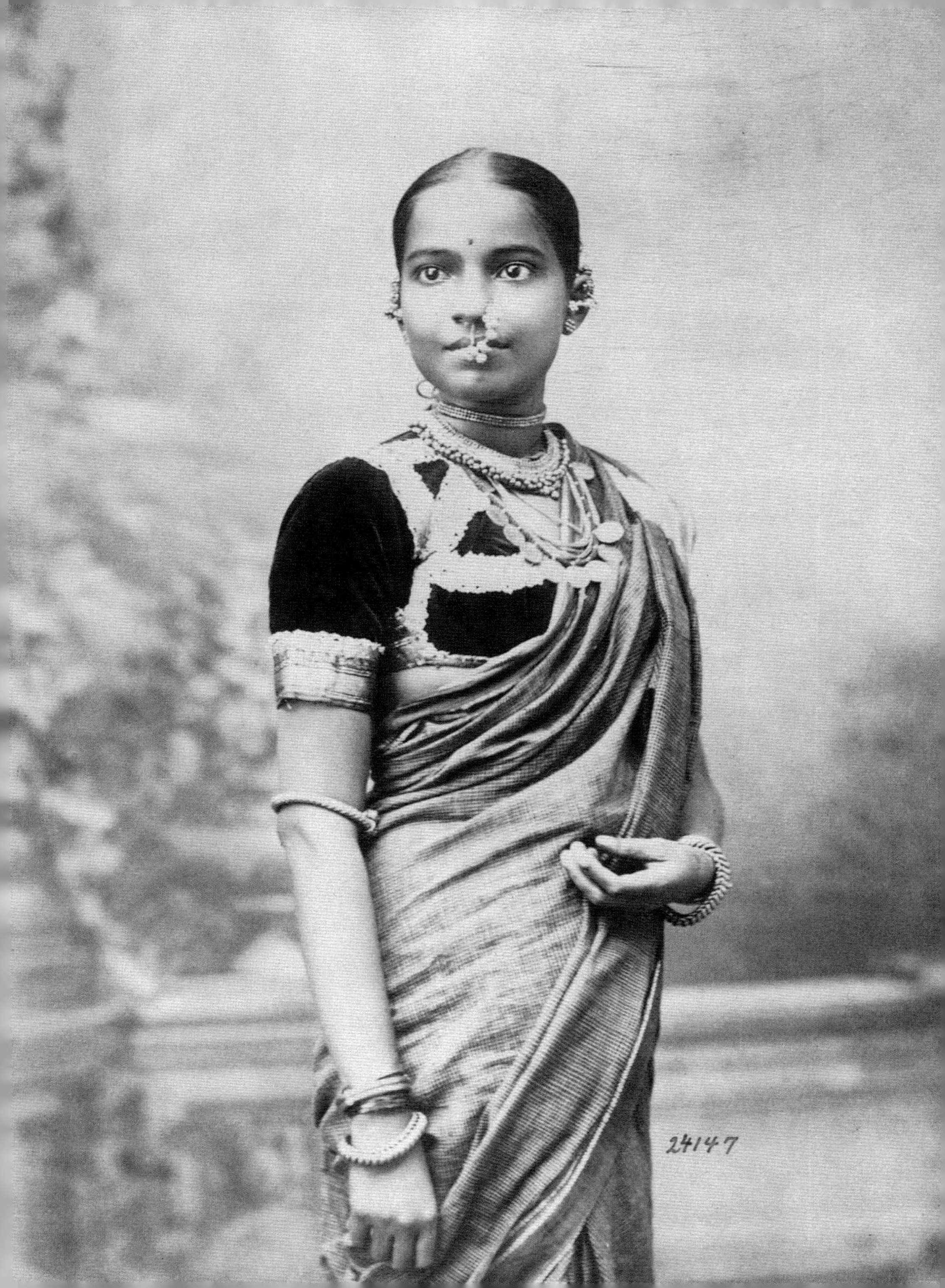
24147

beschreibt sie der Dichter Kalidasa: »Sie ist von schlankem Wuchs und von jugendlicher Ausstrahlung, hat spitze Zähne und Lippen, die so rot sind wie die *bimba*-Frucht; sie ist von zarter Gestalt, und ihr Blick gleicht dem einer erschrockenen Hirschkuh; ihr Nabel sitzt tief; ihr Gang ist gemessen, denn sie hat füllige Hüften, und ihre Schultern beugen sich dem Gewicht ihrer Brüste.« Ihr Mund strahlt in der Farbe der Blüten von Löwenmäulchen, deren Farbstoff mit dem Saft wilder Pflaumen und mit Hilfe von Wachs auf den Lippen haftet und glänzt. Bis in unsere Tage ist die Inderin bekannt für ihren hellen Teint, ihre zierliche und zugleich wohlgeformte Figur, die vom Faltenwurf des Sari unterstrichen wird, und für ihr langes, schwarzes Haar. Das Kino hat diese Standards verewigt. Schauspielerinnen, die nicht genügend Rundungen aufweisen konnten, griffen zu einem gepolsterten BH, um die obligate Ähnlichkeit mit hinduistischen Göttinnen zu erlangen. Als in den neunziger Jahren Top-Models die gesellschaftliche Bühne betraten, wurde Schlanksein gepriesen, doch die Tendenz blieb auf die Städte beschränkt. Die Komplimente, die man einer Frau macht, stammen seit Menschengedenken aus der Natur, in der man Vergleiche findet: die Arme sind verwandt mit Lotosstengeln, die Schenkel mit den Stämmen der Bananenstaude. Im Blick der Schönen liege, so der bengalische Dichter Rabindranath Tagore Anfang des 20. Jahrhunderts, die Heiterkeit einer Lotosblüte, die unschuldige Einfalt einer Hirschkuh, die Schalkhaftigkeit einer Bachstelze, die Unruhe und Beweglichkeit des Goldfischs. Die großen Lider beschatten die erholsame Ruhe, die aus zwei Augen wie Seerosen spricht. Ihr unerschütterliches Kinn sei, heißt es, ein Mangokern, der Hals gleiche einer Muschelschale, Hände und Füße sollen Lotosblumen sein.

Zur Zeit der Maharadschas umgibt sich diese ideale blühende Schönheit mit emaillierten und mit Edelsteinen besetzten Gegenständen, Spiegeln, Fächern, Schmuckstücken, Räucherpfannen, Salbgefäßen und Flakons, in denen *attar* (ätherische Öle und Parfüms) aufbewahrt werden. Moschus, Vetivergras, Patschuli, Sandelholz – auf diese Düfte waren die Hippies versessen. Heute werden sie in schweren Mischungen angeboten, die viel berauschender sind und die französischen Duftwässer nachahmen. Doch der Umgang mit Parfüm bedeutet mehr. Zu wissen, welche Düfte zu welchen Körperteilen gehören und wie sie zusammenklingen, ist eine Kunst, die aus dem antiken Griechenland stammt und seit Alters her überliefert wurde. Parfüm wird in verschiedenen Formen getragen. Duftwasser aus silbernen Flakons wird auf der Kleidung verteilt. Puder, der nach Moschus und Kampfer duftet, Räucherwerk, dem Weihrauch

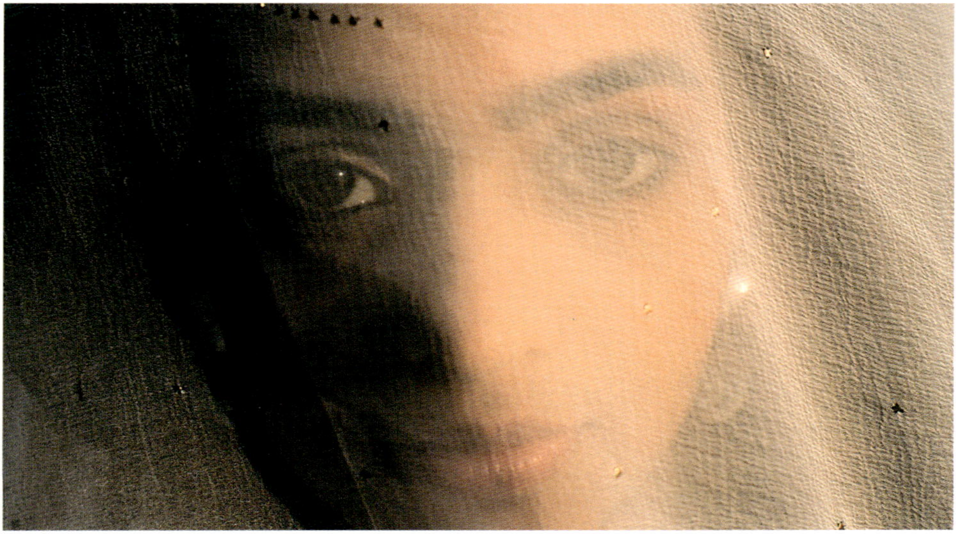

Verschleiert ...
Die Augenbrauen sind dicht und stark nachgezeichnet, die Augen mit *Kajal* umrandet.

und Harze beigegeben sind und mit dem ebenfalls Stoffe aromatisiert werden. Extrakte von Moschus, Jasmin, Vetivergras, Kardamomsamen, Vanille und würzigen Kräutern für frischen Atem. Aromatische Öle für Ohrläppchen und Handflächen. Sandelholz- oder Kurkumasalben zur Massage. Kampfer- oder Safrancremes für die Gelenke, Blumen im geflochtenen Haar, duftende Blütenblätter zwischen den Brüsten, die Wangen mit Rosenblüten parfümiert, die zuvor in Moschus getaucht wurden. In Südindien hatten Duftöle wie Kokosnuß- oder Eukalyptusöl größere Verbreitung, doch ihr Gebrauch beschränkte sich auf das Produktionsgebiet.

Wie im Orient, in China und Afrika gehören in Indien Schönheitspflege und Gesundheit zusammen, ihre Mittel werden wie Kochrezepte behandelt. Die Ammen der indischen Prinzen waren sehr bewandert in der Kräuterheilkunde. So verlangte es die Tradition, daß in der *zenana*, wie der Harem in Indien und Persien heißt, ein großer Teil des Vormittags der Schönheitspflege gewidmet wurde. Vor der Unabhängigkeit verbrachte die Maharani von Travancore im Süden Indiens zwei Stunden nur mit Baden. Statt Seife gab es drei Schalen mit verschiedenen Ölen für Gesicht, Körper und Haare, sowie vier Kupferschüsseln mit verschiedenen Duftwässern, die frisch gepflückte Kräuter enthielten. Sie ließ sich nacheinander mit Kokosnußöl waschen, mit einem feinen Tuch abtrocknen, in Wasser mit Kräuterzusatz baden, mit einem Puder auf der Grundlage von Kichererbsen bestreichen, der anschließend mit dem *incha*, einer Art Schwamm aus fasriger Rinde, entfernt wurde. Dann wurde die Maharani wieder gewaschen. Durch Zugabe vierzig verschiedener Sorten von Baumrinde färbte man das Wasser dazu rot. Anschließend ölte man ihren Körper und ihr Gesicht ein und massierte sie. Dabei mußte darauf geachtet werden, daß kein Öl vom Haar tropfte, da es Safran enthielt – was die Flöhe abhalten sollte. Schließlich wurde das Haar langsam über einer Glut getrocknet, aus der alle möglichen Kräuterdüfte emporstiegen. War das Haar trocken und durchgekämmt, tupfte man zerstoßene Kräuter auf den Scheitel, um einer Erkältung vorzubeugen. Am Vorabend ihrer Hochzeit mit dem Prinzen von Jaipur wurde die Maharani Gayatri Devi, eine Frau von überwältigender Schönheit, in parfümierten Ölen gebadet und mit Kurkuma eingerieben, was die Haut zart und geschmeidig macht, und das Henna an ihren Füßen wurde aufgefrischt.

***Mendhi* zur Hochzeit.** Bei den Indern heißt das Ritual der Henna-Bemalung *»mendhi«*. Rot, Gold und Perlen stellen die Ehe bei den Hindus unter ein gutes Omen.

Während diese Körperpflege den Maharanis vorbehalten war, konnten andere Bräuche von allen Frauen praktiziert werden: Girlanden aus Jasmin dienen als duftender Haarschmuck, und der mit *kum kum* rot gepuderte Scheitel ist ein Zeichen für die verheiratete Frau und bedeutet, daß sie sich auf einem geradlinigen Weg befindet. Der Ring im Nasenflügel symbolisiert einen Anreiz, fordert die Frau dazu auf, nicht mehr auszugeben, als ihr Mann verdienen kann. Was im Westen wie prunkvolle Exotik aussieht, ist hier Ausdruck von symbolhaftem Denken und Anrufung der Gottheiten. Der *tilak*, ein mit Sandelholzpaste aufgemalter, roter Punkt an der Stirn, zeigt, daß eine Frau in den Stand der Ehe getreten ist.

Haarschmuck einer Prinzessin. Zopf mit vergoldeten und diamantenbesetzten Emailspangen im Bundesstaat Tamil Nadu im Süden Indiens.

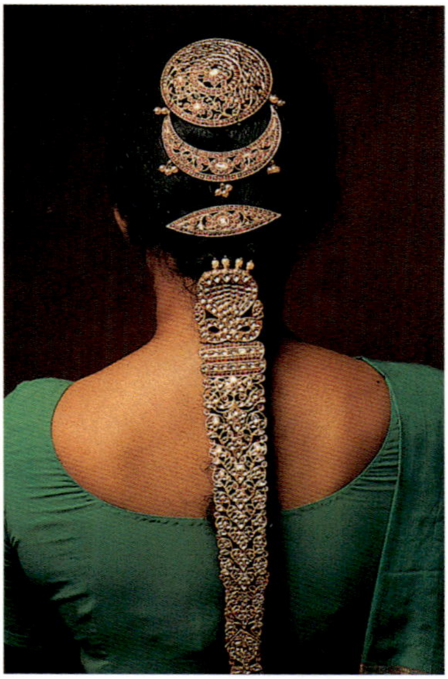

Die Hochzeit ist das größte Ereignis im Leben einer indischen Frau. Glanzvolles Freudenfest und Zeremonie voller Sinnlichkeit. Der lange, geflochtene Zopf wird mit Sandelholzöl parfümiert. Alle Körperhaare werden entfernt. Man trägt am ganzen Körper eine Maske aus Tonerde auf, nimmt duftende Kräuterbäder, reibt sich mit einer Mischung aus Milch und Kurkuma oder Kichererbsenmehl ein. Die Haut wird kräftig massiert, damit sie zart wie Babyhaut ist. Die Augen werden mit Khol geschminkt. Über den Augen betont eine Linie weißer Punkte die Brauen. Das Ritual schreibt zwei Fastentage vor. In der Henna-Nacht werden Hände und Füße mit Arabesken bemalt. Dazu nimmt man *mendhi*, wie Henna in Indien heißt. Blumengirlanden verströmen lieblichen

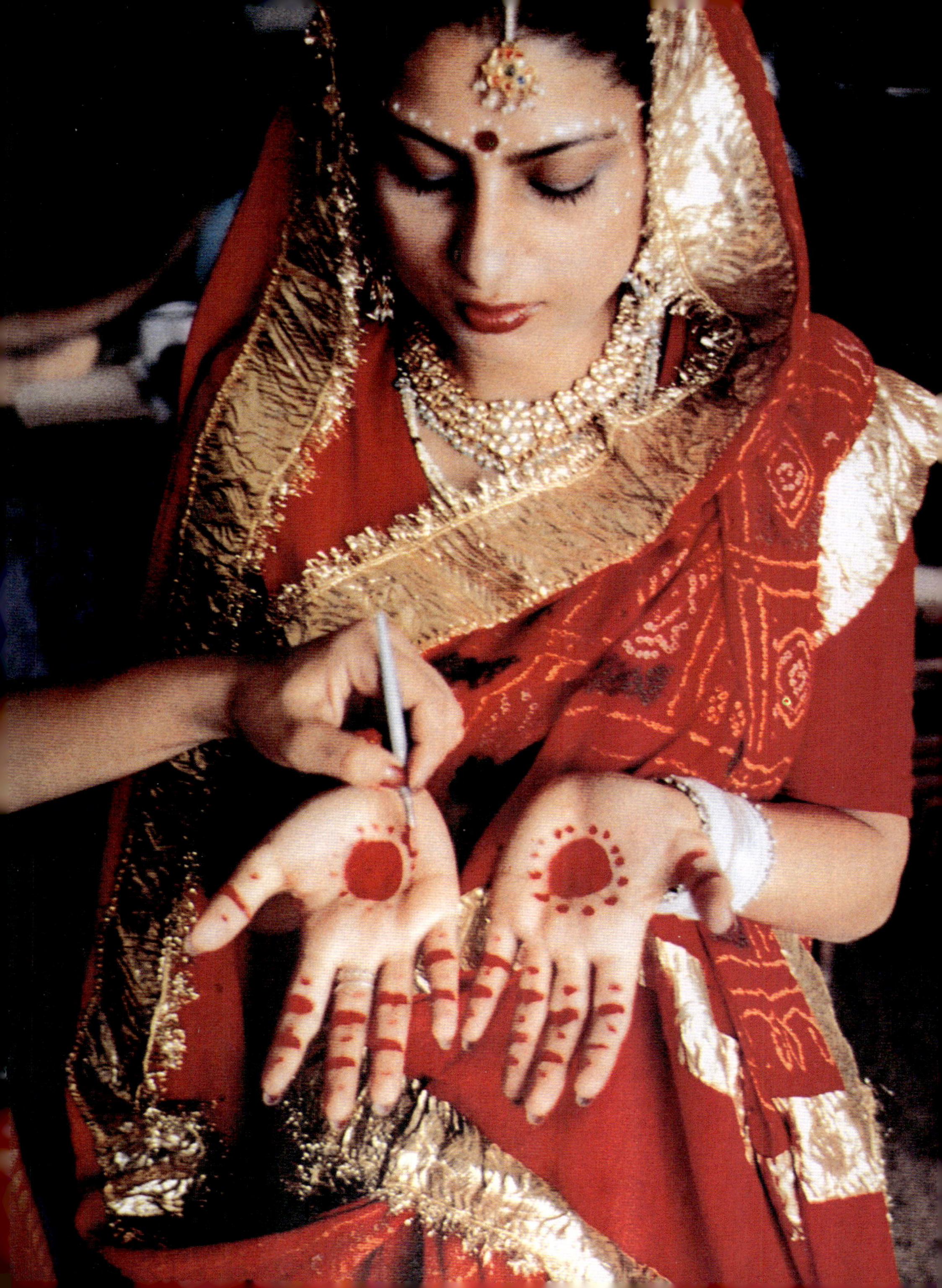

Duft. Die Braut trägt einen roten, goldbestickten Sari und goldenen Schmuck. Unter dem roten Schleier schlägt sie die Augen nieder.

Als gemeinsames Erbe aus der Mongolenzeit teilt Indien einige Traditionen der Schönheitspflege mit dem Orient. Wie dort werden mit Henna Hände und Füße bemalt sowie das Haar gekräftigt. Indien ist heute weltweit führend in der Henna-Produktion. Im Panjab wird *suak* (wie in Marokko *siwak*) verwendet, um Lippen und Zahnfleisch zu röten und die Zähne blendend weiß erscheinen zu lassen. Die Augen werden mit Antimonit geschminkt, das hier *kajal* (im Orient *khol)* heißt.

Für die indischen Frauen spielte sich die Geschichte des 20. Jahrhunderts in drei Phasen ab: Der Kolonialismus führte das Ende des *purdah* (der Abgeschiedenheit) herbei, mit dem 15. August 1947 begann die Unabhängigkeit, und die neunziger Jahre brachten die Öffnung für die internationalen Märkte. Vor der Unabhängigkeit besuchten die Frauen der indischen Herrscherdynastien Europa und würzten das mondäne Leben zwischen den beiden Weltkriegen mit ihrer einzigartigen Schönheit und ihrer sportlichen Ader. Bevor sie nach traditionellem Brauch vermählt wurden und in die Abgeschiedenheit der Familie zurückkehrten, genossen sie in vollen Zügen die Freizügigkeit, die ihnen London, Paris oder die Schweiz gewährten, wo sie sich nach Art der Europäerin kleiden und schminken konnten. Der Krieg und die Entlassung Indiens in die Unabhängigkeit warfen sie ins aktive Leben. Nationalistische Gesinnung, Streben nach Autarkie und die Annäherung an die UdSSR führten im jungen, vom Kolonialismus befreiten Indien zur Schließung der wirtschaftlichen Grenzen. Die indischen Marken entwickelten sich. Lakmé, Shannaz beherrschten unumschränkt einen sagenhaften Markt, der sich nach dem Fall der Berliner Mauer wieder dem internationalen Wettbewerb öffnete. Heute sind alle großen Marken in Indien vertreten, und die jungen, modernen Frauen in den Städten kaufen nunmehr lieber Estée Lauder, L'Oréal und die französischen Parfüms. Weit davon entfernt, sich dadurch entmutigen zu lassen, haben die Inder eigene, neue Marken entwickelt. Ihr Trumpf ist ein Know-how, das seine Grundlagen sowohl in der ästhetischen Tradition ihres großen kulturellen Reichtums hat, als auch im Wissen um die pflegenden und kosmetischen Kräfte der Pflanzen, das aus der Ayurveda-Medizin überliefert ist.

Junge indische Tänzerin im Profil.

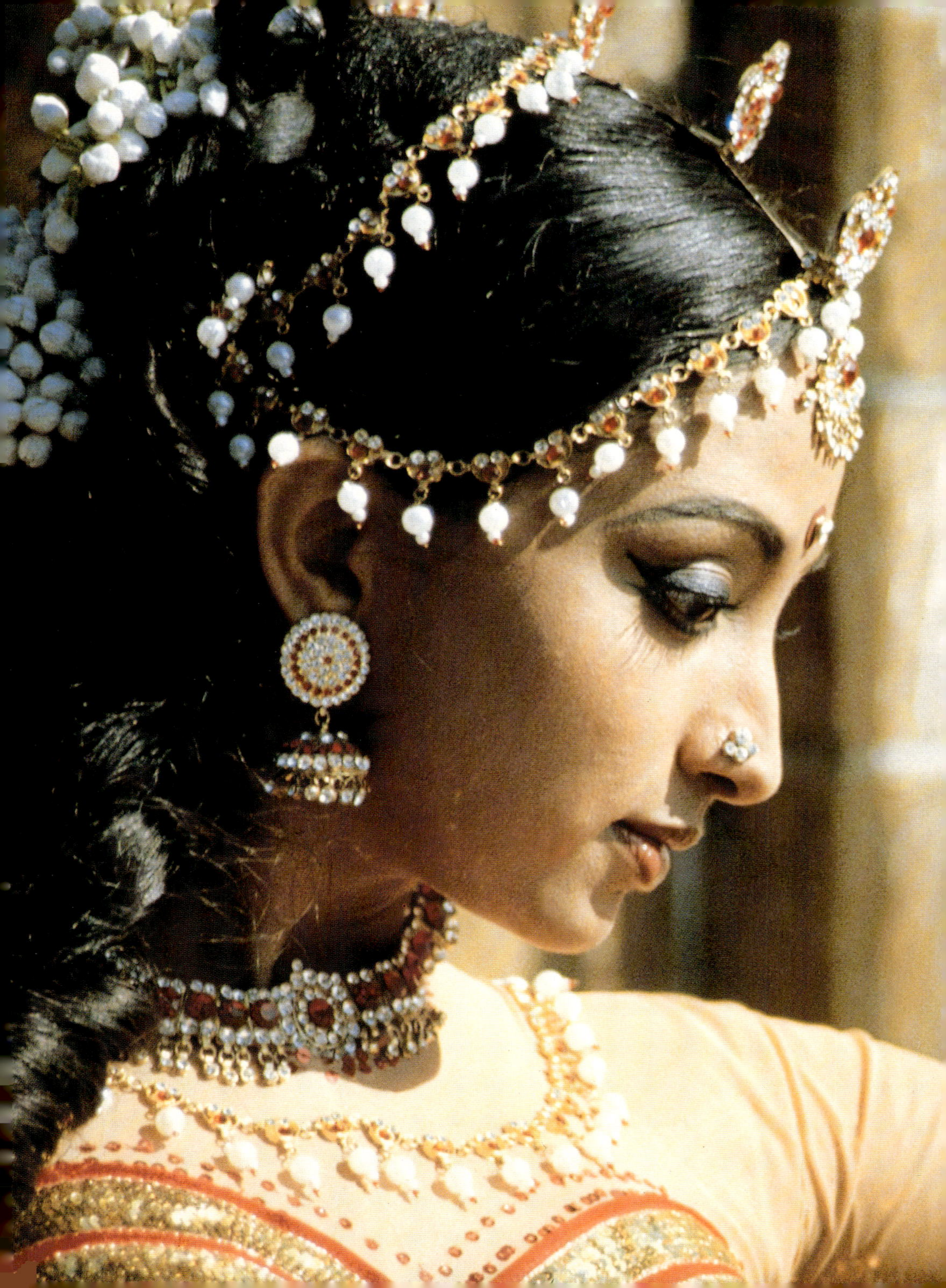

Die Schönheit

in Lateinamerika und auf den Inseln im Pazifik

Verlockend sinnlich. Unvergleichlich verkörperte Maria Felix in *Die Helden sind müde* von Yves Ciampi, 1955, das Bild der manierierten Schönheit Lateinamerikas. Als Ikone der Sinnlichkeit photographiert von Roger Corbeau.

Schönheit vor der Zeit der Spanier: Indianerin aus den Anden mit pechschwarzem Zopf, 1988.

Die Völker der Inseln und der Anrainerstaaten des Pazifischen Ozeans teilen viele Traditionen. Im Rhythmus des Monsuns verbreiteten sie ihre Bräuche jahrhundertelang in fernen Ländern, besonders zu Zeiten des Fischfangs, bei dem sie weite Strecken über das Meer zurücklegten, bei allen Anlandungen und Erkundungszügen. Die Einheimischen haben sie umgedeutet und mit ihren eigenen verschmolzen. Das zeigt sich in ihren stolz geschmückten Körpern und der Poesie ihrer Mythen. Tätowierungen zum Beispiel gibt es in Neu-Guinea, Japan, Neuseeland, Polynesien und am Amazonas. Die großen Blumenmuster der japanischen Tattoos verwandeln sich bei den Maoris zu stilisierten Formen in Schiefertönen. Die Ureinwohner Amazoniens gewinnen die Farben für ihre Tätowierungen aus dem Saft des *genipapo*-Baums. 1935 zählt der Anthropologe Claude Lévi-Strauss bei den Caduveo vierhundert tätowierte Gesichtszeichnungen, er stellt ihre geschickte Komposition fest, ihre Asymmetrie, Motive wie Bögen, Spiralen, Kreuze ... Man beginnt irgendwo im Gesicht. Ohne Zögerlichkeit ziehen die Frauen Linien mit

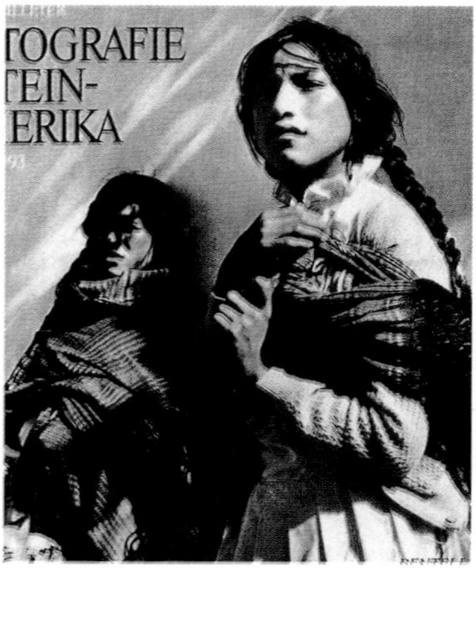

Hilfe eines feinen Bambusspachtel, der in den Saft des *genipapo* getaucht wird – die blauschwarze Tönung entsteht durch Oxidation. Diese Bemalung kommt dem Anthropologen vor wie eine »pikturale Chirurgie«, eine Transplantation von Kunst auf den menschlichen Körper. In *Traurige Tropen* berichtet Claude Lévi-Strauss von der wunderbaren Vielfalt der indianischen Völker: Die Bororo färben sich von Kopf bis Fuß zinnoberrot mit Hilfe von *urucu*-Samen, die in Fett zerstoßen werden, schneiden sich eine Topffrisur und bedecken diese mit derselben Paste. Andere Formen der Körperbemalung sind: »ein glimmriger Puder aus zerstoßenem Perlmutt auf Schultern und Brust«. Die Kaiapo-Indianer, die in Zentralbrasilien

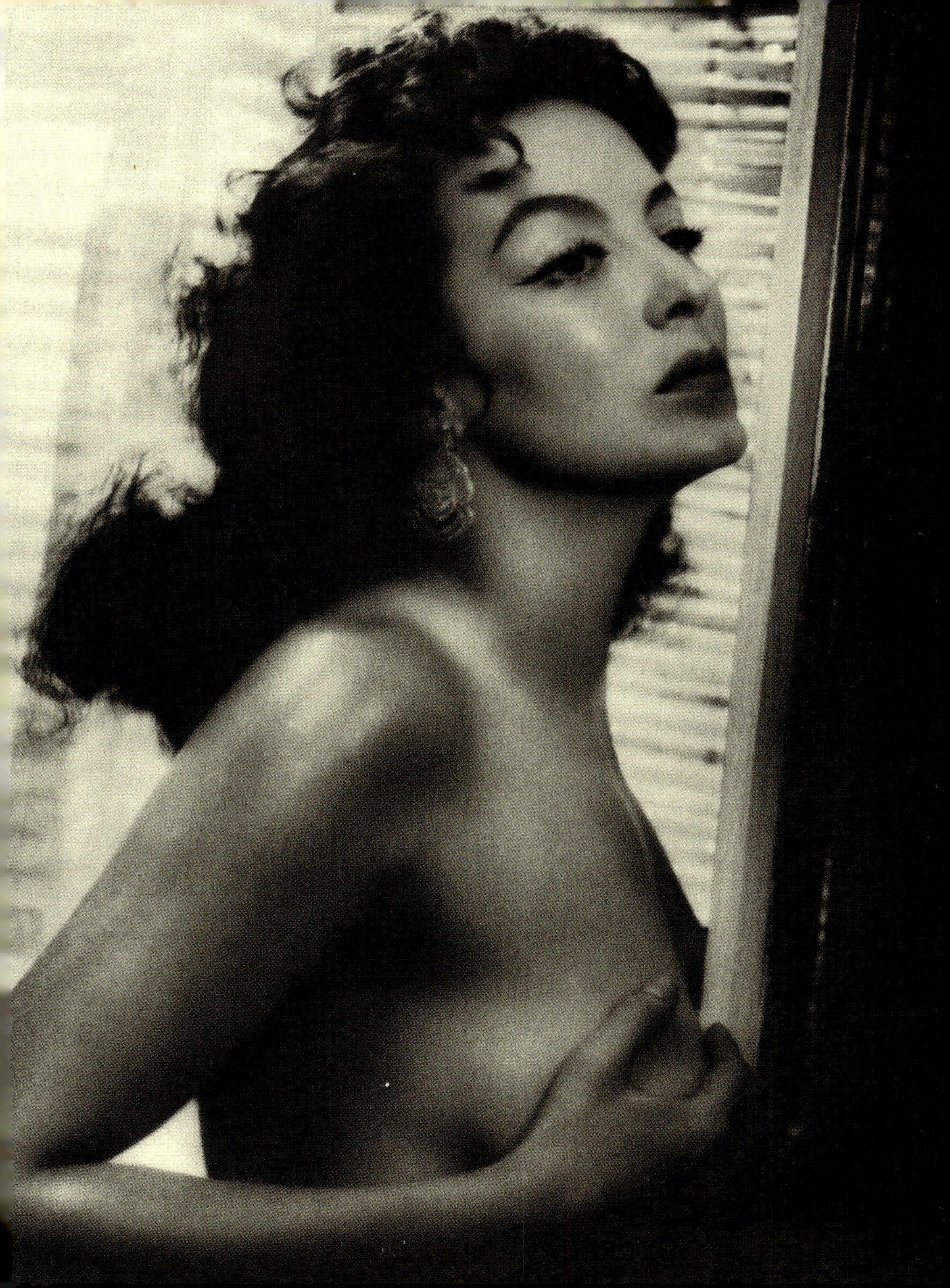

südwestlich von Belem leben, verwenden bei der Gesichtsbemalung für die Linien auch das Rot des *roucou* und das Schwarz des *genipapo*. Besonders fein sind die Linien, wenn Frauen sich oder ihre Kinder mit Hilfe eines Spachtels aus einem Palmblattstiel damit schmücken. Je nach Stammeszugehörigkeit, sozialer Stellung, Alter überziehen sich die Körper mit asymmetrischen Bildern und Linien, die rote und schwarze Zonen eingrenzen. »Der Tätowierer (...) verwendete einen kleinen Hammer, mit dem er die scharfen Zinken eines Kammes in die Haut trieb, den er von Zeit zu Zeit in eine färbende Flüssigkeit tauchte«, beschreibt Cook eine *tatau*-Sitzung auf den Marquesa-Inseln im Jahre 1776. Auf den Gesellschaftsinseln waren die Frauen früher nur am Gesäß und an den Hüften sowie mit einigen wenigen Motiven an den Händen und Knöcheln tätowiert, während die Männer ihren ganzen Körper mit Tätowierungen bedeckten.

Die Haartracht der indianischen Bevölkerung gleicht der Haartracht der Asiaten. Glattes, schwarzes, kurzgeschnittenes Haar bei den Kindern der Kaiapo, »Topfschnitte« wie bei den Stämmen der Yanomami, Zöpfe für die Frauen von den Küsten Mexikos bis zu den Hochebenen der Anden, als hätten sich die Völker lange vor unserem Zeitalter und unseren hochmütigen Eroberungszügen auf die Ozeane gewagt und Verbindungen geknüpft. Doch es gibt auch große Unterschiede zwischen den Regionen: Während die Indianerin Mittelamerikas Augenbrauen zeigt, setzen die indianischen Völker Amazoniens all ihre Kunst daran, die Behaarung des Gesichts einschließlich der Brauen zu entfernen.

Die Muse Mittelamerikas. Nieve, das Modell des mexikanischen Malers Diego Rivera, auf einem Photo von 1949.

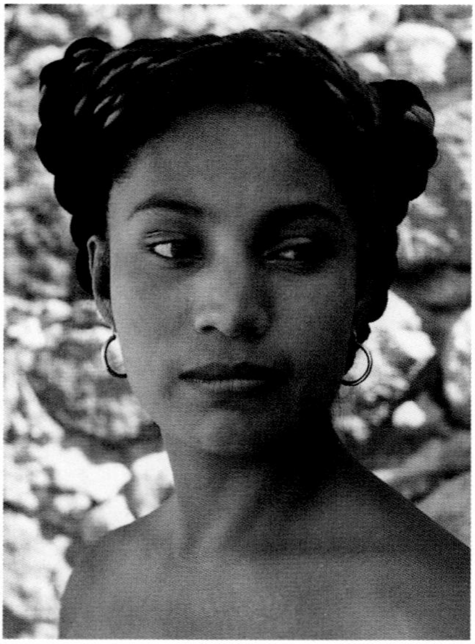

Von der glänzenden Haarpracht der Tahitianerinnen, die ihr Haar mit *monoi*, einem duftenden Öl, pflegen, haben Generationen geschwärmt. Auch wenn sich ihr Bild durch Robinson-Idyllen, versetzt mit Palmen und Sonnenuntergängen in Werbespots für Duschgel und Ferienclubs, abgenutzt hat, *monoi* ist nichtsdestotrotz ein herausragendes Mittel der polynesischen Schönheitspflege. *Monoi* wird aus dem Öl der Kopra hergestellt, dem in der Sonne getrockneten Mark der Kokosnuß. In jedem Liter dieses Öls liegen zehn Tage lang zehn *tiare*-Blüten. Sie geben ihm seinen einzigartigen Duft.

Einen anderen natürlichen Rohstoff der Ozeanischen Inseln liefert der Morinda Citrifolia,

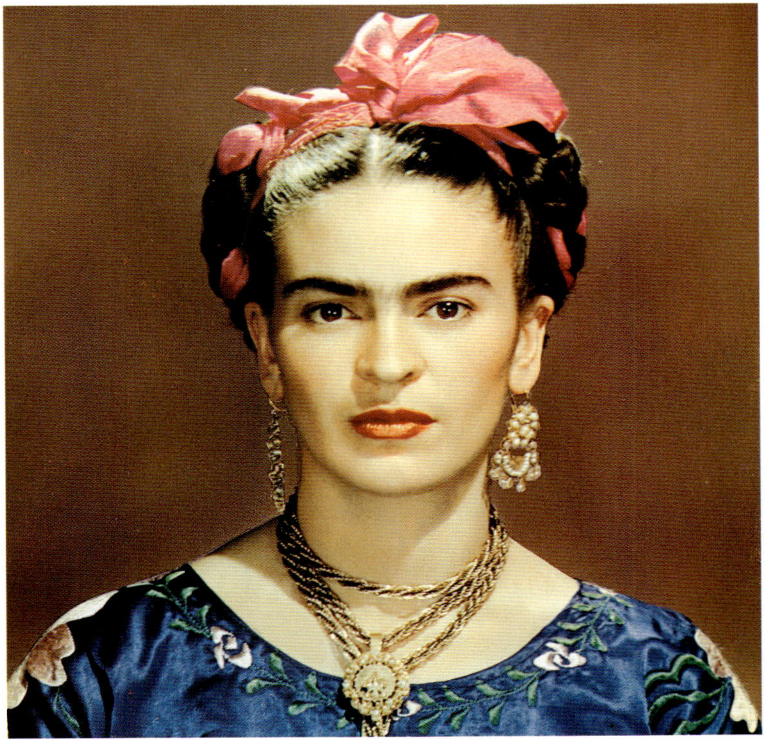

Frida Kahlo, Malerin und Lebensgefährtin Diego Riveras, überwand ihr Leiden (sie hatte Kinderlähmung) in Selbstportraits, die vom prähispanischen Mexiko beeinflußt waren. Bänder, Blumen und Schmuck umrahmen ihr Gesicht. Um 1939.

ein Baum, der in Tahiti und auf den Tuamotu-Inseln »*nono*«, auf den Marquesa-Inseln und Hawai »*noni*« und auf den Fidschi-Inseln »*kura*« genannt wird. *Nono* scheint das reinste Wundermittel zu sein. Aus den Früchten des Baums, die an kleine, grüne Kiefernzapfen erinnern, gewinnt man durch Gärung eine Masse, die als Grundlage von Arzneimitteln und Kosmetika dient.

Offenbar kennen die Völker überall auf der Welt zahlreiche Heil- und Pflegemittel aus der Natur, deren Wirksamkeit man anerkennen sollte, zumal wenn man Wert auf das »Bio-Image« legt. Die Bäuerinnen, deren Boden weder Gold noch Öl, Mineralien, Diamanten oder sonst einen Stoff birgt, auf dem sich großer Reichtum gründen ließe, haben trotz allem das Wissen und die Kenntnisse, wie sie sich ihre Schönheit und eine gute Gesundheit erhalten können. Lange vor Erfindung von Sonnencremes mit UV-Schutz kannten die Frauen schützende Salben, die heute bei den Multis der Kosmetikbranche sehr begehrt sind.

Das unerschöpfliche Wissen der Frauen hütet noch manches Geheimrezept für die Gesundheit. In Zukunft kann es nicht darum gehen, die

Kenntnisse dieser Frauen auszubeuten, sondern ihr Leben zu schützen und einen gerechten Handel mit ihnen zu treiben. Dieser Handel oder *fair trade* zielt darauf ab, die Ethnien dort zu unterstützen, wo sie leben, und ihre Umwelt zu erhalten. So hat das Unternehmen Body Shop Produkte auf der Grundlage von brasilianischen Früchten und Nüssen entwickelt und hilft dabei den Frauen in Amazonien, in Würde zu leben.

»Sie sind keine Weißguineer und auch keine Schwarzguineer«, schrieb Christoph Kolumbus über die Indianer. Als die spanischen Konquistadoren erst einmal über das alte Aztekenreich herrschten, entwickelte sich in Mexiko sehr früh ein *mestizo*, ein Volk von Mischlingen (Ende des 16. Jahrhunderts lebten 25 000 Mischlinge in Mexiko), das sich bald über ganz Lateinamerika ausbreitete. Und die Geschichte hat diesen Prozeß bis in die Gegenwart vorangetrieben: Afro-Kubaner mit rotblondem Einschlag, Argentinier, denen man die ferne Verwandtschaft mit den seraphinischen Juden aus Andalusien ansieht. Indianer, vermischt mit Europäern, Afrikanern und sogar Asiaten ...

Liebreiz auf Tahiti. Eine Blume im Haar, das nach dem Öl des *monoi* duftet – ein Modell wie jene, die den Maler Paul Gauguin begeisterten.

Haartracht der Yanomami. Hoch stilisierte Frisur in der Art der Indianerinnen im Amazonasgebiet von Venezuela, um 1970.

Seit den achtziger Jahren erobert die Latino-Mode die Welt. Salsa, Tango, die kubanischen Musiker aus Wim Wenders Film *Buena Vista Social Club* werden begeistert aufgenommen. Von den Bars in Havanna bis zu den Studios von Hollywood, von Maria Felix bis zu Jennifer Lopez haben sich Charaktere der lateinamerikanischen Schönheit ausgebildet. Die indianische, italienische, spanische, portugiesische, afrikanische, kreolische Erbschaft hat dazu geführt, daß die Ideale der lateinamerikanischen Schönheit überzogene Vorstellungen von erotischen Frauen mit langen Locken, pechschwarzem Haar, nackten Schultern und bernsteinfarbener, kupferner oder kaffeebrauner Haut wecken, die in einer pikanten Phantasiewelt leben, in der Luxus, Exzeß und Sinnenfreude vorherrschen.

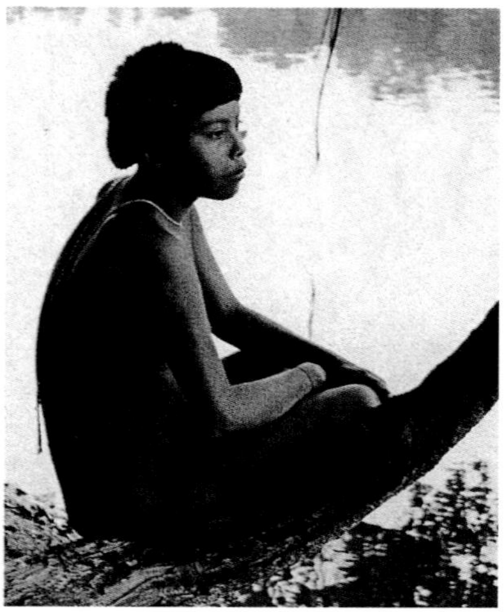

FRANCINE VORMESE

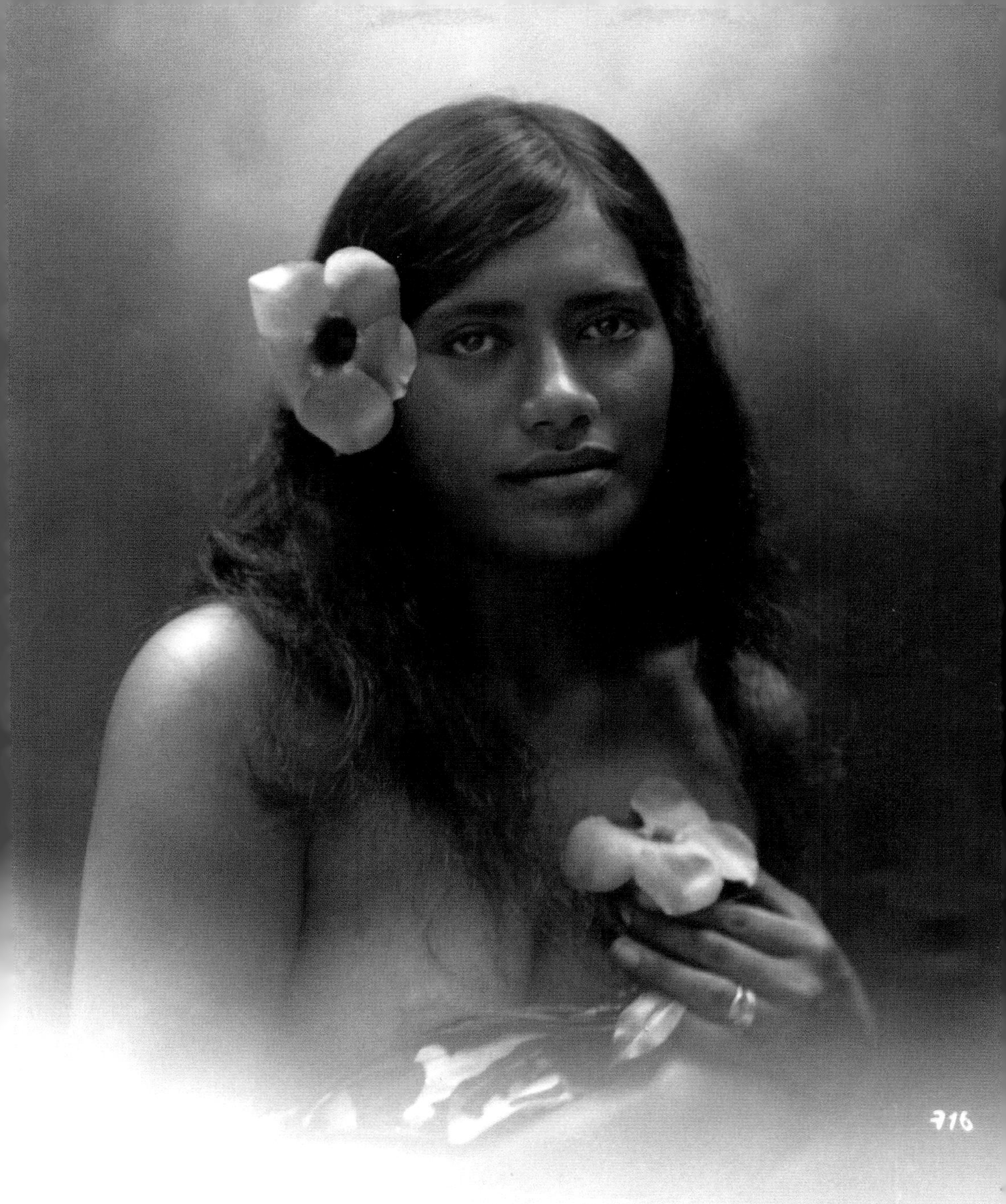
716

Schönheit

Die Kosmetik

Schönheit

Die Kosmetik

»Das 20. Jahrhundert war durch technologische und wissenschaftliche Entwicklungen im Dienste der Schönheit geprägt. Es war gekennzeichnet von außerordentlichen Entdeckungen auf dem Gebiet der Kosmetik und läßt nun, da es zu Ende geht, neue Wertvorstellungen erahnen, die sich in den kommenden Jahren herauskristallisieren werden. Die Frauen werden sich nicht nur in Schönheit entfalten, sondern eine der Sonne vergleichbare Energie ausstrahlen«, erklärte Ende der neunziger Jahre Akira Gena anläßlich eines internationalen Wissenschaftssymposiums. Mit diesen wenigen Worten hat der Präsident von Shiseido Corporation die Geschichte der Kosmetik auf den Punkt gebracht, eine Geschichte, die sich manchmal eher wie ein Roman liest.

Sie begann Anfang des 20. Jahrhunderts, entwickelte sich durch Versuche und den erstaunlichen Erfindungsreichreichtum in den Labors der Apotheker, und schon damals war man auf der Suche nach der ewigen Jugend. Zwar hatten viele der Cremes nur eine kurze Lebensdauer, einige jedoch konnten sich bis heute auf dem Markt halten und standen am Anfang wahrer Wirtschaftsimperien.

So brachten in Amerika zwei Apotheker die *Pond's Creme* auf den Markt, die noch heute zu den bevorzugten Cremes der Engländerinnen zählt. 1860 lancierte ein gewisser Joseph Simon seine *Creme Simon*, und auch sie erlebte bis zum Zweiten Weltkrieg einen unaufhaltsamen Aufstieg als Kälteschutz für die Haut.

In Paris verkaufte Monsieur Mirault, auch er ein Apotheker, in seinem Geschäft am Boulevard Malesherbes die Salben und Puder, die er auf der Basis von Rezepturen herstellte, die in seiner Familie vom Vater auf den Sohn weitergegeben wurden. Auch die schöne Amerikanerin Harriet Hubbard Ayer zählte zu seinen Kundinnen. 1887 kaufte sie ihm die Formel für seinen *Baume de beauté de Madame Récamier* (»Madame Récamiers Schönheitsbalsam«) ab, kehrte nach Amerika zurück, brachte die Creme dort auf den Markt und begründete damit ihr Kosmetikunternehmen.

Schönheitspflege im Jahre 1990, *Madame Figaro*, photographiert von Torkil Gudnason.

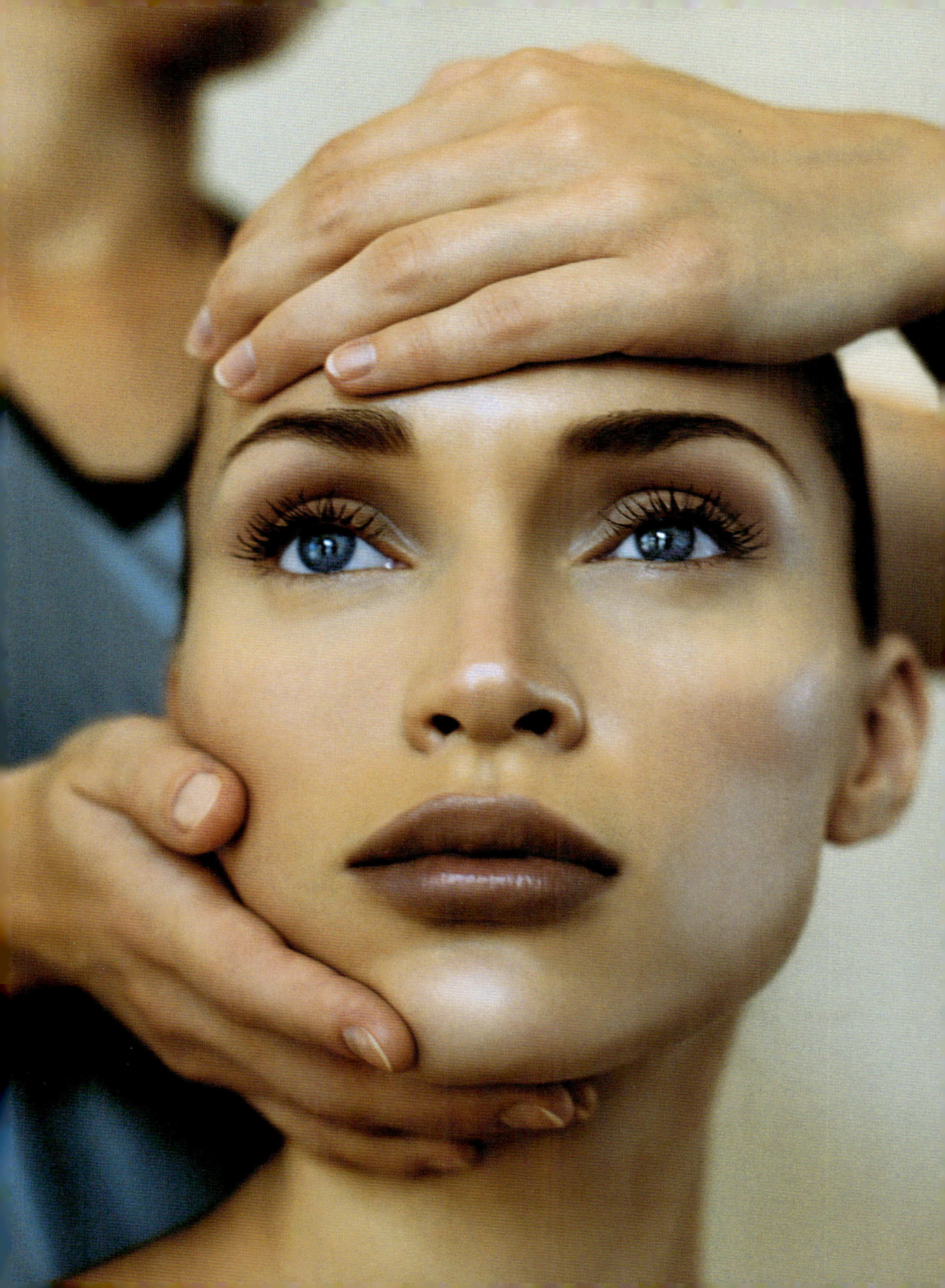

Massagebehandlung. Seit ihrer Erfindung wurden die Segnungen der Elektrizität auch in der Schönheitspflege erprobt. Von den zahlreichen Experimenten konnten sich die Ionisierung und die Elektrolypolyse erfolgreich durchsetzen.

Nährende Creme. Ein halbes Jahrhundert lang hat die Kosmetik die Haut mit reichhaltigen Cremes genährt, ehe man ihr Feuchtigkeit zugeführt oder Falten behandelt hat.

Guerlain entwickelte für die Pariserinnen sein *Eau de perles* (»Poleywasser«) zum Bleichen der Hände, *Sels poignants aromatisés contre le mauvais air* (»Duftendes Borsalz gegen Geruch«), die *Crème de rose aux limaçons pour le teint* (»Schnecken-Rosencreme für den Teint«) und schließlich 1904 sein *Secret de bonne femme* (»Geheimnis nach Großmutterart«). Diese Creme enthielt keinen festen Wirkstoff und verdankte den Erfolg ihrer Konsistenz. Wie Sahne wurde sie von Hand geschlagen und mit einem Teelöffel in Tiegelchen abgefüllt, denn nur so blieben duftige Beschaffenheit und Perlmuttschimmer erhalten. Sie wird noch heute verkauft, doch nur in Europa, da diese zarte Emulsion den Transport im Flugzeug nicht verträgt.

1902 erwarben zwei Italiener, Giambattista und Cornelio Bonetti, das Patent für die Formel einer Grundmasse, wie sie Apotheker zur Herstellung von Pomade verwendeten. Als *Crème Diadermine* wurde sie schnell zur Creme für die ganze Familie, die nicht nur der Hausfrau zarte Hände bescherte, sondern auch als Salbe für die Frostbeulen und Schrammen der Kinder diente.

Um 1911 erfand der Apotheker Paul Beiersdorf in Deutschland eine Creme, die eine kleine technische Revolution darstellte: die erste »Wasser in Öl«-Emulsion. Paul Beiersdorfs Zielgruppe waren zwar von Anfang an begüterte Damen der höheren Gesellschaft gewesen, doch einen solchen Erfolg hätte er in seinen kühnsten Träumen nicht erhofft. Aus ganz Deutschland kamen Kundinnen angereist, um diese sahnige Creme zu erstehen, deren Formel geheim blieb. Die Französinnen mußten sogar bis 1931 warten, da die Creme in Frankreich nur unter einer Bedingung auf den Markt kommen konnte – Beiersdorf mußte Guerlain einen Namen abkaufen, den dieser im Jahr 1875 hatte eintragen lassen. Der Name wurde zur Legende: *Nivea*.

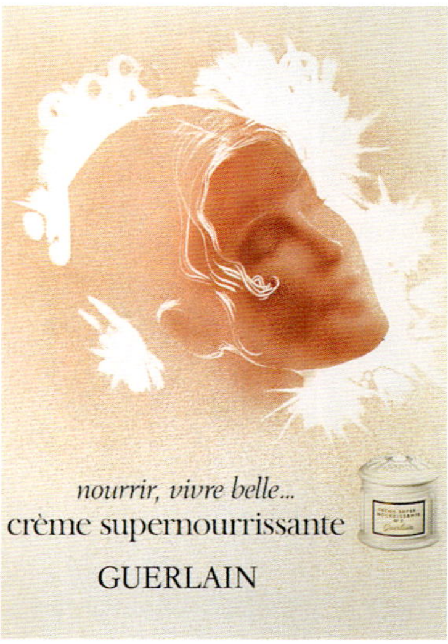

Auch in Tokio war es wiederum ein Apotheker, von dem eine tiefgreifende Neuerung ausging. Yushin Fukuhara eröffnete im Stadtteil Ginza die Apotheke Fukuhara Shiseido. In dieser ersten Apotheke westlichen Stils bot er individuell abgestimmte Produkte an, deren Formeln auf Rohstoffen basierten, die aus dem Westen importiert wurden. 1897 brachte er die Hautlotion *Eudermine* auf den Markt. Diese Pflegelotion, die die Haut beleben und geschmeidig machen sollte, war das erste japanische Kosmetikprodukt, das nach einer wissenschaftlichen Formel hergestellt

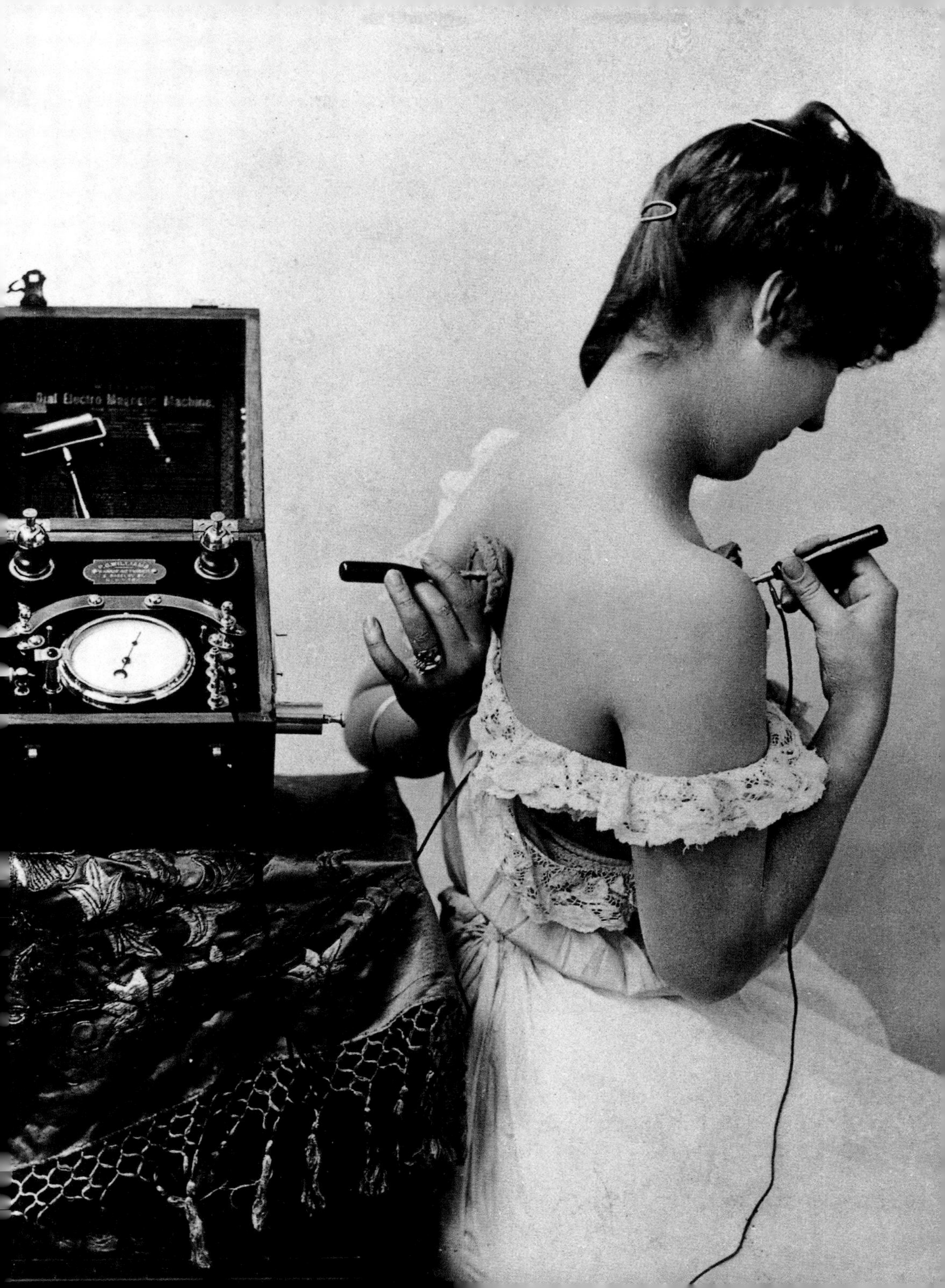
Dial Electro Magnetic Machine.

wurde. Das Etikett auf der roten Flasche erhielt eine Beschriftung in französischer Sprache und war in der pointillistischen Manier des französischen Malers Georges Seurat gestaltet. Ein Jahrhundert später ist *Eudermine* in einer von Serge Lutens neu entworfenen Flasche noch immer, sogar weltweit, im Handel.

Nach dem Ende des Ersten Weltkriegs bekamen die Frauen immer mehr Lust auf Schönheitspflege, und sie waren bereit, dafür Zeit und Geld zu opfern. Helena Rubinstein und Elizabeth Arden waren zur Stelle, um ihnen diesen Wunsch zu erfüllen. Beide besaßen gleichermaßen ein herausragendes Gespür, verbunden mit einem außergewöhnlichen Geschäftssinn. 1912 eröffnete Helena Rubinstein in Paris einen Schönheitssalon, nachdem sie zuvor in Australien und England mit ihrer berühmten *Creme Valaze* ein Vermögen erworben hatte. Da sie es aus Melbourne gewohnt war, ihre Kundinnen in ihren drei kleinen Räumen persönlich zu empfangen, ihnen zuzuhören und sie zu beraten, war sie – als erste – auf die Idee gekommen, ihnen eine individuelle Pflege anzubieten. Zu diesem Zweck hatte sie die verschiedenen Hauttypen klassifiziert und in London das erste Schönheitsinstitut eröffnet, in dem die Damen der englischen Aristokratie ein und aus gingen. Schon bald begnügte sich Helena Rubinstein nicht mehr mit Gesichtspflege; sie bezog den ganzen Körper mit ein, entwickelte straffende Massagen, erteilte Ratschläge für einen gesunden Speiseplan und setzte die Frauen auf Diät. Damit ging sie konform mit der neuen Begeisterung für Körperkultur, die sich in Europa gerade ausbreitete. Gymnastik wurde gepriesen als Quelle der Gesundheit. Homöopathie und Naturheilkunde standen hoch im Kurs. Vodder erfand die Lymphdrainage, Moshe Feldenkrais entwickelte eine Körpertherapie…

Helena Rubinstein in ihrem Pariser Laboratorium, 1932. »Es gibt für mich nichts Schöneres, als in meiner Küche zu arbeiten.«

Geheimformel ***Nivea.*** Die Creme wurde schnell zum führenden Produkt eines Pflegeprogramms für Frauen, doch auch für Männer (Deutschland 1922).

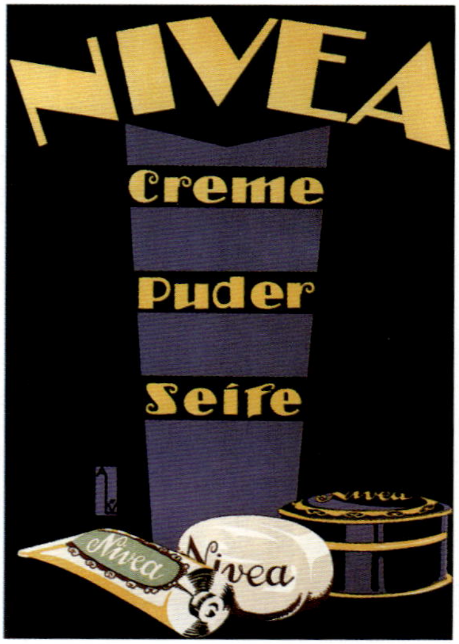

In New York eröffnete Miss Arden, mit richtigem Namen Florence Nightingale Graham, im Jahre 1909 ihren ersten, äußerst luxuriösen Salon. Die Tochter eines kanadischen Fernfahrers hatte sich für eine Ausbildung zur Krankenschwester entschieden, doch merkte sie rasch, daß ihr der Umgang mit perfekter Gesundheit mehr lag als mit Krankheit. 1910 tat sie sich mit Harriet Hubbard Ayer zusammen, doch ihr Ehrgeiz ließ sie bald wieder ihren eigenen Weg einschlagen. Als überzeugte Einzelkämpferin entwickelte sie ein ganzheitliches Schönheitskonzept, bei dem sie nicht nur Körperpflege, Frisieren und Make-up

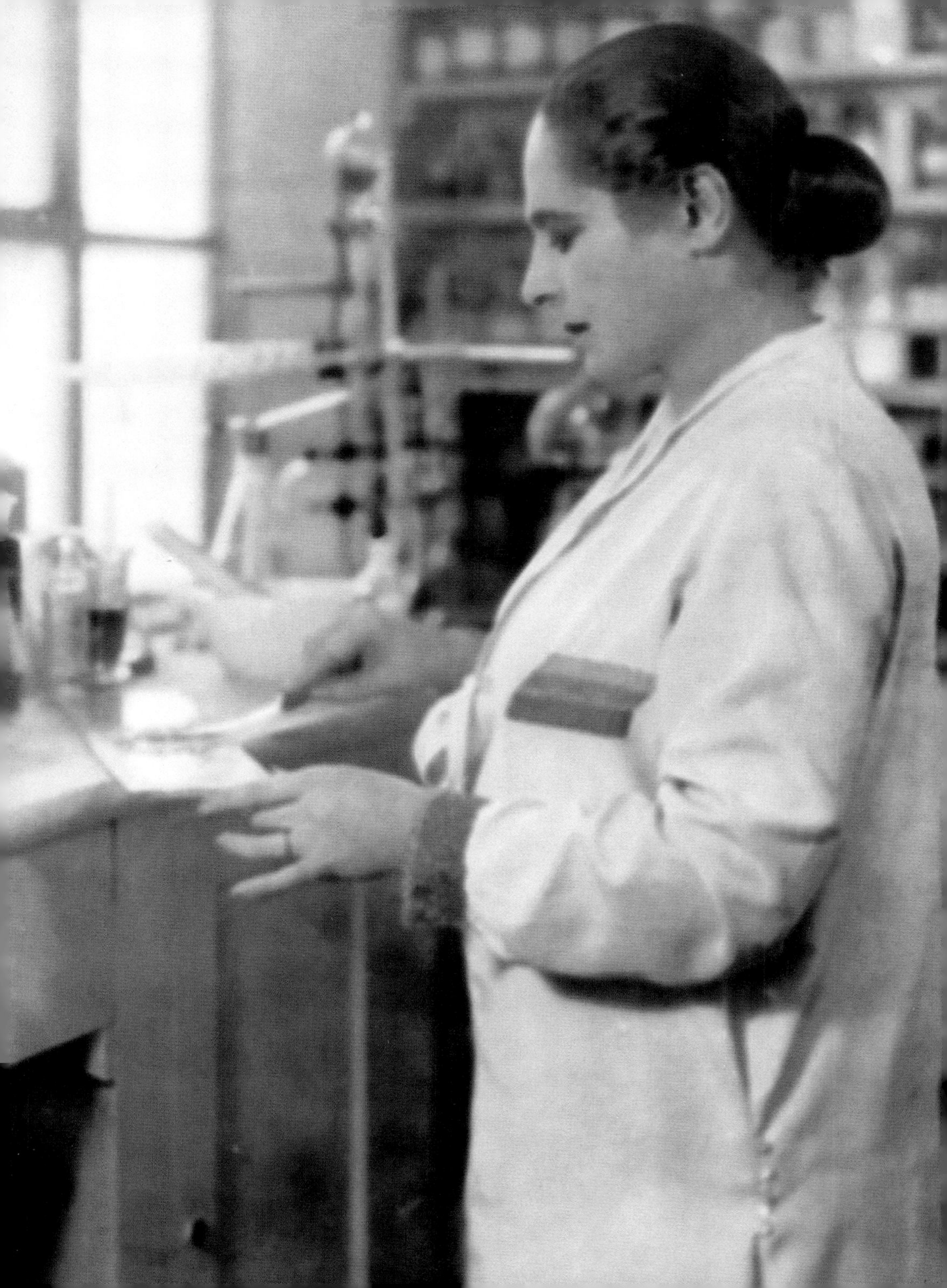

anbot, sondern zusätzlich auch Unterricht in Körperhaltung und gutem Benehmen. Sie ging sogar soweit zu verkünden: »Ich beurteile eine Frau und ein Pferd nach den gleichen Kriterien: Beine, Kopf und Hinterteil.« 1934, unmittelbar nachdem sie ihre berühmte *Crème de huit heures* (»Acht-Stunden-Creme«) kreiert hatte, eröffnete sie in Arizona die erste Schönheitsfarm der Welt: Main Chance Spa, wo sie sich die Mitarbeit von Hollywoods Diätpapst Gaylord Hauser sicherte. Doch vorher hatte sie 1920 auch in Paris für Furore gesorgt. Nachdem sie zwei Kosmetikerinnen angelernt hatte, konnte sie in der Rue Saint-Honoré 255 – Helena Rubinstein hatte sich ihrerseits in Nummer 216 niedergelassen – ihre ersten Kundinnen empfangen, in einem Salon, der bis hin zur berühmten roten Tür identisch mit dem an der 5th Avenue war.

Noch eine bemerkenswerte Frau machte in dieser Zeit von sich reden: Nadia Gregoria Payot. 1886 in Odessa geboren, war sie eine der ersten Spezialistinnen für Dermatologie. Sie emigrierte nach New York, und dort entwickelte sie für eine ihrer berühmten Patientinnen, die Tänzerin Anna Pawlowa, eine Gesichts- und Halsgymnastik. Mit vierzig Jahren hatte Anna Pawlowa zwar noch eine vollendete Silhouette und einen vollkommenen Körper, doch das Gesicht verriet ihr Alter. Nadia Payot erarbeitete eine komplette Bewegungsabfolge, die bei täglicher Ausführung das Gesicht straff halten sollte. Ihr Schwerpunkt in der Kosmetik lag in der ästhetisch-plastischen Behandlung, die sich den Formen des Gesichts widmete.

In dieser Zeit trat die plastische Chirurgie überall als eigenständige medizinische Fachrichtung mit eigenem Verbandswesen, eigenen Fachzeitschriften und Kongressen in Erscheinung. In Berlin entwickelte Joseph die Nasenplastik. In Wien führte von Steinach das erste Lifting durch. In Deutschland operierte man die Augenlider, liftete den Busen. Wer jedoch diese Operationen bei unzureichender Narkose und mit teils eiternden Wunden als Folge des chirurgischen Eingriffs riskierte, brauchte wahren Heldenmut. Wer wagte es? Schauspielerinnen, Tänzerinnen . . .

Auch Nadia Payot eröffnete in Paris ein Schönheitsinstitut: in dem einstigen Stadtpalais der Comtesse de Castiglione. Das Schlafgemach der schönen Kurtisane wurde ihr Büro, in dem sie ihre berühmten Patientinnen empfing und Produkte lancierte, die Geschichte machten: die *Lotion bleue*, die *Pâte grise*. Sie blieben bis in die neunziger Jahre unverändert, mußten jedoch in jüngster Zeit leider einen Teil ihrer Wirksamkeit einbüßen, weil einige Wirkstoffe mittlerweile der Medizin vorbehalten sind. Die »blaue Lotion« enthielt Kampfer, die »graue Salbe« Zinkoxyd.

Schönheitschirurgie. Die Gesichtsverletzungen im Ersten Weltkrieg waren ihr Beginn, doch erst Ende der dreißiger Jahre wurde die Schönheitschirurgie zur eigenen Disziplin.

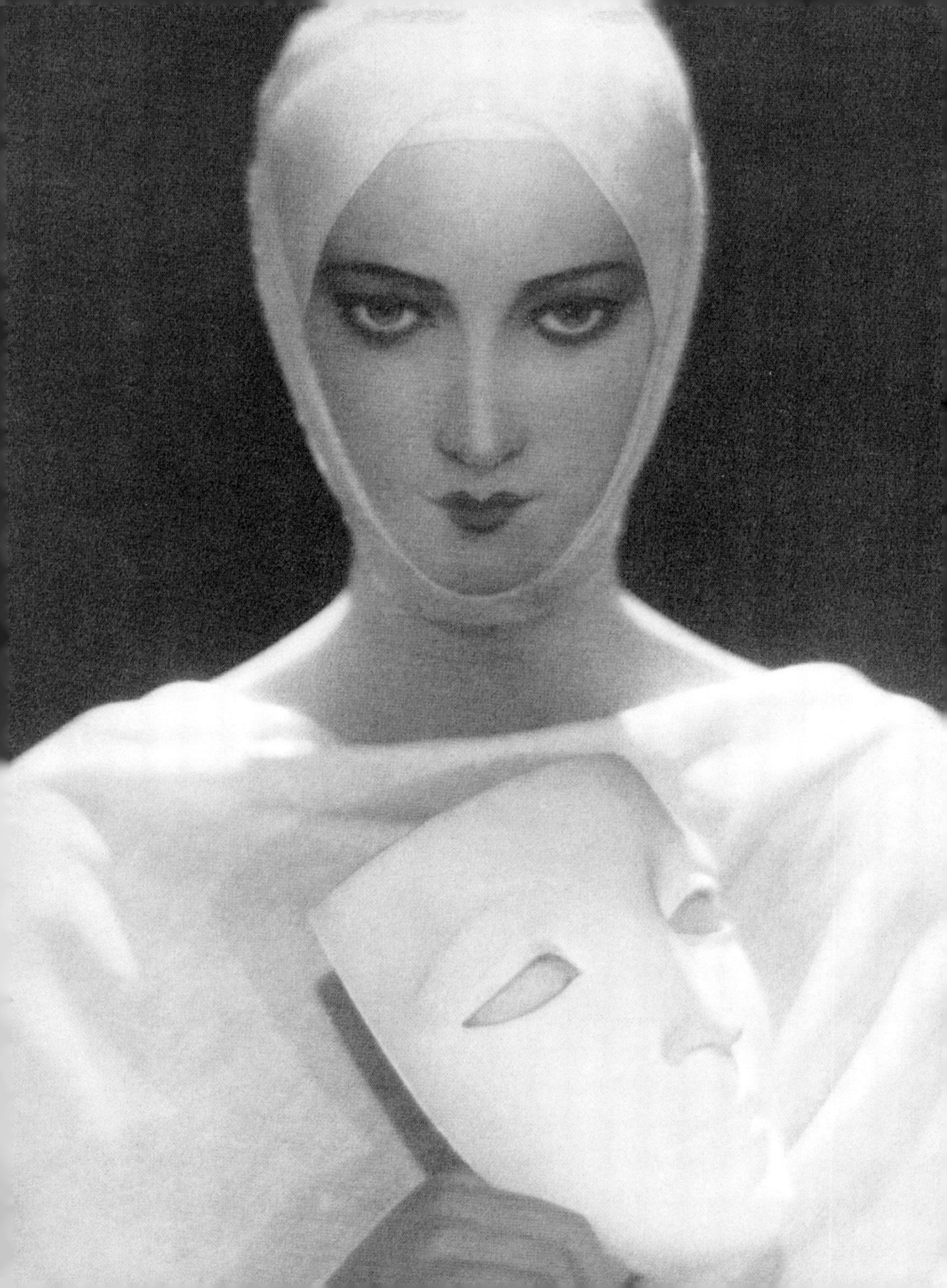

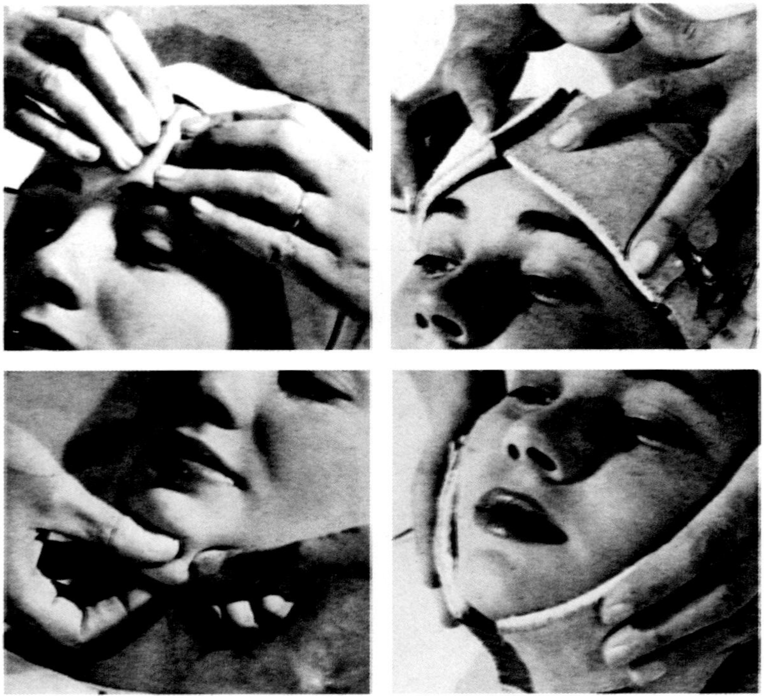

Kosmetikerinnen gingen als erste gegen die Falten und Erschlaffung der Haut vor. Ihre Methoden sind noch immer zeitgemäß.

Nach und nach nahmen die Schönheitsinstitute einen immer höheren Stellenwert im Leben der Frauen ein. Sie vermehrten sich rasch, wurden für jede Frau bezahlbar und waren nicht mehr nur einer Oberschicht vorbehalten. Nun verschönerte man in ihnen auch kleine Schneiderinnen oder Sekretärinnen. Dabei kümmerte man sich nicht nur um Schönheitsprobleme, sondern auch um Liebeskummer. Die Kosmetikerin wurde zur Vertrauten. Daran hat sich bis heute nichts geändert.

1945 ließ sich Jeanne Gatineau, gelernte Fußpflegerin und Krankengymnastin, am Boulevard Haussmann nieder. Man besuchte ihren Salon wegen ihrer Massagen, denn sie hatte, so wurde behauptet, Zauberhände. Außerdem arbeitete sie mit Dermatologen und Wissenschaftlern zusammen. Sie studierte die Schriften des Chirurgen und Physiologen Alexis Carrel – der seine Arbeit darauf aufbaute, daß die Haut ein lebendiges Organ ist –, entwickelte Produkte wie ihre Reinigungsmilch, ihre Kapuzinerkresse- und Narzissenlotionen, die heute noch im Handel sind, und vervollkommnete ihre Massagetechnik durch spezielle Griffe. Auf der Suche nach schlank machenden Wirkstoffen entdeckte sie die Eigenschaften von Jod. Als sie 1947 ihre *Crème Iodocellite* vorstellte, war der Erfolg durchschlagend. 1949 waren ihre Mittel zur Busenpflege fertiggestellt. Obgleich ihre Produkte ausschließlich zur Anwendung in ihrem Salon gedacht waren, entstand rasch bei den Kundinnen der Wunsch, sie auch erwerben zu können. Jeanne Gatineau begann, sie in ihrem Institut zu verkaufen, errichtete ein Verteilernetz, um auch eine Kundschaft außerhalb von Paris, in der Provinz, zu erreichen, und eröffnete eine Schule, in der ihre Methode gelehrt wurde.

Im Jahr 1954 gründete Jacques Courtin in Paris, Rue Tronchet, das »Centre de rénovation physique Clarins«, ein Zentrum für die Pflege des Körpers, in dem man sich völlig auf die Wünsche und Nöte der Frauen einstellte. Sie haben Ringe unter den Augen? Er kreiert die erste Pflege gegen Augenringe. Sie kommen sich aufgedunsen vor? Er bringt sein *Huile anti-eau* heraus, dann *Huile Tonic*, mit denen sein heute internationales Unternehmen Clarins – an der Börse notiert und immer noch ein Familienbetrieb – zum unbestreitbaren Marktführer für Schlankheitspflegeprodukte wurde.

Gleichzeitig mit einer sich immer stärker durchsetzenden plastischen Chirurgie (erste Peelings wurden angewandt, Paraffininjektionen in die Wangen gegeben etc.) veränderte sich auch die Schönheitsterminologie, die zunehmend komplizierter wurde. Und wieder war es Helena Rubinstein, die als erste die Sprache der Wissenschaft aufgriff. Heute kommt uns das ganz normal vor, doch 1953 war es kühn, eine Maske *Contour Lift Film* – zur Straffung des Hautgewebes – zu nennen. 1956 wies sie mit Hilfe wissenschaftlicher Methoden die Wirksamkeit von *Skin Dew* – für die Hautfeuchtigkeit – nach. Ein Jahr später lancierte sie es als *Skin Life* mit neuer Formel, bei welcher der Haut ein regenerierender biologischer Wirkstoff namens GAM zugeführt wurde. Dessen festigende Wirkung auf das Gewebe war spektakulär. Helena Rubinstein warb höchstpersönlich für ihr Produkt und bereiste die ganze Welt mit einem Stückchen Gewebe im Gepäck, das in GAM schwamm.

Werbung für die Creme *Nutrix*, 1949. Diese Creme, die Lancôme den Einstieg in die Welt der Kosmetik verschaffte und die um die ganze Welt ging, ist noch immer im Handel.

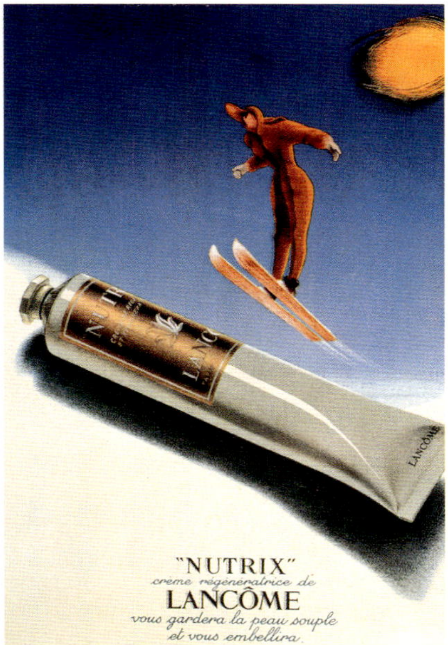

Von den gut nährenden Cremes, versetzt mit Vaseline oder Glyzerin, verlegte man den Schwerpunkt auf den Aspekt der Zellregenerierung. In Mode kamen Extrakte mit Pflanzen-, Plazenta- und Embryo-Anteilen. Man orientierte sich an den Verjüngungskuren mit Frischzellen der

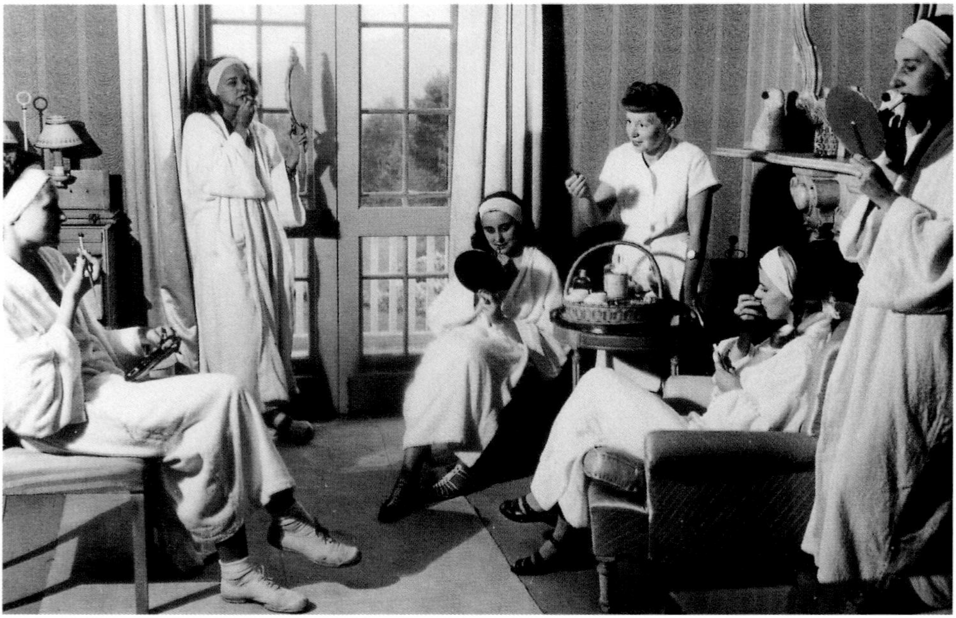

Schönheitsinstitut Elizabeth Arden. Seit seiner Eröffnung von New Yorks Damen der Gesellschaft frequentiert, insbesondere von einer ganzen Generation Stars, die hier ihrem Aussehen den letzten Schliff geben ließen.

Maske in den sechziger Jahren für die Zeitschrift *Votre Beauté*.

Schweizer Kliniken Valmont und La Prairie in Montreux, zu denen der internationale Jet-set pilgerte. Nach diesem Prinzip entstanden unter anderem die *Crème embryonnaire* von Payot, die *Crème vivante* von Lancaster, die *Crème nourrissante no. 2* von Guerlain und die Linie »Plazenta« von Orlane.

In dieser Zeit, im Jahr 1957, starb Eugène Schueller, der Erfinder der Haarkoloration und Gründer von L'Oréal. Sein Nachfolger wurde François Dalle. Unter ihm war die Entwicklung von L'Oréal gekennzeichnet durch den sukzessiven Aufkauf zahlreicher Firmen, unter ihnen Lancôme, Vichy und Biotherme, wodurch der französischen Kosmetik allmählich zum Durchbruch auf dem internationalen Markt verholfen wurde. Diese ehrgeizige Strategie der Diversifizierung und Internationalisierung ist durchaus noch nicht abgeschlossen.

Noch aber wurden die sechziger Jahre beherrscht durch jene beiden bedeutenden und knallharten Amerikanerinnen. Sie hatten ein begnadetes Alter erreicht, standen an der Spitze internationaler Imperien und lieferten sich noch immer einen gnadenlosen Kampf. Lancierte Elizabeth Arden ihre Creme *Invisible*, konterte Helena Rubinstein mit einer neuen Klassifizierung ihrer Produkte, die nicht mehr nach Wirkung – Nähren, Befeuchten –, sondern nach kompletten Produktlinien

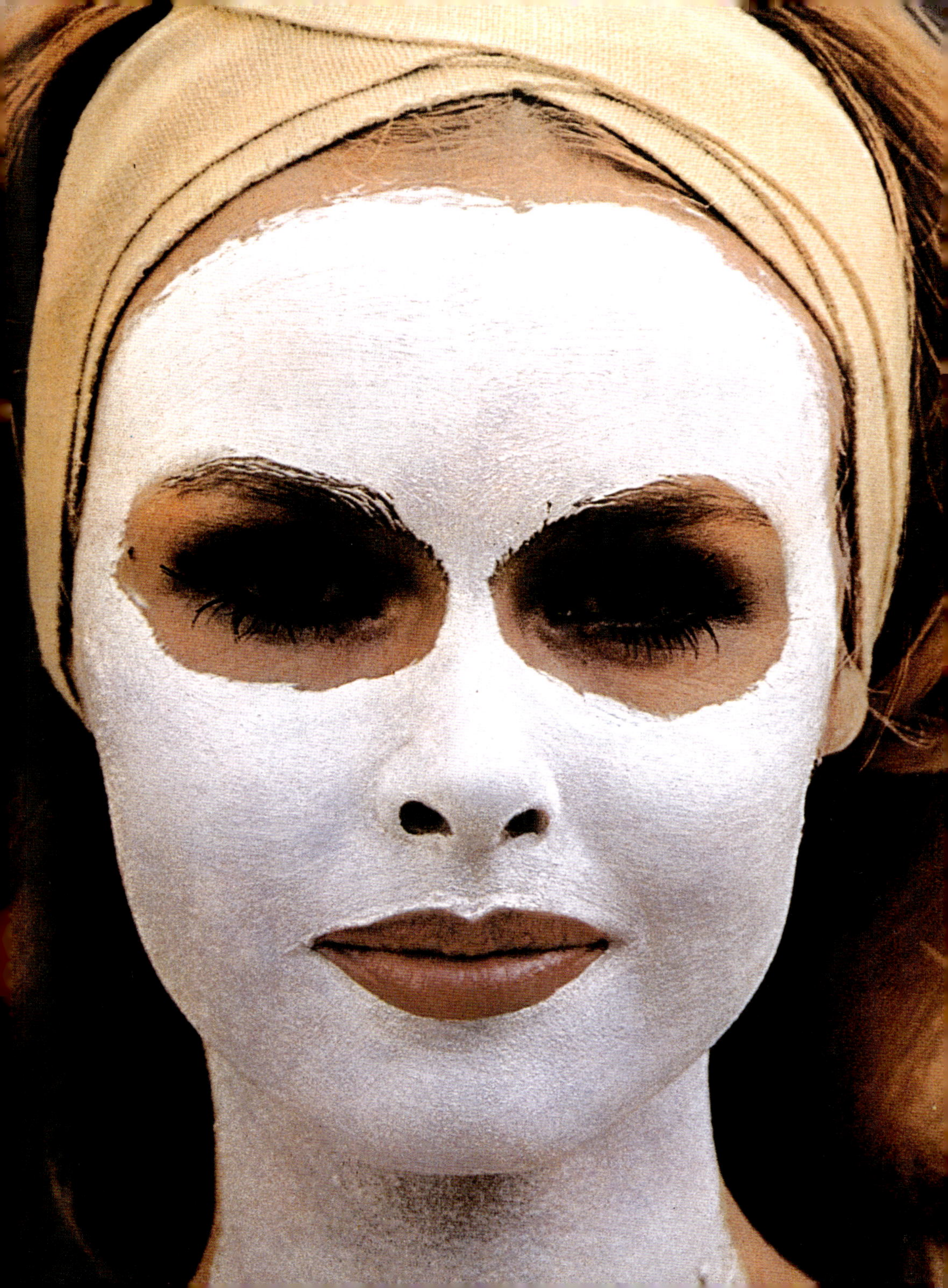

unterteilt wurden. Da in dieser Zeit die Frauen ihrer Marke sehr treu blieben, mußte es sie einfach verlocken, alle Produkte einer Linie zu erstehen ... Sofort griff die Konkurrenz dieses Prinzip auf, unter anderem auch Revlon, wo 1961 die Linie *Eterna 27* herauskam, die erste Pflege für die Frau über fünfunddreißig. 1965 starb Helena Rubinstein im Alter von dreiundneunzig Jahren und ein Jahr später Elizabeth Arden. Nach und nach schob sich in der internationalen Kosmetikszene eine andere Frau in den Vordergrund: Estée Lauder.

Nach erfolglosen Versuchen am Theater eröffnete Estée Lauder 1946 im Florence Morris Beauty Salon in Miami: das »House of Blondes«. In diesem Institut vertrieb sie die von ihrem Onkel, einem Apotheker, entwickelte *Crème tous soins*. Sie hatte eine große Begabung für Public Relations und verfuhr nach der Methode »talk and touch«, »reden und berühren«. Zum ersten Mal traute sich eine Verkäuferin, der Kundin einen Klecks Creme auf die Wange zu tupfen, ihr einen Hauch Rouge aufzutragen oder ihr zu zeigen, wie sie ihre Augen besser zur Geltung bringen könnte. Estée Lauder hatte auf der Stelle Erfolg. Sie gab der Creme ihren Namen, ergänzte sie durch eine Lotion, das erste Öl zum Abschminken und einen Puder. Die Marke Estée Lauder war geboren. Eine Armada von Vertreterinnen, die »Lauder girls«, schwärmte in den Vereinigten Staaten aus. Zwei Jahre später öffnete ihr in New York das vornehme Kaufhaus Saks seine Pforten. Ihr Erfolg war nicht mehr aufzuhalten, zumal sie als erste etwas entwickelte, was heute Marketing heißt: Jedem verkauften Produkt gab sie eine kleine Probe bei. Doch der größte Stolz dieser Frau, die man die Garbo der Wirtschaft nennt – sie lebt zurückgezogen in Palm Beach, und ihr letztes offizielles Foto datiert aus dem Jahr 1982 –, ist ihre Familie. Ihr Unternehmen, das gegenwärtig auf mehr als dreieinhalb Milliarden Mark geschätzt wird, gehört auch heute noch der Familie Lauder und wird von ihren Söhnen Leonard und Ronald und ihren Enkeln William, Jane und Aerin geführt.

Als Estée Lauders Produkte 1969 in Frankreich auf den Markt kamen, befanden sich einige französische Marken gerade im Aufwind, auch wenn sie noch immer kaum exportiert wurden. Das galt beispielsweise für Orlane mit seiner berühmten *Crème force C*, für Lancaster mit seinen Sonnenschutzmitteln, die für Mittelmeerbräune stehen, für Roc, wo nach wenig allergisierenden Produkten geforscht wurde, für Clarins und für Yves Rocher in der Bretagne. Yves Rocher strebte als erster Schönheit im Einklang mit Ökologie an und versandte Kosmetika per Post. Angesichts einer immer stärker werdenden Konkurrenz mußten die

Kampf gegen den Körper, Mai 1968. Trotz zwanzigjährigen erbitterten Ringens schafften die Schlankheitscremes nicht den Durchbruch. Seite aus *Votre Beauté*.

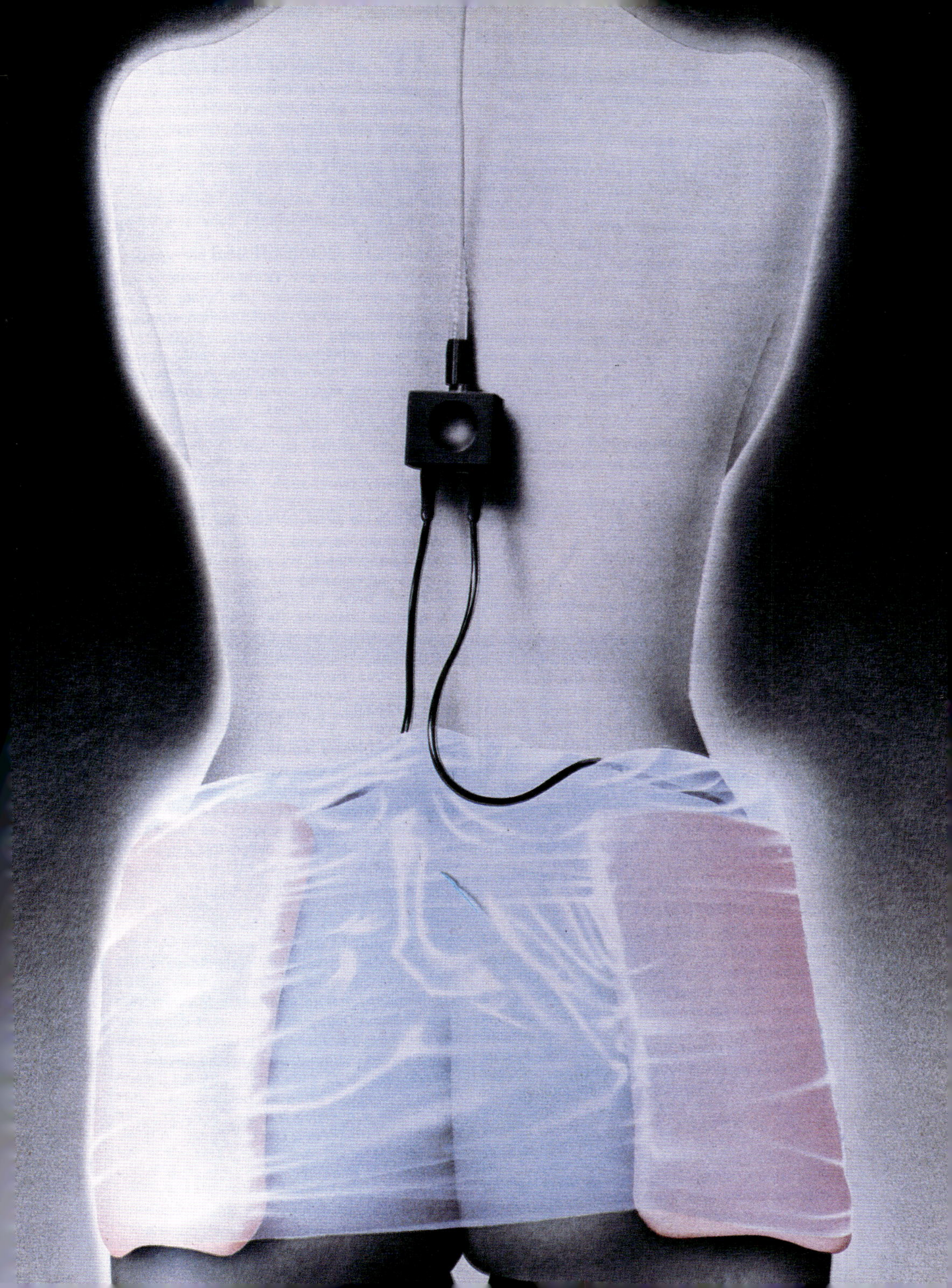

Firmen ihr Territorium verteidigen und stützten sich dabei zunehmend auf wissenschaftliche Forschungen, die zu mehr und mehr Neuentwicklungen führten.

Die ersten Antifalten-Cremes mit Kollagen kamen auf den Markt. Man entdeckte, daß dieses Protein, das die Epidermis geschmeidig und straff hält, mit fortschreitendem Alter immer mehr abnimmt, was eine der Hauptursachen für das Altern der Haut ist. Folglich stellte Kollagen in den kosmetischen Cremes einen beachtlichen Fortschritt im Kampf gegen die Alterung des Gewebes dar. Erstmals wurde 1965 von Ultima II den Produkten, die dem Altern der Haut vorbeugen sollten, hundertprozentiges, lösliches und stabilisiertes Kollagen zugesetzt, und zwar in einer Speziallinie für trockene Haut. Zwanzig Jahre später brachte dieselbe Firma eine weitere Neuheit heraus: Es gelang ihr, das Mokelül des Pro-Kollagens zu isolieren – es versorgt die junge Haut mit löslichem Kollagen – und dieses einer komplexen Formel gegen das Altern von Gesicht und Hals *(Complexe anti-viellissement ProCollagen pur le visage et le cou)* zuzusetzen.

1975 lancierte Vichy *Equalia*. Ein großer Wurf, in wissenschaftlicher Hinsicht – dank einer vollkommen neuen Formel und einer leichten und geschmeidigen Konsistenz – und hinsichtlich des Marketings. Zum ersten Mal wurden die Zeitschriften mit redaktionell aufgemachter Werbung überschwemmt, die mit hochwissenschaftlichen Argumenten arbeitete und an die Wißbegierde der Frauen über die Zusammenhänge der Wirkstoffe appellierte.

Als weitere herausragende Innovation erwies sich die Exfoliation, das Entfernen abgestorbener Zellen. Ihre Entdeckung für den kosmetischen Bereich verdankte sie einer Journalistin der amerikanischen *Vogue*, Carol Phillips. Am 15. August 1967 veröffentlichte sie einen Artikel – »Wie bekomme ich wieder einen strahlenden Teint« –, in dem der Dermatologe Orentreich seine Theorie der Säuberung, der Exfoliation, erläuterte und die erzielten Ergebnisse schilderte. Nach Veröffentlichung des Artikels liefen bei der Zeitschrift die Telefondrähte heiß. Ein Jahr lang arbeiteten Carol Phillips und Dr. Orentreich, gesponsert von Estée Lauder, gemeinsam an der Entwicklung eines kompletten Produktsortiments: Im September 1968 eröffnete der erste Verkaufsstand von Clinique im Kaufhaus Saks an der Fifth Avenue. Heute ist Clinique die am meisten verkaufte Marke der Welt.

Auch die Haute Couture mischte sich nun in die Kosmetik. Als erster lancierte Christian Dior 1969 seine Make-up-Linie »L'Explosion des couleurs«, und später, 1973, seine erste Pflegelinie, darunter *Hydra Dior*. Zwei Jahre später, 1975, brachte Chanel seine Make-up-Linie »Collection

Lifting. Das Durchschnittsalter der Klientinnen ist gesunken – achtundvierzig Jahre –, die Erfahrung der Chirurgen gewachsen. Heute ist Lifting eine Operation ohne große Risiken. Photographie von Torkil Gudnason in *Vogue* Deutschland.

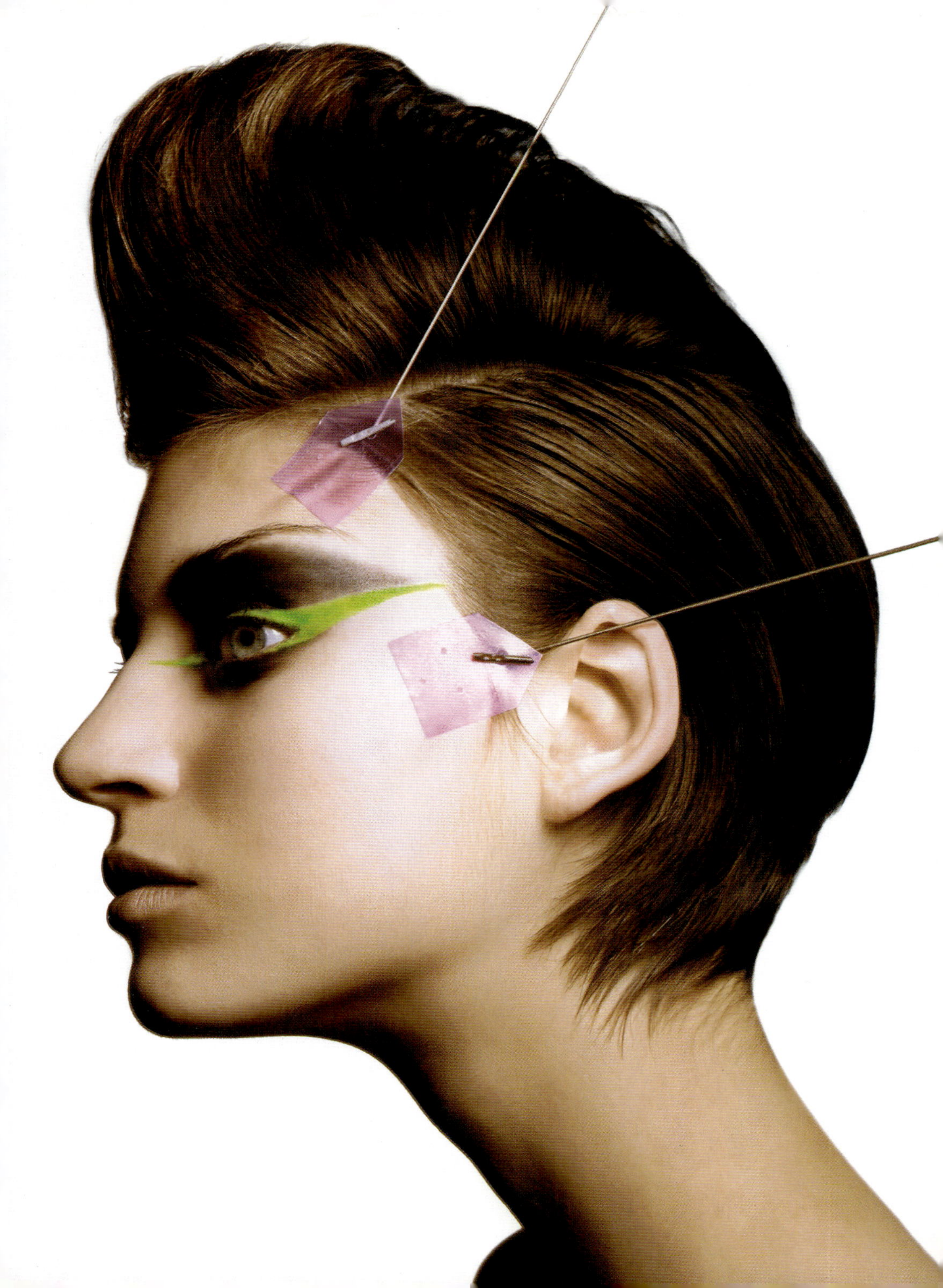

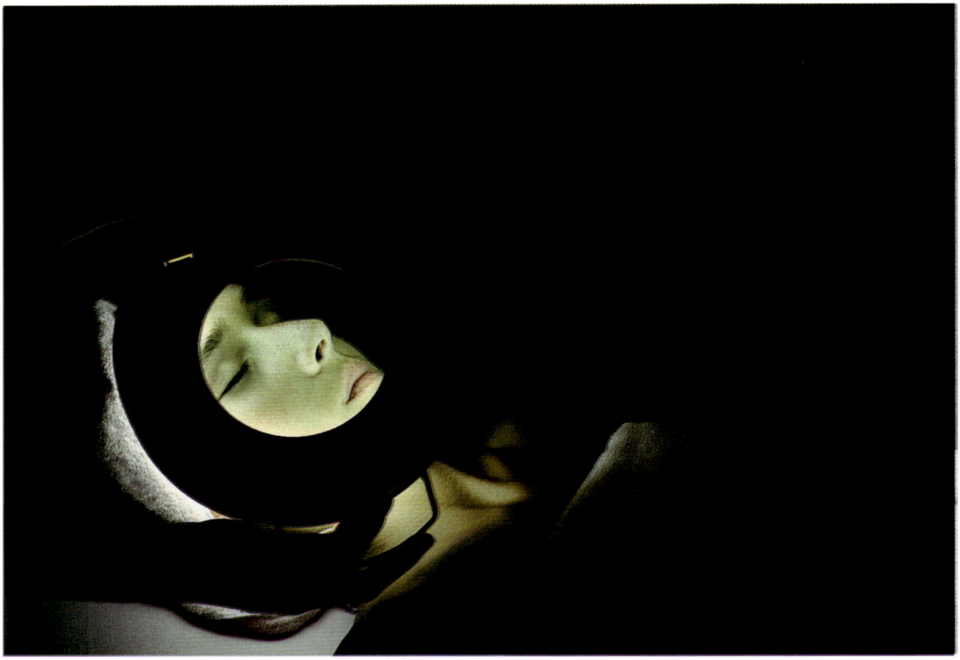

Die Forschungen in der Kosmetik werden immer gezielter. Das Wissen über die Haut vertieft sich und nimmt das Herz der Zelle, den Zellkern, ins Visier.

Die ästhetische Medizin ist nicht länger einer Elite vorbehalten. Sie wird vielen Frauen zugänglich und macht den Pflegeprodukten ernstlich Konkurrenz.

Folgende Seiten: **Die Kosmetika von morgen?** Mit über zweitausend Mitarbeitern in der Forschung entwickelt L'Oréal Konzepte und Konsistenzen der Zukunft. Jede Innovation erfordert fünf Jahre (1999).

de beauté« und einige spezielle Pflegeprodukte auf den Markt, unter anderem die regenerierende *Crème no.1 FRE*, die mit einer sehr technischen Sprache operierte.

Die Kosmetikfirmen investierten Unsummen in ihre Forschungslabors und schickten nun auch ihre Forscher in die Medien, damit diese von der Wirksamkeit ihrer Formeln überzeugten. Von den vielen Pionieren seien hier nur einige genannt, Lionel de Benetti für Clarins, Joseph Gubernieck und Daniel Maes bei Estée Lauder, Pierre Perrier für Christian Dior, Jean Claude Le Jolliff für Chanel und Edith Clar bei Lancôme.

Der fortwährende Wettstreit hielt die Forschung ständig in Bewegung. 1983 nahmen zwei Pflegeprodukte zur gleichen Zeit die gleiche Innovation für sich in Anspruch: *Niosôme* von Lancôme und *Capture* von Dior. Beide enthielten Liposome, diese berühmten Mikrokapseln, die tief in die Haut eindringen und dort ihre Wirkstoffe gegen das Altern entfalten. Es folgten *Anagénèse* von Orlane, *Intercell* von Rubinstein, *Hydra Swiss* von La Prairie, *BioPerformance* von Shiseido – das seinen Markt auf Frankreich ausweitete –, *Myosphère* von Roc, die *Crème multiactive* von Clarins . . . Um nur einige Beispiele von über zweihundert zu nennen.

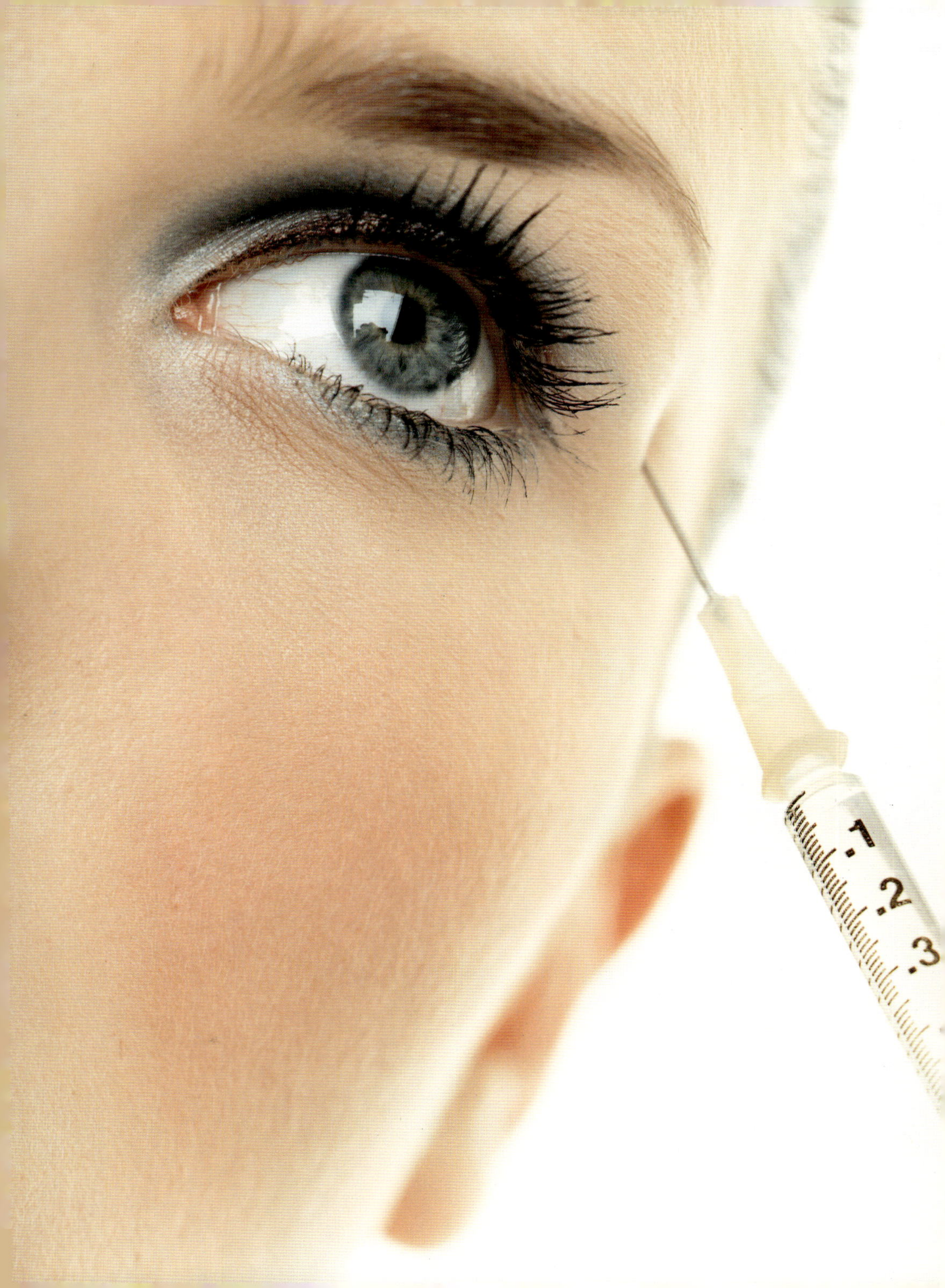
.1
.2
.3

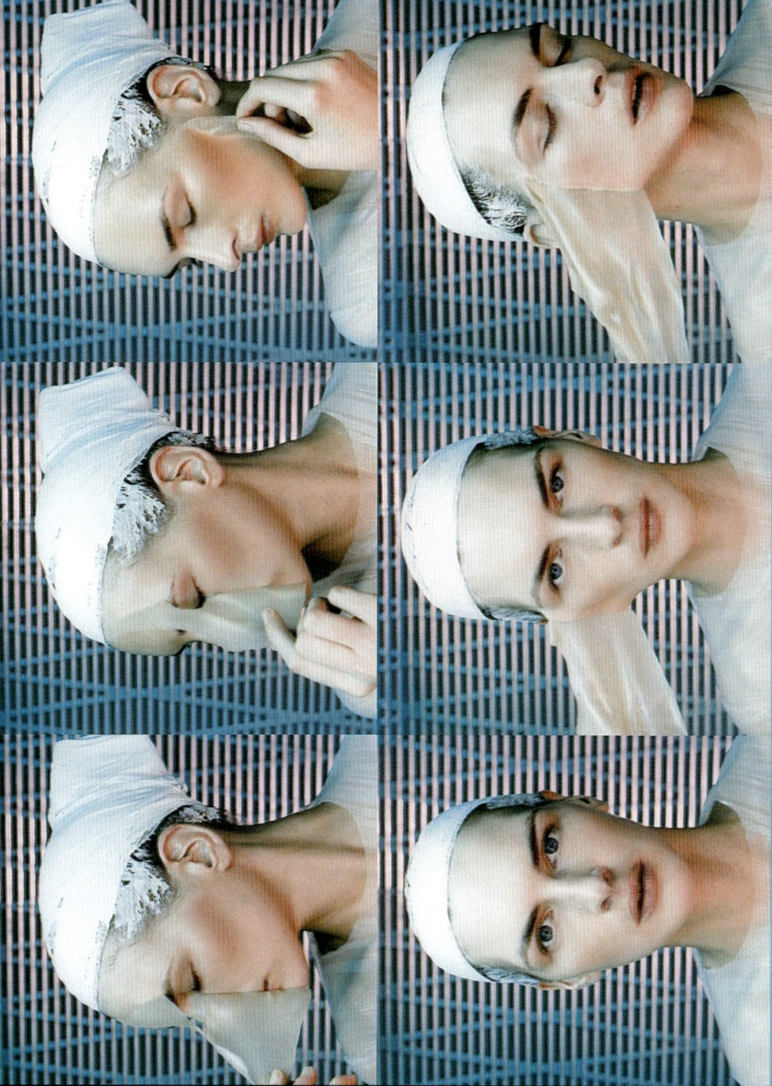

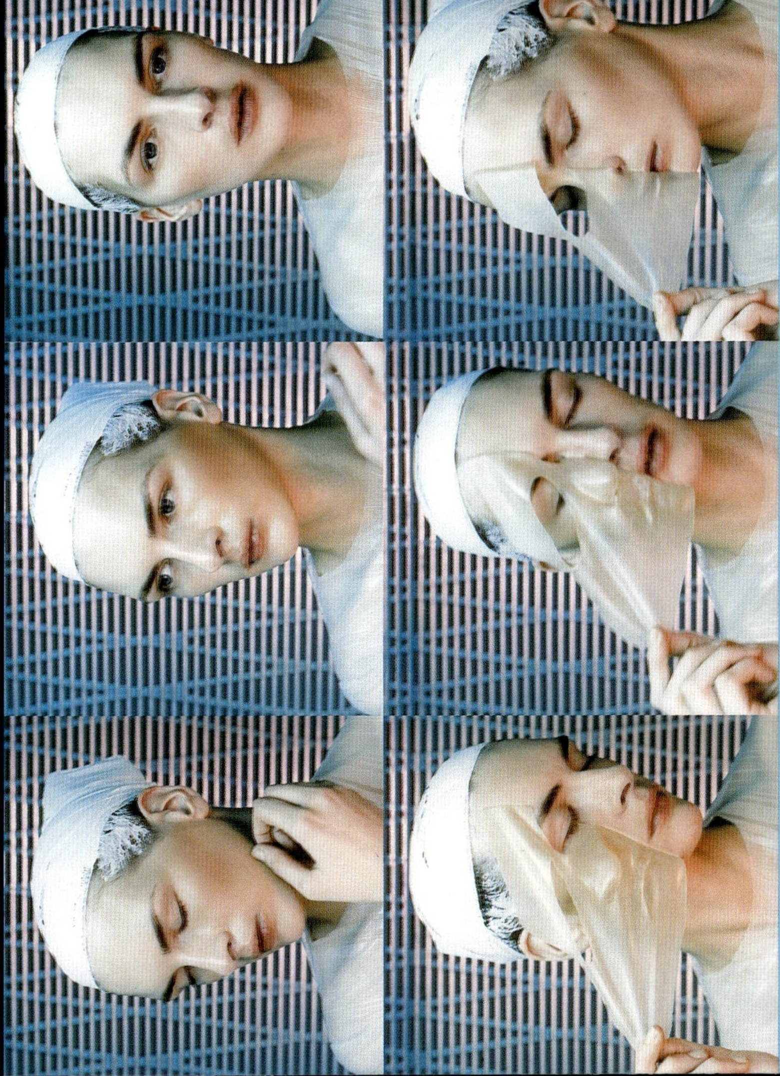

Man sprach von nichts anderem mehr als von Hautalterung in jeglicher Form. Mittlerweile konnte sich jeder ein Lifting leisten, und aus Amerika kamen die ersten Injektionen, die Falten auffüllen sollten. Doch technisch stellte *Night Repair* von Estée Lauder den absoluten Höhepunkt dar. Dieses Pflegeprodukt im Pumpflakon war das erste Serum mit dem Wirkstoff Hyaluronsäure. 1991 verbesserte Estée Lauder ihre Formel weiter und ersetzte ihre erste Version durch *Advanced Night Repair*. Seitdem kauft alle fünf Minuten irgendwo auf der Welt eine Frau dieses Produkt.

Letztes Aufgebot vor der Krise: Emulsionen mit visueller Wirkung. *Eyzone* von Estée Lauder zum Beispiel, wo in den kleinen transparenten Tiegelchen opalisierende Fädchen zu sehen waren, die eine sehr ästhetische Spirale bildeten; oder *Diffusance* von Jeanne Gatineau mit seinen Perlen.

Nach der Wissenschaft regierte nun das Marketing über die Haut der Frauen. Die Kosmetik hängte ihr Fähnchen nach dem Wind und wechselte in voller Fahrt die Richtung. Anfang der neunziger Jahre hatte eine Creme eine Lebensdauer von zwei Jahren.

1991 trat Jacques Courtin mit einem Programm gegen die Umweltverschmutzung auf den Plan. Sein Argument war klar: Die Haut muß vor der aggressiven Umwelt geschützt werden. Seine Berufskollegen belächelten ihn, doch schnell stürzte man sich in die Marktlücke, und die Cremes für die gestreßte Städterin vermehrten sich. Fort mit den Schadstoffen, her mit dem strahlenden Teint.

In Amerika brachten zunächst Avon, in Europa La Prairie die Fruchtsäuren ins Spiel, eine sanfte Alternative zum Peeling, mit dem es die Amerikanerinnen maßlos übertrieben. Dieses »Abschälen« der Haut führte zu zwei neuen Aspekten, unter denen die Haut betrachtet wurde: sensible Haut beziehungsweise durch zu aggressive Pflege sensibilisierte Haut sowie der immer noch unerfüllte Wunsch nach einem strahlenden Teint. Denn strahlen mußte er, und so geriet der Kampf gegen Falten mit Vitamin C und Retinol allmählich in den Hintergrund.

Doch ein Zuviel an Marketing ist der Tod des Marketings. Auf der Suche nach Authentizität kehrte man wieder zurück zur Natur. Aromatherapie und Pflege mit ätherischen Ölen liefen der Chemie den Rang ab. Diese gewann erneut in dem Maße an Aktualität, wie sie sich nun von den Effekten der Stoffe in der Textilindustrie inspirieren ließ. Das neue Jahrtausend begann mit Stretchgeweben und Mikrofasern – man schmeichelte mit allumfassender Sinnlichkeit, zum Beispiel *Model Lift* von Dior oder *Hydra Zen* von Lancôme.

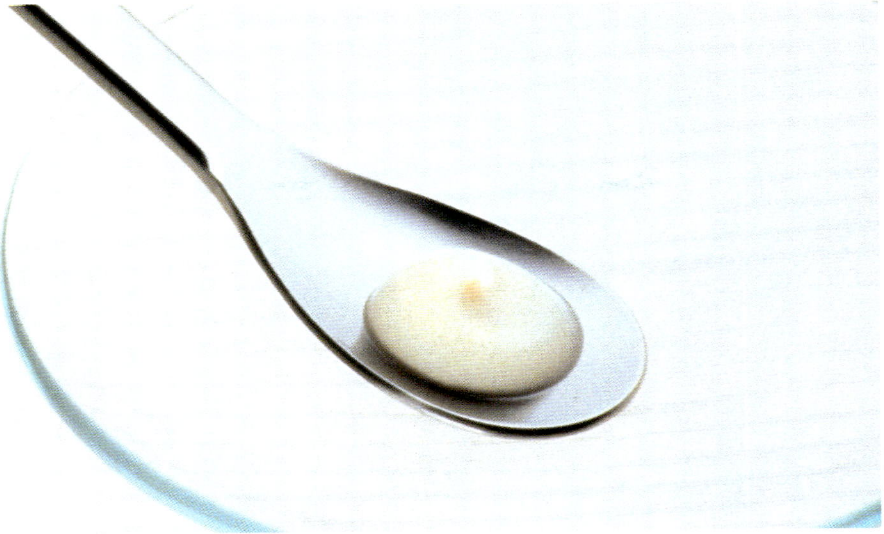

Die ästhetische Konsistenz der Pflegeprodukte ist heute ebenso ausschlaggebend wie der Wirkstoff. Sie soll die Sinne anregen.

Im Schönheitswesen ragniert jetzt das harmonische Gesamtbild vor der Behebung von Alterserscheinungen. Während die Konsumentinnen der achtziger Jahre wahre Faltenfanatikerinnen waren, hat die Kosmetik die Frau um die Dreißig entdeckt, für die Harmonie und Ebenmäßigkeit des Gesichts Vorrang vor Zeichen des Alters haben. Das führte zu einer neuen Generation von Produkten, darunter *Lift Minceur Visage* von Clarins, *Re Pulp* von Biotherm oder *Skin Care* von Shiseido – die erste Pflegelinie, die auf der ganzen Welt zur gleichen Zeit auf den Markt lanciert wurde –, vor allem aber *Dermalive*. Dieses synthetische Produkt, das aus Deutschland kommt und mit dem sich ein Gesicht mittels Injektionen neu modellieren läßt, entthront alle auffüllenden Produkte wie beispielsweise Silikon und Kollagen. Binnen achtzehn Monaten wurde es das Mittel, das Dermatologen und Chirurgen am häufigsten injizieren. Läuft nun die formgebende Ästhetik der Kosmetik den Rang ab?

CATHERINE JAZDZEWSKI

Schönheit | Die Frauenmagazine

Schönheit

Die Frauenmagazine

Mit dem Thema Schönheitspflege befaßte sich in den frühen Frauenzeitschriften lediglich die »Reklame« – seit dem Jahr 1780, als das erste Frauenjournal, *Cabinet des modes,* erschien, bis 1933, als *Votre Beauté* auf den Markt kam. Eine Zensur im Sinne des lauteren Wettbewerbs existierte nicht, daher geizte diese Werbung denn auch nicht mit Versprechungen und scheute sich nicht, einige Produkte als Wundermittel anzupreisen. So rühmte eine Ausgabe von *L'Illustration* die Wirkung der Pomade *Moulin*, die »Flechte, Pickel, rote Flecken, Juckreiz, Ekzeme und Hämorrhoiden heilt und Haare und Wimpern zum Wachsen bringt!« Helena Rubinstein hatte bereits 1902 begriffen, daß sie, um bekannt zu werden, die »Reklame« für sich nutzen mußte; ihre frühen Werbeinserate verfaßte ihr erster Mann, der Journalist Edward Titus. Im Laufe der Jahre, seit etwa 1910 bis in die Zwanziger, wurde diese Praxis allgemein üblich. Die großen Markenfirmen machten Gebrauch von der Werbung, um ihre Neuheiten bekannt zu machen, und setzten dabei Damen der Gesellschaft, Adelige oder Schauspielerinnen, ein, um die wohltuende Wirkung der Produkte zu preisen. Selbst in gekrönten Häusern stand man bei der Reklamekampagne von *Pond's Cold Cream* mit Namen und Gesicht ein; diese wurde 1924 lanciert und war ein herausragendes Ereignis in der Geschichte der Werbung. Bourjois erfand Babette, keck, jung und hinreißend charmant, um sein Wangenrot *Pastel* an die Frau zu bringen, und alle Welt verfolgte in *Jardin des modes* ihre Abenteuer wie einen Fortsetzungsroman. Noch handelten keine redaktionellen Artikel in *Jardin des modes* von Schönheitspflege, aber man fand dort schon die Rubrik »Vermischtes«, ein Sammelsurium von Ratschlägen für den Alltag, darunter auch zu Hygiene und Schönheit. Da die Marken genannt wurden, kann man das durchaus als die Anfänge der Werbereportagen ansehen. 1933 kam in Frankreich die erste Zeitschrift auf den Markt, die sich ausschließlich mit der Schönheit der Frauen befaßte: *Votre Beauté*. Der Herausgeber

Votre Beauté,
Titelbild, 1946.

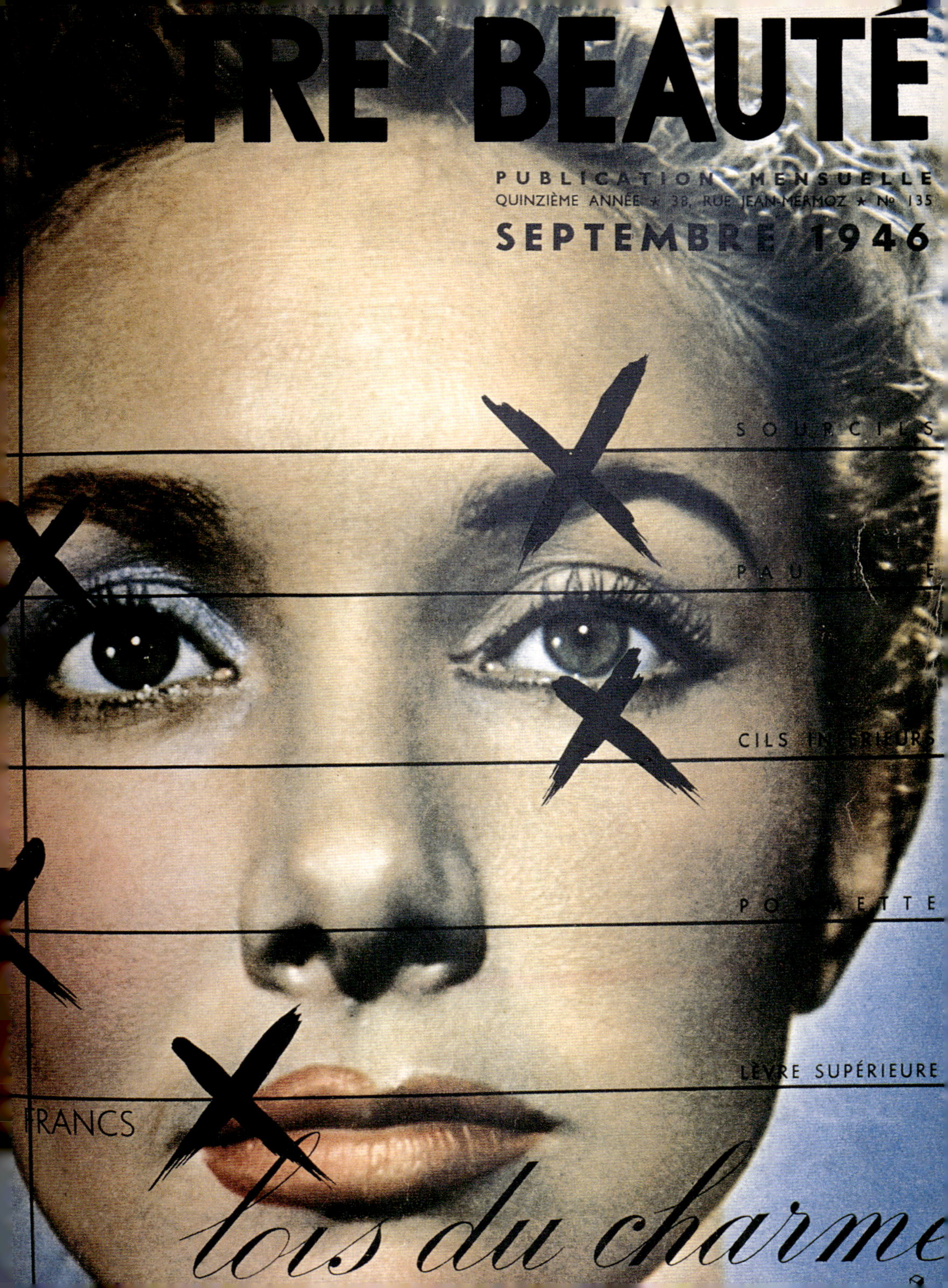
TRE BEAUTÉ
PUBLICATION MENSUELLE
QUINZIÈME ANNÉE ★ 38, RUE JEAN-MERMOZ ★ Nº 135
SEPTEMBRE 1946
SOURCILS
CILS INFÉRIEURS
LÈVRE SUPÉRIEURE
FRANCS
lois du charme

Eugène Schueller, Gründer von L'Oréal, war unter die Zeitungsverleger gegangen, um so seine Haarpflegeprodukte besser verbreiten zu können. *Votre Beauté* führte die Frauen in den Umgang mit Dauerwellen, Lockenwicklern und Koloration der Haare ein, doch darüber hinaus wurde der ganze Körper mit einbezogen. Gymnastik, Schönheitspflege in den Salons und ästhetische Chirurgie gehörten zu den Themen dieses Monatsblatts, dessen Chefredakteur von 1945 bis 1947 François Mitterrand hieß. In seinen engagierten Leitartikeln forderte er die Frauen auf, sich schön zu machen, um ihre Männer beim Wiederaufbau Frankreichs zu unterstützen. Mitte der neunziger Jahre verkaufte L'Oréal *Votre Beauté*, doch sie blieb die einzige französische Publikumszeitschrift, in der es ausschließlich um Schönheit geht.

In den vierziger Jahren wurde das Thema Schönheit noch immer vorwiegend durch »Reklame« vermarktet. Nach den Prinzessinnen und Theaterdiven wandten sich die großen Firmen nun an die Filmstars: Die Schönheit stand in der Presse völlig unter dem Einfluß des Kinos, insbesondere Hollywoods. »Der verführerische Charme Hollywoods ist für jede Frau zu haben. Ob Sie blond wie Ginger Rogers, brünett wie Sylvia Sydney oder braunhaarig wie Barbara Stanwyck sind, bei Max Factor, Hollywood, finden Sie jetzt den Puder, die Schminke, den Lippenstift, der genau zu Ihrem eigenen Typ paßt.« Auch in die Geheimnisse des Make-ups und der modischen Frisuren wurden die Millionen Leserinnen durch die Schönheitsrezepte eingeweiht, die ihre Lieblingsstars den Journalistinnen tröpfchenweise verrieten.

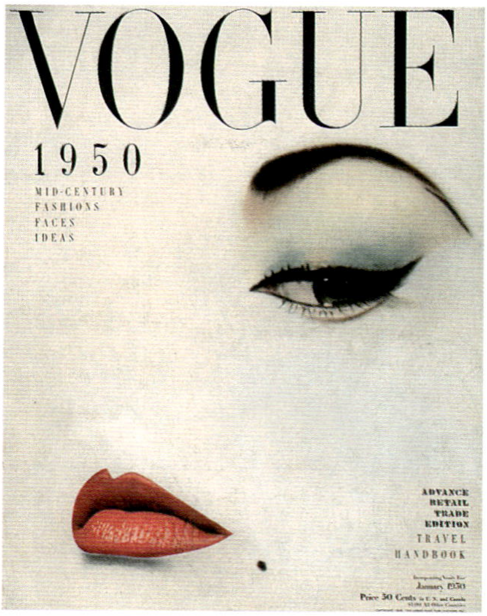

Vogue, Titelbild von Erwin Blumenfeld, Januar 1950.

In den Vereinigten Staaten erschienen in den vierziger und fünfziger Jahren immer erlesenere Magazine wie *Harper's Bazaar* und später die amerikanische *Vogue*, bei denen die photographische Kultur immer perfekter und einfallsreicher wurde. Art Directoren und Chefredakteurinnen wie Alexey Brodovitch, Alexander Liberman, Carmel Snow und Diana Vreeland baten die besten Photographen, Schönheit darzustellen und zu deuten. Man Ray, Blumenfeld, Horst und später Richard Avedon, Irving Penn, Norman Parkinson, Henry Clarke oder Terence Donovan setzten Gesicht und Körper in Szene; ihre Photographien zählen bis heute zu den schönsten Bildern von Schönheit. Es waren die Moderedakteurinnen, die diese

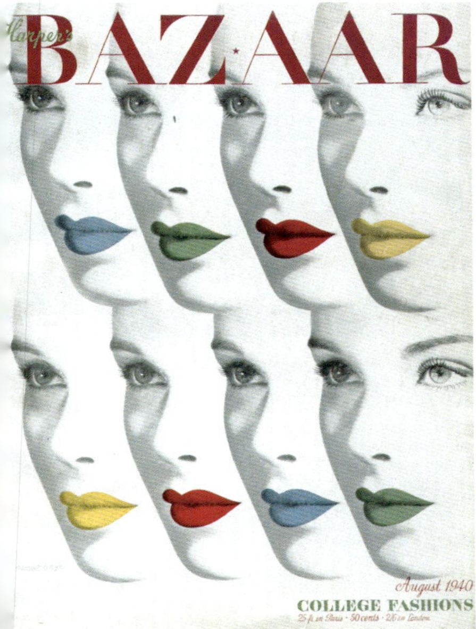

Harper's Bazaar, Titelbild, August 1940. Photographie Herbert Bayer, Layout Alexey Brodovitch.

Bilder mitbestimmten, indem sie auf die Sujets der Haute Couture zurückgriffen, und die Mannequins, wie Suzy Parker, Dovima und Lisa Fonssagrives, die sich oft selbst schminkten und so ihre Persona kreierten. Die professionelle Unterstützung im Atelier beschränkte sich häufig auf einen Friseur.

Die sechziger Jahre waren in Amerika die *Glamour*-Jahre. Während *Vogue* und *Harper's Bazaar* sich beim breiten Publikum in Europa als maßgeblich durchgesetzt hatten, stürzten sich Mode- und Schönheitsindustrie – mit Hilfe der entstehenden TrendsetterAgenturen – auf *Glamour* und ließen sich davon anregen. Die Zielgruppe von *Glamour*, herausgegeben von Condé Nast, waren die amerikanischen Studentinnen. Da sie wenig Geld zur Verfügung hatten, setzte die Zeitschrift auf niedrige Preise, und dreißig Jahre lang, immer unter derselben Chefredakteurin, Ruth Whitney, wich sie nicht von dieser Vorgabe ab. *Glamour* definierte sich als »Service-Zeitschrift«, sie beriet, brachte eine Fülle von Ideen und stellte immer wieder Sinn für Improvisation und Phantasie unter Beweis. Von 1961 bis 1969 war Amy Greene für die Schönheitsrubrik verantwortlich und gab dieser erstmals einen journalistischen Touch. Sie erfand das *make over* (»vorher – nachher«) und engagierte Visagisten, Friseure und Photographen der ganz jungen Generation. Kenneth Battelle, der berühmte New Yorker Coiffeur – er ist der Erfinder der toupierten Frisur von Jacqueline Kennedy, der damaligen First Lady –, kreierte für die Schönheitsrubrik der Zeitschrift mehr als dreitausend *make over*. In der Redaktion von *Glamour* konnte man beispielsweise Vidal Sassoon, Jon Peters, Carrie White, Marc Sinclair, Monsieur Marc und George Maters antreffen. Eine Photo-Session für ein Titelphoto wurde dem Friseur damals mit ungefähr hundertfünfundzwanzig Dollar vergütet. Amy Greene wählte junge Mädchen aus der Provinz, die Gesundheit und Energie ausstrahlten und die sie bei sich zu Hause oder auf der Straße photographieren ließ. Sie zeigte ihre Verwandlung und pries dabei den *natural look*. In jener Zeit erhielt die Zeitschrift pro Tag fünfhundert Anfragen mit der Bitte, mitmachen zu dürfen.

In ihrer engen Zusammenarbeit mit Kosmetikherstellern wie Charles Revson, Leonard Lauder, Helena Rubinstein, Elizabeth Arden, Richard Salomon (Charles of the Ritz) oder Max Factor ergab sich ein echter

Ideenaustausch, der so weit führte, daß Amy Greene sogar die Herstellung neuer Produkte anregte. Die Leserschaft von *Glamour* zog sofort mit. So konnte Revlon von seinem *Blush-on* in nur einem Monat 350 000 Stück zu fünf Dollar absetzen, eine Verkaufsziffer, die zu dieser Zeit noch keiner je erreicht hatte.

In Frankreich stellte die Zeitschrift *Elle* die Seiten zur Schönheit auf den Kopf. Das von Hélène Gordon-Lazareff kreierte wöchentliche Journal befreite Mode und Schönheit aus dem Korsett des konformistischen guten Tons. Das gelang vornehmlich durch völlige Freiheit. »Hélène Lazareff hat sich geweigert, Inserenten zu empfangen«, erzählt der Photograph Peter Knapp. »Eines Tages bat Charles Revson um einen Gesprächstermin. Er war sehr unzufrieden mit einem Artikel von Alice Chavane, in dem diese behauptete, daß sein Produkt nichts gegen Falten ausrichte. Da die Zeitschrift nicht zu einer Richtigstellung bereit war, ist er türenknallend gegangen und hat seine Anzeigen gekündigt. Ein Jahr später, als er wieder einmal in Paris war, stattete er der Redaktion erneut einen Besuch ab, da er, wie er sagte, an *Elle* nicht vorbeikam.«

Glamour, Titelbild von Milton Greene, Juli 1962.

Amerikanische *Vogue*, 1967. Die größten Talente der sechziger Jahre wollten mit Alexander Liberman arbeiten oder er entdeckte sie.

»Erst ab 1965«, erinnert sich Caroline van de Velde, »erschienen Artikel, die wirklich speziell der Schönheit gewidmet waren.« Der Ton war leicht, optimistisch und mit Humor gewürzt. »Man wollte ausgetretene Pfade verlassen und behandelte neue Themen im Make-up und bei den Frisuren, beispielsweise den Pony und wie man Eyeliner aufträgt.« *Elle* entschloß sich, die Idee »vorher-nachher« bei einem Mannequin, Nicole de Lamargé, anzuwenden. Diese akzeptierte die Spielregeln und zeigte dann vor dem Objektiv von Peter Knapp, damals Art Director der Zeitschrift, eine unglaubliche Metamorphose, die in den Annalen der Schönheitspresse Geschichte gemacht hat. Fouli Elia, Mike Reinhardt und natürlich Peter Knapp kreierten den »Stil *Elle*«, der in den siebziger Jahren boomte. *Elle* wurde durch Tonlage und Stil ihrer Titelblätter, auf denen sie Mädchen in Szene setzte, die vor Charme sprühten und vor Gesundheit strotzten, zum Sprungbrett für junge Schöne mehrerer Generationen, die am Anfang ihrer Karriere standen: von Brigitte Bardot bis zu Laetitia Casta, über Top-Models wie Claudia Schiffer,

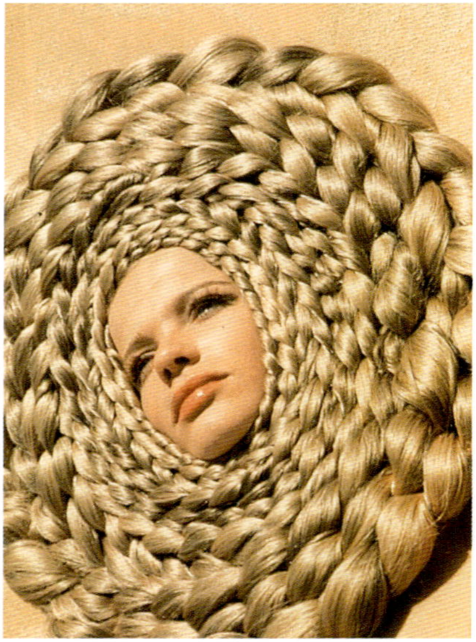

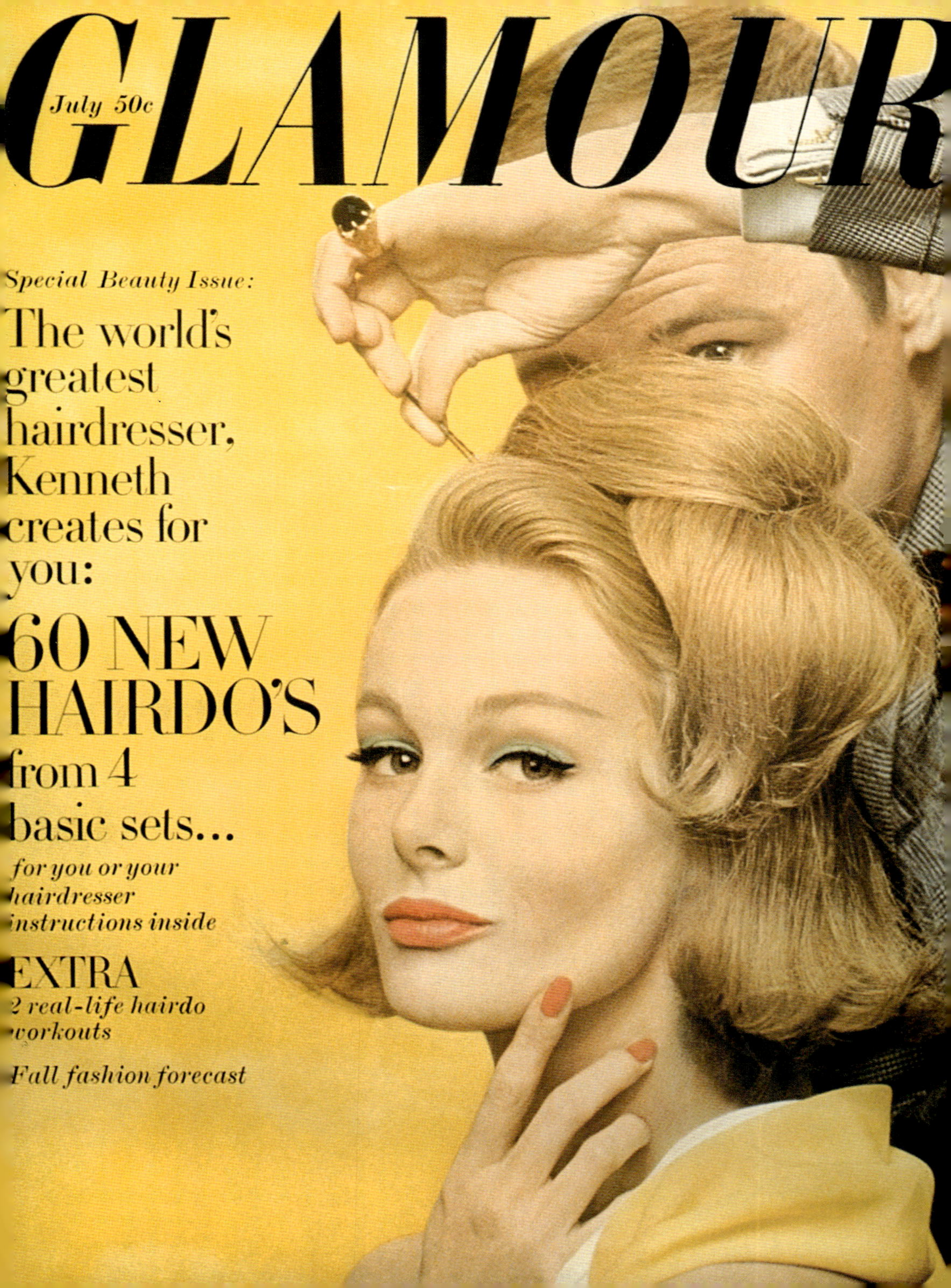
GLAMOUR
July 50c
Special Beauty Issue:
The world's greatest hairdresser, Kenneth creates for you:
60 NEW HAIRDO'S from 4 basic sets...
for you or your hairdresser instructions inside
EXTRA
2 real-life hairdo workouts
Fall fashion forecast

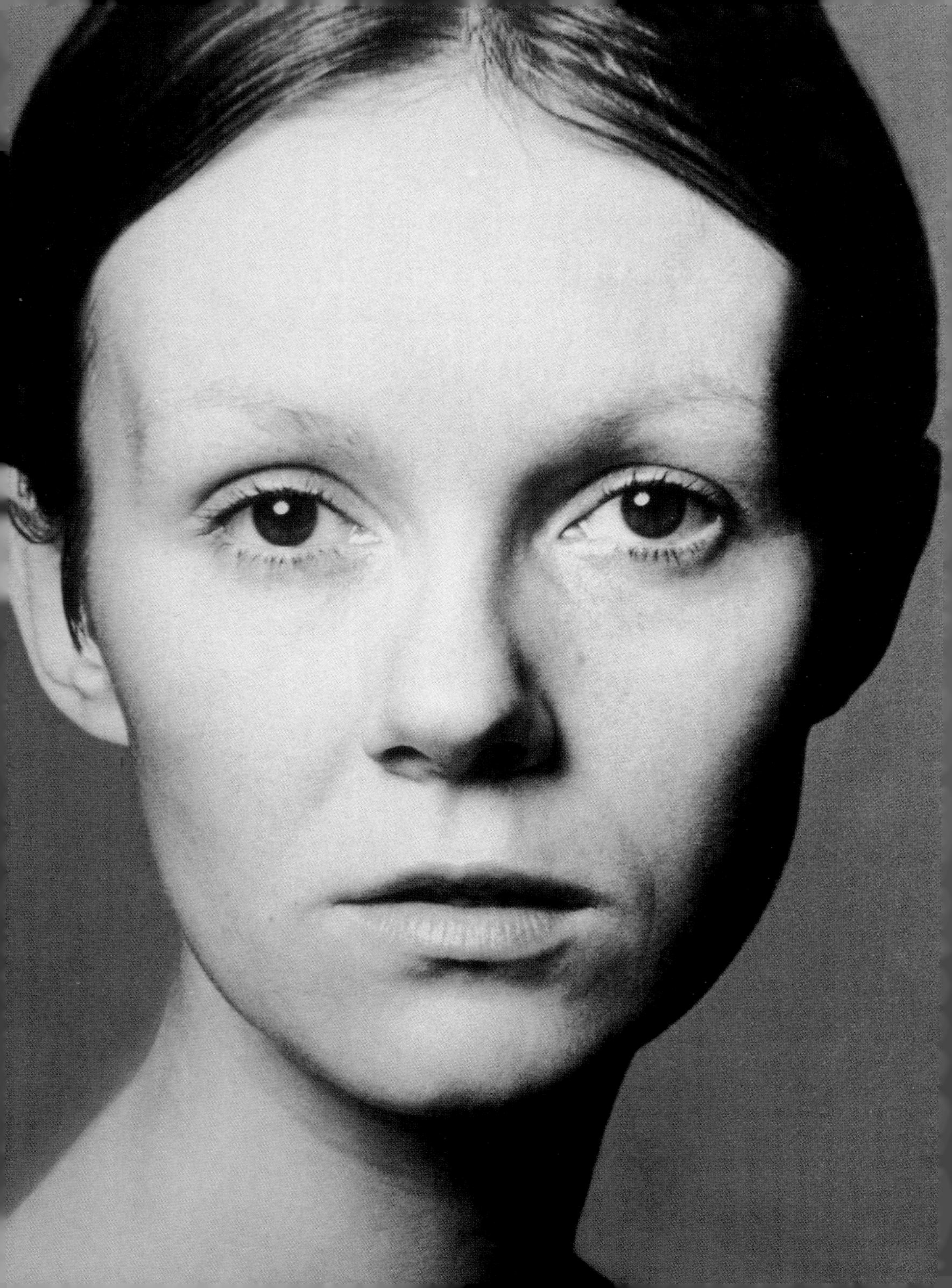

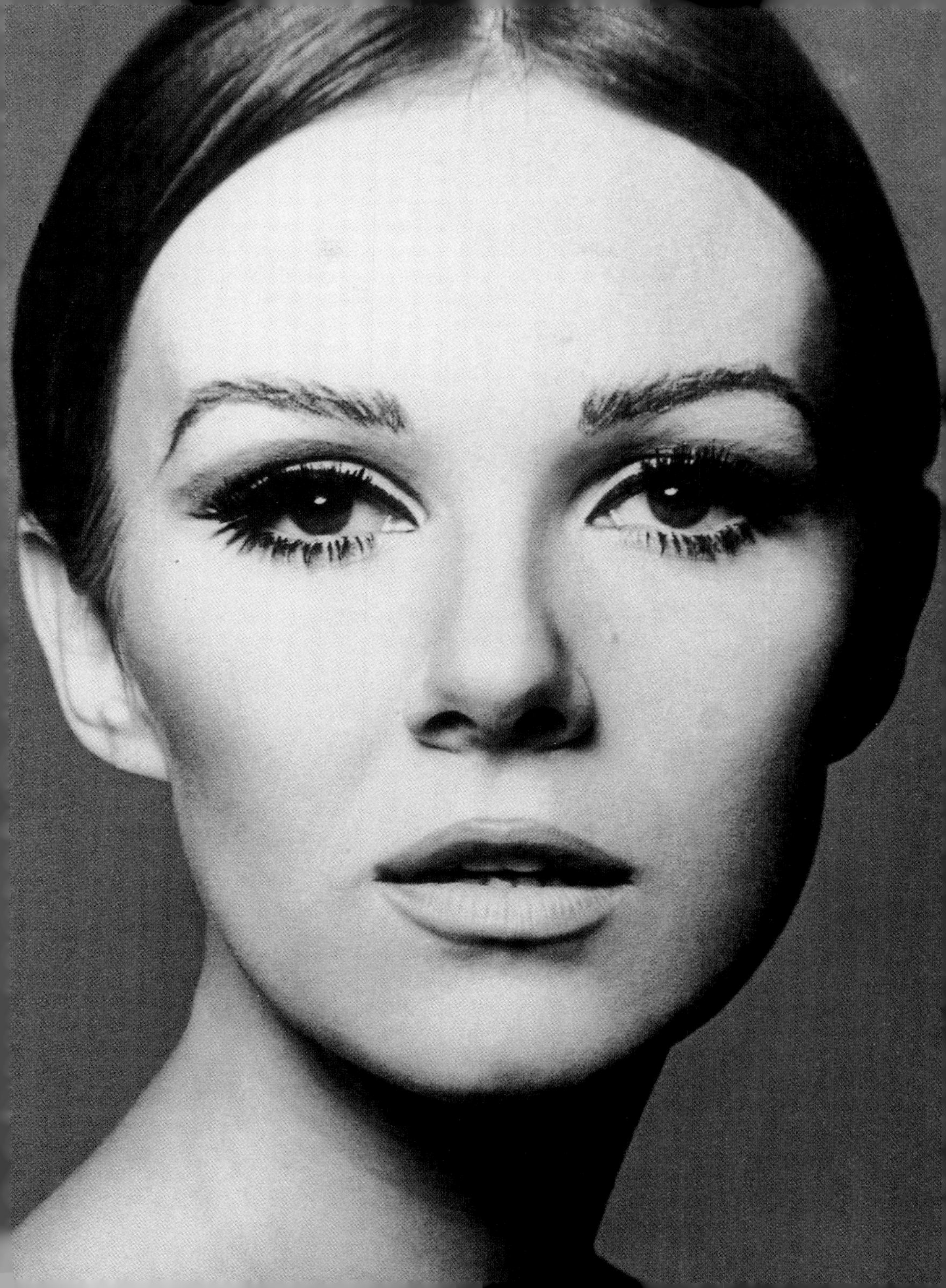

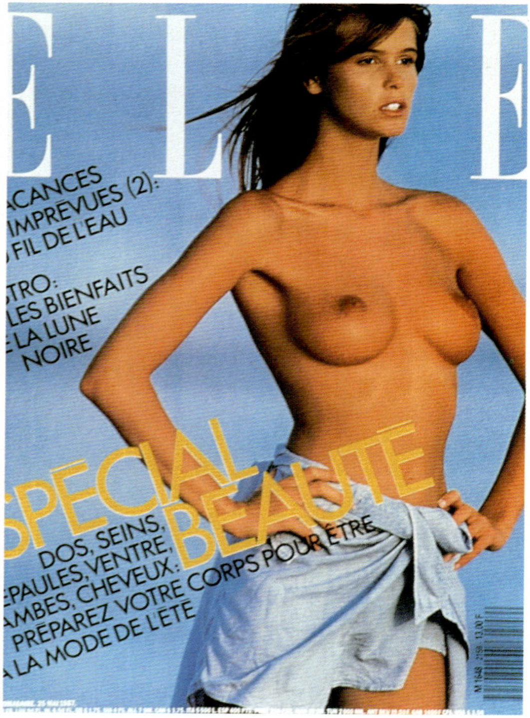

***Elle*, Titelbild,** Mai 1987, photographiert von Gilles Bensimon. Eine der auflagenstärksten Nummern des Magazins.

***Marie Claire*,** Februar 1996. Zu den schönsten Aufnahmen im Stil der *Marie Claire* gehören die Bilder des Teams François Deconinck als Photograph und Laure Deren als Styling-Spezialistin für Schönheitspflege.

Vorhergehende Seiten: **»Vorher – nachher«.** Nicole de Lamargé: Links ungeschminkt, rechts, was sie aus ihrem Gesicht zu machen versteht. Photographien von Peter Knapp für *Elle*, März 1966.

Estelle Hallyday und Ellen McPherson, die vor der Kamera des erfahrenen Gilles Bensimon für ein Titelblatt posierte, das bis heute zu den bekanntesten überhaupt zählt.

Die ersten Artikel über Schönheitspflege erschienen Anfang der siebziger Jahre, in einer Zeit, in der gleichzeitig der Kosmetikmarkt einen enormen Aufschwung erlebte und sich die Marken und Produkte rasant vermehrten. Von nun an war eine Redakteurin nicht mehr die Organisatorin von Photo-Shootings, sondern wurde zur tatsächlichen Journalistin. Eine neue Frauengeneration betrat die Szene und gestaltete die Seiten über Schönheit, die von Ausgabe zu Ausgabe umfangreicher wurden, während sich die Kosmetik- und Parfümindustrie nach und nach zum mächtigsten Inserenten der Zeitschriften entwickelte. Als 1973 die französische Ausgabe des amerikanischen Monatsmagazins *Cosmopolitan* erschien, übernahm Rosine Vidart, ehemalige Journalistin bei *Paris Match* und *RTL*, mit Juliette Boisriveaud als Chefredakteurin die Schönheits- und Modeseiten. Sie führten die Zeitschrift zum unmittelbaren Erfolg, indem sie einen direkten und persönlichen Ton anschlugen, der sich an Leserinnen wie an Freundinnen wendete. Die Frauen verschlangen die Artikel von Rosine Vidart, die den Absatz in die Höhe schnellen ließen. Man gab ihr den Beinamen »Madame Rupture de Stock« («Madame Abräumer«).

Eine ganz neue Journalistinnen-Generation setzte also eine andere Art im Umgang mit der Schönheit durch. In Frankreich illustrierte *Vogue* Basisrecherchen mit den prächtigen Stilleben von Daniel Jouanneau und der modernen photographischen Sicht von Guy Bourdin, Helmut Newton und Serge Lutens bis hin zu Jean-Baptiste Mondino oder Mario Testino, die einen elitären Schönheitssinn vertraten. Unter der Ägide von Thérèse Hamel vervollkommnete *Marie Claire* ihre Schönheitsrubrik für immer schönheitsbewußtere Leserinnen, setzte 1985 einen jährlichen

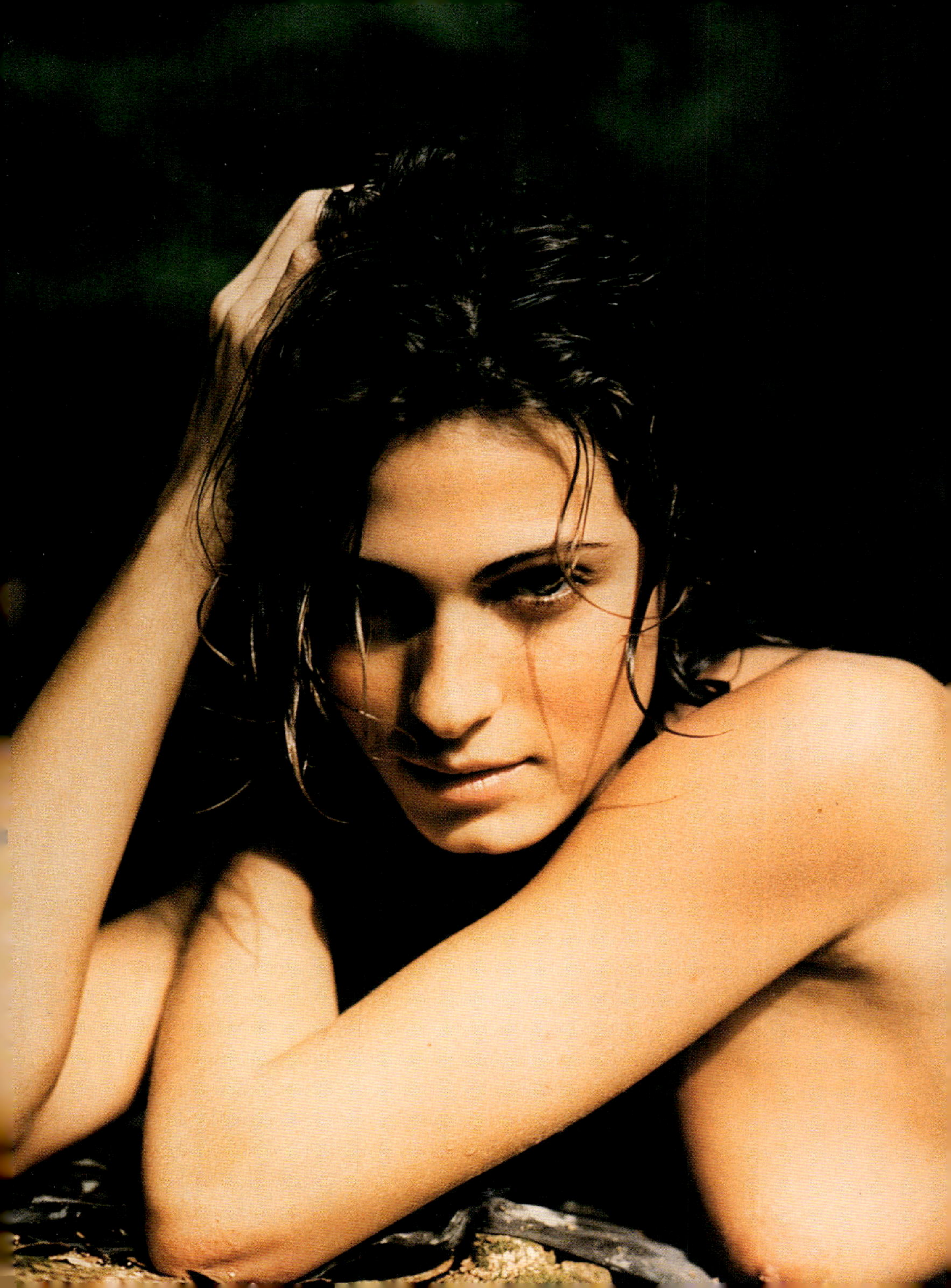

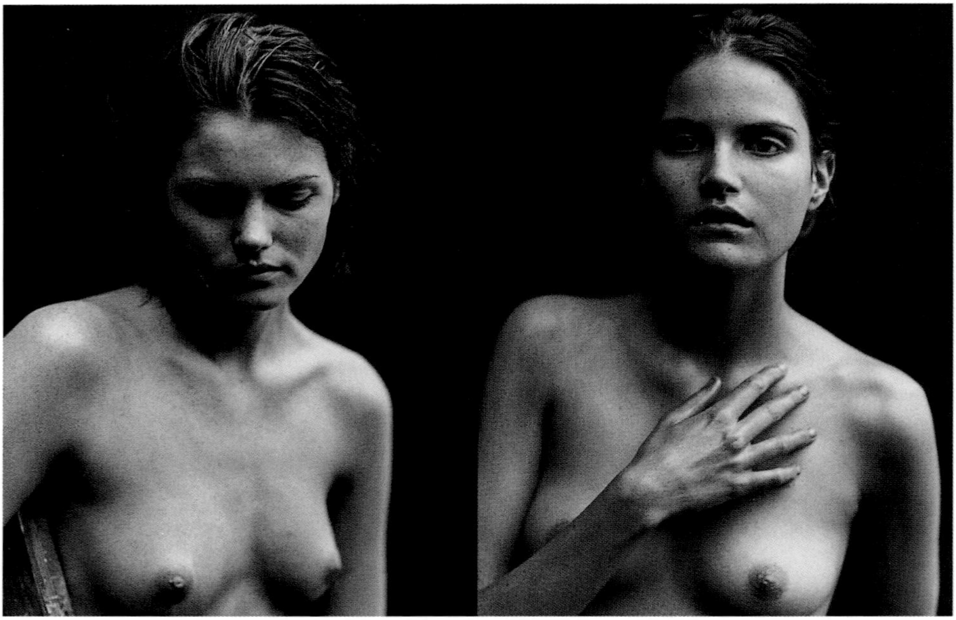

***Vogue* Italien,** Doppelseite, August 1997. Die Presse ist es, die als erste eine eher emotionale als praktische Schönheit vorstellte. Photographien von Peter Lindbergh aus der Serie »The Now Beauty«.

Das Make-up verläßt die Konventionen. Stella Tennant, photographiert von Paolo Roversi für das Sonderheft »Make-up« von *Vogue* Italien.

Folgende Seiten: ***Vogue* Italien,** Doppelseite, Oktober 1999. Suggerieren, imaginieren: Kreativität im Gegensatz zur konsumierenden Amerikanerin. Stephanie Seymour, photographiert von Ellen von Unwerth.

Preis für Kosmetik aus – den Prix d'excellence de la beauté – und brachte von 1986 bis 1989 eine spezielle *Marie Claire Beauté*, die auf die starke Nachfrage auf dem französischen Markt antwortete. *Madame Figaro* wiederum, für deren Schönheitsrubrik Évelyne Vermorel verantwortlich zeichnete, verband Textkompetenz mit einem visuellen Stil, den Profis in Sachen Schönheit wie Pierre Berdoy und Tyen kreierten und der die Schönheit eines Make-ups oder Produkts in Close-ups von vollendeter Qualität zeigte. In Italien beschloß das Magazin *Vogue* unter Leitung der talentierten Franca Sozzani, das Thema Schönheit unter vollkommen neuen Blickwinkeln zu zeigen, und produzierte Bildstrecken mit den bedeutendsten internationalen Photographen wie Paolo Roversi, Peter Lindbergh und Steven Meisel. Die Freiheit, die in diesem veritablen Bilderlaboratorium herrschte, trug dazu bei, daß die Schönheit in Aufnahmen präsentiert wurde, die heute noch erstaunen.

In England hatte die Zeitschrift *The Face* seit den achtziger Jahren das Schönheitsbild revolutioniert, hatte die Archetypen erschüttert und das Bild einer Jugend in Szene gesetzt, das die idealisierte Welt der Schönheit schockierte, eine Welt, die noch von einem meist konventionellen Ästhetizismus beherrscht wurde. *The Face* distanzierte sich von den meisten Hyper-Magazinen, indem es die Subkultur der

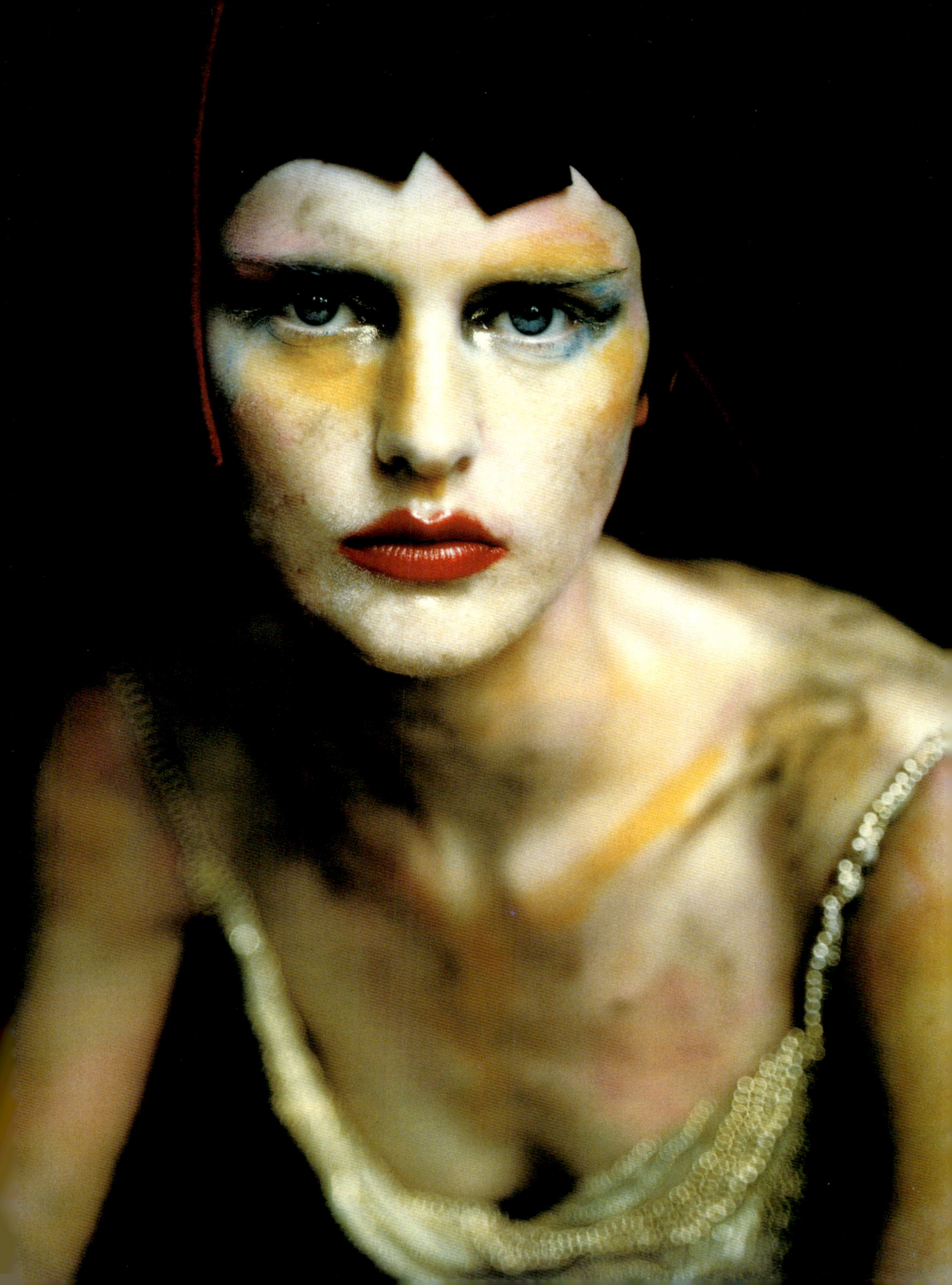

lift up

Opporsi alla discesa libera dei tessuti epidermici? Invertire la freccia che segnala lineamenti in ribasso? Le vie del lifting sono infinite: oltre a quello chirurgico c'è il lifting elettronico, quello cosmetico...

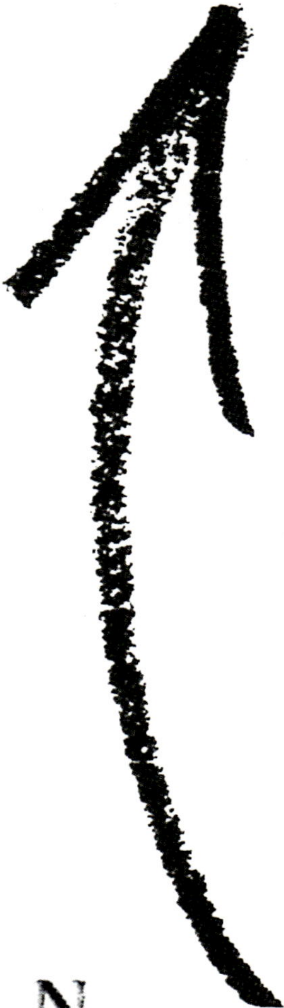

Niente capelli spioventi ai lati del viso dopo i quaranta, ogni centimetro all'insù è un anno di meno. Lo diceva un celebre parrucchiere degli anni '60, Alexandre, grande conoscitore di donne e amico delle regine del jet set, da Grace Kelly alla duchessa di Windsor. Leggendarie le sue acconciature raccolte, ufficialmente per esaltare diademi e ciuffi di fiori, in realtà per lasciare libero il viso delle auguste clienti, non sempre giovanissime. Sapeva il fatto suo, il divino coiffeur. La trazione dei capelli su tempie e nuca, abilmente dissimulata dalle acconciature, produceva sul viso l'effetto estetico (pur se lieve, dicono i maligni) di un lifting. Insomma, qualcosa di simile al-l'astuzia che in teatro si usava sotto le parrucche di scena per non farsi ammazzare la faccia dai coni di luce.

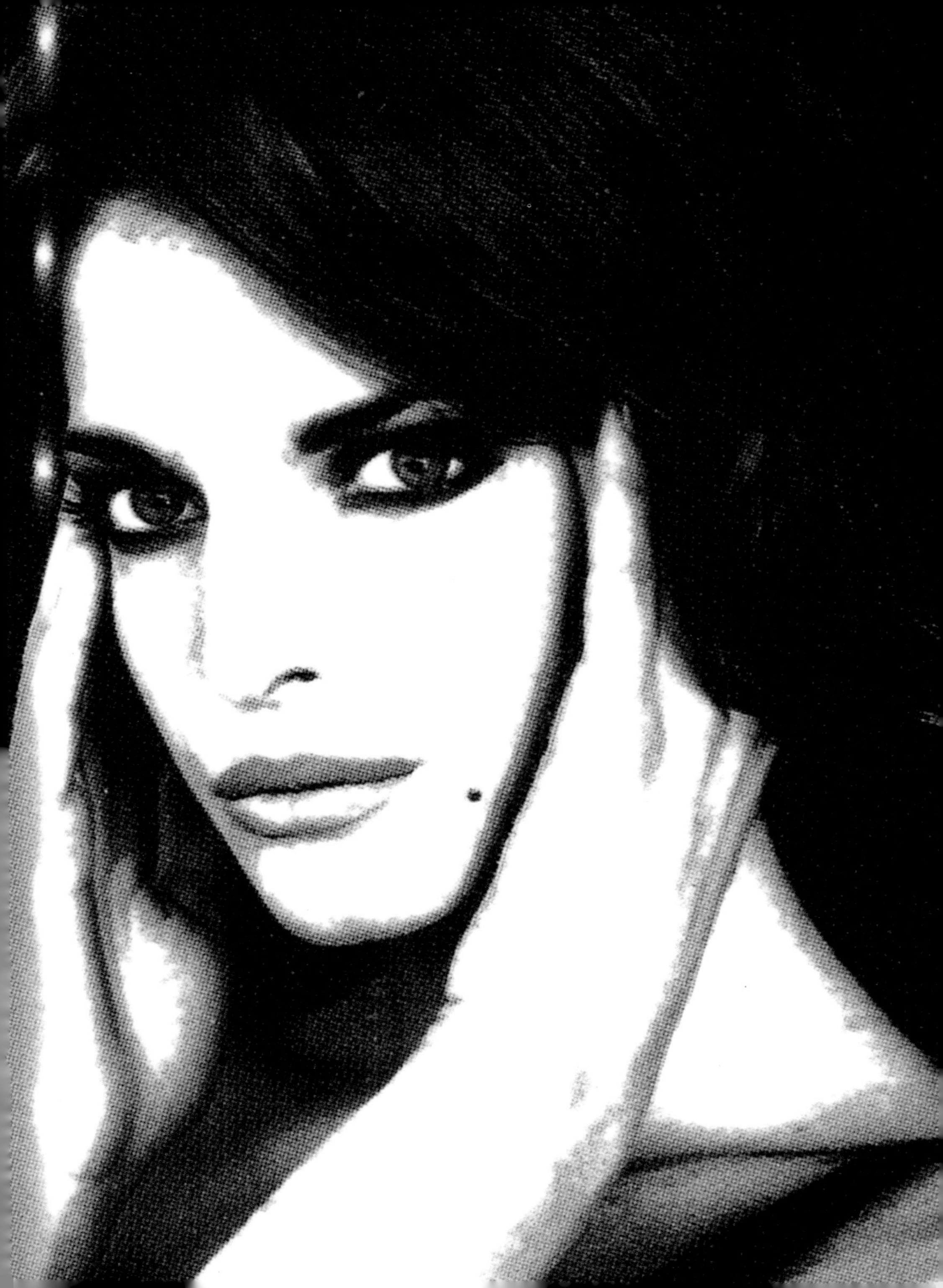

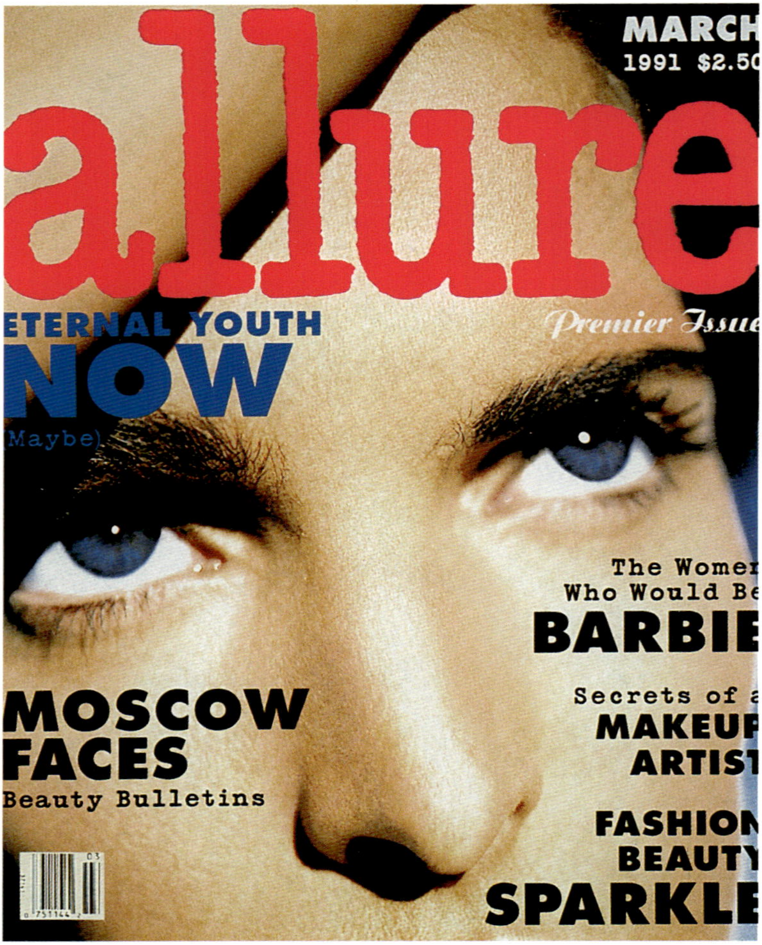

Erstes Titelblatt von *Allure*, März 1991. Sie fand auf Anhieb ihren eigenen Ton: direkt, bissig. Photographie von Sante D'Orazio.

Straße mit einer medienbetonteren Kultur vermischte und permanent alles in Frage stellte. Die Bilder von Schönheit und Mode vertraute man anerkannten Größen wie Jean-Baptiste Mondino, Mario Testino und Mario Sorrenti oder Neulingen wie Marcus Piggot, Vincent Peters und Jonathan West an. Diese Bilder gaben die Tonlage einer neuen Generation wieder und trugen zur Geschmacksentwicklung bei, weil sie neuen Schönheitskriterien den Vorzug gaben.

Überall, in Europa wie in den Vereinigten Staaten, setzten diese Journalistinnen und *beauty editors* eine Neuorientierung im Ressort Schönheit durch und empfahlen für ihre Seiten eine persönlichere Sehweise und einen individuelleren Stil, beides dem jeweiligen Magazin angepaßt. In dem Maße wie Schönheit wissenschaftlicher wurde, stiegen auch die Ansprüche an die Redakteurinnen ebenso wie die der Leserinnen an die verwendeten Produkte. Die redaktionellen Artikel wurden umfangreicher, technischer: Sie vermittelten echte Informationen und rühmten sich ihrer Objektivität. Die Kenntnisse der Redakteurinnen mußten mit der Spezialisierung der Produkte mithalten: Die Artikel über Schönheit in den Zeitschriften drifteten in Richtung Wissenschaftsjournalismus ab.

Und die Leserinnen machten mit. Angesichts des Erfolgs dieser Rubriken wurde das Verhältnis zwischen Redakteurinnen und Inserenten immer enger. Nichts war zu schön und zu teuer, um Journalistinnen für die Wirkung der Produkte zu gewinnen und sie davon zu überzeugen. Reisen und Geschenke gehörten zur Präsentation jedes neuen Produkts, doch Vorsicht, es drohten Vergeltungsmaßnahmen, falls dieses nicht im Sinne des Inserenten herausgestellt wurde. Ein solches Spielchen »Eine Hand wäscht die andere« ließ allmählich Zweifel an der Ehrlichkeit der Presse aufkommen und trug zu ihrem Verlust an Glaubwürdigkeit bei. Zumal sich die Titel äußerst rasant vermehrten. Gegen Ende der achtziger Jahre befaßten sich über zwanzig Zeitschriften – darunter zwei professionelle, *Women's Wear Daily* in den Vereinigten Staaten und *Cosmetic News* in Europa – mit Schönheit, doch waren die Artikel oft nichts weiter als eine lange und langweilige Auflistung von Produkten. Wie konnte man das abstellen?

Die Schockwelle kam aus den Vereinigten Staaten. Sie hieß *Allure*. Die erste amerikanische Zeitschrift, die sich ausschließlich der Schönheit widmete, wurde 1991 von Condé Nast herausgegeben. Chefredakteurin Linda Wells schlug einen völlig neuen Kurs ein, und seit der ersten Nummer gab die Zeitschrift den Ton an: Sie verwunderte, verführte, provozierte. Keß und praktisch, ungeschminkt und glamourös zugleich, schrieb und zeigte sie unverblümt, daß Rothaarige in Rosa vulgär aussehen, daß Teintgrundierung Falten sichtbar macht, und scheute sich auch nicht, Geschmacksverirrungen von kleinen und großen Schauspielerinnen in flagranti anzuprangern. Jeder Text beruhte auf gründlicher, journalistischer Recherche, wurde im Reportagestil illustriert und räumte dem Trend zum Thema »People«, welches das ausgehende 20. Jahrhundert so sehr bewegte, einen gewichtigen Platz ein. Zehn Jahre nach ihrem ersten Erscheinen ist *Allure* gemäßigter geworden, doch sie hat nichts von ihrem Biß verloren, der zum Beispiel der französischen Presse auf der Suche nach Realismus die Richtung gewiesen hat.

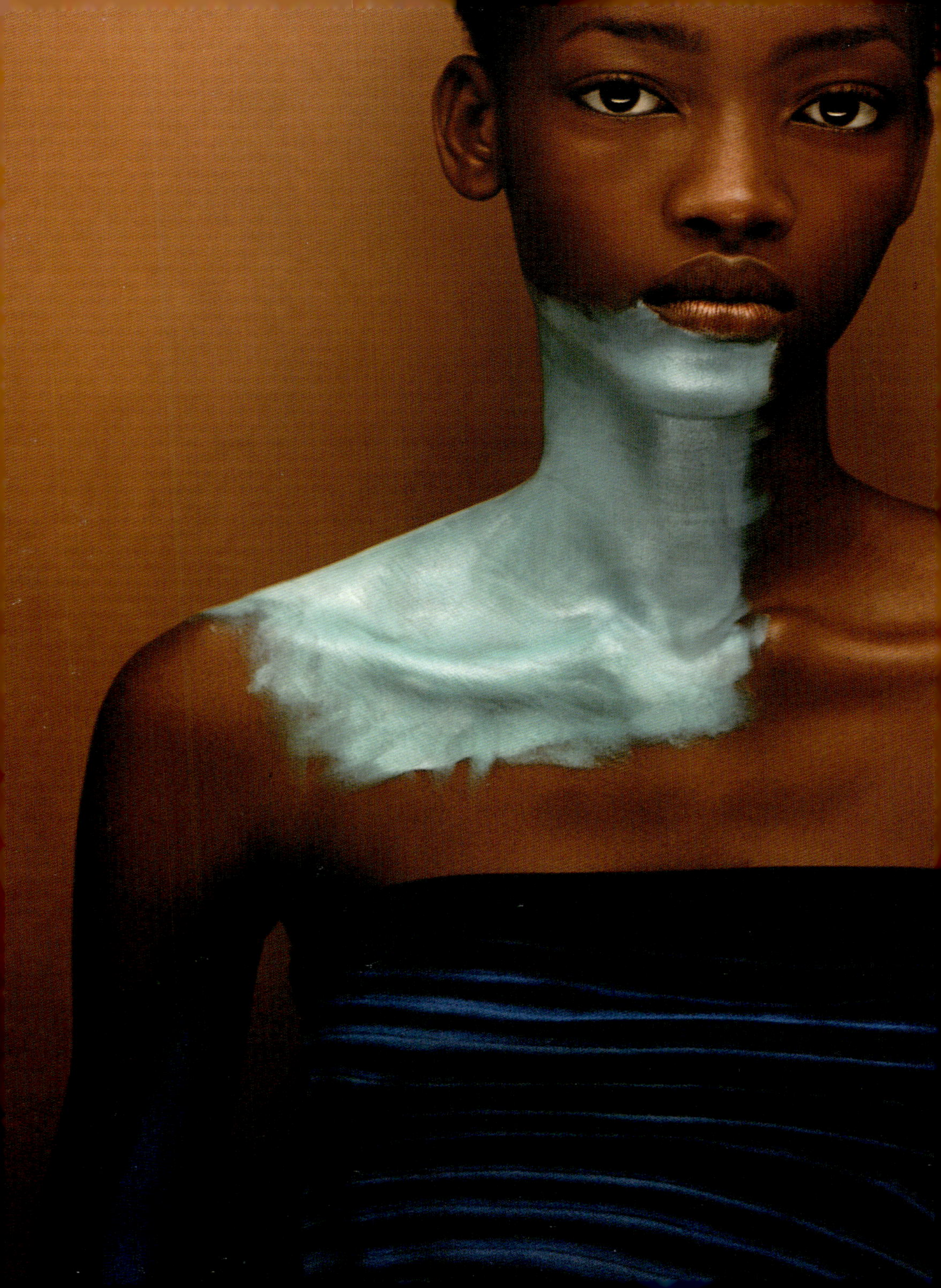

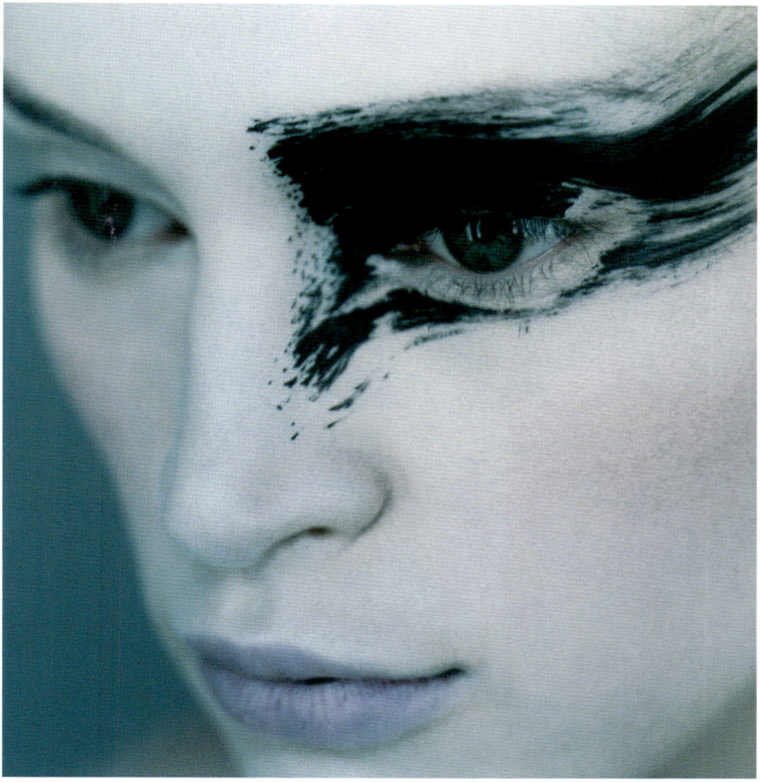

Augengraphik in der französischen *Vogue*, 1997: jenseits ausgetretener Pfade, auf der Suche nach einer neuen Sprache; zwischen Experiment und Orientierung an fremden Kulturen. Make-up von Topolino, photographiert von Éric Traoré.

Mit der Krise der neunziger Jahre kam auch die Schönheitspresse in eine echte Identitätskrise, denn Rentabilität rangierte vor Phantasie. Schönheit ist nicht mehr zum Träumen, sondern zum Konsumieren da. Englischsprachige Neuerscheinungen wie *Dutch*, *I.D.*, *Wallpaper*, *Frank* versuchen, die Sprache der Schönheit neu zu erfinden, indem sie eine bereits konventionelle Marginalität geltend machen.

CATHERINE JAZDZEWSKI

Das Magazin *Surface*: Den verfremdenden Effekten im Studio folgen die Produkte und der Markt. Photographie von Torkil Gudnason.

Schönheit

Parfüms

Schönheit

Parfüms

Die Anfänge einer regelrechten Kunst der Parfümerie gehen auf die Zeit im 19. Jahrhundert zurück, als in Frankreich gerade das Seconde Empire, das zweite Kaiserreich unter Napoleon III., 1852 bis 1870, zu Ende ging. Dank der Entdeckungen auf dem Gebiet der Chemie und mittels neuester Techniken konnte man von nun an mehr oder weniger mühelos Essenzen destillieren, olfaktorische Moleküle isolieren oder künstlich erzeugen und aromatische Essenzen auf synthetischem Wege herstellen. Fabriken entstanden, vor allem in der Schweiz, aber Grasse, wo die Mehrzahl der pflanzlichen Ausgangsstoffe hergestellt wurde, blieb nach wie vor das bedeutendste Zentrum für diesen Industriezweig. 1898 eröffnete Antoine Chiris hier die erste große Fabrik, in der die modernen Extraktionstechniken zur Anwendung kamen. Abgesehen vom Kölnisch Wasser, das in Deutschland hergestellt wurde, waren Houbigant, L. T. Piver, Lubin, Roger & Gallet, Guerlain in Frankreich, Floris, Penhaligon's, Geo F. Trumper in England und seit 1886 Avon in den USA die namhaften Parfümeure in diesem großen Universum der Gerüche, das sich insgesamt um sechs Duftnoten drehte: Rose, Jasmin, Orangenblüte, Veilchen, Tuberose und Cassie. Die moralischen und hygienischen Vorstellungen der Epoche hatten Moschus und Amber verbannt, die im 18. Jahrhundert überaus beliebt gewesen waren, und ließen nur leichte Blumendüfte zu. Oft zum Bukett komponiert, trug man sie nicht direkt auf der Haut, sondern tränkte das Taschentuch damit, den Schal, die Handschuhe oder das Briefpapier. Das *Eau impériale*, das Guerlain 1853 für Kaiserin Eugénie kreierte, und die verschiedenen Duftnoten von Penhaligon's sind die letzten Beispiele dafür, die auch heute noch zu riechen sind.

***Eau impériale*, Guerlain, 1853.** Der Flakon wurde entworfen für Kaiserin Eugénie, Gemahlin Napoleons III. Geschmückt mit Bienen als dem napoleonischen, kaiserlichen Symbol, erinnert er im oberen Teil an die Vendôme-Säule in Paris, die Napoleon I. errichten ließ.

***Hammam Bouquet*, Penhaligon's, 1872.** Europas Exotismus im 19. Jahrhundert.

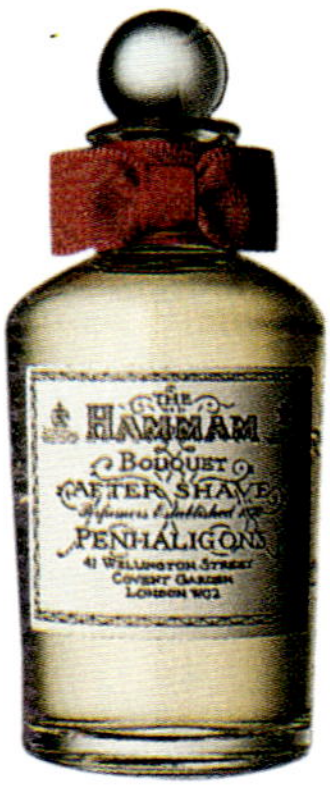

Die Chemie erweiterte den Bereich der kreativen Möglichkeiten ins schier Grenzenlose. Es ging nun nicht mehr darum, natürliche Essenzen zusammenzustellen, sondern ausgehend von einer Komposition komplexer Düfte, die miteinander harmonierten, sich in einer klaren

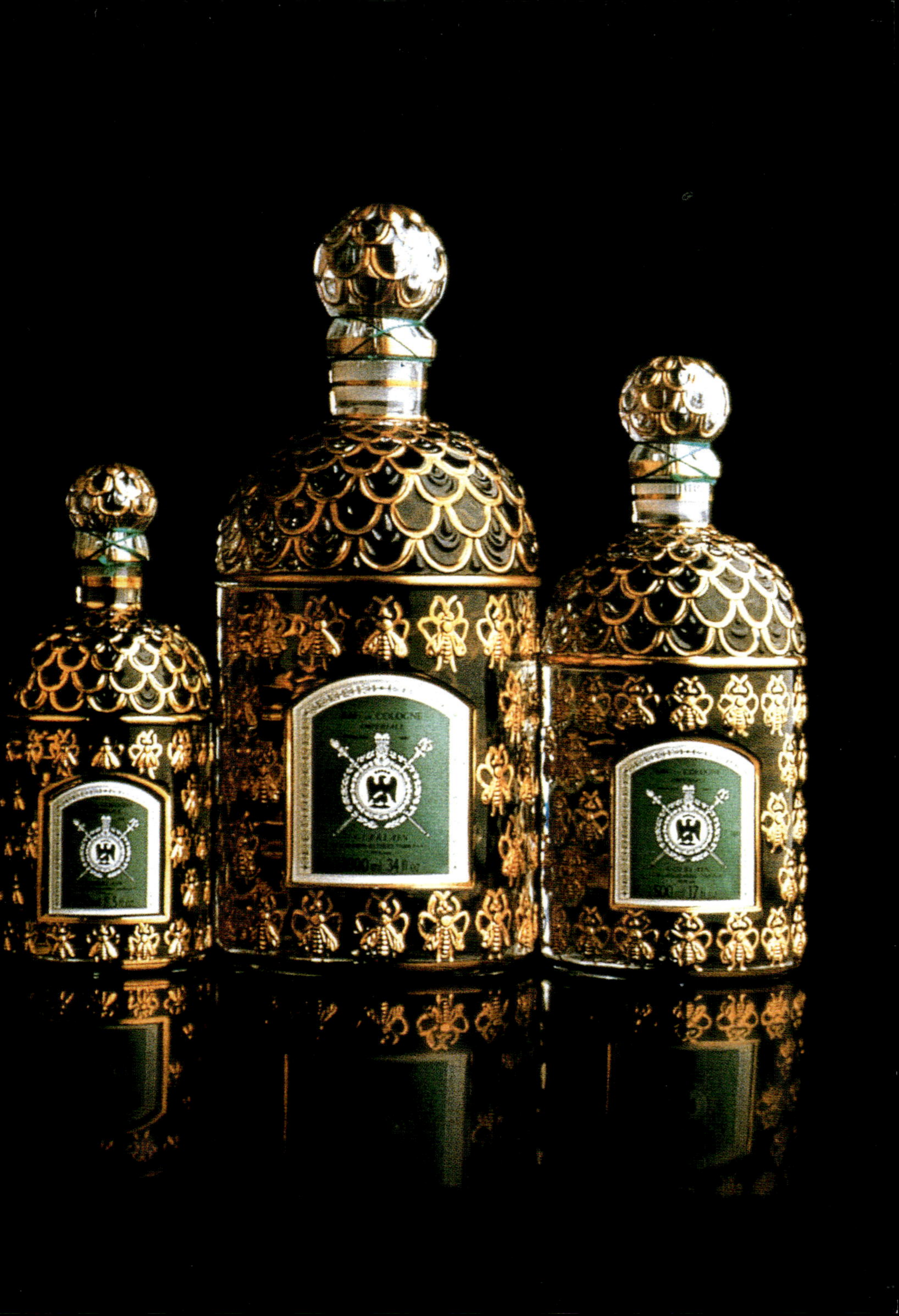

Ordnung gegenseitig erhöhten oder abschwächten, neue Düfte oder olfaktorische Akkorde zu kreieren, die ganz der Vorstellung entsprangen und nichts mehr mit den lebhaften Düften zu tun hatten, die die Natur verströmte. Vom Handwerker wurde der Parfümeur zum Schöpfer, nach dem Vorbild des irritierenden Jean Des Esseintes, dem Romanhelden von Joris-Karl Huysmans, Demiurg in einer so faszinierenden wie unfaßbaren und flüchtigen Welt.

Wie Paul Morand schrieb: »Im Jahr 1900 glaubt man an die Wissenschaft, an die Maschine, den Fortschritt, den Sozialismus, die Photographie und den unerschöpflichen Reichtum des Planeten.« Aber erst das Jahr 1905 sollte wirklich den Beginn des 20. Jahrhunderts bringen, den Eintritt in die Welt der Moderne. Unter anderem ist es das Jahr, in dem Colette sich ihre langen Zöpfe abschneidet, in dem zum ersten Mal eine Frau, die Österreicherin Bertha von Suttner, den Friedensnobelpreis erhält, in dem sich »das Recht, alles zu wagen«, wie Gauguin es nennt, nach und nach in den Köpfen durchsetzt. Ein spießbürgerliches Publikum bezeichnet Matisse, Derain, Vlaminck, van Dongen als »Fauves«, und beim *Salon d'Automne* kommt es zum Skandal.

Auf dem Gebiet des Parfümeriewesens tut sich eine Persönlichkeit hervor: François Coty, der in eben diesem Jahr *L'Origan* herausbringt und mit diesem Parfüm den von Houbigant und Guerlain eingeleiteten Wandel virtuos bestätigt und fortführt. François Coty war ein genialer Autodidakt und ehrgeiziger Visionär. Léon Chiris, Eigentümer der bedeutendsten Fabrik von Grasse und Sohn von Antoine Chiris, hatte ihn ins Parfümeriewesen eingeführt. Doch er war nicht nur ein talentierter Parfümeur, sondern, wie er sich selbst auf seiner Visitenkarte gern titulierte, auch »Künstler, Industrieller, Techniker, Ökonom, Bankier, Soziologe«, ein Mann der vielen Talente, der im Gefolge von *L'Origan* kühn neue Weg beschreiten und dem Parfümeriewesen eine Struktur und einen Impuls geben sollte, die ihm noch fehlten. Im schlichten Flakon aus leichtem Kristallglas von Baccarat präsentiert, ist *L'Origan* eine zugleich blumige und würzige Komposition, wo in einer Harmonie aus kräftigen Blumenaromen die Nelke im Zusammenklang mit einer grünen Note vorherrschend ist. Es ist damit, wie einer der großen Parfümeure unserer Zeit, Edmond Roudnitska, sagt, »das erste wilde Parfüm des Jahrhunderts«, das am Anfang der großen Parfümerie steht, weil es nicht mehr versuchte, die Natur nachzuahmen, sondern vielmehr, aus den verschiedenen Bestandteilen einen völlig neuen, gleichsam abstrakten Duft zu kreieren. Es war sofort ein durchschlagender Erfolg, und

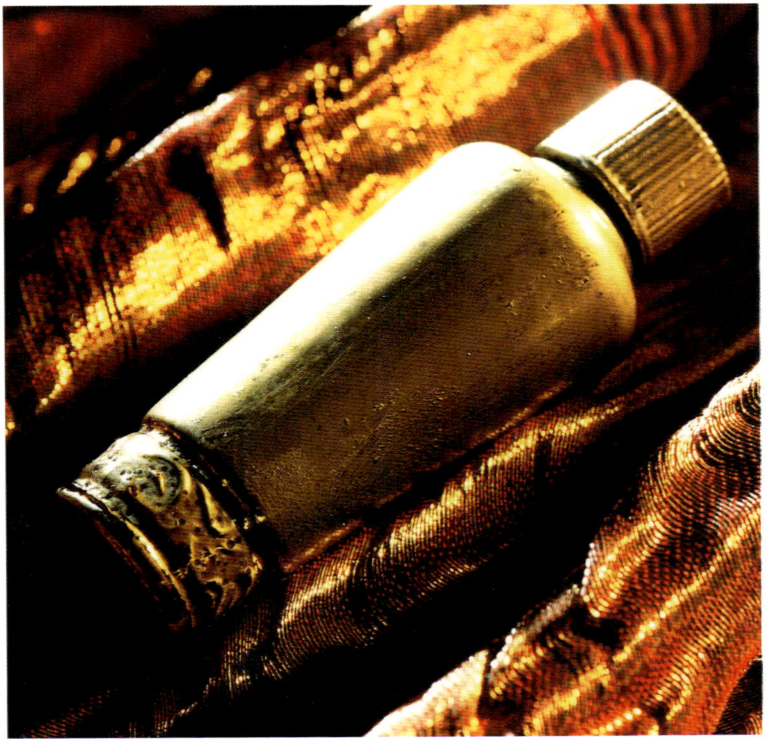

L'Origan, **François Coty, 1905.** Wie die Malerei der Fauves, der »Wilden«, provoziert der Duft von *L'Origan* – und wird ausgiebig nachgeahmt.

Roudnitska erzählt, wie er als ganz junger Mann, noch als Assistent, eine Woche nach der Präsentation des Parfüms an einem Premierenabend in die Oper kam und der Opernsaal ganz von diesem Duft erfüllt war.

Mit außergewöhnlichem Geschäftssinn und enormem Gespür begabt, begriff Coty sehr schnell, daß die Parfümerie über den kleinen Kreis der Reichen und Schönen hinausgehen und auch das aufstrebende mittlere und Kleinbürgertum erreichen mußte. Dazu mußte die Produktpalette differenziert werden und neue Herstellungstechniken zur Anwendung gebracht werden, man mußte neue Methoden von Präsentation, Werbung, Verkauf und Vertrieb ersinnen. Doch auch als Unternehmer blieb Coty Ästhet und versuchte, erstklassige Qualität zum günstigsten Preis zu bieten. Ganz im Trend seiner Zeit, sollte er die Möglichkeiten, die sich durch die Entwicklung der graphischen und dekorativen Künste boten, voll und ganz ausschöpfen.

Während die Flakons der übrigen Parfümeure sich am Vorbild des Apothekerfläschchens orientierten und dadurch sehr klassisch und ziemlich stereotyp wirkten, war Coty der erste, der eine Beziehung zwischen Flakon und Rausch herstellte. Für ihn mußte ein Parfüm »für das Auge genauso anziehend sein wie für die Nase, da man es mindestens ebenso sehr betrachtet wie riecht«. Schon 1908 konnte er den Juwelier Lalique überzeugen, die Flakons für ihn zu entwerfen. Lalique, dessen phantastische Email-Schmuckstücke damals von allen getragen wurden, die in Europas Damenwelt Rang und Namen hatten, darunter die Darstellerin Sarah Bernhardt, für die er phantastischen Bühnenschmuck entwarf, fühlte sich von Arbeiten in Glas ebenso fasziniert. Angeregt von Cotys Anfrage, entwickelte dieser Juwelier des minutiös gearbeiteten Einzelstücks in kürzester Zeit das Halbkristallglas, als Material leichter und weniger aufwendig als das schwere Baccarat-Glas, sowie die dazugehörigen neuen Patente für Guß, Pressung und Bläserei des Glases. Zum ersten Mal wurden so in fast industrieller Weise Serienstücke gefertigt, denen die kunsthandwerkliche Endverarbeitung die Einmaligkeit und Kostbarkeit eines Kunstwerks verlieh.

Lalique. Mit dieser Vignette aus Glas begann 1908 die Zusammenarbeit zwischen Lalique und Coty, die oft stürmisch und immer fruchtbar war (*L'Effleurt*).

1909 entstand das Parfüm *Cyclamen*, und mit dem dazugehörigen Flakon mit Libellenmotiv nahm eine dauerhafte und fruchtbare Zusammenarbeit ihren Anfang, die von Etiketten bis zu Ladenschildern, von der Puderdose bis zur Schaufensterdekoration reichte und 1913 in Laliques erster architektonischer Arbeit kulminieren sollte, für das Haus Coty in New York. Fensterscheiben und Glaswände waren aus Preßglas und mit Mohnblumenmotiven verziert, und man kann sie noch heute an der Fassade des Kaufhauses Bendel bewundern. Die Verpackungen, gedruckt und graviert von dem Kunstdrucker Draeger, waren mindestens ebenso luxuriös: Karton mit Prägedruck, der Fischhaut, Stickerei oder Meißener Porzellan nachahmte, mit Feingold abgesetzt und mit Seide oder Satin ausgeschlagen, die von Karmesinrot bis Zartrosa sämtliche Tönungen und Schattierungen des Fleisches wiedergaben.

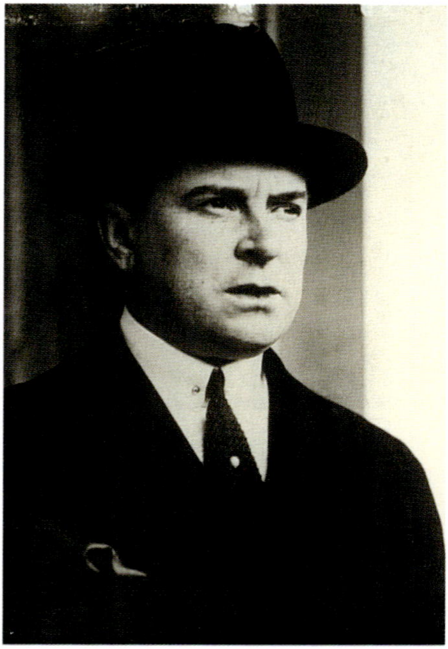

François Coty. Er war einfach ein Genie – das war die Meinung von allen, die ihn kannten.

Die gleiche Sorgfalt wurde auf die Derivate und die kosmetischen Produkte verwandt, die wesentlich weniger teuer waren und sich daher besser verkaufen ließen. Nach dem Vorbild der berühmten runden Puderdose aus vergoldetem Karton, verziert mit kleinen weißen und goldenen Quasten, wurden Eau de Cologne,

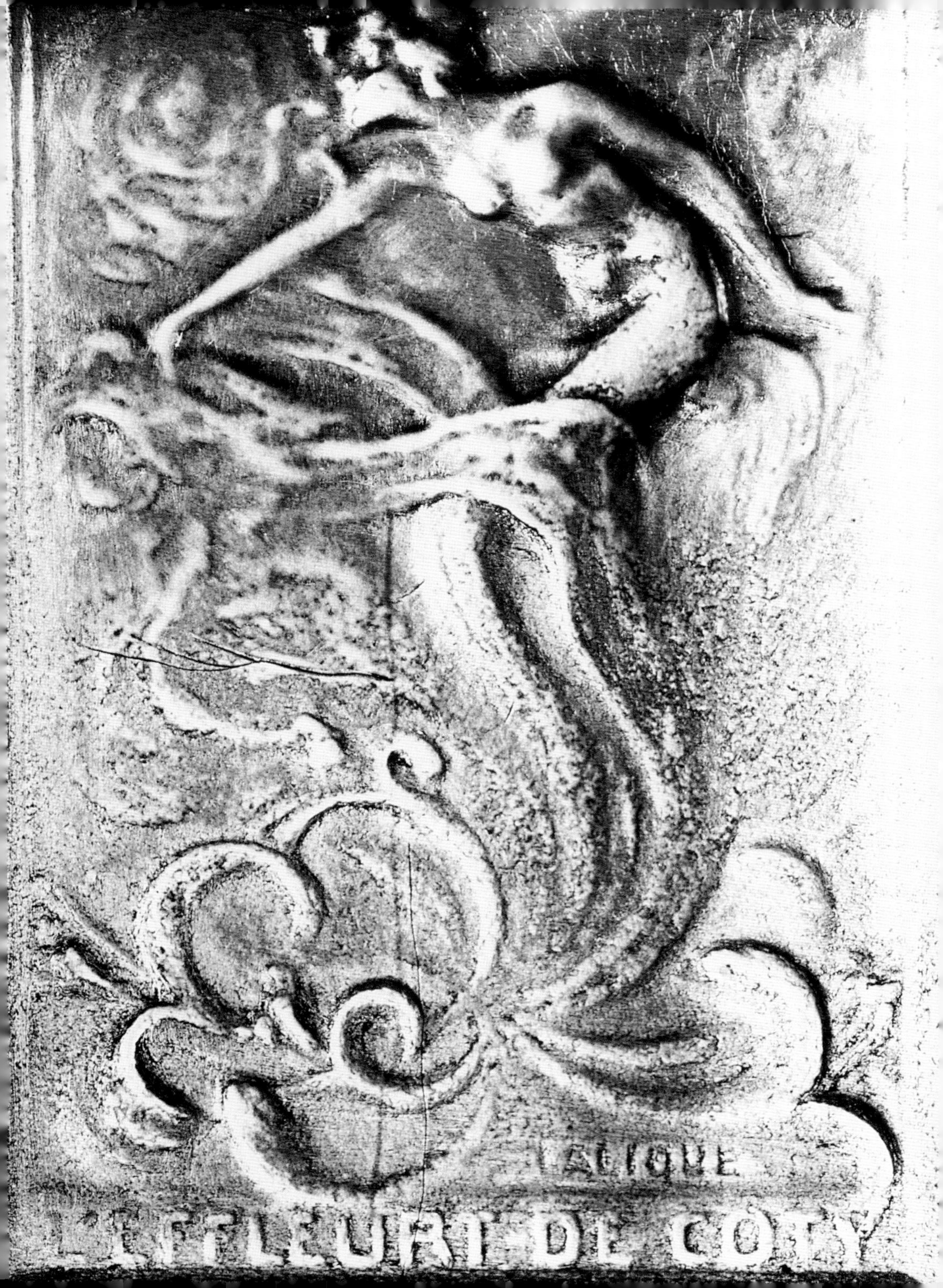
LALIQUE
L'EFFLEURT DE COTY

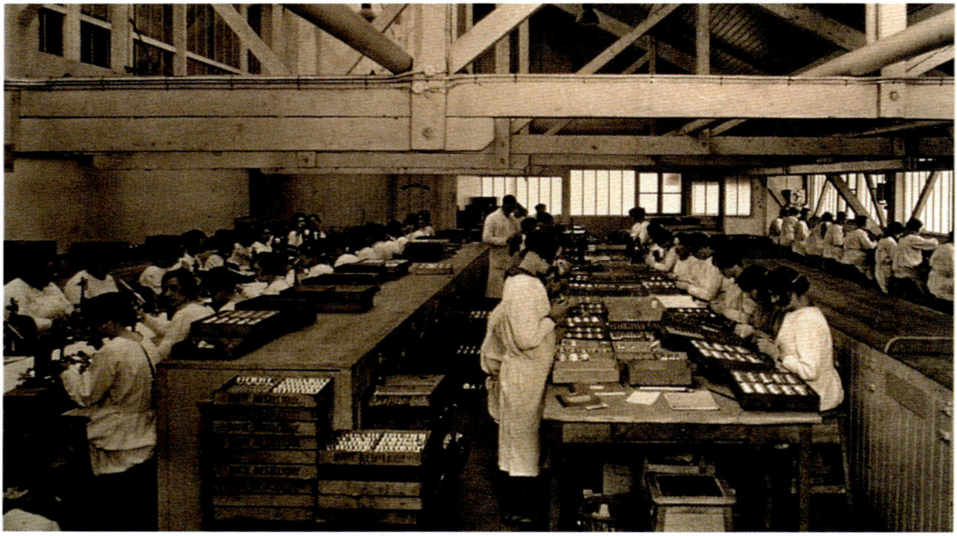

Fabrik Coty.
Ausgehend von der »Stadt der Parfüms« in Suresnes, weitete Coty sein Imperium auf die ganze Welt aus.

Körperpuder, Seifen, Badesalze, Brillantine, Lotionen, Puder, Lippenstifte und Rouge luxuriös präsentiert und mit den Duftnoten des Hauses versetzt, was diese und den Traum, den sie in sich schließen, für alle Frauen zugänglich machte. Pionier und Taktiker mit sicherem Gespür, entwickelte Coty völlig neue Verkaufsstrategien, um die Aufmerksamkeit der Kunden anzuziehen: Probefläschchen, Geschenkkartons, vielerlei und ständig neu ersonnene Arten der Verpackung, exklusive Schaufenster, elegante Ständer. Detaillierte Anweisungen und Ratschläge sollten Repräsentanten und Verkäufer mobilisieren, während die Werbetexte das Imaginäre ansprachen und durch die Identifikation mit dem angepriesenen Produkt die Kauflust der Frauen stimulierten. Sogleich auf den internationalen Markt hin orientiert, eröffnete Coty schon 1910 eine Filiale in Moskau, 1913 gründete er dann in New York die Coty Incorporated, und er etablierte Niederlassungen und Vertriebsgesellschaften in Europa und in Lateinamerika. Nichts sollte dem Zufall überlassen bleiben, und in den fünfzehn Jahren seines fulminanten Erfolgs ist es Coty gelungen, sich auf einem noch unerschlossenen Markt eine beherrschende Stellung zu sichern und das erste Wirtschaftsimperium im Bereich der Parfümeriewaren zu begründen. Wie ein leuchtender Meteor hat Coty die Geschichte der Düfte durchquert, doch haben seine Duftkreationen keine Spur hinterlassen. Davon, was man in jenen Jahren roch, können uns heute nur noch *Narcisse Noir* und *N'aimez que moi* von Caron, *L'Heure bleue* und *Mitsouko* von Guerlain einen Begriff geben.

Im Jahr 1904 eröffnete Ernest Daltroff die kleine Parfümerie Caron. Daltroff, ein reicher und kultivierter Bourgeois, war ebenfalls kein ausgebildeter Chemiker. Für ihn war die Parfümerie allerdings eine Berufung, da er schon von Kind an einen so ausgeprägten Geruchssinn besaß, daß sich seinem Gedächtnis vor allen anderen Eindrücken zuerst die Gerüche einprägten. Er war ein großer Reisender und konnte daher auf einen reichen Fundus an olfaktorischen Erinnerungen zurückgreifen, der sich mit anderen Entdeckungen und Eindrücken jeder Art mischte. In seinem kleinen Labor in Asnières, aus dem bald eine eigenständige Fabrik werden sollte, wirkte er wie ein Künstler und entwarf in seiner legendären blauen Schürze und mit der alten Schirmmütze auf dem Kopf viele der wunderbarsten Kreationen des Jahrhunderts. Von allen großen Parfümeuren seiner Zeit war Daltroff mit Sicherheit der subtilste,

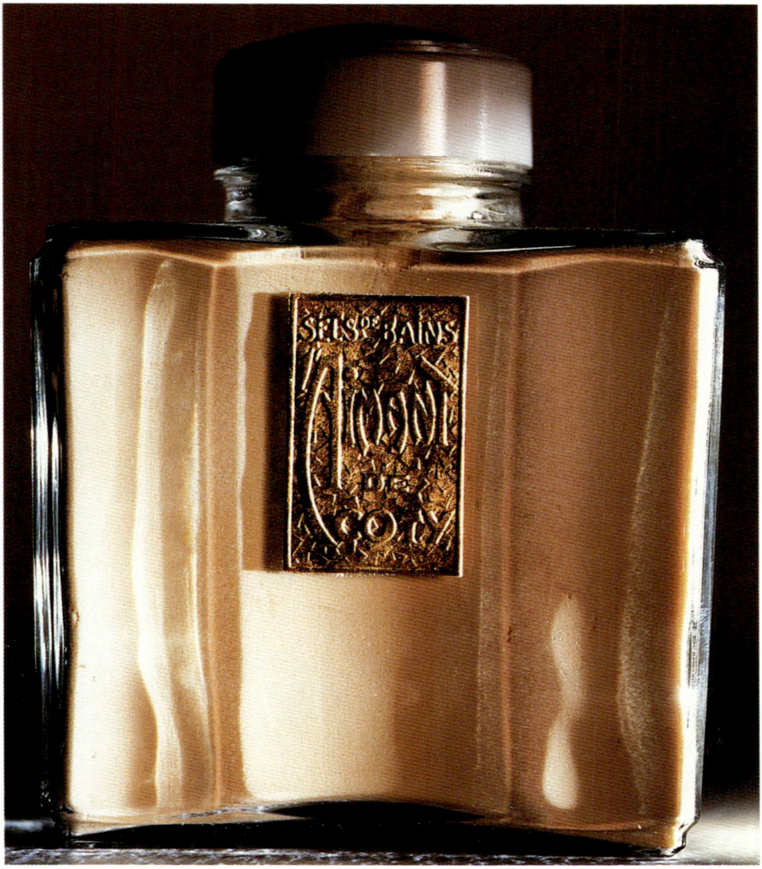

***L'Aimant*, Badesalz von François Coty**. Als erster entwickelte Coty ergänzende Produkte auf der Basis des Parfüms.

Folgende Seiten: **Flakons von Baccarat.** Zwischen 1897 und 1907 stieg die tägliche Produktion der Flakons bei Baccarat von 150 auf 4 000 Stück. Die großen Parfümeure und Couturiers wandten sich an Baccarat, um ihren kostbaren Essenzen Behältnisse aus Kristall zu geben.

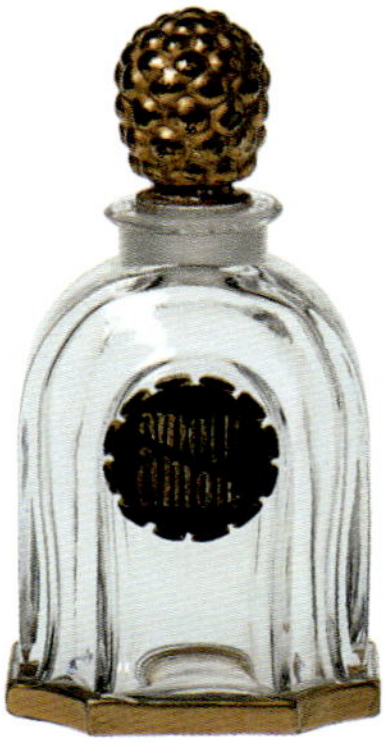

Patou, *Amour Amour,* 1925.

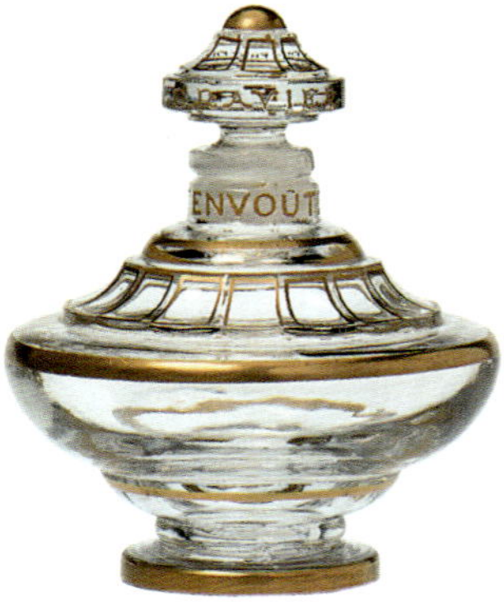

Alphonse Gravier, *L'Envoûtement,* 1925.

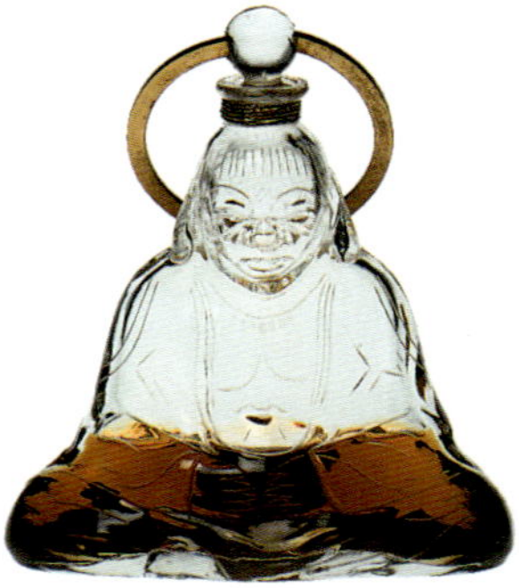

Houbigant, *Subtilité,* 1919.

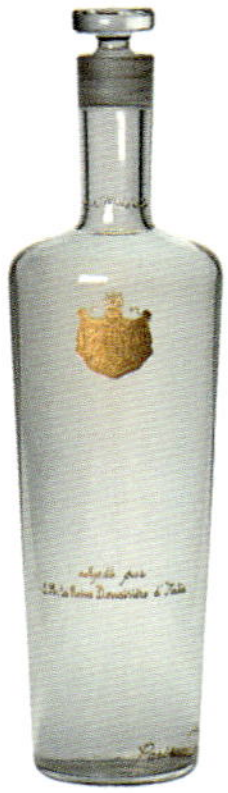

Coty, *Adopté par la reine douairière d'Italie,* 1909.

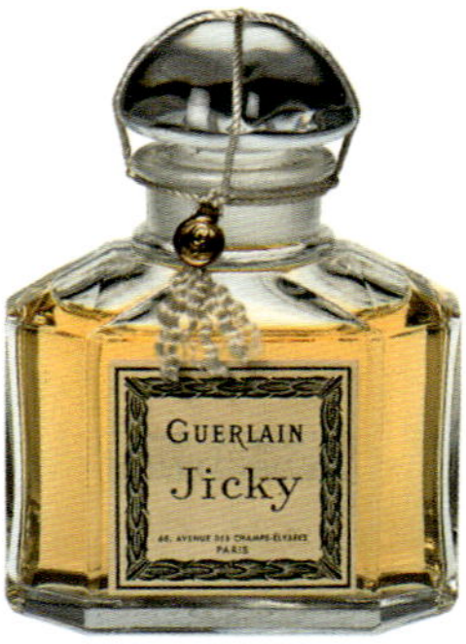

Guerlain, *Jicky,* 1947.

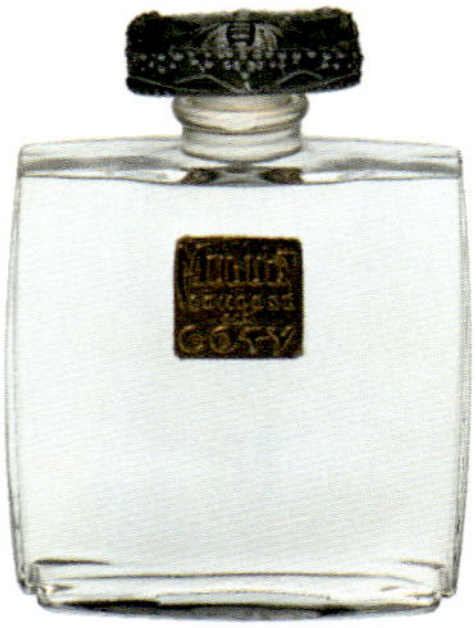

Coty, *Muguet,* 1916.

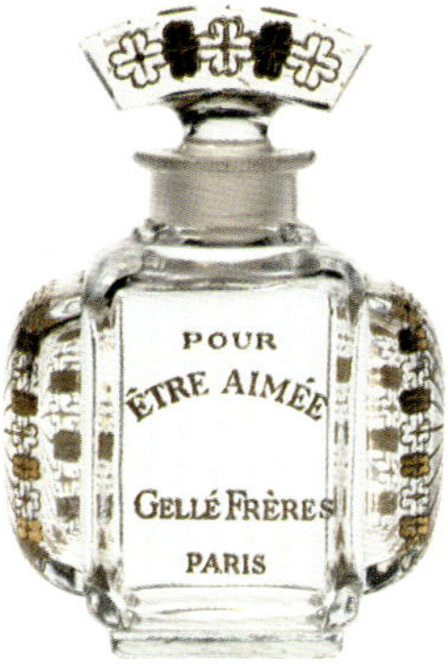

Gellée Frères, *Pour être aimée*, 1911.

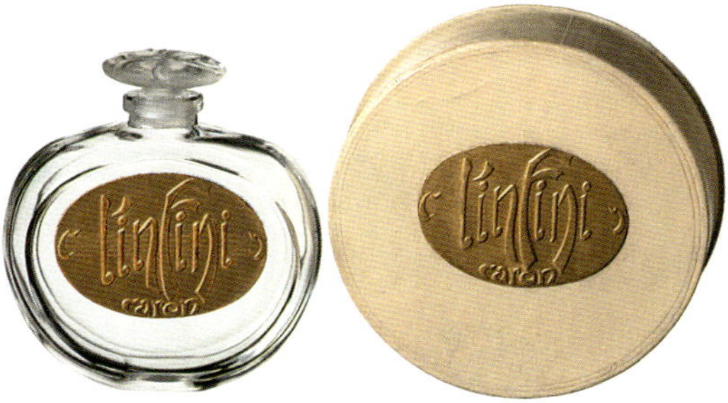

Caron, *L'Infini*, 1925.

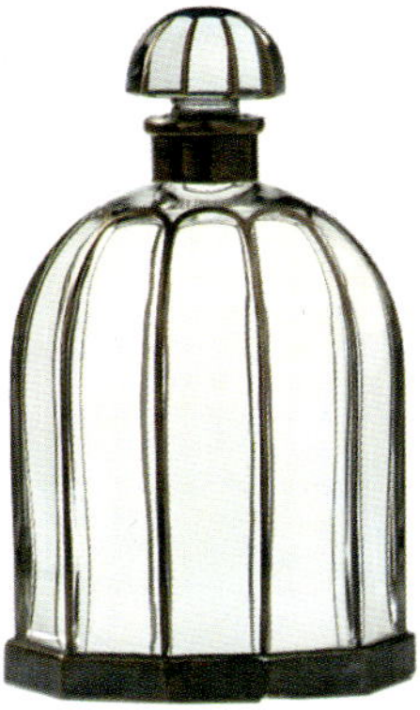

Parfise, 1925.

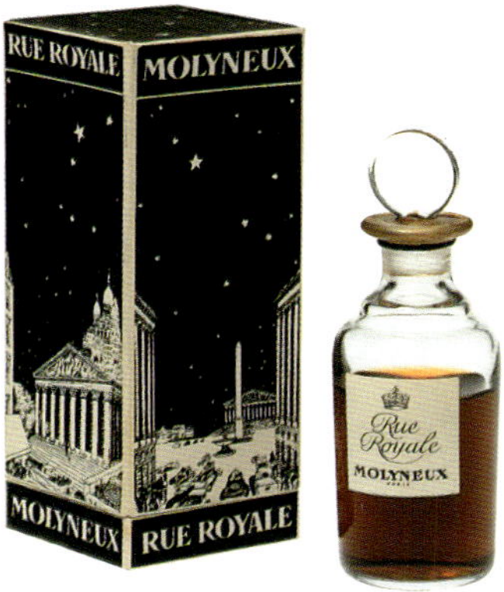

Molyneux, *Rue Royale*, 1940.

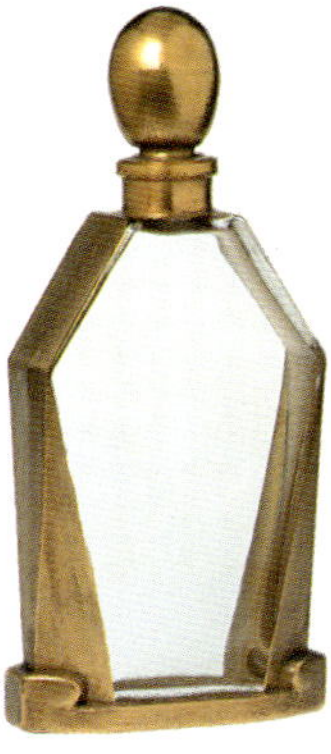

L. T. Piver, *Gao*, 1925-1927.

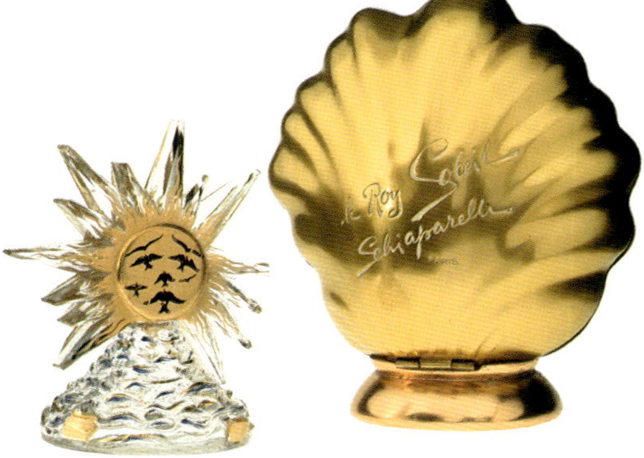

Schiaparelli, *Le Roy Soleil*, 1945.

derjenige, der sich in seiner Arbeitsweise am meisten dem Maler oder dem Komponisten annäherte. Nach einigen schnell wieder vergessenen ersten Versuchen entstand 1911 *Narcisse noir*, ein üppiges Blumenbukett mit Orangenblüte als dominanter Note. Dieses sinnliche und warme Parfüm eroberte Amerika, wohin Daltroff mit Unterstützung seiner Frau und Geschäftspartnerin Félicie Vanpouille seine Verkaufsanstrengungen konzentrierte und wo er, genau wie Coty, bald und über lange Zeit als Symbolfigur für die französische Parfümherstellung galt. 1950 erwies ihm Hollywood eine hinreißende Hommage: In Billy Wilders *Sunset Boulevard* nimmt Gloria Swanson das runde, von einer schwarzen Blume verschlossene Baccarat-Fläschchen dieses Parfüms in die Hand und spricht den Namen des Parfüms mit schmachtendem Gesichtsausdruck aus. Auf *Narcisse Noir* folgte 1912 *L'Infini*, dessen würzige Duftnote mehr verwunderte als gefiel, 1916 dann *N'aimez que moi*. Dieser zarte Duft, der die kindliche Note von Veilchenbonbons mit den weiblichen Akzenten von Flieder, Iris und Amber mischte, kam mitten im Krieg heraus und wurde das Parfüm, das junge Soldaten auf Fronturlaub ihren Verlobten als Unterpfand der Treue schenkten. Eins nach dem anderen folgten Parfüms von Daltroff, die geschaffen wurden, wie man ein Konzert komponiert, wie man einen Roman schreibt, jedes von ihnen erzählte eine Geschichte voller Reminiszenzen und Anspielungen; es waren sensible Düfte, die mehr zur Seele als zum Körper sprachen, geradezu faßliche Gerüche, von ihrem eigenen Leben erfüllt, die man mit geschlossenen Augen einatmet oder wie ein Bilderbuch aufschlägt.

Gloria Swanson in Billy Wilders *Sunset Boulevard*, 1950.

Jacques Guerlain hingegen war eher der Typus des Wissenschaftlers. Lange ließ er, der Instinkt und Reflexion miteinander verband, seine Projekte ausreifen. Das 1906 entstandene *Après l'ondée* ist hierfür ein kostbares Beispiel. Es gibt den Geruch feuchten Grases auf so deutliche und zugleich so leichte Weise wieder, daß es noch siebenundsiebzig Jahre später bei Yves Saint Laurent als Fundament für das Rosenbukett von *Paris* wiederkehren wird. Verblüfft von der Originalität von *L'Origan*, griff Jacques Guerlain dessen orientalische und blumige Duftnoten auf, verfeinerte sie und frischte sie auf, um 1912 weniger eine Variation als ein eigenes Kunstwerk herauszubringen: das meisterhafte *L'Heure bleue* (»Die blaue Stunde«). Jacques Guerlain erzählte, wie er an einem Spätnachmittag im Sommer 1911 an der Seine spazierenging und wie ihn dort die Stimmung der Abenddämmerung überwältigte, in der sich die Atmosphäre

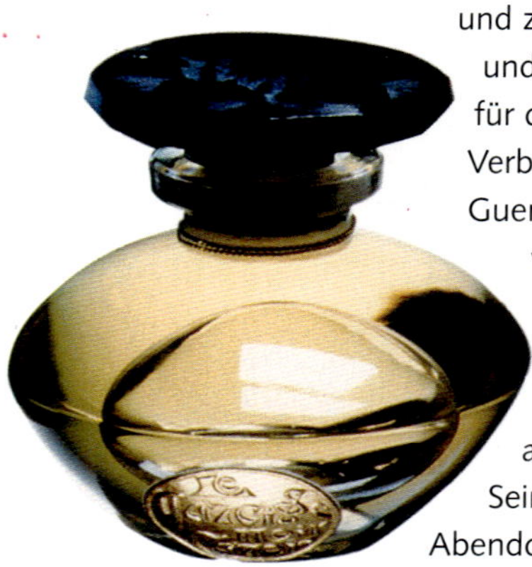

***Narcisse Noir*, Caron, 1912.** Dieses sinnliche und blumige Parfüm »lancierte« in den USA einen der ganz großen Meister der französischen Parfümerie und den Gründer des Hauses Caron, Ernest Daltroff.

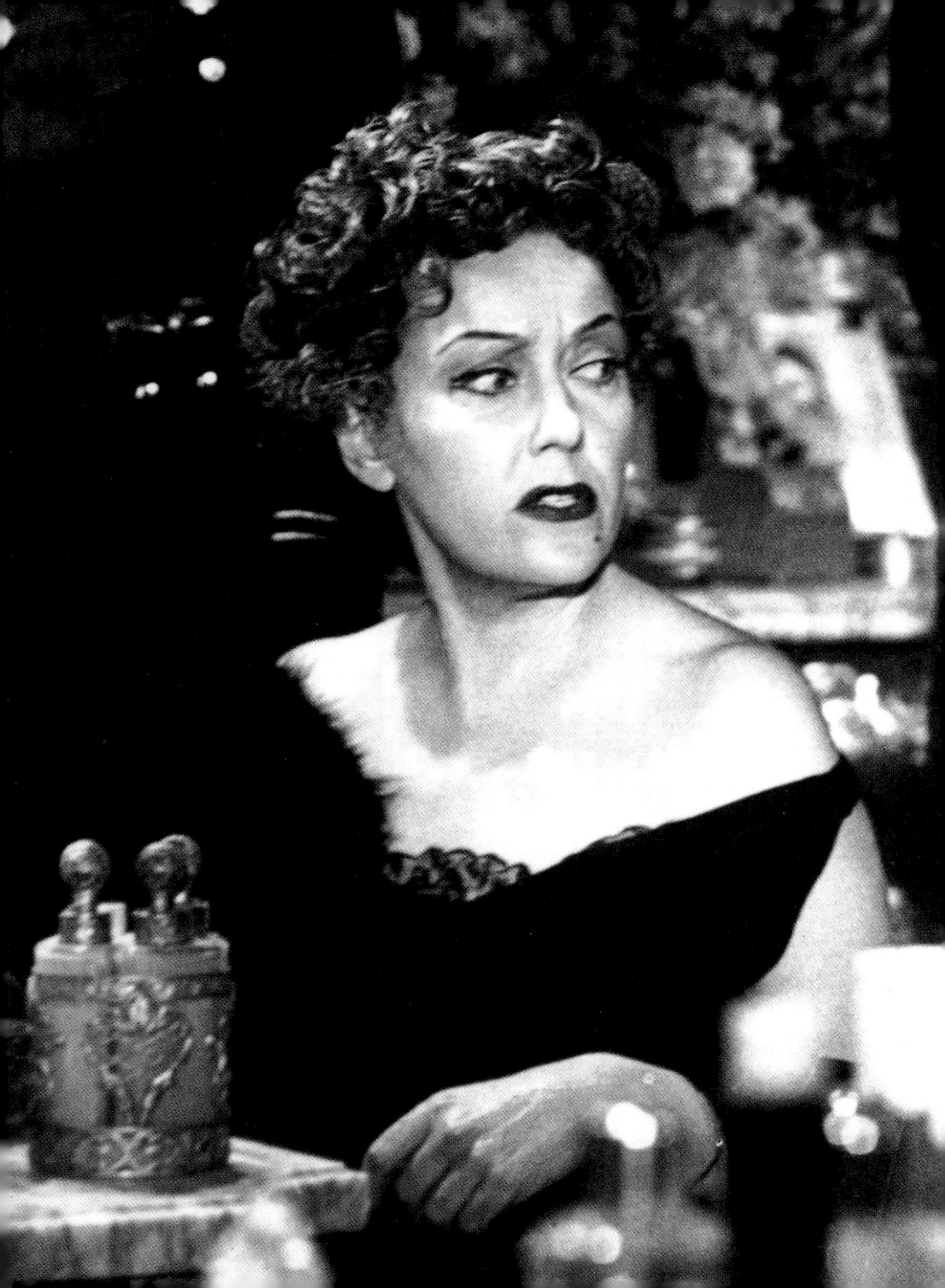

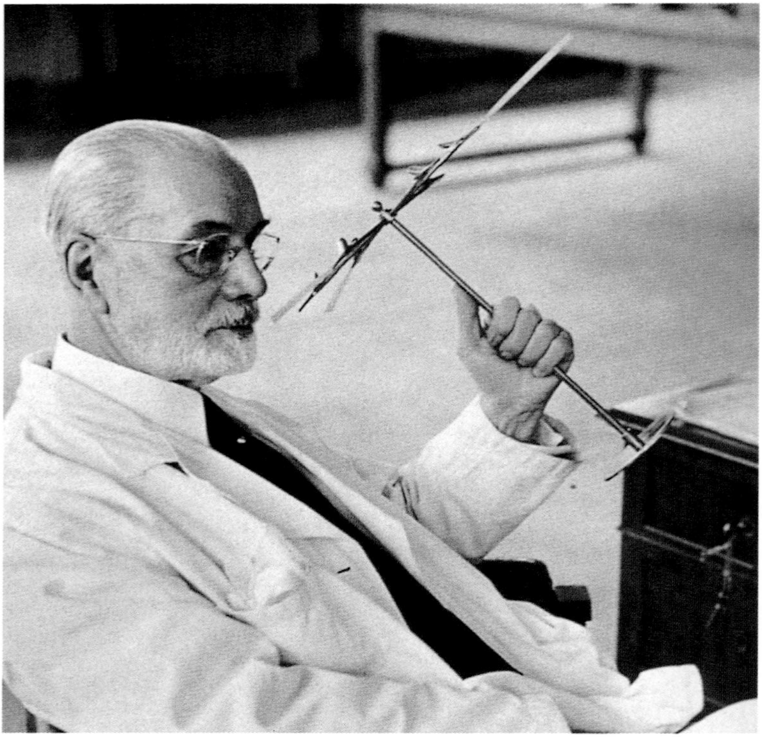

Jacques Guerlain, dem das Haus Guerlain seine größten Schöpfungen verdankt.

blau einzufärben pflegt. Diese so makellose Schönheit trug das in sich, was Gérard de Nerval »die schwarze Sonne der Melancholie« genannt hatte, ein vorweggenommenes Heimweh, die Wehmut einer für immer entschwindenden Zeit, einer Epoche. »Ich verspürte ein so intensives Gefühl, dem ich nur mit einem Parfüm Ausdruck geben konnte«, sagte Guerlain, der in seinen Aufzeichnungen den Zauber von *L'Heure bleue* so schilderte: »Die Sonne ist untergegangen, aber es ist noch nicht ganz dunkel. Die Zeit scheint stillzustehen. Im tiefblauen Licht tritt alles zusammen, die raschelnden Blätter, das rauschende Wasser, um eine Liebe, eine Freundschaft, eine unendliche Zärtlichkeit zum Ausdruck zu bringen. Nun endlich befindet sich der Mensch im Einklang mit der Natur; es ist der Hauch eines Augenblicks, der Hauch eines Parfüms.« Pudrig, samtig, zurückhaltend und sinnlich zugleich, entfaltet *L'Heure bleue* Tropfen für Tropfen die impressionistische Anmut eines Gemäldes von Monet.

***L'Heure bleue*, Guerlain**. Das Parfüm mutet in dem Baccarat-Flakon mit den sanft geschwungenen Formen an wie ein Gedicht. Der Flakon war 1912 einer der ersten Entwürfe von Raymond, dem Neffen von Jacques Guerlain.

Beim geschäftstüchtigen Coty jagten sich unterdessen die Neuigkeiten mit atemberaubender Geschwindigkeit, von seinen erbittertsten

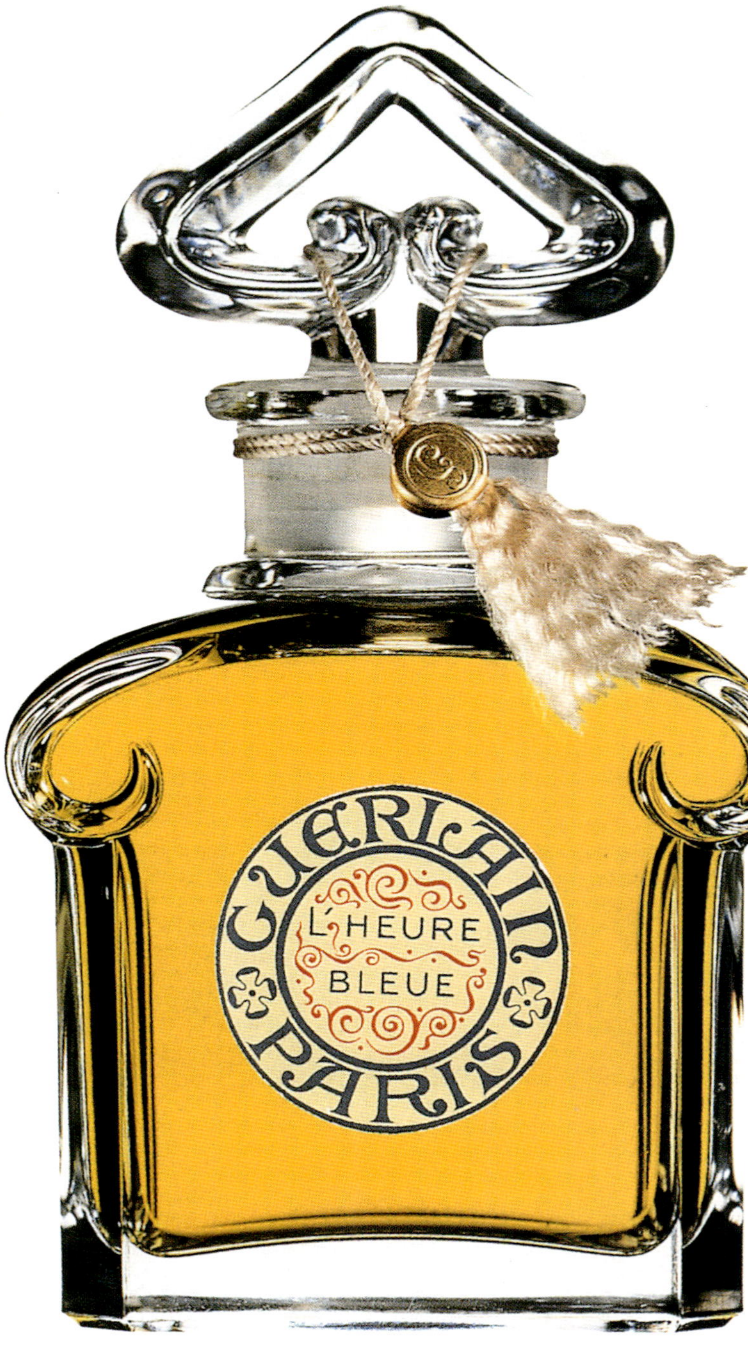
GUERLAIN
L'HEURE
BLEUE
PARIS

Konkurrenten erwartet und bewundert. Nach den zwanzig Parfüms, die er seit 1904 kreiert hatte, darunter *L'Or* von 1912, das mit dem Geruch von blondem Tabak harmonierte, wurde *Chypre* von 1917 noch einmal ein großes Ereignis. Sein zugleich pudriger und holziger Duft ist ein derart perfektes Zusammenspiel, daß sein Name zum Oberbegriff einer neuen und sehr fruchtbaren olfaktorischen Familie auf der Basis von Eichenmoos wurde. Die Belle Époque war endgültig vorbei, die Blumendüfte wirkten fade, die orientalischen zu matt. *Chypre* ist der Duft, der durch seine Kraft und seinen Charakter die Frauen der Nachkriegszeit verführte.

Jacques Guerlain, immer für die Strömungen seiner Zeit empfänglich, schöpfte das Potential von *Chypre* noch weiter aus, indem er ein Aldehyd mit Pfirsichduft zusetzte, außerdem eine Prise Pfeffer und Zimt. Noch ein Geniestreich, noch ein Meisterwerk: das geheimnisvolle *Mitsouko* sollte Männer wie Frauen betören. Chaplin übergoß sich damit, und Diaghilev besprühte damit überall, wohin er kam, Vorhänge und Tapeten, um sich immer wie bei sich zu Hause fühlen zu können. Der Name von Mitsouko, Heldin eines Melodrams von Claude Farrère um Liebe und Ehre vor dem Hintergrund des russisch-japanischen Krieges, brachte wie Madame Butterfly das Abendland ins Schwärmen, von Exotismus und Leidenschaft.

1919 war auch das Jahr, in dem Caron mit *Tabac blond*, einem Avantgarde-Parfüm mit vorwiegend maskuliner Note, zum Vorreiter wurde und die *garçonnes*, die knabenhaften Frauen der Epoche, hofierte, die frech das Boudoir mit dem Raucherzimmer vertauschten und vom Ende ihrer langen Zigarettenspitzen die Spiralen eines androgynen Zaubers aufsteigen ließen.

Mitsouko, **Guerlain**. Die Duftneuheit von 1919 hat mit ihrem Akkord aus Pfirsich und Eichenmoos die Zeiten überdauert.

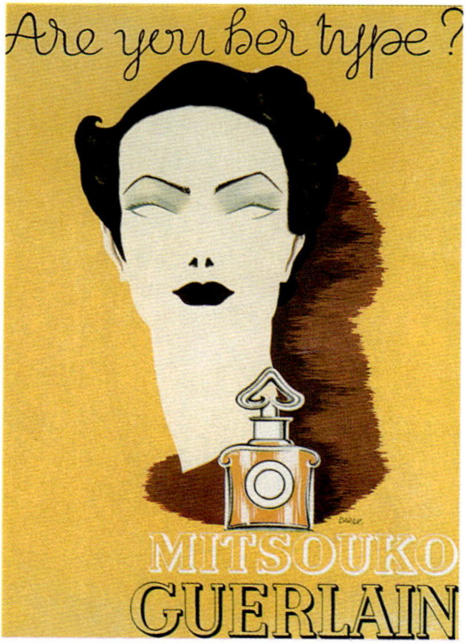

In der Nachkriegszeit gab man sich rauschhaftem Lebensgenuß hin. Frankreich gehörte zu den Siegern, aber auch die konformistische bürgerliche Gesellschaft der Belle Époque war endgültig aus dem Feld geschlagen. Von allen Seiten und in jeder Form ertönte der Ruf nach Freiheit. Frech, aggressiv und sarkastisch war die Nachkriegszeit, »gegen alle Systeme«, ganz wie das Manifest Dada von 1918 es verlangte. Die Welt war im Umbruch begriffen, in politischer, technischer, kultureller und sozialer Hinsicht. Mitten in diesem Wirbelsturm, der all diesen Bestrebungen eine bis dahin

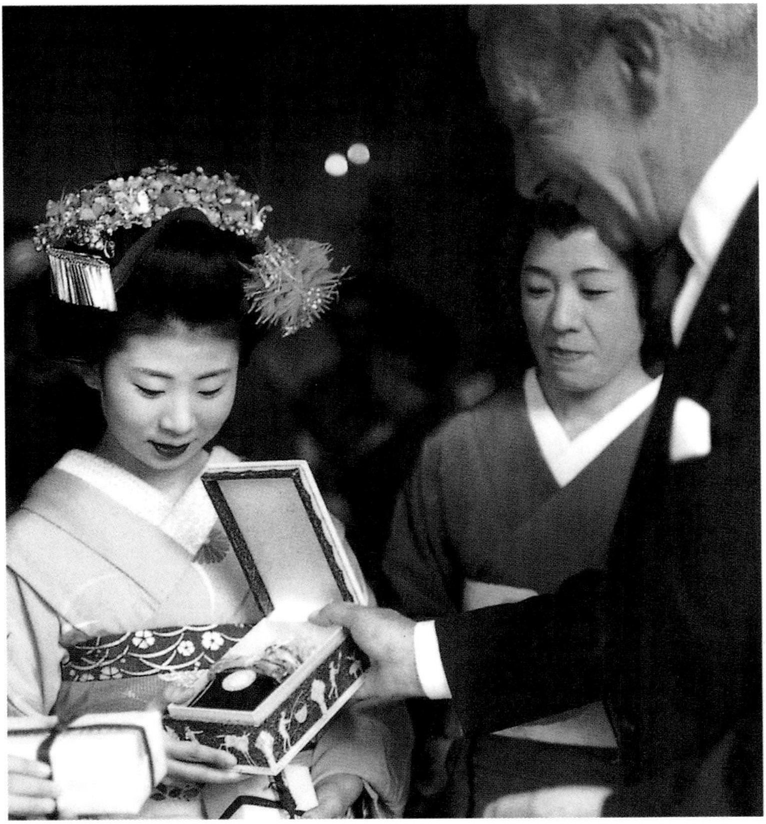

Raymond Guerlain 1962 in Tokio. Von ihm stammen die schönsten Flakon-Entwürfe des Hauses, von *L'Heure bleue* bis *Chamade*.

unbekannte, unerhörte Dynamik verlieh, vollzog die unaufhaltsame Emanzipation der Frau den radikalen Bruch mit einer Vergangenheit, von der man sich mit Freuden lossagte. Auf allen Gebieten zu bemerken, illustriert diesen neuen Stand der Dinge ein Parfüm mit dem lapidaren Namen *N° 5*. Ein Flakon so klarlinig wie ein Würfel, ein Etikett so schlicht wie ein Büroaufkleber, eine Schachtel so nüchtern wie eine Fabrikverpackung, eine Zahl anstelle eines Namens, keine Evokation oder Projektion seiner selbst auf den anderen, nichts, was einer Frau ein anderes Bild von sich vermitteln könnte, als das, was sie wirklich ist. Die Duftkomposition ist das Werk von Ernest Beaux, einer der großen »Nasen« der Epoche, und neben ihren achtzig Bestandteilen zeichnet sie sich vor allem durch eine Überdosis Aldehyd aus, die ihr eine bisher ungeahnte Verbreitung sichern wird. »Ein solches Parfüm ist noch nie gemacht worden«, sagte Coco Chanel, als sie im Labor darauf stieß. »Ein Frauenparfüm, das nach Frau riecht.« Vorbei die Zeiten, als man mit der Kleidung je nach Tageszeit und mondäner Verpflichtung auch das Parfüm wechselte.

Was Chanel hier zum Ausdruck bringt, ist – einmal abgesehen von ihren privilegierten Kundinnnen – die Realität der neuen Frau, deren Verpflichtungen nicht mehr mondäner Natur sind, sondern beruflicher und sozialer Art. Das Bild von der Frau als Porzellanpüppchen, als Blume oder als Kindfrau, naiv oder fatal, beschränkt auf Albernheiten und Kinkerlitzchen, wird abgelöst von dem, was Coco Chanel selbst verkörpert: Sie arbeitet, denkt und trifft Entscheidungen, wobei sie das Recht beansprucht, »in der Ausübung ihrer Funktionen« schön und anziehend zu sein, und sie behauptet, daß das durchaus im Einklang mit der Würde als Frau steht. Ebenso wie ein Chanel-Kostüm gemacht ist, um von morgens bis abends getragen zu werden, ist ihr Parfüm gedacht als gültige Entscheidung für einen ganz bestimmten Lebensstil. *N° 5*, die Glückszahl der »Grande Mademoiselle«, besiegelte einen Pakt zwischen Mode und Parfüm, zwischen Stil und Duft, der sich seither immer wieder erneuert hat. In den folgenden Jahren entwarf Ernest Beaux fast systematisch rund um das Ylang-Ylang, das Chanel so liebte, mehrere wunderbare Düfte, sehr persönlich und sehr eindringlich: *N° 22*, weniger schwer und etwas herber als *N° 5*, 1924 *Cuir de Russie*, ein wilder, dunkler, fast maskuliner Duft, und 1925 *Gardénia*, das einzige Parfüm, das wirklich die ganze fleischliche und süße Tiefe des Dufts wiedergibt, den sein natürliches Vorbild verströmt. Ihrer Zeit voraus, ohne Konzession an die jeweilige Mode, waren diese bemerkenswerten Kreationen eine Weile lang verschwunden, doch glücklicherweise wurden sie 1983 von Jacques Polge, der derzeitigen »Nase« der französischen Nation, nachgeschaffen, und er hat sich bemüht, ihnen ihren besonderen Charakter zu bewahren, indem er sie nur in Chanel-Boutiquen zum Verkauf anbieten läßt.

Da konnte die Presse lange herumrätseln, ob ein Couturier »berufen ist, ein Parfüm zu kreieren, oder nicht« (*L'Excelsior*, 1927); was zunächst wie eine Kühnheit erschien, wurde nach und nach zur gängigen Praxis, der die Frauen bereitwillig folgten. Coco Chanel war die hartnäckigste Vorreiterin unter den Modeschöpfern, doch sie war nicht die einzige auf diesem Weg. Im kreativen Feuerwerk der Goldenen Zwanziger gingen auch andere berühmte Couturiers enge Verbindungen mit fest etablierten

Marilyn Monroe. Nachts trug sie lediglich fünf Tropfen *N° 5*.

***N° 5*, Chanel.** 1921 lanciert, wirkte es in der Parfümerie genauso revolutionär wie das Kleine Schwarze in der Mode.

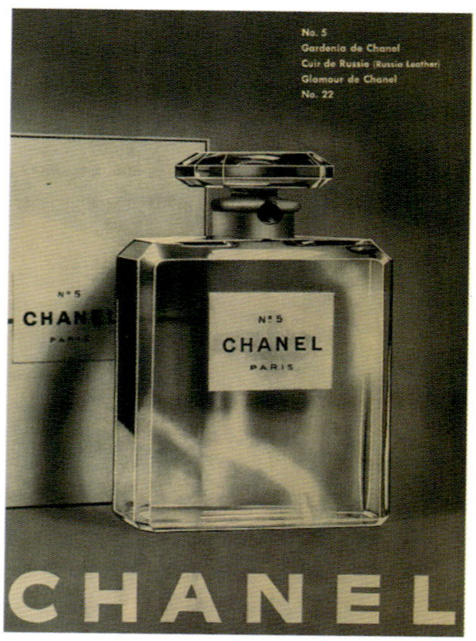

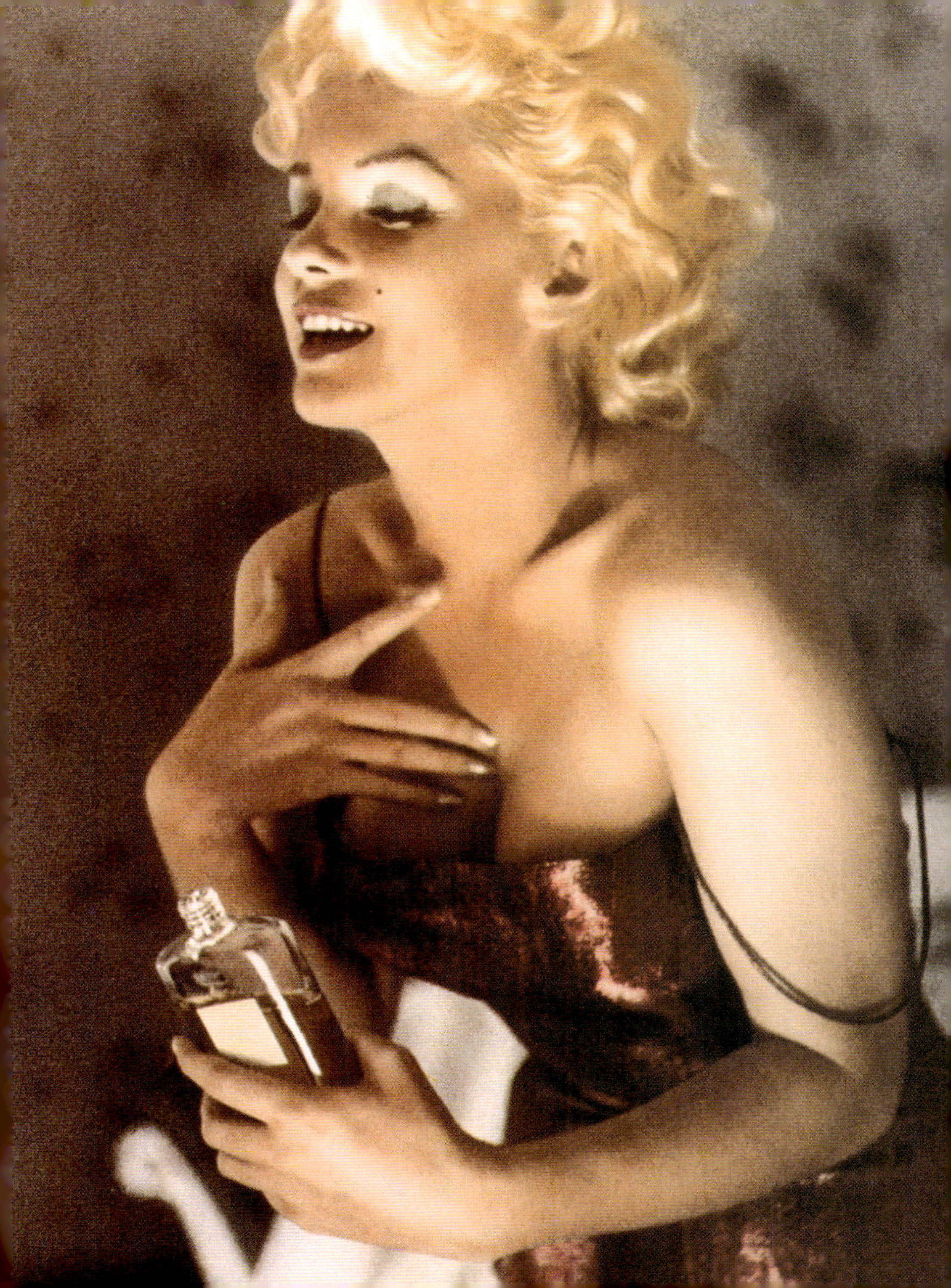

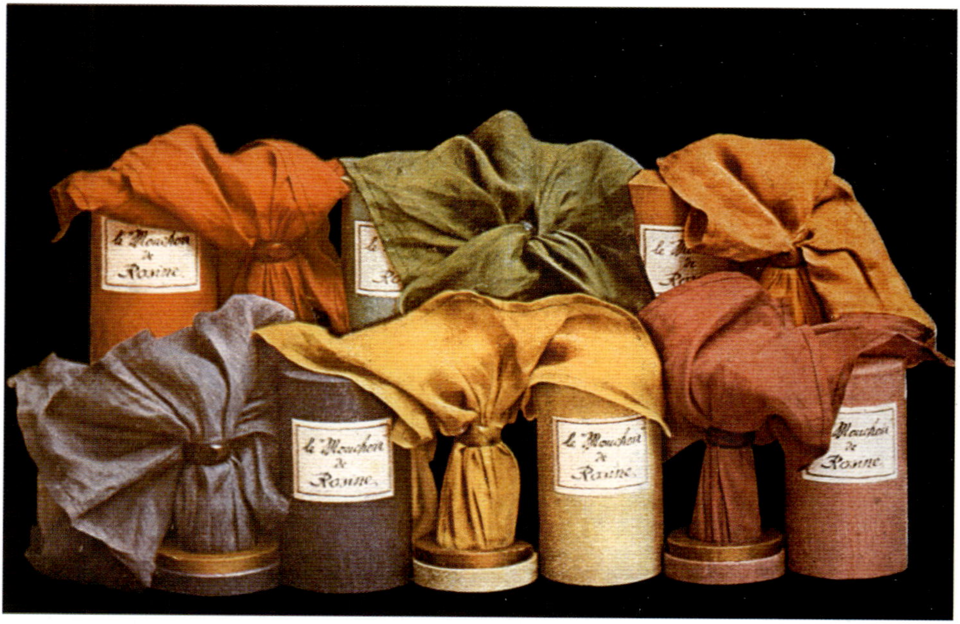

***Le Mouchoir de Rosine*, Poiret.**
Paul Poiret war der erste Couturier-Parfümeur: ein Modeschöpfer der Haute Couture, der auch ein Parfüm in seinem Haus entwickelte.

Parfümeuren ein. Wie Chanel, so schufen sich auch Lanvin, Patou und Worth ihre eigenen Parfümerieunternehmen, wobei sie entweder unabhängige Laboratorien in ihren Betrieb eingliederten und die kreativsten Parfümeure fest an sich banden, oder eigenständige Unternehmen beauftragten, wie Bertrand Roure in Grasse, Firmenich oder Givaudan in der Schweiz, Naarden in Holland, Haarmann & Reimer in Deutschland, die noch heute weltweit das Monopol für einen Großteil dieses Produktionszweiges innehaben. Die Qualität der Erzeugnisse fegte die Bedenken der Traditionalisten einfach vom Tisch, und Colette, die Parfüms und Mode liebte, faßte die allgemeine Stimmung so zusammen: »Der Modeschöpfer weiß besser als jeder andere, was die Frauen brauchen (...) Die Couturiers werden von Tag zu Tag mehr zu Künstlern (...) Dank der Couturiers-Parfümeure kann das Parfüm mehr werden als ein harmonischer Akzent im Zusammenspiel der Eleganz: Es kann, es muß das melodische Grundthema aufgreifen, den klaren, deutlichen Ausdruck der Tendenzen und des Geschmacks unserer Zeit.« Und die wiederum ist, wie Maurice Sachs schrieb, »nichts als eine Bewegung« ... die nämlich, die Coco Chanel mit ihrem »kleinen Schwarzen« in Gang gesetzt hat.

Musiker, Tänzer, Maler, Schriftsteller, Filmemacher, Regisseure, Schauspieler, Sportler und Modeschöpfer – alle nahmen teil an diesem atemberaubenden, schwindelerregenden Reigen, dessen Statisten alle unter vierzig waren. Paris war Drehscheibe und magnetischer Anziehungspunkt für diese internationale Bewegung, die von den Neureichen eines aufstrebenden Amerika bis zu den Exilanten des stalinistischen Rußland alles anzog, was nur irgend kreativen Willen und Begabung hatte, ob Jeunesse Dorée oder arme Schlucker. Nach dem Wort Picabias lebte die Jugend der zwanziger Jahre für ihr Vergnügen, stets bereit, ihre Werte über den Haufen zu werfen und neue an ihre Stelle zu setzen. Ein solcher ist der Sport, die Entdeckung der Bewegung an der frischen Luft, in der Sonne und am Meer, sinnfällig personifiziert in der Gestalt der Tennisspielerin Suzanne Lenglen, der Muse von Jean Patou, dessen Laufbahn 1925 auf ihrem Höhepunkt war. Beim Entwurf seiner ersten *sportswear*-Kollektionen inspirierte sich Patou an männlicher Sportkleidung. Damit erreichte er Frauen, häufig Amerikanerinnen oder Engländerinnen, die nach dem Vorbild des *Großen Gatsby* ihre Garderobe, »ob Kostüm oder Abendkleid, trugen, als ob es Sportkleidung wäre«. Ebenso wie sein geometrischer und zugleich lässiger Stil waren auch die Namen seiner Parfüms bezeichnend für die Epoche, die Scott Fitzgerald so treffend geschildert hat. »*Amour Amour, Que sais-je?, Adieu sagesse* – in drei Parfüms und drei Momenten erzählt Jean Patou den Wandel der Mentalitäten, faßt er eine ganze Epoche zusammen«, schrieb Maurice Sachs. Sobald die Badesaison begann, traf sich Tout-Paris und Tout-New York in Deauville, in Biarritz, in Monte Carlo. Patou eröffnete dort seine Boutiquen und stand seinen Kundinnen treu zur Seite, reichen und verwöhnten Frauen, versessen auf Feste und heftige Emotionen, wie die junge und exzentrische Maitresse von Louis Aragon, Nancy Cunard, oder die unvergleichliche Louise Brooks, die er für die Stadt wie für den Film kleidete. Ein Grand Seigneur, temperamentvoll, sprühend vor Geist, Witz und Ideen, gab Patou an den mondänen Orten den Ton an, bei Sonne und Regen, wie seine beiden Hispano-Suiza, die ihn in jeder Saison begleiteten, der eine weiß und von einem schwarzen Chauffeur gelenkt für die schönen Tage, der andere schwarz mit weißem Chauffeur für die grauen Tage. Für seine Parfüms hatte er Henri Alméras engagiert, den Schöpfer der Parfüms von Paul Poiret, dem genialen Grand Seigneur der Mode vor 1914, den Patou bewunderte und der als erster unter den Modeschöpfern auf die Idee kam, Haute Couture und Parfümerie miteinander zu verbinden, ohne jedoch direkte und unmittelbar erkennbare Beziehungen zu etablieren. Diese Linie von Poiret, als Widmung an seine Tochter *Les Parfums de Rosine* genannt und in zauberhaften Flakons präsentiert, ist ein Geheimtip geblieben.

1927 lancierte Patou *Huile de Chaldée*, das erste Sonnenöl, dem ein Parfüm gleichen Namens zur Seite steht. 1929 kam *Le Sien* heraus, das erste Parfüm für beide Geschlechter, wozu Patou selbst den Werbetext verfaßte: »Auf dem Gebiet des Sports sind Mann und Frau gleich, zur sportlichen Mode wäre ein zu feminines Parfüm unpassend … *Le Sien* empfiehlt sich für den Herrn, doch es paßt auch zur Persönlichkeit der modernen Frau, die Golf spielt, raucht und ihren Wagen mit 120 Kilometern in der Stunde steuert.« Im selben Jahr ließ sich Patou von den Innenarchitekten Süe und Mare in seiner Boutique in der Rue Saint-Florentin eine Parfümbar installieren, wo man sich nach dem Vorbild schicker Cocktails seine eigene Parfümmischung zusammenstellen lassen konnte. Doch der wirklich durchschlagende Erfolg kam 1930 mit *Joy*. Mitten in der Weltwirtschaftskrise, als seine besten Kundinnen aus den USA ihre Bestellungen stornierten, beschloß Patou, ihnen ein Geschenk zu widmen, das eigens für sie geschaffen wurde. Dieses Geschenk ist *Joy*, ein Lächeln für die Hoffnung, eine Absage ans Elend. 10 600 Jasminblüten und 28 Dutzend Rosen sind erforderlich, um eine einzige Unze von *Joy* herzustellen, das Henri Alméras kreiert hat, der Parfümeur des Hauses geblieben war. Die gefürchtete Klatschtante Elsa Maxwell, Freundin und Ratgeberin des Meisters, prägte einen Slogan, der positiv wendete, was ihm zum Nachteil hätte ausschlagen können: In seinem von Louis Süe entworfenen Kristallflakon, der sich an die ästhetischen Regeln des goldenen Schnitts hält, wurde *Joy* und ist es bis auf den heutigen Tag »das teuerste Parfüm der Welt«.

***Joy*, Jean Patou.** Seine magische Formel hat sich seit 1930 nicht verändert.

***Huile de Chaldée*, Jean Patou, 1927.** Es war das erste Sonnenöl, und noch heute gehört es zu den beliebtesten.

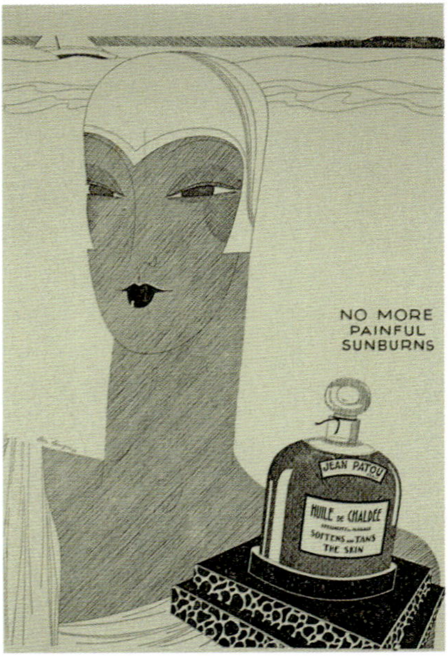

Der dritte große Name jener Jahre ist Jeanne Lanvin, die schon etwas älter und im Stil klassischer war und die eleganten und kultivierten Damen der Bourgeoisie kleidete. Nach einigen Versuchen, darunter *My Sin* von 1924, das in den USA ein Erfolg wurde, sollte ihr 1924 mit *Arpège* ein Geniestreich gelingen. Jeanne Lanvin, die ihre Tochter Marie-Blanche über alles liebte, fiel zu deren dreißigstem Geburtstag nichts Besseres ein, als ihr ein Parfüm zum Geschenk zu machen, ein prachtvolles und unvergängliches Duftbukett. Als Marie-Blanche, die Musikerin war, es im Labor seines Schöpfers André Fraysse entdeckte, verglich sie es mit einem Arpeggio, einem zerlegten Akkord, bei dem die einzelnen Töne

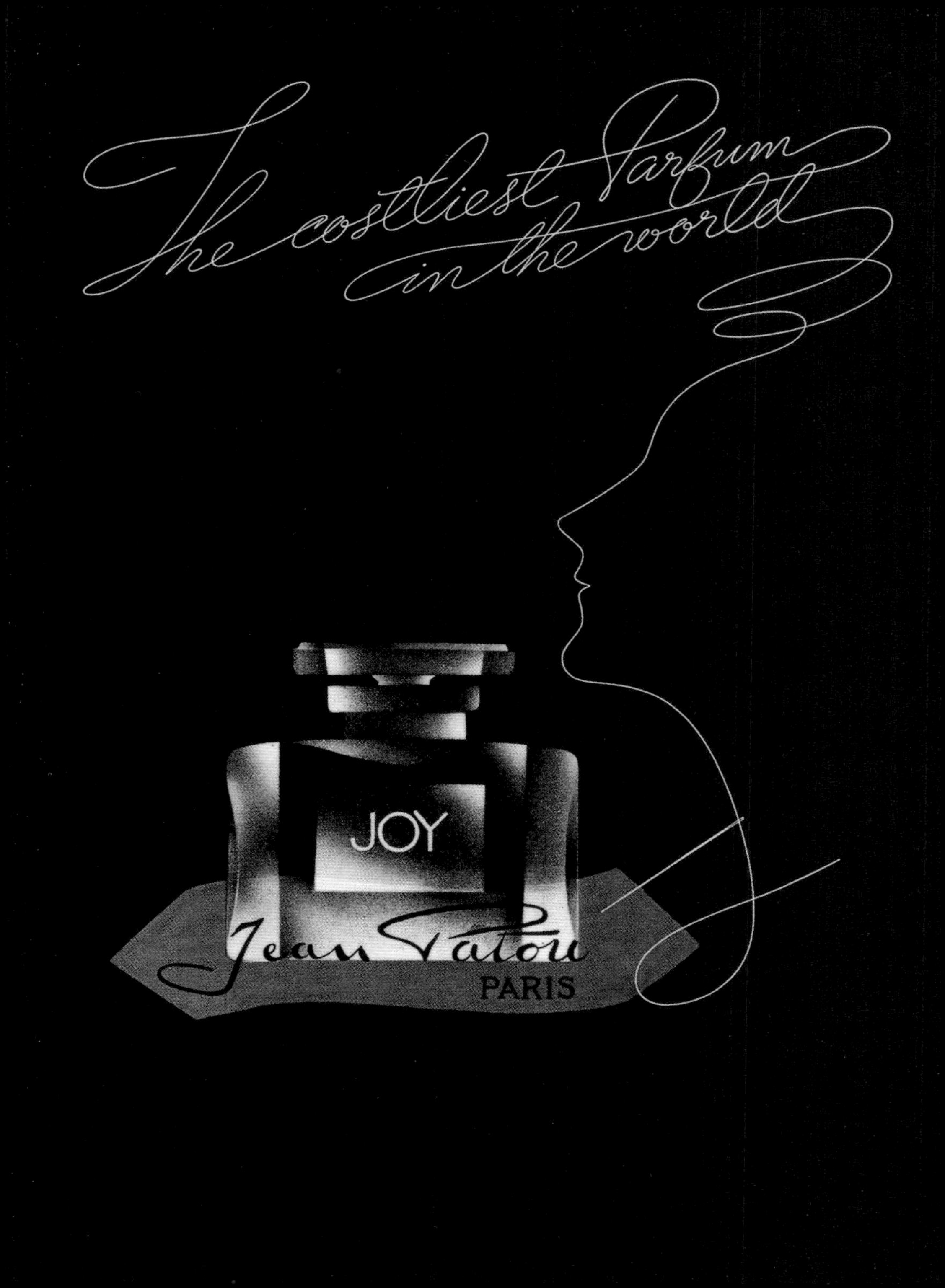

The costliest Parfum in the world
JOY
Jean Patou
PARIS

aufeinander folgen. Als Flakon entwarf der Designer Armand-Albert Rateau, verantwortlich für die graphische Gestaltung bei Lanvin, die berühmte Kugel aus schwarzem Glas, von Lalique hergestellt, von Paul Iribe in Feingold verziert und mit einem Motiv versehen, das Jeanne und Marie-Blanche als Kind zeigt. Die Schriftstellerin Louise de Vilmorin, eine treue Begleiterin von Lanvin, entwarf ein Kaligramm: »*Arpège*, dieses musikalische Parfüm, entfaltet ein Bukett von frischen und warmen Duftnoten. Harmonisch gelungene Schöpfung, duftet es zugleich nach Blumen, Früchten, Pelzen und Blättern. Es summt eine glückliche Melodie ... Die Feen empfehlen es uns an: *Arpège*, mit Fingerspitzen aufgetupft.« Doch während sich *Joy* bis heute auch nicht um eine Jasminblüte verändert hat, ist der ursprüngliche Duft von *Arpège* 1993 verschwunden, und seine Zusammensetzung wurde, den Marketingerfordernissen gehorchend, den olfaktorischen Erwartungen des ausgehenden Jahrhunderts angepaßt.

Wenn auch die Goldenen Zwanziger insgesamt die Heraufkunft der Couturiers-Parfümeure mit sich brachten, so war doch gerade das Jahr 1925, Inbegriff dieser Periode, ganz von einem Duft Guerlains erfüllt – *Shalimar*. Wie alle Guerlain-Parfüms erzählt *Shalimar*, was in Sanskrit so viel wie »Hort der Liebe« bedeutet, eine Geschichte – von den wunderbaren Mogul-Gärten, wo Schah Dschahan mit seiner geliebten Mumtaz Mahal köstliche Augenblicke genoß, bevor ihm ein vorzeitiger Tod Mumtaz raubte. »Wie eine einsame Träne an der Wange der Zeit«, in den Worten des großen Rabindranath Tagore, verewigte der Schah seine Liebe, indem er am Ufer des Shalimar-Sees das großartigste aller Mausoleen errichten ließ, das Taj Mahal. Gerührt von dieser Geschichte, die ihm ein durchreisender Maharadscha in Paris erzählte, stellte Jacques Guerlain sich das Parfüm dieser Liebe vor. Sinnlich, pudrig, tief, aber doch frisch durch das Bergamotteöl, ist *Shalimar* aus *Jicky* hervorgegangen, dem Guerlain ein Quentchen von der letzten Neuentdeckung in der Chemie beigesetzt hatte, Äthylvanillin, einer weiteren Nuance in der großen Artenvielfalt der Vanille. Nach den unvermeidlichen Nachbesserungen war *Shalimar* schon 1921 fertig, wurde aber noch zurückgehalten in Erwartung des großen Pariser Ereignisses: die *Exposition internationale des Arts décoratifs* 1925. Entworfen von Raymond Guerlain, war der Flakon aus gefälteltem Glas orientalisierend im Stil und stand damit im Widerspruch zu den vorherrschenden puristischen und kubistischen Tendenzen der Ausstellung, trotzdem wurde er mit dem ersten Preis ausgezeichnet. Üppig wie ein übertrieben tief dekolletiertes Kleid, um es mit den Worten des Enkels von Jacques,

***Arpège*, Lanvin, 1927.** Das Parfüm erzählt von der tiefen Liebe von Jeanne Lanvin zu ihrer Tochter.

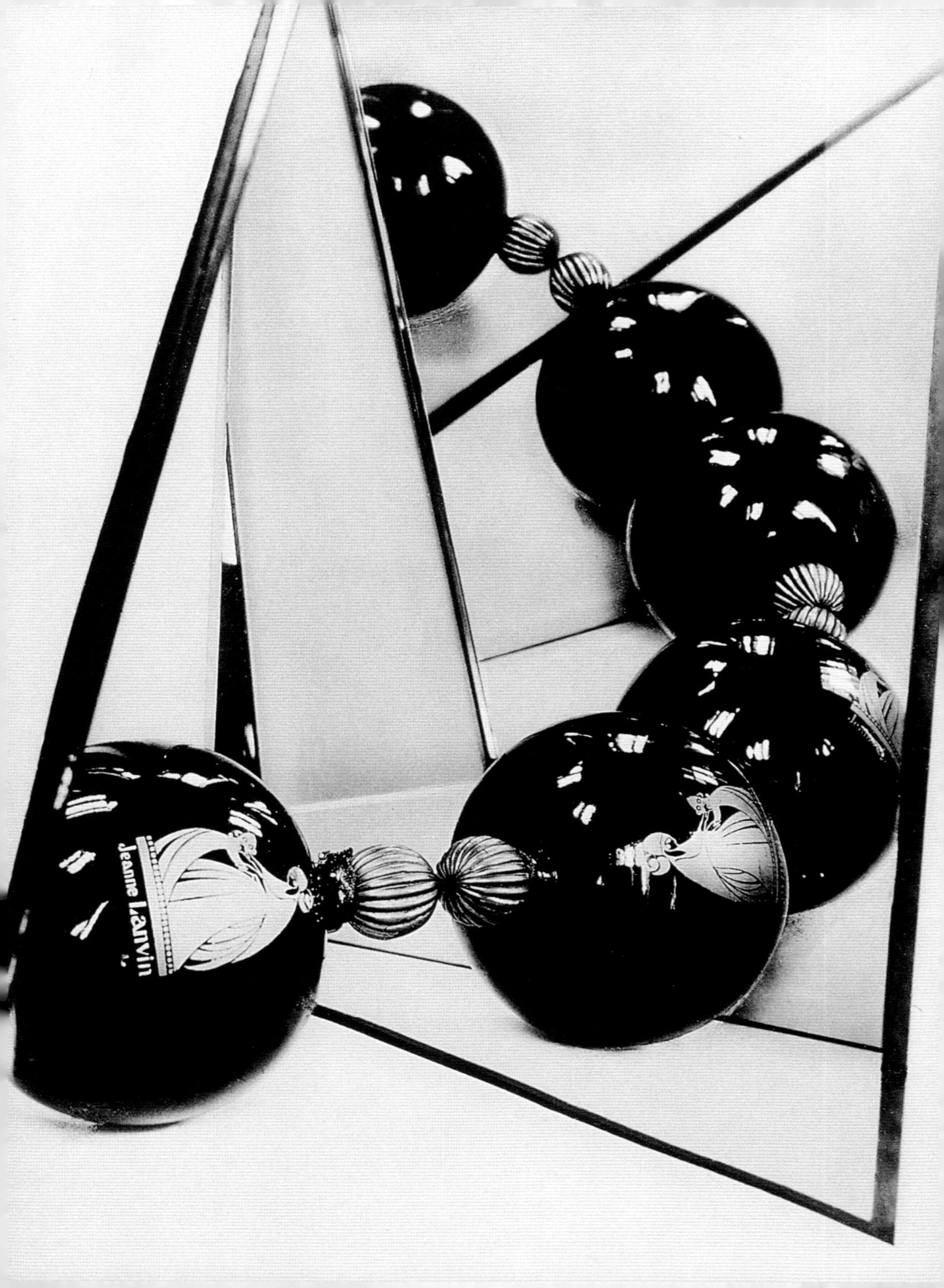
Jeanne Lanvin

Jean-Paul Guerlain, zu sagen, betörte *Shalimar* reihenweise die Passagiere der »Normandie«, als Raymonds Frau es auf einer Überfahrt von Paris nach New York trug, und eroberte sodann Amerika im Flug, noch bevor es sich in Frankreich durchsetzte. Heute ist es zusammen mit *Jicky* das meistverkaufte Parfüm des Hauses.

Das Tandem Daltroff-Vampouille verfolgte eine elitäre Verkaufspolitik, die mehr auf den Geheimtip setzte als auf gezielte Werbung, und so engagierten sie bis 1930 auch keinen Generalvertreter für Frankreich, Daltroff fuhr selbst zu den Einkäufern der großen Warenhäuser und lieferte dann stückweise und handverlesen. 1922 sicherten die beiden sich mit *Nuit de Noël* wieder einen großen Erfolg. Es vertreibt die winterliche Kälte mit seinem kostbaren animalischen und orientalischen Flair, das im Kontrast steht zu dem strengen Baccarat-Flakon aus schwarzem Glas mit Goldbanderole, den die Mode damals allerorten vorschrieb. Seine reiche und komplexe Harmonie sollte zahlreiche spätere Kreationen beeinflussen, die es durch Betonung der einen oder anderen Note weiterentwickelten. So unterschiedliche Parfüms wie *Bois des îles* (Chanel, 1926), *Shocking* (Schiaparelli, 1937), *Madame Rochas* (1960) und *Calèche* (Hermès, 1971) – die letzten beiden Kreationen von Guy Robert, einem *passioné* der Parfümerie – sind aus *Nuit de Noël* hervorgegangen. 1927 signierte Caron *Bellodjia*, so benannt nach dem Ort Bellaggio an den Ufern des Comer Sees; ein einzigartiger Duft, wie eine Reminiszenz an glückliche Ferientage, dessen Nelkenkomponente vor einem Hintergrund von Vetiver an den verlassenen Park einer Patriziervilla denken läßt, der unter den ersten Herbstnebeln noch die drückende Hitze des Sommers bewahrt.

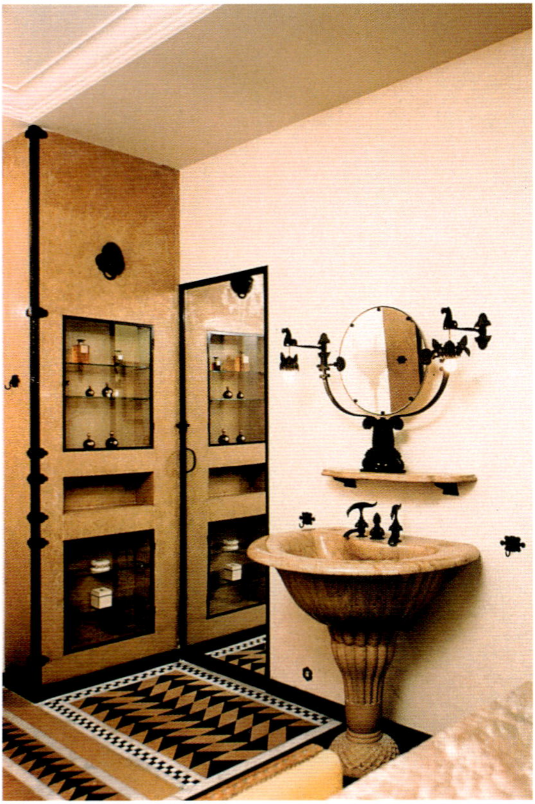

Badezimmer von Jeanne Lanvin. Armand-Albert Rateau gestaltete als veranwortlicher Innenausstatter und Designer von Jeanne Lanvin sowohl ihre Wohnungen als auch ihre Büros und die Flakons.

1921 gelang es dem ehrwürdigen Haus Molinard, das seit Mitte des

19. Jahrhunderts in Grasse ansässig war, mit *Habanita* den Geschmack der Zeit zu treffen. Das Parfüm wurde so benannt, weil es ursprünglich zur Parfümierung von Zigarettenpapier entworfen wurde, um den Tabakgeruch zu verfeinern. Mit seiner würzigen Mischung aus Vanille und Moschus war *Habanita* so pikant und provokant – die Werbung behauptete, es sei das hartnäckigste, haltbarste Parfüm der Welt –, daß es vollkommen dem Exotismus der zwanziger Jahre entsprach, in denen man gerne von einem märchenhaften Orient träumte und zugleich von einem Postkarten-Lateinamerika, von dem man hauptsächlich heiße Rhythmen und exzentrische Milliardärinnen kannte. Lalique, der für Molinard zahlreiche Flakons entwarf, unter anderem auch für *Îles d'Or*, kleidete 1929 auch *Habanita* ein. Dieses Meisterwerk des Art déco aus Mattglas, auf dem ein Reigen kniender nackter Tänzerinnen ihre Schleier wehen ließen, ist heute schwarz geworden, der Duft aber ist unverändert geblieben.

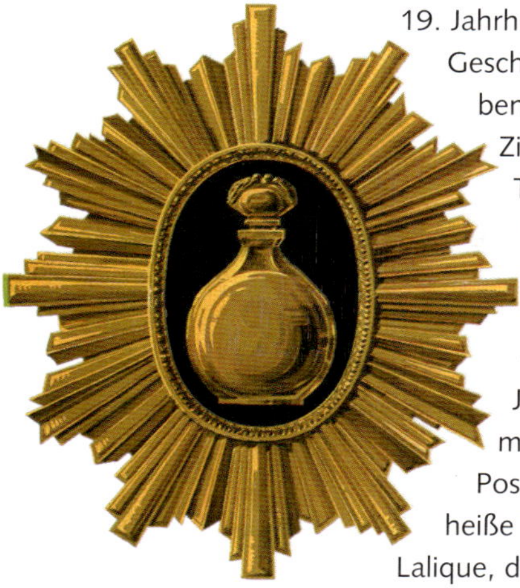

***Or et Noir*, Caron, 1949**. Den in limitierter Auflage hergestellten Flakon aus Baccarat-Glas schmückten goldene Blätter.

Mit dem betörenden *Bois des îles* kam auch Chanel 1926 diesem Verlangen nach fernen Ländern und nach schweren Opiumdüften entgegen. Dadurch aber, daß hier Sandelholz und Vetiver mit Ylang-Ylang kombiniert wurden, war dieser Duft raffinierter und weniger »kokottenhaft« als seine Vorgänger, eine trockenere und frischere Variante dieses Genres von Parfüm, moderner auch, da er von dem unverwechselbaren Siegel zeitloser Eleganz geprägt war, das sich der Zusammenarbeit von Ernest Beaux und Coco Chanel verdankte, im Sinne von deren Credo »Mode ist, was aus der Mode kommt«.

Während Couturiers und Parfümeure miteinander wetteiferten und sich in der Qualität der Ausgangsstoffe, im Luxus der Verpackungen und der gesellschaftlichen Ereignisse anläßlich der Präsentation ihrer Produkte gegenseitig überboten, folgten erschwinglichere Marken den Spuren Cotys, der 1927 sein *L'Aimant* herausgebracht hatte, »das verführerischste Parfüm der Welt«, wie immer in Verbindung mit einem Eau de Cologne und einer kompletten Pflegeserie. Diese Marken waren auf Serienproduktion angelegt und kamen damit den Erwartungen einer wachsenden Zahl von Frauen entgegen, die sich, ohne reich zu sein, ihre ökonomische Unabhängigkeit erobert hatten und den Modetrends folgen wollten. 1928 – das Jahr, in dem die Redoute den Verkauf per Katalog erfand und gratis 600 000 Exemplare davon verschicken ließ – führte Coryse Salomé das Franchise-Verkaufssystem ein und bot Eaux de

Toilette und Eaux de Cologne in ganz Frankreich an. 1929 machte Beaux mit einem pudrigen Nelkenduft den Traum vom Luxus auch für das mittlere Bürgertum zugänglich: Im schlichten Flakon, den nur seine blaue Farbe und sein silbernes Etikett hervorhoben, wurde *Soir de Paris*, lanciert von Bourjois, zum meistverkauften Parfüm in den Kaufhäusern. Über lange Zeit war es das Entzücken des Kleinbürgertums, so sehr, daß es noch zehn Jahre später in *Hafen im Nebel* als Geschenk der Liebe zwischen Jean Gabin und Michèle Morgan auftauchte.

1929 krachte es überall in der Welt, doch in Paris ersann man jeden Abend neue Vergnügungen. Bevor das dunkelste Kapitel in seiner Geschichte aufgeschlagen werden sollte, heizte die spürbare Krise die Gier nach Neuigkeiten und den Hunger nach Vergnügungen nur noch mehr an. Fünfundzwanzig Kreationen bei Patou zwischen 1925 und 1938, elf bei Guerlain, dreizehn bei Lanvin, sechzehn bei Coty, davon allein fünf im Jahr 1935, diese Zahlen sprechen für sich. Eine Untersuchung aus dem Jahr 1931 belegt, daß sich 78 Prozent der Frauen täglich parfümierten. Man fing auch wieder an, das Parfüm zu wechseln wie die Kleider, und wer es sich leisten konnte, wechselte mehrmals am Tag, je nach Jahreszeit, Tages- oder Nachtzeit, nach Stoffart oder mondänem Anlaß, wie der *Figaro illustré* empfahl oder, auf kommerziellerer Ebene, die von Coty herausgegebene Zeitschrift, die den Einzelhändlern, an die sie verteilt wurde, triftige Verkaufsargumente an die Hand gab.

Parfüms folgten der Aktualität, so beispielsweise der Freude an Geschwindigkeit und Fernreisen, die der Fortschritt von Eisenbahn und Schiffahrt ermöglicht hatte. 1927 hatte Lindbergh den Atlantik überquert, die Fliegerinnen Hélène Boucher und Maryse Bastié stürzten sich in dasselbe Abenteuer. 1930 stellte die Französin Lena Bernstein einen neuen Rekord auf: die längste Flugzeit einer Frau, und Caron würdigte diese Leistung mit einem würzigen Orientalenduft mit

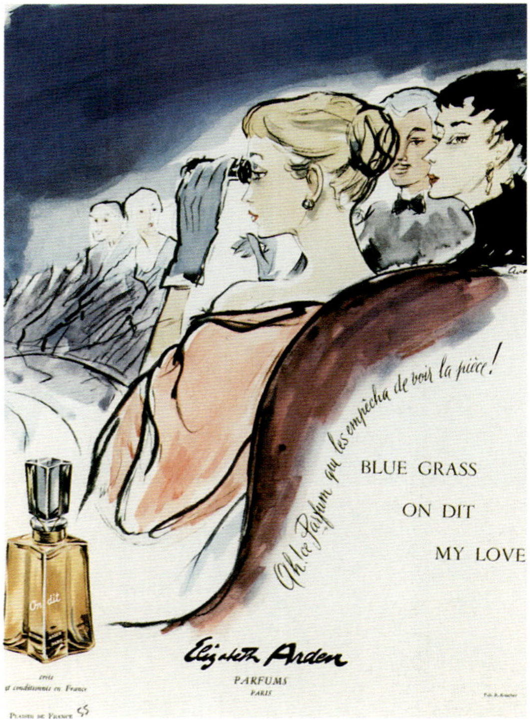

***Blue Grass*, Elizabeth Arden, 1935**. Das erste wirklich eigene Parfüm Amerikas.

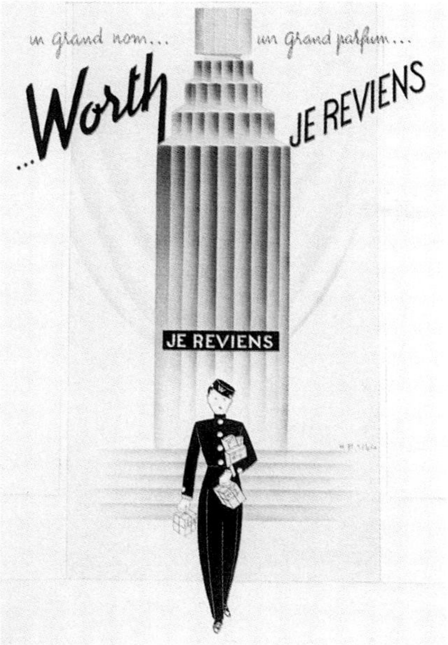

***Je reviens*, Worth, 1932**. In diesem architektonischen Flakon in Gestalt eines Wolkenkratzers eroberte *Je reviens* Amerika. Heute wird das Parfüm in einer Sternen-Kugel von Lalique verkauft.

asiatischem Einschlag, getauft auf den Namen *En avion* [»Im Flugzeug«]. Guerlain zog *Vol de nuit* [»Nachtflug«] vor für einen belebenden grünen und holzigen Duft, überlagert von Iris und Vanille, der im Jahr 1933 herauskam und nach dem neuen Roman von Antoine de Saint-Exupéry benannt wurde. 1933 war auch das Jahr von *Fleurs de rocailles*, bis heute das meistverkaufte Parfüm des Hauses Caron, ein provenzalisches Bukett, durch eine erdige Note von Eichenmoos und Zeder trockener gemacht. Dieses Parfüm ist eines der ersten leichteren Blumenbuketts, die ähnlich wie *Normandie* (1935) und *Vacances* von Patou (1936) die Tendenz zum Sportlichen weiterentwickelten, welche schon in den zwanziger Jahren eingesetzt und in dem Maße zugenommen hatte, als immer breitere Schichten der Bevölkerung Sport auch aktiv praktizierten, in Frankreich nicht zuletzt dank der Einführung des bezahlten Urlaubs, den die Volksfront durchgesetzt hatte. Aus diesen Gründen griffen die Frauen in den dreißiger Jahren auch gerne zu den neuen oder älteren erfrischenden Eaux: *Eau de Lanvin*, ebenfalls aus dem Jahr 1933, *Blue Grass* (1935) von Elizabeth Arden, das erste amerikanische Parfüm, das die Europäerinnen eroberte, *Eau de fleurs de cédrat* von Guerlain, das es schon seit 1920 gab, oder *Eau de verveine* aus dem Jahr 1890, ohne all die Spielarten von Lavendelwasser zu vergessen, darunter das unvergängliche *Pour un homme* von 1934 (wiederum von Caron!), das die Frauen, seitdem es existiert, ihren Männern schenken, um es ihnen zu stehlen!

Dans la nuit ... Vers le jour ... Sans adieu ... Je reviens ... Vers toi ... Die fünf Parfüms von Worth raunen eine geheimnisvolle Liebesbotschaft [»Wenn es Nacht ist«; »Wenn der Tag kommt«; »Es gibt keinen Abschied«; »Ich komme wieder«; »Zu dir«]. In der abwechslungsreichen Geschichte der Parfüms nimmt Worth eine Sonderstellung ein. Diese Dynastie von englischen Couturiers ließ sich Mitte des 19. Jahrhundert mit Charles Frederick Worth in Paris nieder, wo er »couturier« am Hof des Königs von Frankreich wurde. Das Wort wurde eigens für ihn geprägt, da sowohl die Berufsbezeichnung [»couturière«] als auch die Ausübenden dieses Berufsstandes bis dahin stets weiblich gewesen waren. 1922 bat Worth den Parfümeur Maurice Blanchet, Eigentümer

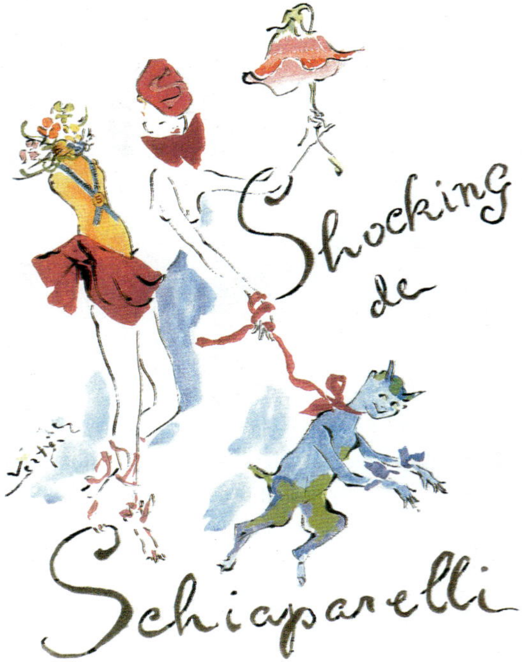

***Shocking*, Elsa Schiaparelli, 1937.** Illustration von Christian Bérard, Freund und enger Mitarbeiter der Modeschöpferin.

von Coryse Salomé, ihm ein Parfüm zu kreieren, und René Lalique, Flakons für ihn zu entwerfen; heute reißen sich die Sammler um diese Fläschchen, die zu Laliques unprätentiösesten und modernsten Glaskunstwerken gehören. Für *Dans la nuit* verwendete Lalique zum ersten Mal das kobaltblaue Glas, das zum Markenzeichen der Worth-Parfüms wurde und 1929 auch Bourjois inspirierte. Zehn Jahre später, 1932, erlebte *Je reviens* in einem überaus avantgardistischen Flakon in Form eines Wolkenkratzers einen sensationellen Erfolg. Dank seines Namens, der auf dem amerikanischen Etikett ins Futur gesetzt ist, wurde es das Parfüm, das die Soldaten vor ihrer Überfahrt nach Europa scharenweise ihren Müttern oder Frauen zum Abschied schenkten. Kehrseite der Medaille: Nach dem Krieg war es bald vergessen. Dennoch hat *Je reviens* als einzige aus dieser Reihe von fünf Kreationen überlebt und wird heute in einem kugelförmigen, mit Sternen übersäten Flakon angeboten. Mit seiner blumigen Duftnote, zu welcher der rauchige Duft der Narzisse und eine tief holzige, fast erdige Note hinzutreten, ist es nach Aussage aller Kenner das Parfüm, das später am nachhaltigsten die Entwicklung der olfaktorischen Tendenzen in den fünfziger Jahren beeinflußt hat.

Mae West. Die üppigen Formen der amerikanischen Schauspielerin haben viele Couturiers-Parfümeure inspiriert, von Rochas bis Gaultier.

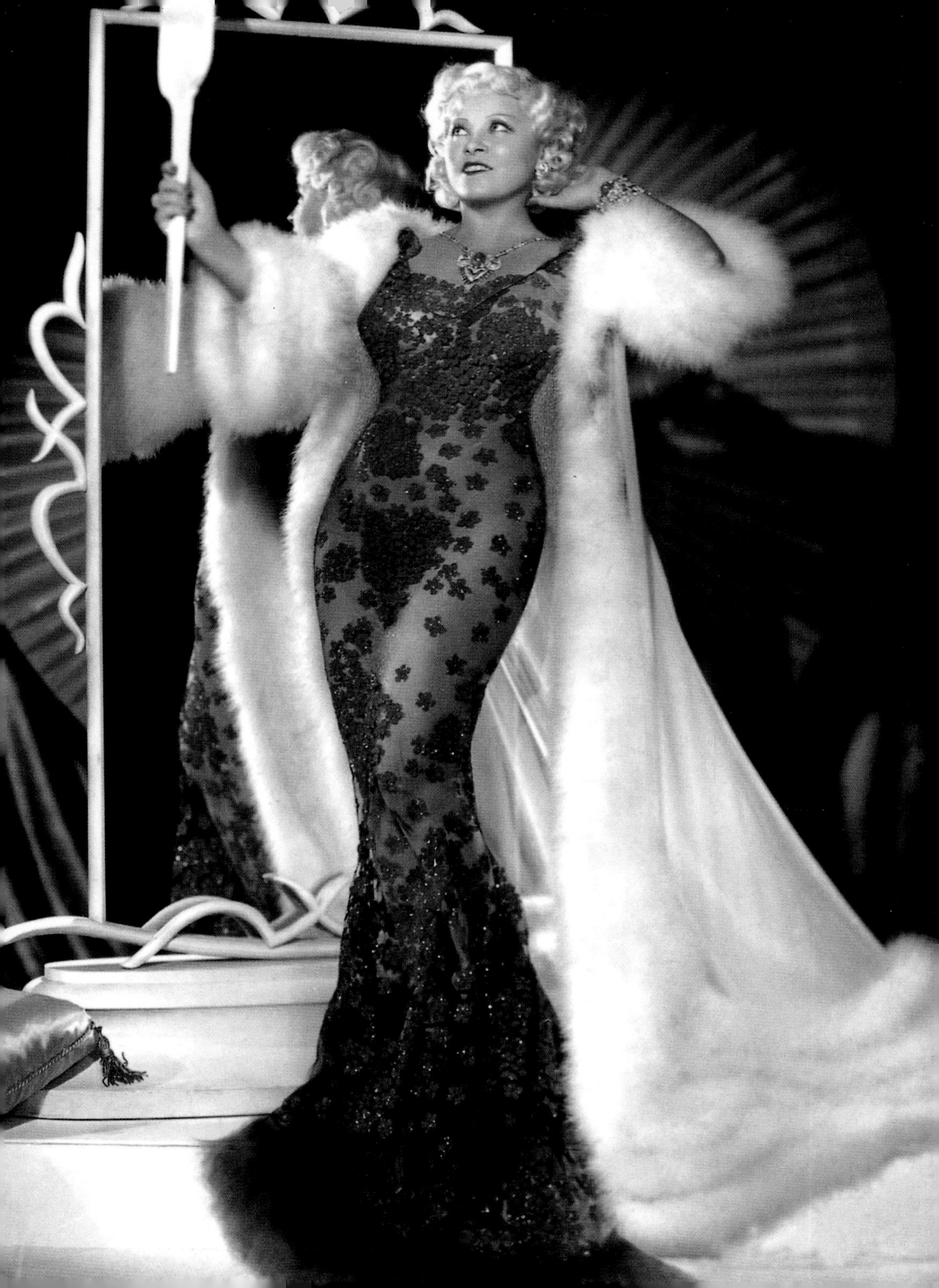

Quer zu allen Strömungen und Zeittendenzen brachte die schrille und exzentrische Modeschöpferin Elsa Schiaparelli, die ihre erste große Kollektion im Jahre 1929 und ihre ersten Parfüms – *Salut, Souci* und *Schiap* – 1934 vorstellte, ein raffiniert barockes Element ins Spiel, gefiltert durch den damals gerade triumphierenden Surrealismus, dem sie mit ihrer ganzen Leidenschaft und Erfindungsgabe anhing. Das 1938 entstandene *Shocking*, dessen blumiges und animalisches Flair bei *Nuit de Noël* Anleihen machte, faßte alles das zusammen, was der Surrealismus an Aufrüttelndem und Kreativem aufbot. Für den Flakon inspirierte sich die Schiaparelli wie Patou an den Formen von Mae West, die wie viele andere Hollywoodstars ihre Kundin geworden war; Leonor Fini machte aus der Büste eine Schneiderpuppe, mit einem Zentimetermaß um den Nacken und einem Verschluß aus Glasblumen als Bekrönung. Auf der Suche nach einer Farbe für die Schachtel und einem Namen für das Parfüm, blieb »die Schiap« bei dem schrillsten, zugleich aber auch glühendsten Rosa hängen, das sich denken läßt, womit dann auch gleich der Name da war: *Shocking*. Name und Farbe sollten auf immer mit der Schiaparelli verknüpft bleiben, deren Verrücktheiten die Welt der Mode noch länger beeinflussen sollten.

Die Befreiung swingte in Saint-Germain-des-Prés. Tagsüber ließ man sich auf der Terrasse des Flore von der Sonne bräunen und kaute die schwarzen Ideen des Existentialismus durch, nachts saß man bleich in den Kellern des Tabou und kaute die Chewing Gums der G.I.s, die unweit von dem durch Hemingway »befreiten« Ritz in der Rue Cambon und an der Place Vendôme Schlange standen, um ein paar Tropfen *N° 5*, *Shalimar* oder *Vol de nuit* zu ergattern.

Femme, **Rochas, 1944.** Die zweite Kreation von Edmond Roudnitska für Rochas wird sein erstes Meisterwerk, das auch den Markt erobert.

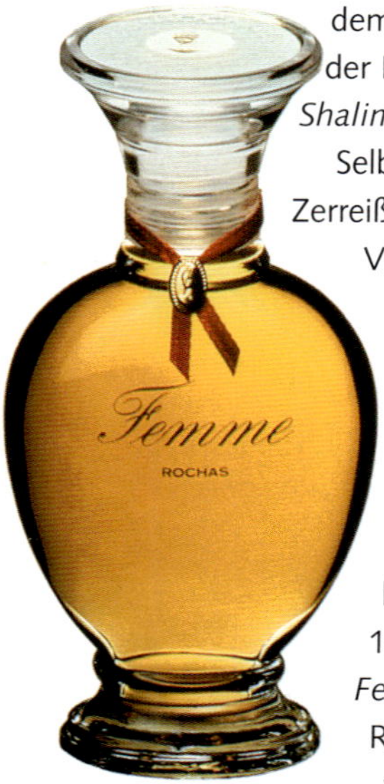

Selbst im wildesten Jazzgetümmel hielten die Nylonstrümpfe den Zerreißproben stand, wenn man Be-Bop nach der Trompete von Boris Vian tanzte; doch die Abgeordneten scheiterten an ihrer Zerreißprobe durch das Wahlrecht der Französinnen. Bogart und Bacall weckten mit Lucky Strike wieder Lust am Rauchen, Rochas und Carven, Dior und Ricci gaben den Duft einer Freiheit, die mit der Stimme de Gaulles sprach und einen amerikanischen Akzent hatte.

»Man muß eine Frau wittern können, bevor man sie sieht«, hatte Marcel Rochas gesagt. Als Couturier kannte man ihn seit 1925, als Parfümeur begann er seinen Triumphzug 1944 mit *Femme*, kreiert von einer großen »Nase« der Zukunft, Edmond Roudnitska. Dieser Duft, ein fruchtiges Aroma mit Chypre-Note, worin Apfel, Pflaume und Tuberosen zusammentreten, war

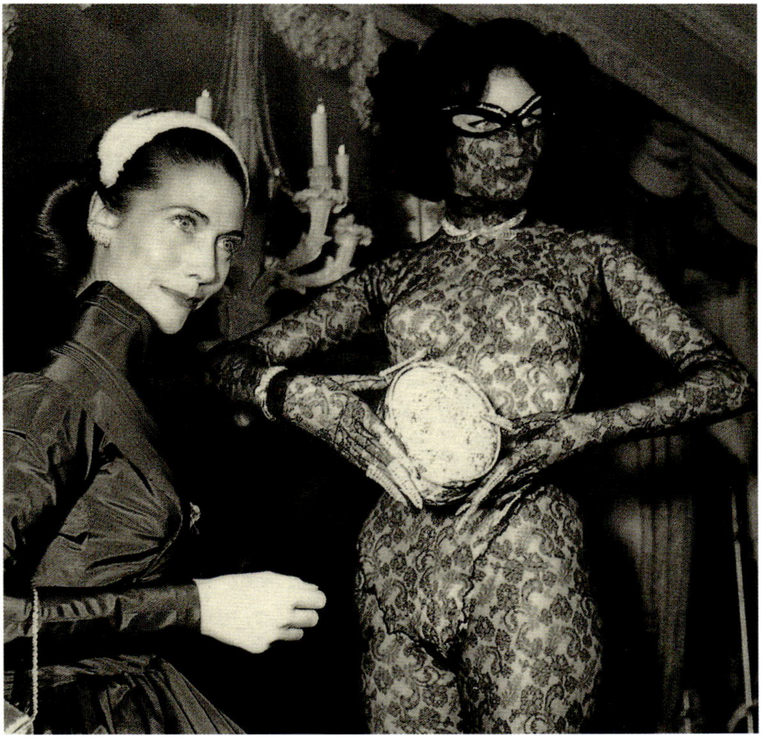

Hélène Rochas,
1954, während der Präsentation von *Femme* im Maxim's.

betörend, einhüllend, fast eigensinnig und entfaltete sich voll und sinnlich. *Femme* behauptet kühn eine übersteigerte Weiblichkeit, evident und schlagend in dem einen und einzigen Namen: *femme* – die Frau. Als glühender Verehrer des Kinos hatte Rochas dessen Einfluß auf die Welt der Mode sehr bald erkannt. Er eröffnete ein zweites Haus in Hollywood und wurde dort in den Filmen wie im Alltagsleben zum Couturier eines ganzen Bataillons von Stars, angeführt von der üppigen Mae West, mit der ihn eine langjährige Freundschaft verband und für die er Schnitt und Namen dessen erfand, was zum Inbegriff des erotischen Wäscheteils überhaupt werden sollte: dem Mieder aus schwarzer Chantilly-Spitze. Neben Carole Lombard, Katharine Hepburn, Joan Crawford, Jean Harlow und Loretta Young in Hollywood gewann Rochas in Paris bald auch Arletty, Madeleine Renaud, Michèle Morgan, Danielle Darrieux, Edwige Feuillère, Gaby Sylvia, Madeleine Sologne und Micheline Presle für sich. An sie und einige wenige treue Kundinnen, wie die Herzogin von Windsor und die Vicomtesse von Noailles, richtete er einen Brief, in dem er sie einlud, sein künftiges Parfüm, in einer exklusiven Auflage von ein paar hundert Exemplaren limitiert und numeriert, durch Subskription zu erwerben. Der Flakon, von Lalique entworfen und hergestellt, lag auf goldenem Tüllgewebe in einem Karton, ausgeschlagen mit weißem Satin, der wiederum von schwarzer Spitze überzogen war. Diesen ersten Flakon mit Rosenrelief kennt man kaum, da er nur für einen ersten, bewußt elitären Vertrieb konzipiert war. 1945 trat an seine Stelle der aktuelle Flakon, der nach wie vor von Lalique signiert ist und dessen Konturen an die üppigen Formen von Mae West erinnern. Damit war der Zeitpunkt gekommen, *Femme* beim breiteren Publikum bekannt zu machen, und Rochas kam auf die Idee, eine Retrospektive zur Geschichte des Parfüms seit 1765 zu organisieren, die er dem Andenken von Paul Poiret widmete. Die Gestaltung vertraute er den Innenausstattern Christian Bérard und Annie Baumel an. Alle großen Antiquare haben zu diesem Ereignis ihren Beitrag geleistet, bei dem zunächst das internationale Tout-Paris, sodann einen Monat lang das bürgerliche Paris defilierte.

Mit der Befreiung trat in Frankreich auch eine neue Jugend auf den Plan, die sich als solche verstand. Sie wollte nicht, wie die vorgangegangene Generation der Goldenen Zwanziger, die Welt der Erwachsenen lediglich verjüngen, sondern sich vielmehr von dieser abgrenzen und ihre eigenen Bezugspunkte schaffen. *Ma Griffe* [»Meine Handschrift«] sollte zum Wahr- und Erkennungszeichen dieser rebellischen Jugend werden. Carven war sechsunddreißig Jahre alt, als sie 1945 ihr Modehaus eröffnete. Klein, zierlich und sportlich, hatte sie sich ihre mädchenhafte Figur bewahrt. Sie entwarf ihre Modelle in klaren Farben und schlichten Formen, deren Frische auf die ganz Jungen ihre Anziehungskraft ausübte, wie jenes weiß-grün gestreifte und *Ma Griffe* getaufte Kostüm. Ein mehr als passender Name auch für ein frisches und pikantes Parfüm, überraschend durch seine Chypre-Note, die fast metallisch wirkte und die sich den jüngsten Entdeckungen der Chemie verdankte. Paris entdeckte es eines Morgens im Frühjahr 1946, als ein Flugzeug über dem Trocadero Tausende von kleinen grün-weißen Fallschirmen abwarf, an denen der geometrische Flakon hing: eine Hommage an die *Résistance*, in der Carvens Mann eine heldenhafte Rolle gespielt hatte. Die Idee stammte von André-Pierre Tarbès, damals Direktor der Werbeabteilung. Er entwickelte noch eine ganze Reihe weiterer innovativer Promotionideen, wie den Carven-Cup, erstes Beispiel für Sport-Sponsoring, die Schaffung eines Carven-Literaturpreises für junge Autoren, die Finanzierung eines den Farben Grün und Weiß gewidmeten Balletts, getanzt von Ludmilla Tcherina, und den Duty-free-Verkauf an Bord der großen Fluglinien.

1947. Während die Jugend sich austobte, sah sich Europa nach der ersten Begeisterung wieder mit der grämlichen Wirklichkeit von Lebensmittelrationierungen und endlosen Streiks konfrontiert, sowie mit Kohlemangel in einem Winter bei minus 13° C. Einen derart schlechten Moment wählte der ehemalige Modezeichner bei Lucien Lelong, Christian Dior, um seine erste Kollektion vorzustellen und im Anschluß gleich sein erstes Parfüm zu kreieren. In einem äußerst luxuriösen Flakon aus geschliffenem Kristallglas ist *Miss Dior* die Quintessenz des New Look von Dior, ein komplexes Parfüm ganz im Stil der Haute Couture. Dieser Kreation von Jean Carles und Bertrand Vacher glückte die Synthese zwischen drei einflußreichen Parfüm-Ahnen, die ihr vorausgegangen waren, indem sie die blumigen und Chypre-Noten mit den allerneuesten Grüntönen in Einklang brachte, wie sie im wenige Monate zuvor herausgekommenen *Vent vert* von Balmain vorherrschend waren. Zunächst ein Insiderprodukt, gab sich *Miss Dior* ab 1950 demokratischer, mit einem neuen Glasflakon, in den das dem Modeschöpfer so teure Hahnentrittmotiv eingraviert war; im Entwurf streng wie ein Kostüm, aufgelockert nur von einem weißen oder schwarzen Seidenband, das er um seinen viereckigen Stöpsel geschlungen trug.

Vent vert, jene zweite Kreation von Balmain, realisiert von Germaine Cellier, der ersten weiblichen »Nase« im französischen Parfümeriewesen, hatte den Weg frei gemacht für eine neue Familie von Parfüms, die sogenannten »Grünblumigen«. Reich gesättigt mit Galbanum, das hier erstmals in solchen Mengen verwendet wurde, roch es deutlich nach frisch geschnittenem Gras und zarten Blättern, so daß Colette meinte, es habe »den giftigen Charakter einer zwischen den Fingern zerriebenen Pflanze«, und mit sicherem Urteil hinzusetzte: »Bestimmt wird es diesen teuflischen Frauen von heute gefallen.« Indem es die Zusammenstellung von frischen Blumen und Zitrusfrüchten wieder aufgriff, die *Alpona* von Caron 1939 – ebenso zu früh wie zu spät – schon einmal versucht hatte, sollte es für die Kreationen der Nachkriegszeit vorbildhaft werden.

Ein Jahr später schlug *L'Air du temps* wieder blumigere Töne an, dramatisch belebt durch die Zugabe von Moschus und Gewürzen. Es entwarf das Bild einer Frau, die zugleich naiv und freizügig, sensibel und sinnlich ist. Kein Grün mischte sich in diesen delikaten, entschieden romantischen Duft, gemildert durch das Temperament einer wiedergefundenen Unbeschwertheit. Robert Ricci, Ninas heißgeliebter Sohn und passionierter Parfümliebhaber, hatte die endgültige Harmonie dieses Parfüms mit der Hilfe von Francis Fabron entwickelt. Er war es auch, der dafür das Motiv der Tauben mit ausgebreiteten Flügeln ersann,

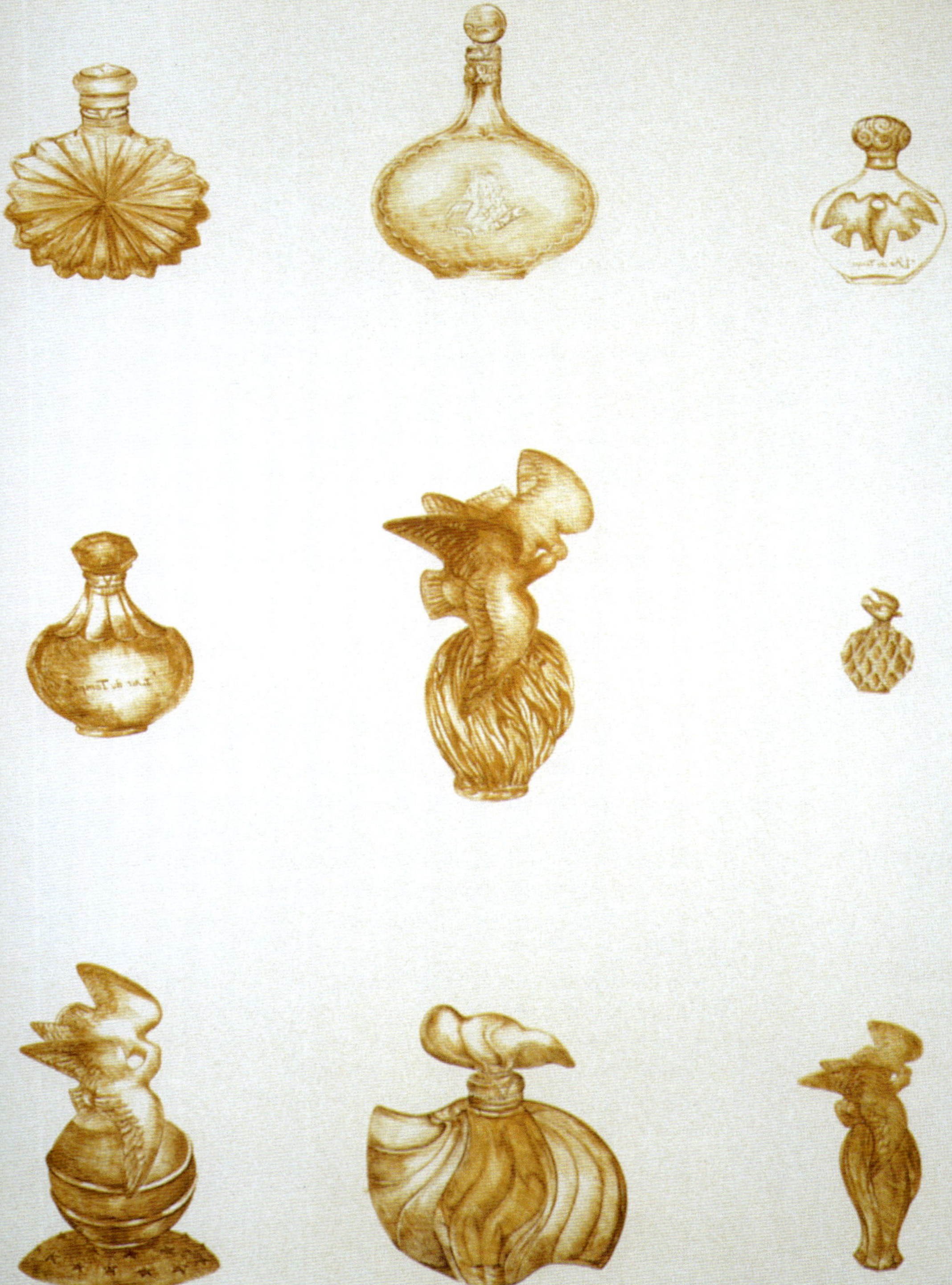

die sich einen Augenblick am Rand eines Flakons niederließen, der wie eine Flamme gewunden in die Höhe strebte.

Und es war selbstverständlich Marc Lalique, Sohn und Nachfolger von René und ein enger Freund Roberts, für den er bald ausschließlich arbeitete, der diesen Flakon, einen der herrlichsten in der ganzen Geschichte der Parfümerie realisierte. Mit seiner exemplarischen Verbindung zwischen Duft und Flakon, Namen und Bild hat *L'Air du temps* Raum und Zeit überdauert und ist eines der mythischen Parfüms geworden, die jede Frau einmal in ihrem Leben in Reichweite haben möchte ... wie Robert Ricci sich das erträumte: *L'Air du temps* besitzt den Duft des Glücks.

Die fünfziger Jahre brachten die Wiederkehr der biederen Ehefrau, anständig, gepflegt und distinguiert, nach dem Vorbild von Grace Kelly oder Prinzessin Margaret. Sie verfolgte deren märchenhafte Stories, und hielt gleichwohl ihren Haushalt vorbildlich in Schuß, dank der wunderbaren Haushaltsgeräte, die sie auf Haus- und Handwerksmessen entdeckte. Diese zugleich beschaulichen und heiteren Jahre, in denen man trotz der atomaren Bedrohung die Lebensfreude wiederfand, zogen sich lang genug hin, um eine gestärkte Jugend heranwachsen zu lassen, die dann im Feuer ihrer zwanzig Jahre alles über den Haufen werfen sollte.

Jolie Madame, das dritte Parfüm aus der Werkstatt Balmain-Cellier, herausgekommen 1949, war sowohl durch seinen blumigen Duft mit Chypre- und Ledernote als auch seinen Namen, den Gertrude Stein gefunden hatte, unmittelbarer und sinnfälliger Ausdruck für den Beginn dieser Zeit, die zwischen Glamour und praktischem Sinn schwankte und die Jacques Tati so liebenswürdig und treffend aufs Korn genommen hat. Dasselbe gilt für die beiden eigens auf den »modernen Herrn« zugeschnittenen Herrenparfüms *Monsieur Balmain*, entworfen von Germaine Cellier, und *Moustache*, kreiert von Roudnitska für Rochas, deren Düfte seit 1949 von Vater auf Sohn die männlichen Wangen erfrischen.

Von den klassischen Buketts, die der eleganten Dame schmeicheln und Sicherheit verleihen sollen, verzaubern auch heute noch *Madame Rochas* und *Calèche* von Hermès – beide kreiert von Guy Robert –, *Dix* von dem katalonischen Modeschöpfer Balenciaga, *Chant d'arômes* von Guerlain, *Cabochard* von Grès und *L'Interdit* von Givenchy.

Audrey Hepburn, eine junge Tänzerin, die gerade zur Filmschauspielerin avanciert war, hatte eben *Ein Herz und eine Krone* von William Wyller abgeschlossen, als sie 1954 Hubert de Givenchy kennenlernte. Als Prototyp des jungen Mädchens ihrer Zeit wurde sie bald – und für

***L'Air du temps*, Nina Ricci, 1947.** Der Lalique-Flakon des legendären Parfüms hat zwischen 1947 und 1998 etliche Wandlungen durchgemacht.

immer – die Muse dieses brillanten, damals gerade siebenundzwanzigjährigen Modeschöpfers, der ihr drei Jahre später, nachdem er die Kostüme für *Funny Face* (»Ein süßer Fratz«) entworfen hatte, ein auf sie abgestimmtes Parfüm widmete, blumig und pikant zugleich, schick und pfeffrig. Nachdem es zunächst nur für ihren persönlichen Gebrauch gedacht war, wurde dieses große Geschenk dennoch bald kommerzialisiert. Audrey Hepburn schrie auf, als Givenchy ihr das eröffnete: Das sei verboten, *interdit*. Der Name blieb diesem Parfüm in dem quadratischen Flakon, auf dem wie ein komischer, kleiner Hut ein runder Stöpsel sitzt. Es ist wie das kleine Schwarze in *Frühstück bei Tiffany* (1961) ein Meisterwerk an zeitloser Schlichtheit geblieben.

Ein weiterer Erfolg aus dem Jahr 1959 ist *Cabochard* von Madame Grès, kreiert von Bernard Chant. *Cabochard* ist gleichsam der kleine Bruder von *Tabac blond* und vor allem von *Bandit* von Piguet (1944), indem es deren ledrige und Chypre-Noten wieder aufgreift. Seine einmalige Persönlichkeit besitzt noch heute bedingungslose Anhängerinnen und genießt nach wie vor die Bewunderung der Parfümeure.

In den fünfziger Jahren begann auch das Parfüm einer jungen Amerikanerin, deren Talent und Professionalität nur ihr Ehrgeiz gleichkam, den Französinnen den Kopf zu verdrehen. Estée Lauder, die Coco Chanel bewunderte, Dior trug und bald eine enge Vertraute Givenchys wurde, wollte »ihr« *N° 5*. Das sollte *Youth Dew* werden, das 1952 in den USA herauskam und zwei Jahre später auch in Frankreich angeboten wurde. Der luxuriöse Flakon hätte auch von Zaza Gabor gestaltet sein können, noch fünfzig Jahre später ist es ein Prunkstück in der Hollywood-Anthologie. Ein Erfolg. Umso mehr, als Estée Lauder sich die Ideen von Coty aneignete und etwas anbot, was sie selbst *»layering«* nannte: die Ausweitung eines Duftes auf eine ganze Produktserie für Körperpflege und Bad. Orientalisch und süß, entfaltete sich *Youth Dew* wundervoll im Badeöl, das in hübschen kleinen Kügelchen angeboten wurde, in der Feuchtigkeitslotion und sogar in den Sachets zur Parfümierung der Wäsche oder der Handtasche. Eine geniale Idee, die die Art, sich zu parfümieren, entscheidend veränderte und ungeahnte Marktchancen eröffnete.

Man kehrte zurück zu Parfüms, Solifloren, in denen ein einziger Blumenduft vorherrschte, zu klassischen

***Cabochard*, Grès, 1959.** Ein ungewöhnliches Parfüm, das noch heute seine Liebhaber hat.

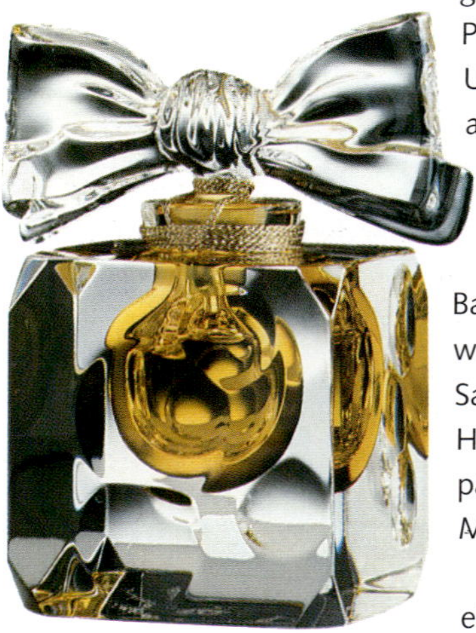

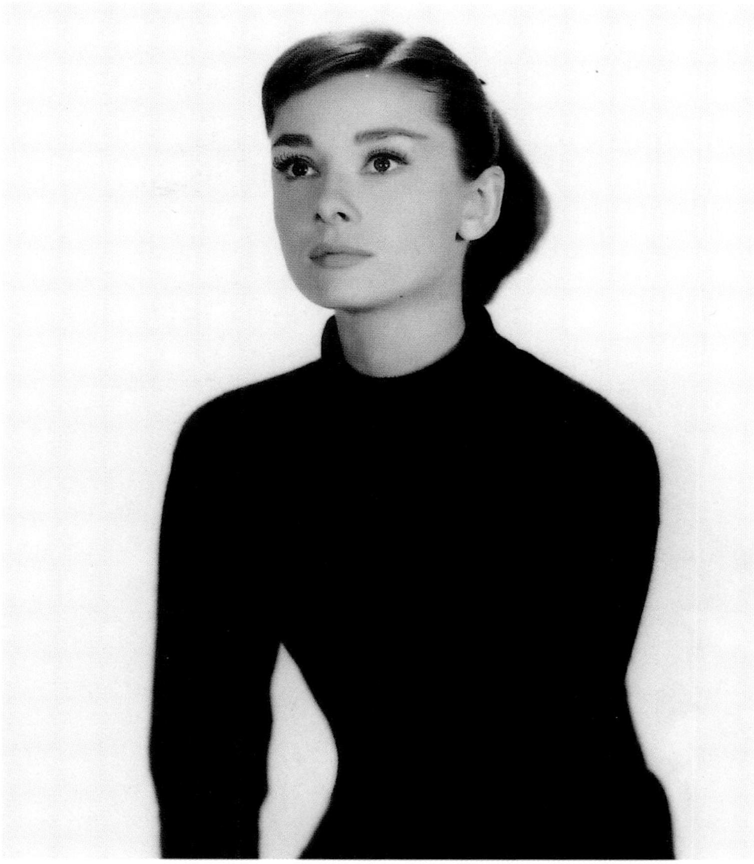

Audrey Hepburn. Die Muse des Couturiers Hubert de Givenchy ist Vorbild und Inbild seines ersten Parfüms, *L'Interdit*.

Bukettzusammenstellungen. Und bald schon erschien das erste *Eau fraîche*, eine Erfindung von Edmond Roudnitska. Natürlich war Roudnitska nicht der einzige, doch zweifellos führend bei dieser Erneuerungsbewegung innerhalb der Parfümerie, die Konzeption und Struktur der Kompositionen grundlegend veränderte, was bis auf den heutigen Tage nachwirkt. In seiner Zusammenarbeit mit Dior war sein Einfluß bis Mitte der siebziger Jahre maßgeblich. Abgesehen von vereinzelten, dennoch bemerkenswerten Kreationen, waren seine Parfüms jener Jahre Schwellenphänomene, die für spätere Generationen Türen aufstießen. Insgesamt aber schien in der Parfümerie damals die Ruhe vor dem Sturm zu herrschen.

Unter den Solifloren haben drei eine nachhaltige Erinnerung hinterlassen: der unvergeßliche Tuberosenduft *Fracas*, eine Schöpfung von Germanie Cellier für Piguet aus dem Jahr 1948, dessen beständiger und nachhaltiger Erfolg in jüngster Zeit durch ein erneuertes Interesse in den USA wieder auflebt; *La Rose* von Rochas, auch aus dem Jahr 1948, doch von kürzerer Lebensdauer; und das Maiglöckchen von *Diorissimo* (1956), beide aus Roudnitskas Zauberlabor.

La Rose war das bevorzugte Parfüm von Marcel Rochas, und es war eines der ganz wenigen farbigen Parfüms (rosa). Anläßlich seiner Präsentation veranstalteten die Rochas für Tout-Paris und die Vertreter der Frauenmagazine, die zunehmend an Bedeutung gewannen, ein Fest, bei dem die Rose und die Farbe Rosa alles beherrschten, inklusive Champagner und Buffet!

Diorissimo, das Diors Lieblingsblume, das spritzige Maiglöckchen in den Mittelpunkt stellte, hat glücklicherweise überlebt. Sicher weil es, in den äußerst bescheidenen Worten seines Schöpfers, »ein Parfüm im Sinne der neuen Architektur« ist. Als Reaktion auf die wachsende Kompliziertheit, die sich in der Parfümerie breitmachte und die Produkte hervorbrachte, die von immer konfuserem Geschmack zeugten und sich der Konfiserie immer mehr annäherten, entschloß sich Roudnitska, in Richtung Schlichtheit zu gehen. Was in der Parfümerie keineswegs Vereinfachung bedeutet und noch viel weniger Gewöhnlichkeit. Im Gegenteil: Billige, aber gewöhnliche Parfüms, die künstlich den Duft einer Blume nachahmen, können sich diesem nur grob annähern. *Diorissimo* hingegen stilisierte das Maiglöckchen, um seine sämtlichen Geruchsnuancen wiederzugeben, inklusive, meinte Roudnitska, »von Wald und Unterholz, wo man es pflücken geht«. In dreijähriger Arbeit entwickelte er dieses einmalige Parfüm, das er selbst als »so frisch und ätherisch wie einen Frühlingsregen auf einem weißen Garten« bezeichnete und das für Christian Dior mehr als nur ein Parfüm war, es war sein olfaktorischer Talisman.

***Youth Dew*, Estée Lauder, 1952.** Das erste große Parfüm einer Frau, die mit ihrem triumphalen Erfolg den amerikanischen Traum verwirklicht hat.

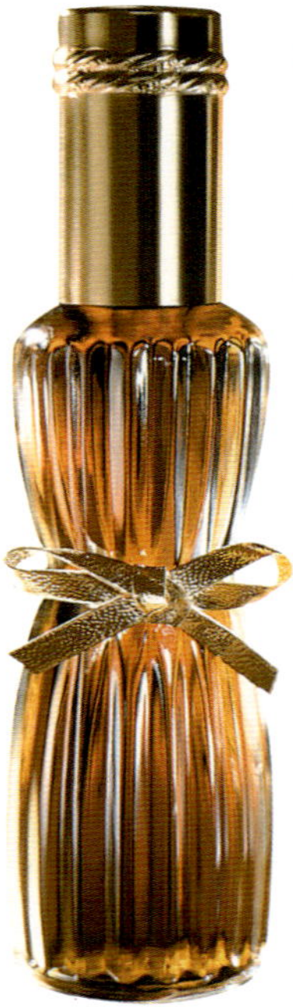

Eau fraîche war eine neue Art von Parfüm, anhaltender als ein Eau de Cologne, leichter als ein Eau de Toilette; es kam im Jahr 1952 heraus. Ausgehend von einer Basis aus Zitrusfrüchten oder Hesperiden, die allen Eaux de Cologne gemeinsam ist, fügte Roudnitska die blumigen Noten von Jasmin, Eichenmoos und Chypre hinzu und verdoppelte die sonst für ein Cologne übliche Konzentration. Bei der Zusammensetzung des Akkords ließ er sich von *Cordon vert* leiten, einem Eau de Cologne aus der Nachfolge von *Chypre* von François Coty, für dessen Talent Roudnitska die größte Bewunderung hegte. Cotys Geniestreich war es gewesen, ins Herz der Chypre-Noten eine kräftige Dosis Jasmin zu setzen; Roudnitskas brillante Intuition lag nun in

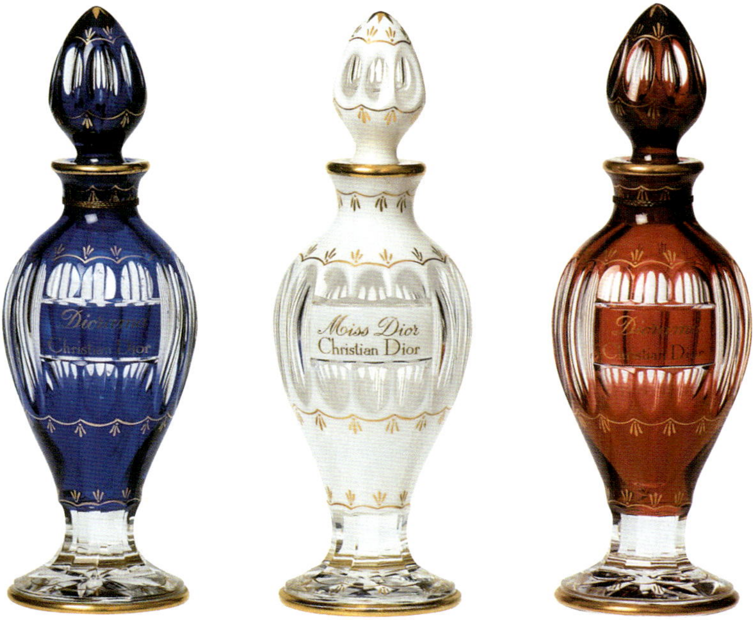

***Diorama* und *Miss Dior*, Christian Dior.**
Flakons in limitierter Auflage, Kristallglas und vergoldete Bronze, Baccarat (1949).

der Ahnung, daß dieser Akkord in modernisierter Version erlauben würde, Frische aus einer anderen Quelle als den üblichen Hesperiden oder Grüntönen zu gewinnen, und geradezu hellseherisch erkannte er, daß es ihm durch Ausgleich unerhörter Dosierungen gelingen würde, ein exemplarisches Modell zu schaffen, an dem sich ein wesentlicher Teil der modernen Parfümerie orientieren würde.

Eau fraîche, Diorissimo, Diorling, Diorella, Eau sauvage ... bis Ende der sechziger Jahre gab das Trio Roudnitska-Dior-Gruau erfolgreich Ton und Rhythmus der Neuschöpfungen in der Parfümerie an. *Eau sauvage* war seit 1962 fertig entwickelt, ließ aber *Diorling* 1963 den Vortritt, um dann 1966 auf den Markt zu kommen. In Verfolgung einer Linie, die er selbst als »puristische Strenge« definierte, lehnte sich Roudnitska hier noch einmal bei Coty und seinem *Chypre* an, schied jedoch alle pudrigen und süßen Duftnoten aus, um den olfaktorischen Akkord um zwei Noten – Zitrone und Jasmin – aufzubauen und damit ein Eau zu kreieren, dessen extreme Leichtigkeit der Intensität des Dufts keinen Abbruch tut.

Dieses für Herren bestimmte Eau, das seinem Schöpfer zufolge »die radikale Antithese zu allem darstellte, was bis dahin als Parfümerie gegolten hatte«, sollte einen enormen Siegeszug antreten und zum ersten großen Eau für beide Geschlechter der Gegenwart werden. Während selbst Limonaden – *Pschitt à l'orange, pour toi mon ange;*

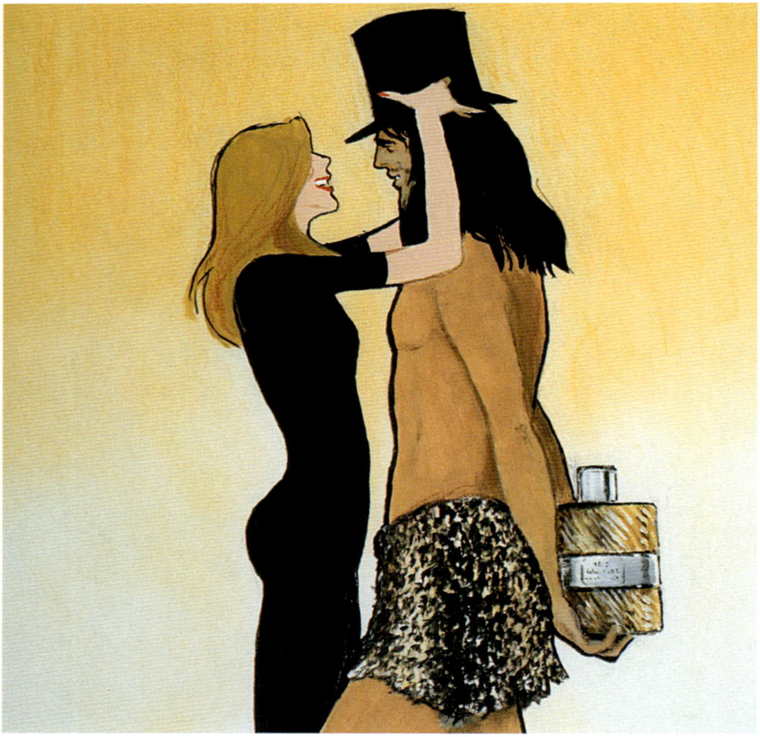

Eau sauvage, Christian Dior, 1966. Das erste Eau, das für Mann und Frau gleichermaßen konzipiert wurde. Zeichnung von René Gruau.

Pschitt au citron, pour moi garçon – den Geschlechtsunterschied perpetuierten, betörte *Eau sauvage* die jungen Wilden der Sechziger ohne Unterschied! Wenn die Frauen es den Männern stahlen, so weil sie Lust hatten auf solche leichten und spritzigen Wasser. Auf weiblicher Seite sollte es zahlreiche Nachfahren geben, darunter *Ô* von Lancôme (1969), *Eau folle* von Laroche, während Rochas unter dem Namen *Eau de Rochas* sein *Eau de roche* in Originalzusammensetzung noch einmal auflegte, das 1948 kreiert und 1956 vom Markt genommen worden war. Dieses erfrischende Wasser, eine Schöpfung von Nicolas Mamounas, der »Nase« des Hauses, ist nach wie vor das meistverkaufte Parfüm von Rochas. 1972 wagte Roudnitska mit *Diorella* eine bis dahin unerhörte und umstrittene Vermählung zwischen den Duftnoten von Blumen, reifen Früchten und Vetiver, getragen vom herben Eklat des *Eau sauvage,* doch ohne ins Schwere abzugleiten. »Kammermusik«, lautete das Urteil des Parfümeurs Jean-Claude Elléna, der vier Jahre später *First* für Cartier kreierte.

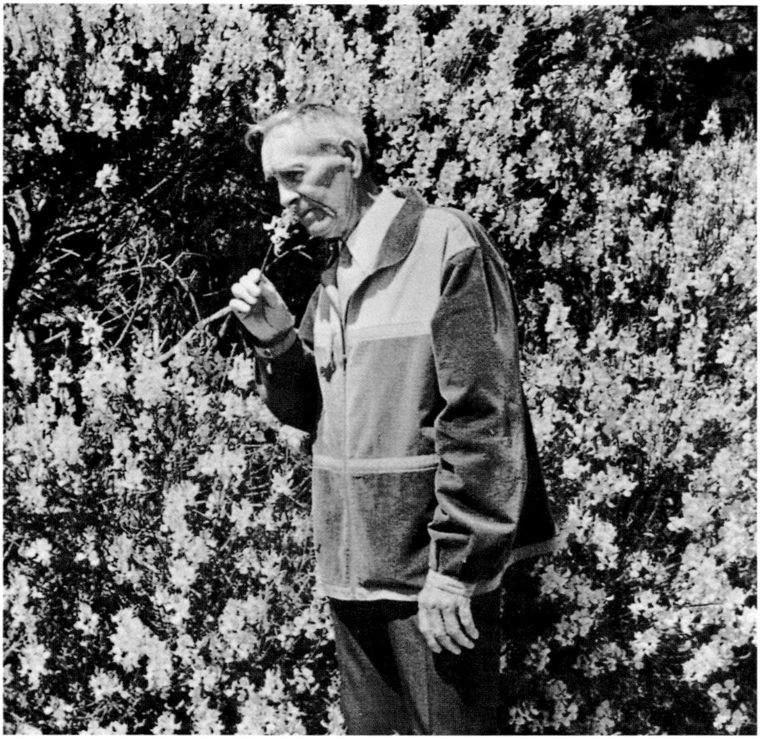

Edmond Roudnitska. Dreißig Jahre lang unbestrittener Herrscher in der Welt der Parfümerie.

Ebenfalls 1966 herausgekommen, ebenfalls eine Schwellenkreation, ging *Fidji* von Guy Laroche von der genau entgegengesetzten Seite an die Sache heran wie Roudnitska bei Dior: Es markierte den Beginn der Marketingparfümerie.

Lancôme war damals ein kleines Unternehmen, dessen Marketingabteilung Robert Salmon leitete und das soeben von Prestige, das zu l'Oréal gehörte, gekauft worden war. Laroche war ein junger Modeschöpfer, dessen Image und Stil beim breiten Publikum keine besonders markanten Assoziationen wachriefen. Die amerikanische Gesellschaft *International Flavors and Fragrances* (I.F.F.) hatte soeben ihr Zentrum für Parfümfertigung gegründet und hatte ein ganzes Team von Parfümeuren angestellt.

Dadurch, daß Fernreisen nun auch breiteren Schichten zugänglich wurden, entdeckte man in der westlichen Welt den Zauber der Südseestrände. Während eines Aufenthalts mit Guy Laroche im Club Méditerranée von Agadir beschloß Salmon, daß der Name des Parfüms

Fidji sein sollte, als Symbol für einen Exotismus, der noch stärker ist, wenn er in die Ferne schweift und keinen unmittelbar identifizierbaren Ort meint. Und er erfand auch den Slogan dafür: »Eine Frau ist eine Insel, *Fidji* ist ihr Parfüm.« Für den Flakon machte er Anleihen bei einem der ersten Parfüms von Lancôme, *Tropiques*, das Armand Petitjean 1935 geschaffen hatte. Der Duft sollte »eine moderne Version von *L'Air du temps*« sein. Joséphine Catapano war Parfümeurin beim I.F.F., sie hatte keinerlei Kontakt zu Salmon und kannte den Namen des Parfüms bis zum letzten Moment nicht. »Man sagte mir lediglich, daß er etwas sehr Feminines und gut zu Tragendes haben wollte, leicht, frisch und sehr blumig.« Sie ging aus vom blumig-holzigen Akkord von *L'Air du Temps* und arbeitete aus einer Gruppe von neuen synthetischen Aromen, die das I.F.F. entwickelt hatte, den starken Eindruck »einer Brise« heraus, »die über einen Blumengarten hinweggestrichen ist«. Diese völlig neue, blumig-grüne Kombination nahmen später *Charlie* von Revlon, *N° 1* von Gucci und Dutzende andere Parfüms wieder auf, doch die Formel von *Fidji*, »der glücklichen Insel«, blieb geheim und exklusiv, unnachahmlich und nicht nachgeahmt.

***Fidji*, Guy Laroche, 1966**. Ein Name, der in allen Sprachen Träume weckt. (Photographie Wayne Maser).

Drei Jahre später, 1969, trat Louis Amic, Eigentümer von Roure-Bertrand-Dupon, dem größten französischen Parfümhersteller, woraus heute Givaudan-Roure geworden ist, an Paco Rabanne heran, den »Metallarbeiter«, wie Coco Chanel ihn boshaft wegen der Verarbeitung von Metall in seiner Mode nannte. Für Amic wie für Salmon mußten bei dem Produkt Parfüm fünf Komponenten zusammenwirken: der Name, der Duft, der Flakon, der Vertrieb und die Finanzierung. »Wenn Sie fünf Kirschen aneinander reihen, ergibt das einen Erfolg, aber vier Kirschen und eine Banane, das gibt eine Niederlage!« pflegte er zu sagen. Ein Duft wurde aus einer Reihe von bereits vorentwickelten, fertigen Produkten ausgewählt, die Michel Hy kreiert hatte, eine der »Nasen« des Hauses. In direkter Linie von *Madame Rochas* und *Calèche* abstammend, die Guy Robert geschaffen hatte und die der damalige Direktor des Parfümunternehmens Paco Rabanne, Alfred Morille, bewunderte, unterschied sich *Calandre* doch von ihnen durch die Zugabe von neuen, synthetischen Elementen: Rosenoxyd von beinah metallischer Frische, und das Evernyl, ein Molekül, das die holzigen Noten verstärkt. Entdeckt hatte man es schon 1898, doch die synthetische Herstellung gelang erst 1968, und Roure konnte es noch vor seiner breiteren Kommerzialisierung exklusiv nutzen. Für den Flakon hatte sein Schöpfer, Pierre Dinand, die Idee, einen

Ô de Lancôme, entworfen 1969 von Serge Mansau – ein Flakon wie eine skulptierte Säule oder ein Brunnen aus Stein.

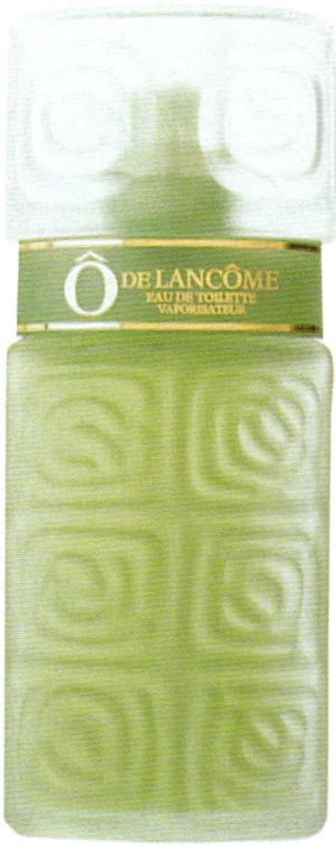

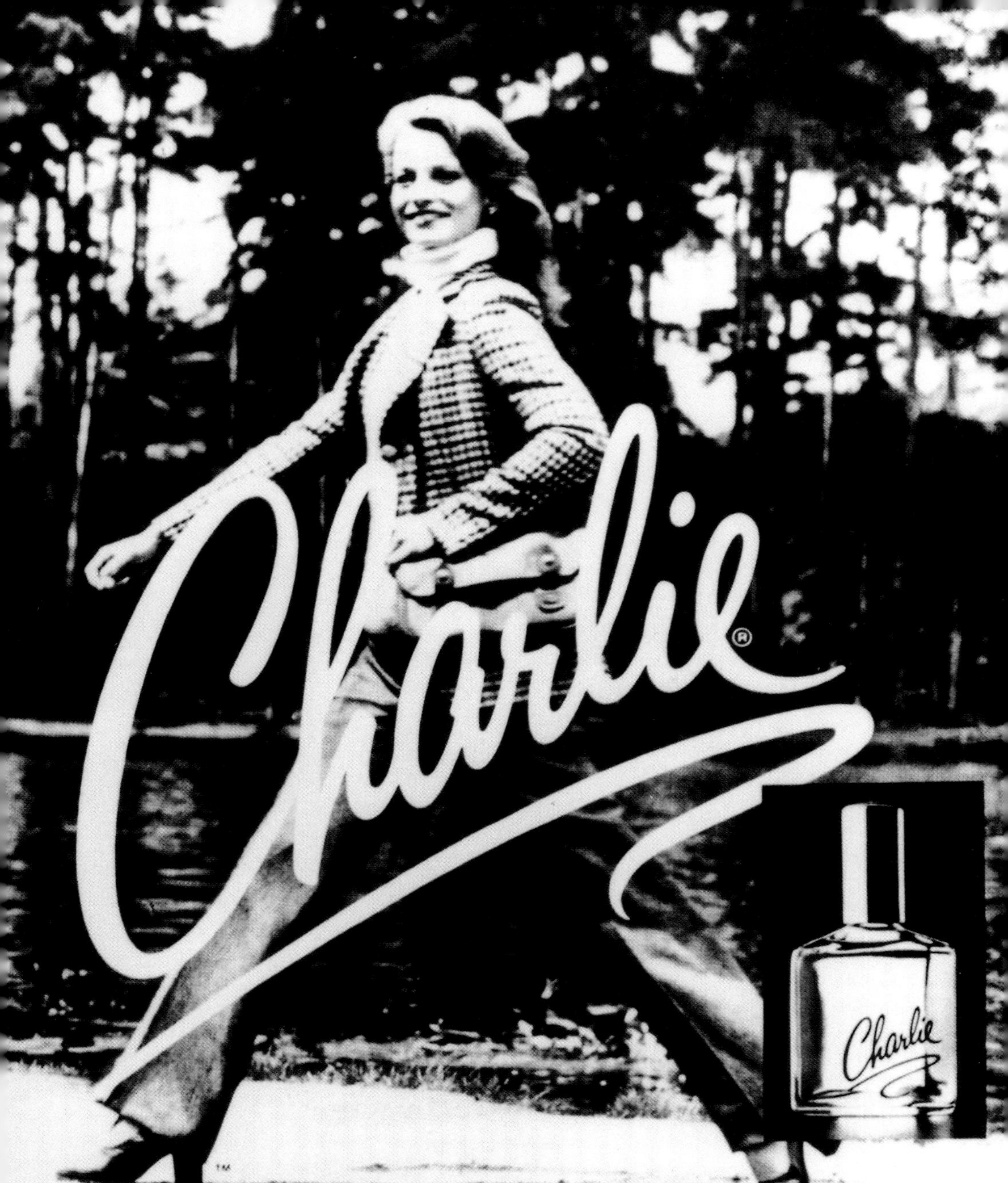

The gorgeous, sexy-young fragrance. By Revlon

Concentrated Cologne, Perfume, Perfumed Dusting Powder and Body Silk.

Laurent war –, weil sie Proteste von puritanischer Seite befürchteten. Der Flakon, den Pierre Dinand nach einer Idee des Modeschöpfers entwarf, erfuhr zahlreiche und kostspielige Veränderungen. Für den Duft, der jedermann gefallen sollte, wurden mehrere Labors in Konkurrenz zueinander beauftragt, mit der Devise: »ein orientalisches Parfüm, das *Shalimar* und *Youth Dew* Konkurrenz machen kann.« Drei Düfte, die von den Parfümeuren Raymond Chaillan und Jean-Louis Sieuzac in der Firma Givaudan-Roure erarbeitet worden waren, wurden in den Vereinigten Staaten getestet und verglichen mit *Chloé*, dem ersten Parfüm von Karl Lagerfeld und seinerzeit ein Bestseller. Saint Laurent konnte sich durchsetzen und wählte nicht die Chypre-Note, die in den Tests am besten abgeschnitten hatte, sondern das Parfüm, das wir kennen. Es verkündete ein Comeback der schweren Duftnoten und steht in der Traditionslinie vom berühmten *Origan* von Coty, über Schiaparellis *Shocking* und des von Dana 1932 kreierten *Tabu*.

Die Squibb war vorsichtig. Man lancierte das Parfüm nur schrittweise, zuerst in Frankreich, 1977 dann in ganz Europa. Der Erfolg war so groß, daß *Opium* in den USA schon 1978 mit allen Ehren und mit einem denkwürdigen Fest eingeführt wurde, bei dem Drogengegner demonstrierten, was den Verkauf aber nur anheizte! *Opium*, das um ein Haar nicht das Licht der Welt erblickt hätte, ist auch heute noch, dreiundzwanzig Jahre später, weltweit einer der Bestseller.

Die rasante Ausbreitung des Prêt-à-porter in England, Amerika, Frankreich, Italien und bald auch Japan, und das Phänomen der aufkommenden Modedesigner, die salonfähig machten, was bis dahin bloß Konfektion gewesen war, brachten die großen Kosmetikfirmen wie von selbst dazu, von dieser massiven Ausweitung des Modemarkts profitieren zu wollen. L'Oréal trat an Cacharel heran, 1975 die Marke mit dem größten Umsatz. Auf den Spuren von Revlon wurde *Anaïs Anaïs*, das 1978 herauskam, das erste französische Parfüm, das einen Idealtypus von Frauen propagierte und die Charakteristika von Luxus für ein Massenprodukt einsetzte. *Anaïs Anaïs* wurde lanciert mit dem Typus des Blumenmädchens, wie die Photographin Sarah Moon ihn gestaltet hatte, und wurde damit das Anti-*Charlie* schlechthin; es vereinte in sich die hippie-bukolischen-präraffaelitischen Tendenzen

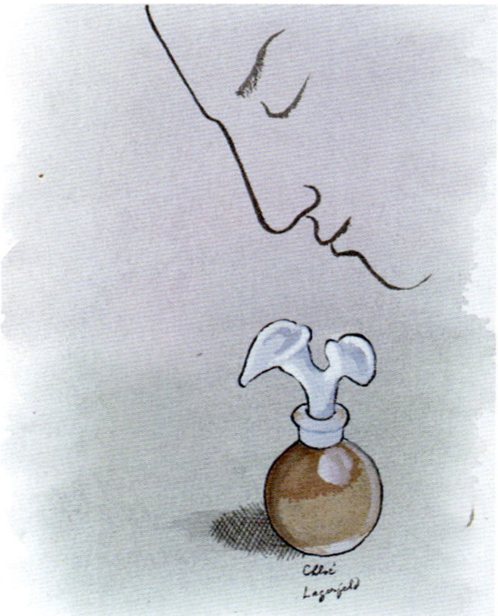

***Chloé*, Karl Lagerfeld, 1975.** Ein Parfüm aus Tuberosen, deren Blüten im Stöpsel des Flakons Gestalt annehmen. Illustration von Pierre Le Tan.

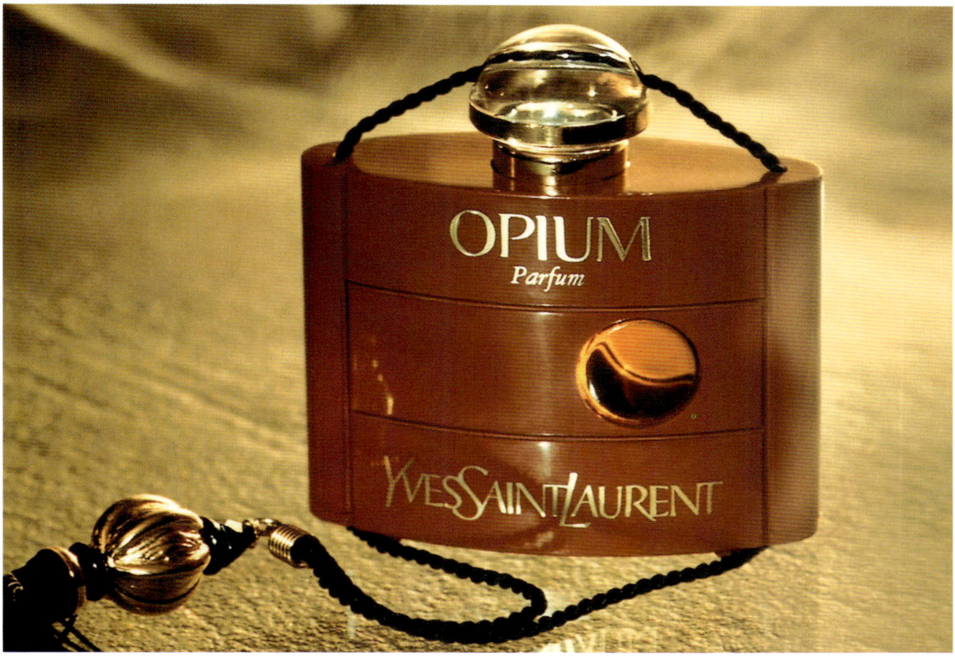

***Opium*, Yves Saint Laurent, 1977**. Yves Saint Laurent setzte sich bei der Konzeption und dem Image von *Opium* durch gegen den Widerstand der Amerikaner, die einen Skandal in den Vereinigten Staaten befürchteten.

der damals ganz Jungen, die die *business-woman* ablehnte. Die jungen Mädchen zogen den klassischen Parfüms die Duftnoten der Hippies vor, Weihrauch, Moschus oder Patschuli, die aus Indien mitgebracht wurden oder aus kleinen Fabriken hauptsächlich in San Francisco stammten. Auch hier waren nicht die Fachleute tonangebend, sondern die Straße. *Anaïs Anaïs* wurde von vier Parfümeuren des Hauses Firmenich entwickelt, wobei der Rückgriff auf *L'Air du temps* und *Fidji* unausweichlich war. Es war also blumig und süß, doch gewürzt durch Moschus und Weihrauch, und es bestand alle kurz zuvor in Frankreich eingeführten Testserien. Der schlichte Flakon aus weißem Opalglas, entworfen von Annegret Beier, unterschied sich von anderen Flakons, die bis dahin fast ausnahmslos transparent gewesen waren und ihre teure Essenz sehen ließen. Das Etikett wurde mit Phantasieblumen verziert, die ausschließlich mit dem Produkt zu identifizieren waren. Dreißig Prozent billiger als andere Parfüms, nutzte es entschieden andere, konkurrenzlos preisgünstige Vertriebswege. *Anaïs Anaïs* wurde als erstes Parfüm nicht nur in Parfümerien und Kaufhäusern, sondern auch in großen Supermärkten wie Prisunic und Monoprix angeboten.

In den Achtzigern, dieser hedonistischen, narzißtischen, arroganten Zeit im Zeichen von Yuppies und Aerobics, eroberungslustig und gnadenlos, wurde die äußere Erscheinung, und damit die Mode, die im Rhythmus von zwei Modeschauen jährlich wechselte, in der westlichen Welt zum wichtigsten Statussymbol und Mittel der sozialen Identifikation. Marketing, Management, Design, Packaging, Diversifikation, Kommunikation, Werbung, Rentabilitätskriterien hießen die neuen Losungsworte; man setzte Innovationen oder folgte ihnen, das wußte keiner mehr so recht, so groß war die Angst, *out* zu sein – ein sich rasant beschleunigender Prozeß, der eine Explosion von Images und ihr immer schnelleres Veralten mit sich brachte. Die Parfümerie sah weltweit einen Markt entstehen, der größer war als der der Mode, eben weil der Parfümerieartikel zu deren Symbolträger wurde und sich in Ländern, wo Sitten oder geringere Kaufkraft Veränderungen in der Kleidung noch verhindern, leichter durchsetzen ließ. Zehn Unternehmensgruppen, die achtzig Markennamen repräsentierten, hielten einen Anteil von sechzig Prozent dieses Weltmarkts. Valentino, Armani, Gianfranco Ferré und Versace, sodann Gucci, Fendi, Cerruti, Trussardi, Missoni und Dolce & Gabbana: Die größten italienischen Modeschöpfer und -designer schlossen sich dem Trend an, indem sie Kompositionen schufen, die international meist hervorragend lanciert wurden. In Frankreich kamen regelmäßig neue Parfüms heraus, darunter *Paris* von Saint Laurent, das im Jahr 1983 noch einmal gekonnt an die Rosen-Solifloren anknüpfte; *Ysatis* von Givenchy 1984, Personifizierung der Frau, die tagsüber aktiv und abends romantisch ist; und *Byzance*, 1986 lanciert von dem neuen Trio bei Rochas (Hélène Rochas, Nicolas Mamounas und Claude Buchet) und vertrieben von der deutschen Wella-Gruppe, die damit in die Welt der Parfüms eintrat. Nach dem Vorbild von Hermès, wo lange Zeit nach *Calèche* (1961) Schweigen herrschte und 1984 ein *Parfüm d'Hermès* herauskam, entschieden sich auch große Marken von Accessoires dafür, ihren Namen mit Hilfe der Parfümerie zu popularisieren und ihre Profite zu streuen. Zunächst die Juweliere, 1976 mit *First* von Van Cleef & Arpels und 1981 dem *Must* von Cartier, gefolgt von Boucheron, Bulgari und Tiffany. Ebenfalls 1981 gönnte der Hutmacher Jean-Charles Brosseau sich *Ombre rose*, der Schuhdesigner Jourdan *Un jour*, sein zweites Parfüm, und der Kürschner Révillon *Turbulence*. Sobald ein Modeschöpfer mit seiner Kollektion Erfolg hatte, kam unweigerlich bald darauf ein Parfüm heraus. Das ist der Fall bei Emanuel Ungaro mit *Diva*, dessen drapierter Flakon und das stark auf Haute Couture zugeschnittene Werbeimage

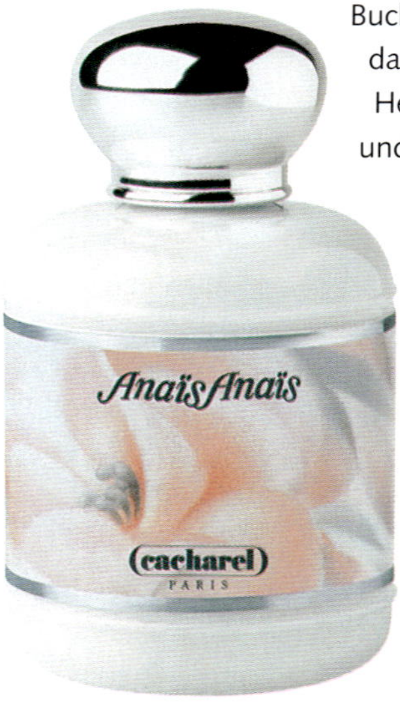

***Anaïs Anaïs*, Cacharel 1979.** Ländliche Frische und naive Blumenmotive zielten auf die Birkenstockträger der siebziger Jahre. Es wurde ein immenser Erfolg.

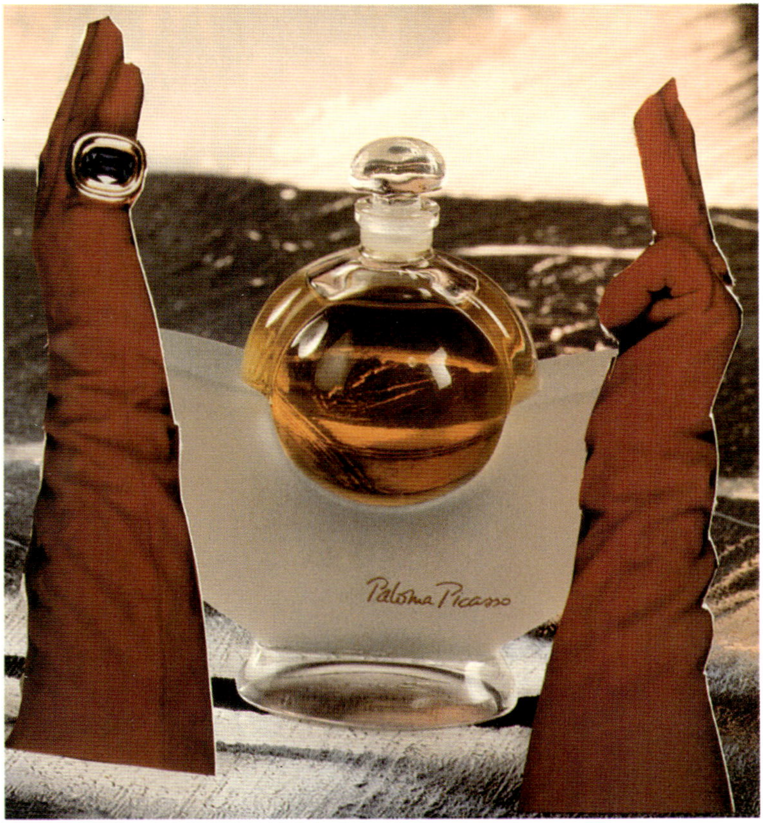

***Mon Parfum*, Paloma Picasso, 1984.** Einer der schönsten Flakons unserer Zeit, dessen Design in limitierten Auflagen immer wieder aufgegriffen wird.

wunderbar eine sehr pariserische Eleganz widerspiegeln. In den Vereinigten Staaten setzten Giorgio de Beverly Hills und Oscar de la Renta ihre eigenen Akzente, neben der ununterbrochenen Variationenfolge von Blumendüften der Estée Lauder, die immer noch federführend war, *White Linen* (1978) und *Beautiful* (1985) rangieren auch heute noch unter den ersten Zehn in den USA.

Zwischen 1972 und 1990 wurden in Frankreich mehr als tausendfünfhundert Parfüms herausgebracht, das heißt, fast zwei neue Artikel pro Woche. Dieser Boom trieb die amerikanische Parfümerie dazu, sich auf den französischen Markt zu werfen und sogar die Vormachtstellung Frankreichs auf dem Weltmarkt zu gefährden. Es wurde immer schwieriger, sich durchzusetzen.

Die Feste und Abendveranstaltungen zur Lancierung eines Parfüms, die für die internationale Modepresse und die großen Einkäufer gegeben wurden, überboten sich gegenseitig an Phantasie und Luxus; für Werbefilme beauftragte man Regisseure, die sich durch ihre künstlerische Arbeit einen Namen gemacht hatten, wie François Reichenbach, der 1978 für Lancôme den Film *Magie noire* realisierte. Vierzig Millionen Dollar kostete 1985 die bislang teuerste Präsentationskampagne der Welt, bei der Dior *Poison* einführte, was mit einem grandiosen Fest im Schloß von Versailles zelebriert wurde. Ebenfalls 1985 wandte Lancôme 26 Millionen Franc für die Lancierung von *Trésor* auf – das ihm noch im selben Jahr einen Gewinn von 130 Millionen Franc einbrachte –, mit einem Konzert im Pariser Musée des Beaux-Arts, bei dem Jessye Norman in der Ausstattung von David Lynch auftrat. Sich mit allen Mitteln von der Konkurrenz abheben wurde oberstes Gebot. Schauspielerinnen wurden sagenhafte Verträge angeboten, so Isabella Rossellini für *Trésor*, Juliette Binoche für *Poême* und Vanessa Paradis für das sehr barocke *Coco*. Sie verkörperten das jeweilige Werbeimage des neuen Parfüms, das einen ganz bestimmten Frauentypus, auf den die Marketingexperten das Produkt zugeschnitten hatten, durch Identifikation ansprechen und dadurch bestimmte Marktanteile erobern sollte. *Coco*, eine Kreation des Parfümeurs Jacques Polge und des Art Directors bei Chanel, Jacques Helleu, vergegenwärtigte und aktualisierte mit dem Namen und dem klassischen Flakon die Tradition der »Grande Mademoiselle«, ohne sie zu vulgarisieren, wie etwas später dann auch *Allure*. Die außergewöhnliche Kohärenz, dank deren die Chanel-Parfüms die Zeit nicht nur überdauern, sondern ihr immer wieder auch voraus sind, verdankt sich der Persönlichkeit von Jacques Helleu, der nach seinem Vater die künstlerische Leitung des Hauses übernommen hat. Er ist nun seit etwa dreißig Jahren dabei und wie niemand sonst mit dem Geist des Hauses vertraut, und er wacht mit Argusaugen über Konzeption und Image der Chanel-Parfüms.

Annick Goutal. Die allzu früh verstorbene Parfümeurin übte ihr Metier mit handwerklicher Meisterschaft aus.

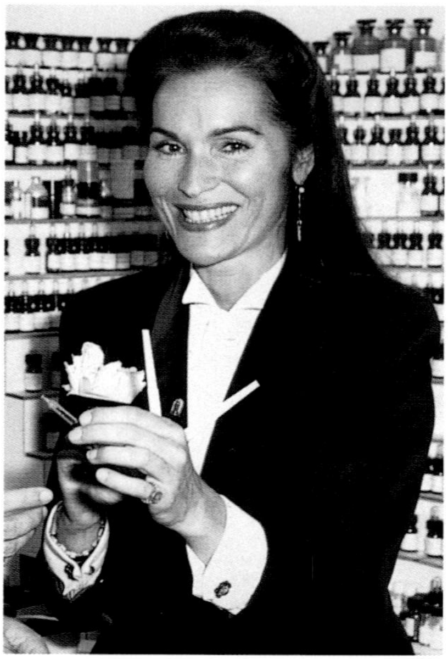

Als Outsiderin und dynamische Quereinsteigerin sollte Paloma Picasso das Spiel noch einmal von einer ganz anderen Seite her aufrollen. Die renommierte Designerin lebt in den USA, wo sie unter anderem Schmuckstücke für Tiffany entwirft. Von mütterlicher Seite her eine Enkelin des Parfümeurs Émile Gillot, war sie seit jeher sehr empfänglich für die Welt der Düfte. Die Tatsache, daß ihre Bekanntheit beim breiten Publikum vom

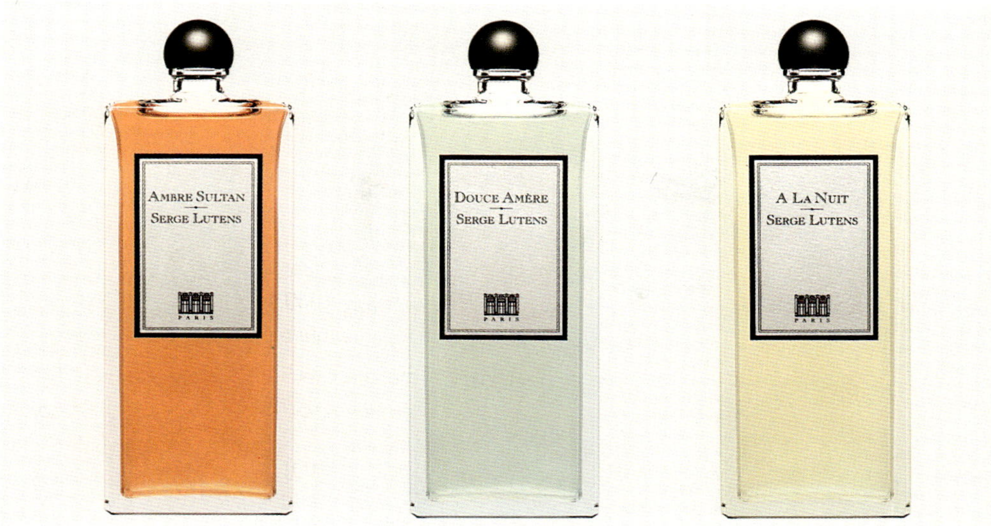

***Ambre sultan, Douce amère, À la nuit*, 1993–2000.** Die Flakons von Serge Lutens sind nüchtern, die Namen seiner Parfüms wecken Träume.

Folgende Seiten: **Die Salons im Royal-Palace-Shiseido, Paris.** Eine Boutique wie ein kostbarer, geheimnisvoller Schrein, gestaltet von Serge Lutens und seinen Düften vorbehalten.

Namen ihres Vaters herrührte und sie nicht durch das Image eines Markennamens bestimmten Einschränkungen und Zwängen unterliegt, gewährt ihr paradoxerweise jene exklusive Freiheit, die für die Haute Parfumerie unerläßlich ist, gewöhnlich aber von den Erfordernissen des Marketing zunichte gemacht wird. So konnte sie sich bei der Entwicklung ihres Parfüms voll und ganz auf dessen Eigenschaften und das Design des ungewöhnlichen Flakons konzentrieren. Nachdem sie ihr Vorhaben vergeblich mehreren Firmen unterbreitet hatte, die sich skeptisch zeigten, gewann sie mit ihrem Elan Georges Friedman für sich, den Direktor der Warner Cosmetics und Produzent der Parfüms von Ralph Lauren. Unermüdlich arbeitete sie daraufhin zusammen mit Francis Bocris an der Komposition des Duftes und mit Ben Kotyuk an dem Flakon und der Verpackung, welche dieser nach ihren Entwurfszeichnungen realisierte; so behielt sie den ganzen Produktionsprozeß in der Hand, bis hin zur Abstimmung des Werbeimages mit Photographien von Richard Avedon für die Pressemappen. Keine spektakulären Präsentationen, weder Filme noch Plakate sollten dieses volle, sinnliche Parfüm dem Publikum aufdrängen, es bestach einzig durch seine Unvergleichlichkeit. Eine erfolgreich bestandene Herausforderung, dank einer überzeugenden Persönlichkeit mit absoluter Professionalität.

Leiser, doch im Prinzip ähnlich ging Serge Lutens vor, ein Künstler von vielen Talenten und Perfektionist bis zum Äußersten, der nur pure Authentizität gelten läßt und der Welt des *»faire-savoir«*, der lauten

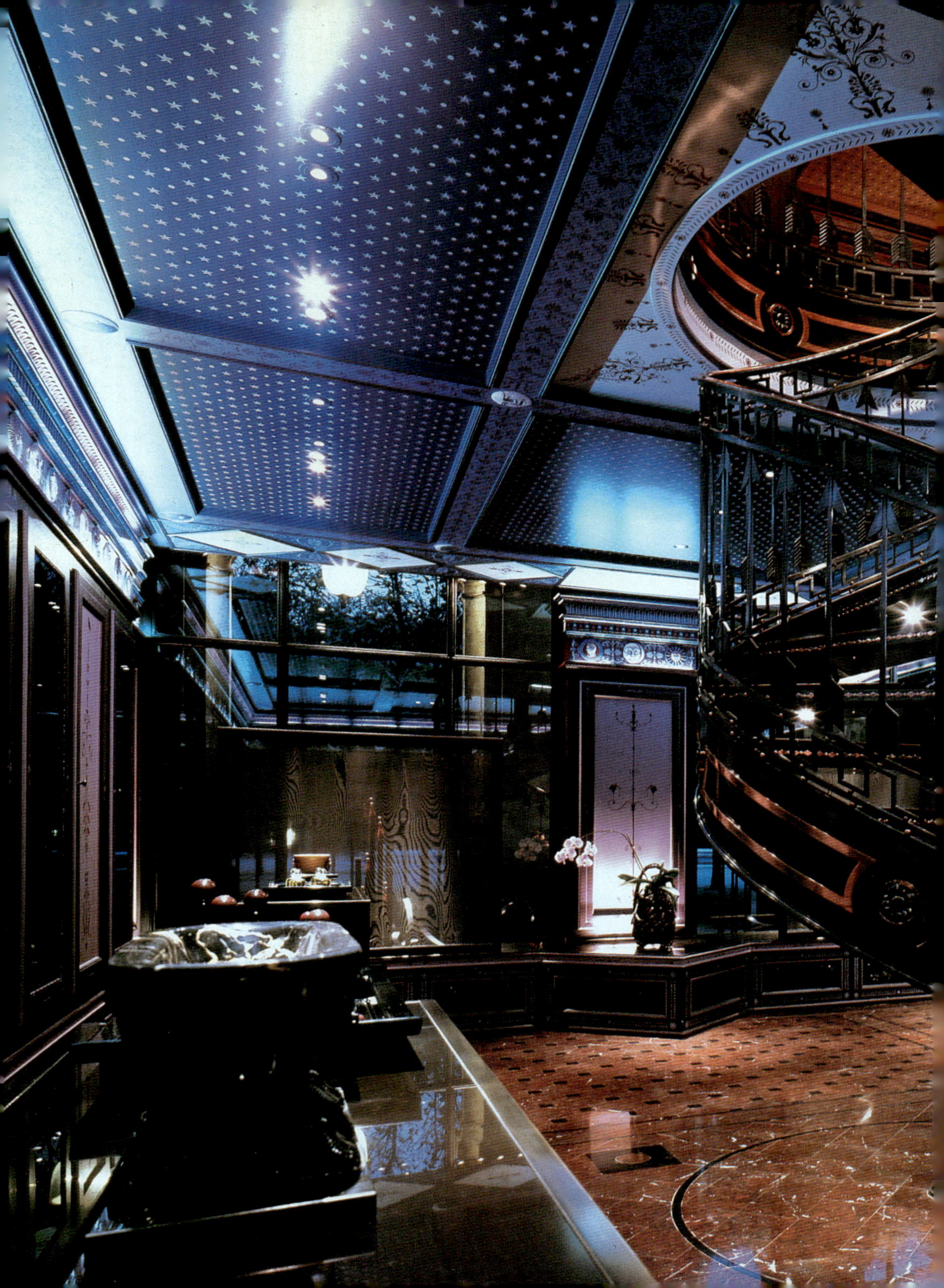

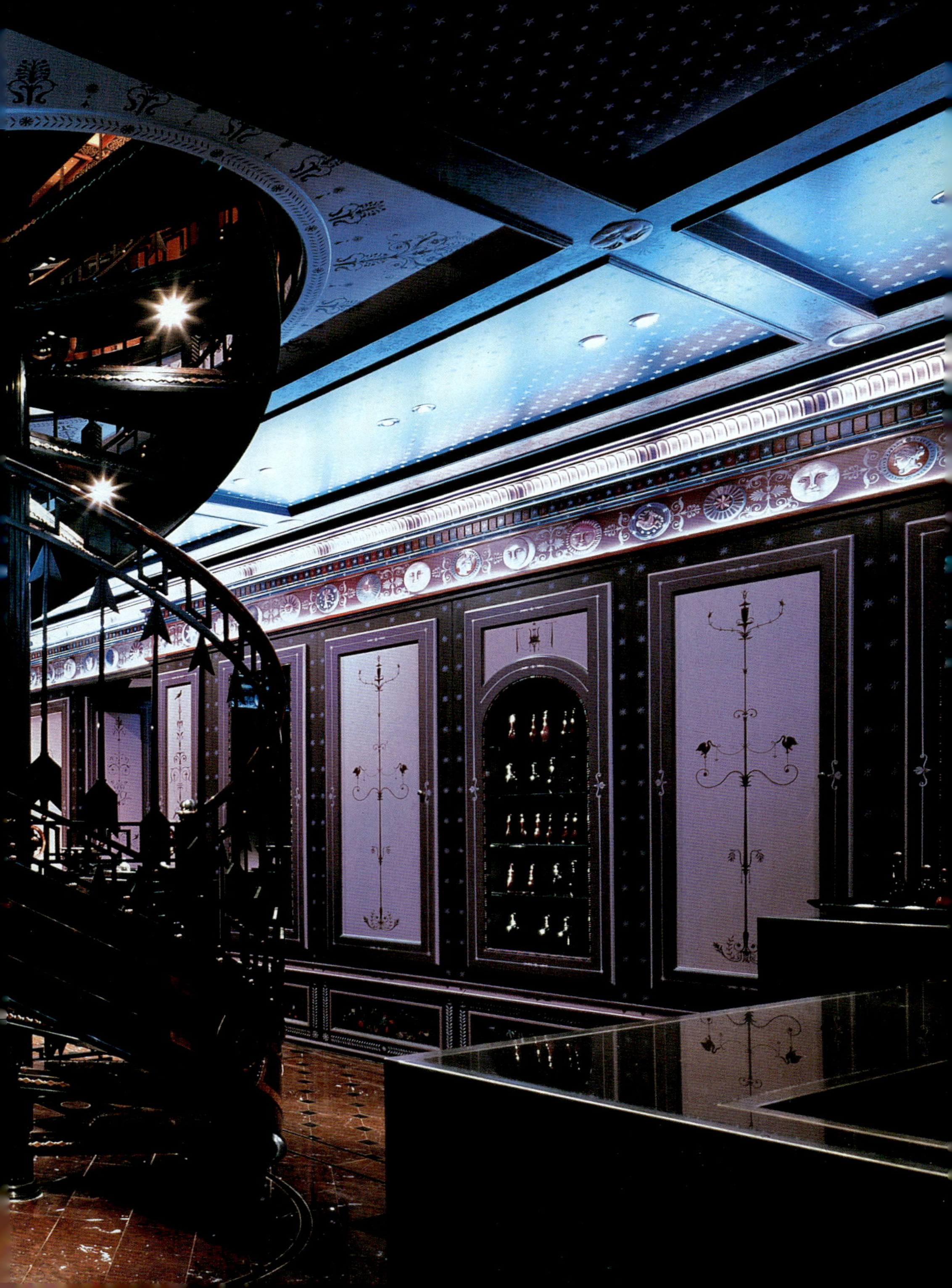

Töne, die immer mehr den echten Ton, das *»savoir-faire«*, verdrängen, entschieden den Rücken kehrte. Vom Make-up bis zur Photographie und zum Werbefilm kreierte Lutens einen Stil, dessen unbedingte Kultiviertheit eine anspruchsvolle Avantgarde von Tokio bis Paris ansprach und verführte. Seine Verbindung mit Shiseido ergab sich da wie von selbst. Mit seinem ersten Parfüm, *Nombre noir* von 1982, erwies er sich als virtuoser Komponist von Düften, der gleichzeitig mit sicherer Hand die Inszenierung, vom Flakon bis zur Pressearbeit, selbst steuerte, in vertrauensvoller Abstimmung mit Shiseido. Zehn Jahre später, nach einer Zeit also, in der sich seine Düfte entfalten und in Lutens der Entschluß reifen konnten, wurden die Salons des Royal-Palace-Shiseido eröffnet, ein Wunderpalast der Parfüms, vergleichbar den Parfümeriehäusern des 19. Jahrhunderts. Minimaler Werbeetat, vor allem kein Marketing, auf Boutiquen beschränkter Verkauf, Bestellung schriftlich oder über Internet – doch ein wahres Universum authentischer Düfte, zunächst inspiriert von Holz in seinen verschiedenen Akkorden (bei *Feminité du bois* und seinen Varianten), dann zwölf weitere, äußerst subtile Parfüms, die hervorgegangen sind aus den Reisen, Leseerfahrungen, den Impressionen und Emotionen dieses unerschütterlichen Dandys.

Als unabhängige Parfümeurin eröffnete Annick Goutal 1981 ihre erste Boutique in Paris in der Rue Bellechasse mit *L'Eau d'Hadrien*, eine Hommage an den Roman *Mémoires d'Hadrien* von Marguerite Yourcenar, in Deutschland erschienen als *Ich zähmte die Wölfin*. Die ausgebildete Musikerin besaß von Natur aus eine vorzügliche »Nase«, und sie professionalisierte ihre Begabung durch eine Lehrzeit in Grasse. Leidenschaftlich, hochsensibel und perfektionistisch, begriff sie ihr Metier als Handwerk, das sie auf ihrer Duftorgel zu Hause betrieb. Bis zu ihrem frühen Tod kreierte sie siebzehn delikate Parfüms mit weichem, blumigem Duft. Ihr letztes Parfüm *Ce soir ou jamais* [»Heute abend oder nie«], dessen Komposition geheimgehalten wird, birgt hundertsechzig natürliche Ingredienzien. 1985 von der Taittinger-Gruppe aufgekauft, die den Vertrieb im Weltmaßstab organisierte, ging Annick Goutal dennoch nie Kompromisse in der Ausrichtung und Qualität ihrer Kreationen ein.

Es gibt weitere Beispiele für den Trend, daß sich Parfümeure wieder als »Meister« im ursprünglichen handwerklichen Sinne verstehen. In Paris führt Jean-François Laporte sein Geschäft als *»maître gantier et parfumeur«* und nimmt damit die alte Tradition der Meister für Handschuhe und Parfümerie, wie sie noch im 18. Jahrhundert gängig war,

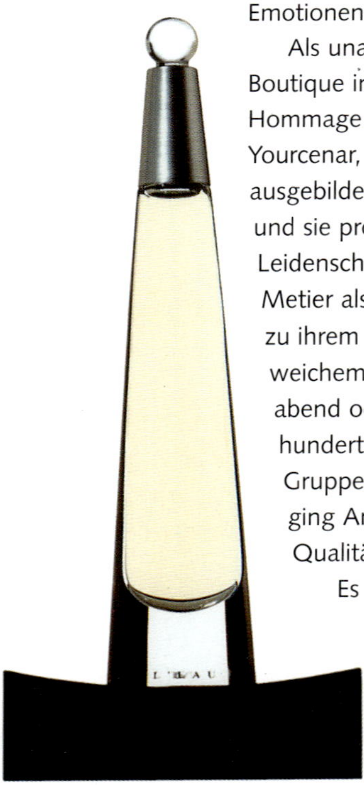

***L'Eau d'Issey*, Issey Miyake, 1992**. Purismus und Transparenz für eines der ersten New Age-Parfüms.

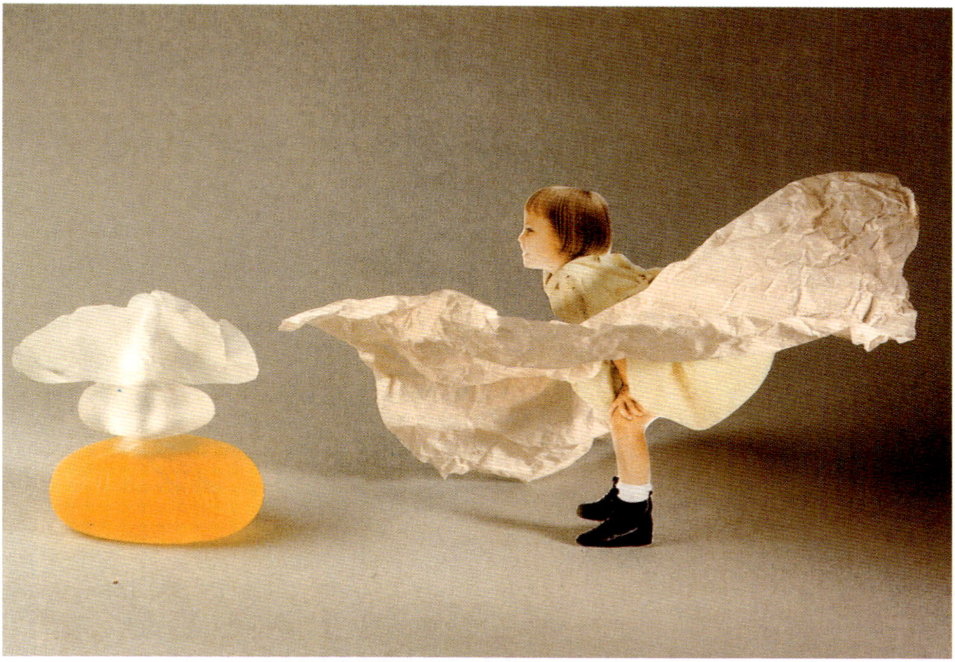

***Kenzo de Kenzo*, 1988**. Blumen und Früchte für das »Ikebana« des japanischen Modedesigners.

wieder auf. Auch Boutiquen wie »Diptyque« und »L'Artisan Parfumeur« [frz. *l'artisan*: der Handwerker] knüpfen jenseits der ausgetretenen Pfade an die einfachen und frischen Blumendüfte an, wie man sie im 19. Jahrhundert schätzte.

Abseits von den Diktaten der Wirtschaft beschreiten diese Häuser und Persönlichkeiten Nebenwege, die schwieriger, auf die Dauer aber auch befriedigender und verläßlicher sind als die breiten Produktionsstraßen, die immer kostspieliger werden und von denen man glaubt, über sie das Global Village zu erreichen und erobern zu können, doch die in Wirklichkeit im Kreis herumführen und verstopft sind. Die neuen »Meister« sind mit ihren kreativen Laboratorien die olfaktorischen Pioniere unserer Zeit. Ihre Duftnoten treten an die Seite der großen Klassiker und setzen neue Maßstäbe auf einem überquellenden Markt, auf dem sich der Rhythmus der Neuerscheinungen verdreifacht hat, so daß im Schnitt jeden zweiten Tag ein Produkt lanciert wird. Mittlerweile ist es sinnlos, ein Parfüm personalisieren zu wollen, weil dieser Produktbereich, Opfer seines eigenen Gewichts, durch Gruppen und Tendenzen vorangetrieben wird. In den Fabrikationsunternehmen arbeiten Teams stets an mehreren Linien gleichzeitig, die für potentielle Kunden bestimmt sind, und die fertig entwickelte Formeln werden parat gehalten, um unter verschiedenen Markennamen systematisch in Konkurrenz zueinander zu treten. Das Urteil von Serge Lutens: »Durch die ewige Reproduktion von Parfüms, von denen aus Gründen des Marketing eins das andere kopiert, findet man sich in einer inzestuösen Familie wieder, die Ungeheuer hervorbringt.«

So sah man sich am Beginn der neunziger Jahre einer Flut von blumig-frischen Wässerchen gegenüber, ausgelöst vom verdienten Erfolg eines neuen Trendsetters, dem *Eau d'Issey* von 1992. Vorgeblich Ausdruck einer Kargheit im Sinne des Zen-Buddhismus, entwickelte sich die Mode der leichten Düfte hin zu Unisex-Düften. Daraus wurde eine regelrechte Springflut, nicht aufzuhalten und ausgelöst vom spektakulären Durchbruch Calvin Kleins. In der Verbreitung von vorneherein auf globale Maßstäbe ausgelegt, richtete sich sein elegant-minimalistischer Stil an Männer wie Frauen gleichermaßen und war eng mit den Erwartungen einer neuen urbanen Generation verknüpft. Dieser innovative Ansatz veränderte die Art, Parfüm wahrzunehmen sowie es zu konzipieren und zu verkaufen, da es Teil eines Ganzen, einer Haltung und eines Lebensstils wurde.

In der Nachfolge von *CKOne* wurde der Markt von neutralen Düften überschwemmt, die sich Männer und Frauen wie ein T-Shirt teilen konnten. Sie erinnerten an die Frische des Wassers, waren holzig und maritim, aber ließen keine geschlechtlichen Konnotationen aufkommen; den recyclebaren Flakons verdankten sie ihre ökologische *correctness*, und der Preis machte sie selbst für die Jüngsten erschwinglich.

Die Unisex-Parfüms wurden abgelöst von den paarweisen Düften, die 35 Prozent der 1997 herausgekommenen Parfüms ausmachten. Auch dies war eine Idee von Calvin Klein, der nach seinem ersten Damenparfüm, *Obsession* (1985), *Obsession for men* herausbrachte, und auf die Düfte *Eternity* und *Espace* folgten ebenfalls alsbald die Versionen »for men«; ausgehend von der gleichen Basisnote wurde der Duft leicht verändert, und der Flakon erhielt die gleiche oder eine nur wenig abgewandelte Form. Vom Holzigen gelangte man dabei ins Fruchtige. Eine Flut von »leckeren« Düften schwappte in die Parfümerien: Sie waren zuckrig oder säuerlich wie Drops, es duftete nach Schokolade

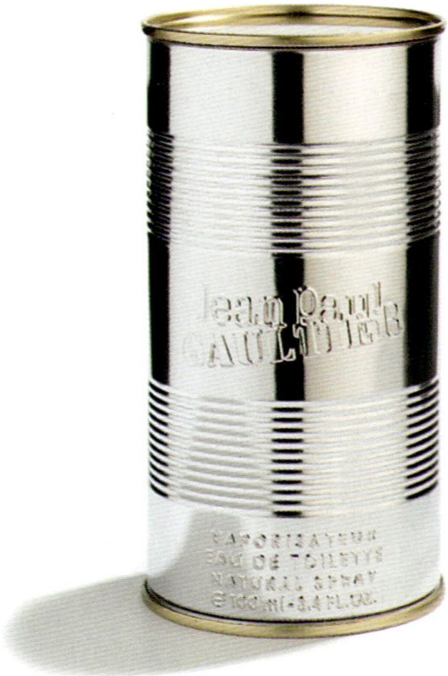

***Eau de toilette Jean-Paul Gaultier*, 1993.** In einer Konservendose präsentiert sich sein erstes Parfüm, provokant und spritzig, ganz im Stil seines Schöpfers.

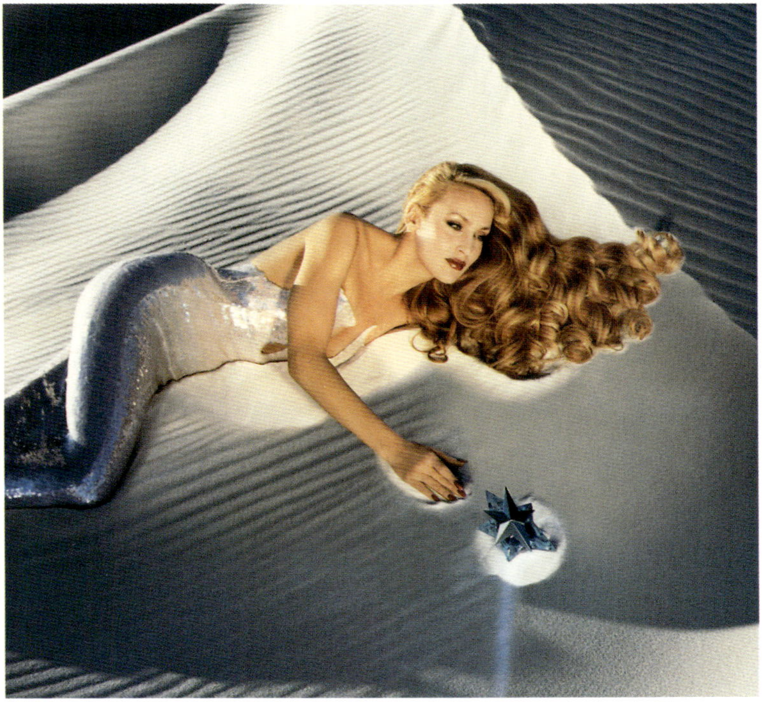

***Angel*, Thierry Mugler, 1992**. Mit seinem Glamour ist der Stern von *Angel* schnell zum Zenith der Verkaufszahlen aufgestiegen.

oder – in Anlehnung an die Lebensmittelaromen – nach Bonbons. Von diesen zahlreichen »olfaktorischen Desserts«, wie der Psychologe J. Mensing sie nennt, blieben einige erfolgreiche in Erinnerung, die ihre Zeit durch ihre Werbekampagnen mindestens ebenso wie durch den Duft prägten. So *Deci-Delà* von Nina Ricci, *Loulou* von Cacharel oder *Jungle* von Kenzo, lanciert von Pierre Broc, der schon Urheber des ersten Parfüms des Hauses gewesen war, *Kenzo de Kenzo*. Und schließlich das erste Parfüm von Thierry Mugler, *Angel*, herausgekommen 1992, das durch seine Authentizität zu einem Erfolg wurde, dessen Langlebigkeit mittlerweile eine Seltenheit ist.

Im Unterschied zu seinen Kollegen hatte Thierry Mugler lange gewartet, bis er sein erstes Parfüm lancierte, das mit seiner tatsächlichen Besonderheit an die Tradition der Couturiers-Parfümeure anknüpfte. *Angel* wurde nach einer Geruchserinnerung aus Muglers Kindheit kreiert – an die Jahrmärkte, wo sich der Geruch von Karamel unter den von Schokolade mengte. Verfeinert wurde diese Mischung durch einen Patschuli-Vanille-Akkord, was gut zur theatralischen Weiblichkeit seiner Kollektionen paßt. Für den Flakon in Form eines Sterns, Muglers Fetischobjekt, der die ungewöhnliche blaßblaue Farbe der Flüssigkeit noch unterstreicht, hat die

Glaswerkstatt Brosse eine spezielle Maschine entwickelt und eine »Hochglanz«-Glassorte geschaffen, das dieselben Eigenschaften hat wie Kristallglas, doch ohne das umweltbelastende Blei, das in den USA nicht verkäuflich wäre. Innovation auch im Verkauf: Über Fragebögen, die die Kundinnen in der Schachtel vorfanden, wurde ein direkter und fortgesetzter Dialog mit ihnen in Gang gesetzt. Die auf diesem Wege gewonnenen Anregungen führten dazu, daß zahlreiche parfümierte Pflegeprodukte geschaffen wurden, für deren Qualitätsstandard Clarins die Garantie übernahm. Der Einsatz von erstklassiger Qualität hat sich gelohnt, denn trotz seines hohen Preises ist *Angel* langsam, aber beständig unter die fünf meistverkauften Parfüms der Welt aufgestiegen.

Ähnlich ging 1993 auch Jean-Paul Gaultier vor, dessen erstes Parfüm schlicht seinen Namen trägt. Dem Flakon gab man augenzwinkernd in Richtung Schiaparelli die Form eines Mieders; dem Duft versetzte man, zwanglos und sexy, einen blumigen, aber mit Anis und Ingwer gewürzten Akkord – so entstand ein gewagtes Bild des ewig Weiblichen durch den unkonventionellsten aller französischen Modeschöpfer und wurde schnell zum durchschlagenden Erfolg. 1999 folgte *Fragile*, komponiert rund um die Tuberose und präsentiert in einem Meisterwerk des Kitsches und der witzigen Anspielung: in einer Andenkenkugel, in der anstelle der Schneeflocken Pailletten herumwirbeln. Sehr individuell war auch der Zugang von Lolita Lempicka, deren Parfüm auf der Basis der Blume von Süßholz eine romantische Weiblichkeit entfaltet, in einem Flakon, der sich gibt wie die verbotene Frucht. Ganz ohne Reklamerummel wurde es eines der bestverkauften Parfüms des Jahrhundertendes.

1994 konzipierte auch Rei Kawakubo, die japanische Schöpferin von Comme des Garçons, ein eigenes *Eau de parfum*, das ihren Namen trägt und seinen Duft in fünf Varianten darbietet, allesamt in einem minimalistischen, flachen und horizontalen Flakon. Der äußerst selektive Vertrieb und die beschränkte Anzahl Duftnoten, die sie wie neue Kollektionen behandelt und immer zu Weihnachten herausbringt, entsprechen dem extremen, avantgardistischen Image der Modeschöpferin. Im Februar 2000 erschienen fünf spezielle Parfüms, die in ihrer ersten, kürzlich eröffneten Parfüm-Boutique in Paris zu entdecken sind.

Mitten im Trend »zurück zur Natur« war das Pendel mit Mugler und Gaultier in die andere Richtung ausgeschlagen. Ein Übermaß an Purismus provozierte ab 1994 eine Rückkehr zum Orientalischen, sinnlich, würzig und mit deutlichen Moschus-Noten, wie es in den achtziger Jahren

Paris, **Yves Saint Laurent, 1983**. Ein romantisches Rosenbouquet, aus dem 1999 das maliziöse *Baby doll* hervorgeht.

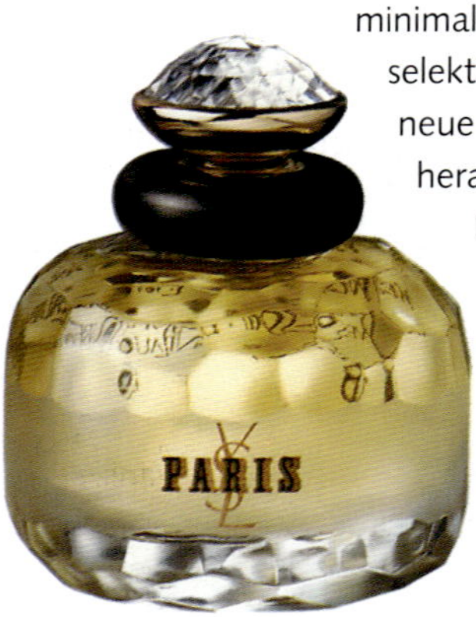

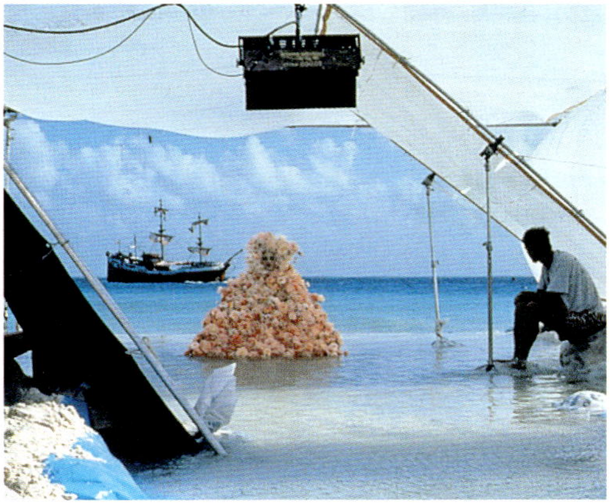

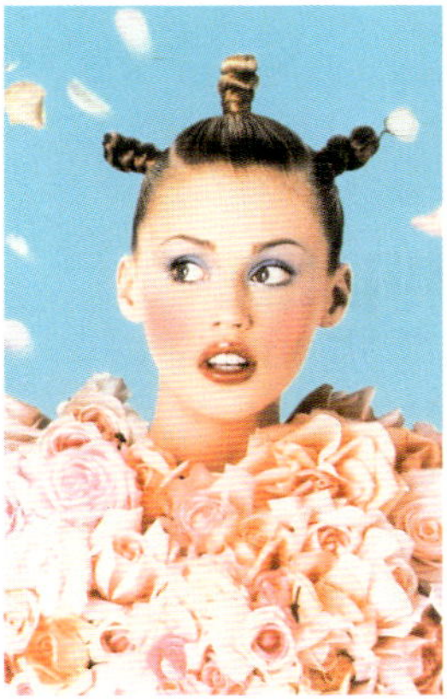

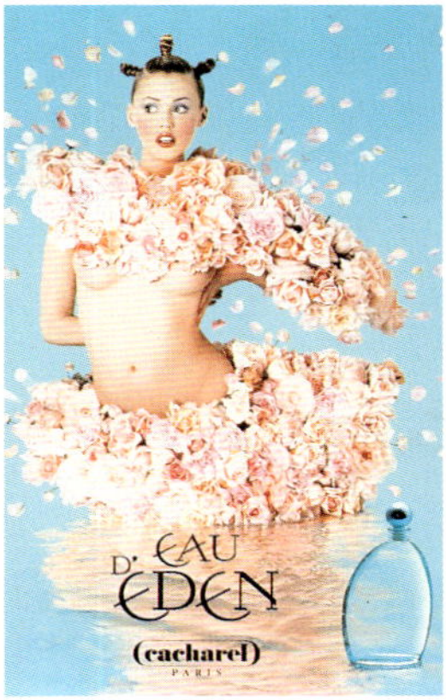

***Eden*, Cacharel, 1994.** Szenen von Dreharbeiten zu dem Film von Jean-Paul Goude. Nach einer Zeit des Purismus reiht sich dieses sinnliche Parfüm ein in die orientalischen Blumendüfte.

vorherrschend gewesen war. *Samsara*, das 1989 herauskam, gab den Anstoß, es folgten *Eden* von Cacharel, *Organza* von Givenchy, *Magic* von Céline, *Cristobal* von Balenciaga, *Mirage d'Orient* von Bourjois, *Alchimie* von Rochas, bis zur schwersten Version in *Boudoir* von Vivienne Westwood. In diesem neuen Trend verdrängte die Milch die Bonbon-Noten, der Orient wurde mystisch und verströmte die entspannenden Düfte des New Age. *Feu* von Issey Miyake, die erste Verbindung von Lakton und Amber, erscheint neben *Noa* von Cacharel und den elementaren Formen der runden oder eiförmigen Flakons von *Time for peace pour Elle* von Kenzo, des völlig neuen *Hannam* von Tan Giudicelli oder des *J'adore* von Dior, wo mit *Hypnotic poison* auch das Antidoton zu seinem älteren Bruder erscheint.

Die schwunghafte Zunahme des Angebots treibt die großen Markennamen dazu, hin und wieder »Produkte« in limitierter und numerierter Auflage herzustellen und in Flakons zum Sammeln oder besonderen Schachteln anzubieten. Außerdem zwingt es sie, aufwendige und überall gegenwärtige Werbekampagnen zu finanzieren, für die sie die bedeutendsten Modefotografen oder Filmregisseure verpflichten. Diese »Imagemaker« wie Jean-Claude Goude, Mondino und Peter Lindbergh tragen heute zur kulturellen Globalisierung bei, die für diesen Beginn des dritten Jahrtausends typisch ist.

In weniger als hundert Jahren ist das Parfüm zu einem Konsumartikel wie viele andere geworden, und der Markt für Herren-Parfüms oder solche für sehr junge Leute wächst unaufhörlich weiter.

Einer Umfrage zufolge gaben die Franzosen 1998 für Parfüms etwa 2 ,3 Milliarden Mark aus, die Engländer 1 ,9 Milliarden. Ein Parfümeriewesen, das zum Beispiel ausschließlich französisch wäre, existiert nicht mehr, da die größten Unternehmensgruppen französischen Ursprungs, L'Oréal, LVMH und Sanofi, heute weltweit operieren und die Lizenzen für Marken unterschiedlicher europäischer oder amerikanischer Herkunft besitzen. Die Spitzengewinne verzeichnet weltweit auf dem Markt für gehobene Parfümerie die amerikanische Estée Lauder Gruppe, gefolgt von L'Oréals »Parfums et Beauté« und von LVMH.

Einzig Sonia Rykiel widersetzt sich der Globalisierung: Wie ihre Prêt-à-porter-Mode wird ihr 1997 herausgekommenes Parfüm im kleinen orangefarbenen Flakon in Form eines Pullovers mit Strassverzierungen, flankiert von einer maskulinen Version in Violett, voll und ganz vom Familienunternehmen finanziert und vertrieben. Eine Unabhängigkeit, die Rykiel nicht mehr aufs Spiel setzen möchte, seitdem das 1979 lancierte *7° sens* wenige Jahre später eingestellt werden mußte, weil die Finanzierung durch die Gesellschaft, die die Lizenz erworben hatte, ausblieb. Sie erhielt jedoch zahlreiche Zuschriften von Frauen, die nach ihrem Parfüm verlangten, das mit seiner gewagten Mischung aus Fruchtaromen wie Pfirsich und Pflaume für die damalige Zeit untypisch war und für das Serge Mansau einen ebenfalls untypischen Flakon geschaffen hatte, ein schweres Tintenfaß aus Glas mit einem Stöpsel aus versilbertem Metall.

Nach den Couturiers, dann den Modedesignern des Prêt-à-porter wandten sich nun die Markennamen der Sportbekleidung den Parfüms zu: Benetton, Chevignon, Gap, Adidas, Kookaï, Naf Naf ...

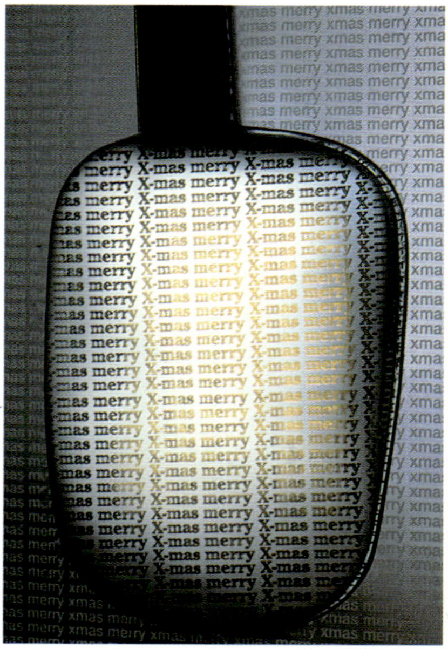

***CDG Eau de parfum,* Comme des garçons, 1994.** Verschiedene Düfte werden in diesem entschieden minimalistischen Flakon angeboten.

Unüberschaubar groß ist heute die Zahl der Parfüms mit Logo, wobei mittlerweile die Originalität auf der Seite derer liegt, die der Versuchung zum eigenen Parfüm widerstehen, wie Azzedine Alaïa, der mehrfach von den großen Unternehmensgruppen gebeten wurde. In der Branche der Luxusgüter schlägt man rücksichtslos Kapital aus bestimmten Marken und Namen, die Weltrang, jedoch nichts mit der Parfümerie zu tun haben: Dupont, Davidoff, Lacoste, La Perla, Harley Davidson, Pavarotti, Salvador Dali, Andy Warhol ..., ganz zu schweigen von den großen Flakon-Herstellern Lalique und Baccarat, die ebenfalls in den Wettbewerb eingestiegen sind.

Doch während den Puristen angesichts dieser Orgie von Düften, die schon durch ihre bloße Zahl unausweichlich banalisiert und nivelliert

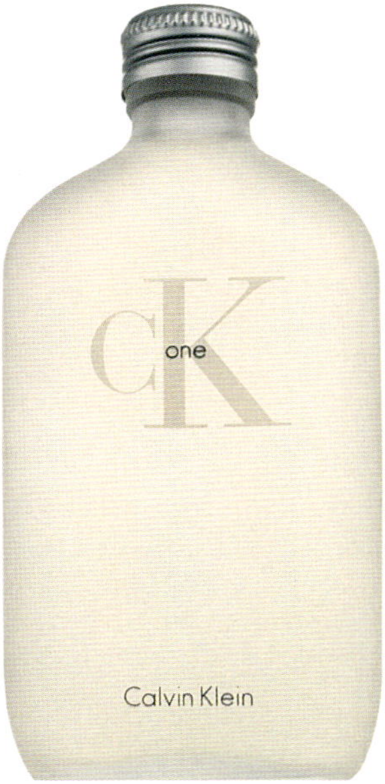

***CKOne*, Calvin Klein, 1995**. Gleichheit der Geschlechter in den achtziger Jahren, die alles miteinander teilen, auch das Parfüm.

werden, Ekel beschleicht, könnte ein intelligentes Marketing, wie Edmond Roudnitska es empfiehlt, das probate und unentbehrliche Heilmittel werden in diesem hemmungslosen Wettbewerb, der zum ununterbrochenen Zapping in der »Fast-Parfümerie« führt. Ein Beweis dafür ist das Vorgehen von Mugler und von Séphora, Pionierin der Vertriebsketten und in Europa, den Vereinigten Staaten und Japan präsent. Séphora bemüht sich, die Autorität Frankreichs auf dem Gebiet der Parfümerie zu erhalten, und hat daher beschlossen, ihre Kunden zu informieren und zu bilden, statt sie mit Werbejargon zu malträtieren. Also hat sie in jedem ihrer Geschäfte eine Bibliothek der Düfte eingerichtet. Parallel zur Tendenz zu riesigen Verkaufsflächen scheint das elitäre Konzept der Parfüm-Häuser nach dem Vorbild der Salons im Royal-Palace-Shiseido oder der Parfümquellen in der Caron-Boutique, Avenue Montaigne in Paris, zunehmende Verbreitung zu finden, da die großen Unternehmensgruppen sicherlich einsehen, daß man den Schöpfern der Parfüms ihre Freiräume lassen muß, da sonst die Henne mit den goldenen Eiern zu ersticken droht. So bei der Estée Lauder Gruppe, wo man die Engländerin Joe Malone finanziert, die seit 1994 höchst originelle binäre Akkorde zusammenstellt, die sich beliebig miteinander kombinieren lassen. So auch die Gruppe Patrick Alès, die die Caron-Parfüms erworben und beschlossen hat, deren olfaktorisches Erbe aus seltenen und komplexen Düften zu bewahren und die Qualität und Differenziertheit des historischen Spektrums fortzuführen. Ebenso Shiseido, wo dieser heilsame Weg seinerzeit zum ersten Mal eingeschlagen wurde und wo man heute Serge Lutens ermuntert hat, eine neue Linie mit fünf Parfüms zu kreieren, die unter seinem Namen vertrieben werden. Ergebnis dieser regelrechten Forschungsarbeit ist eine kohärente Serie, die an die Tradition der großen Parfüms anknüpft, die die Haut umschmeicheln und sich mit ihr bewegen wie ihr Schatten. Sie bestätigt Lutens' Talent und weist ihn als eine der feinsten »Nasen« unserer Zeit aus.

Sollte man am Beginn des 21. Jahrhunderts im Begriff sein, die Tugenden der hohen Parfümerie wiederzuentdecken? Freiheit der Schöpfung, Zeit für Reifung, Wettstreit unter wahren Künstlern des Gefäßes und des Gefaßten, Weiterentwicklung des Erbes statt Kopie, Liebe und Kenntnis des Schönen und Guten ... Denn schließlich hätten unter den gegenwärtig herrschenden Bedingungen weder *Jicky*, das dreizehn Jahre brauchte, bis es ein Erfolg wurde, noch *Diorissimo* oder

Fleurs de rocaille, die langsam und eifersüchtig gehütet in ihren Labors heranreiften, hätten weder *Shalimar* noch *L'Air du temps* oder *N° 5*, die noch nach so vielen Jahren Spitzenreiter im Verkauf sind, das Licht der Welt erblickt ...

Die Fortschritte der Wissenschaft in Verbindung mit dem Austausch und der Vermischung der Kulturen haben im Abendland zur Wiederentdeckung der therapeutischen Eigenschaften von Pflanzen und der Wirkung der Düfte auf die Gesundheit und die menschliche Physiologie geführt. Die Aromalehre, die Clarins mit seinem *Eau dynamisante* in gewisser Weise vorweggenommen hat und auf die heute auch Decléor, Crabtree & Evelyn, Aesop, Healing Gardens, Shiseido, Kanebo zurückgreifen, scheint im übrigen den Weg in die Zukunft der Parfümerie zu weisen. Dann freilich wird deren Aufgabe nicht nur sein, die Lust der Sinne zu erregen, sondern auch, in einem wohlriechenden Körper einen gelassenen Geist mit Aromen zu stimulieren.

FABIENNE ROUSSO

***Allure*, Chanel, 2000**. Auch dieser aktuelle Duft wahrt Tradition und Ansprüche des Hauses.

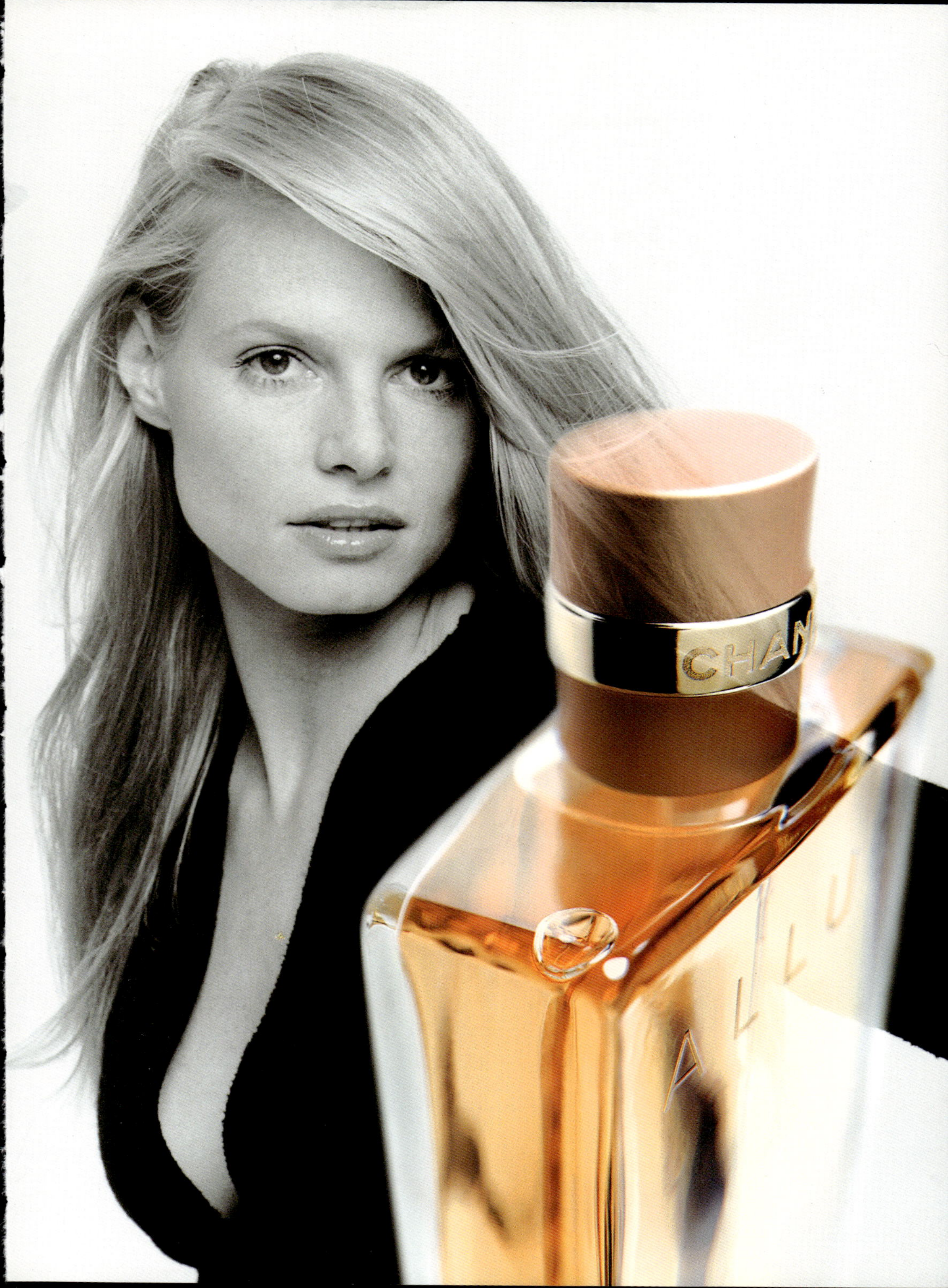
CHAN
ALLU

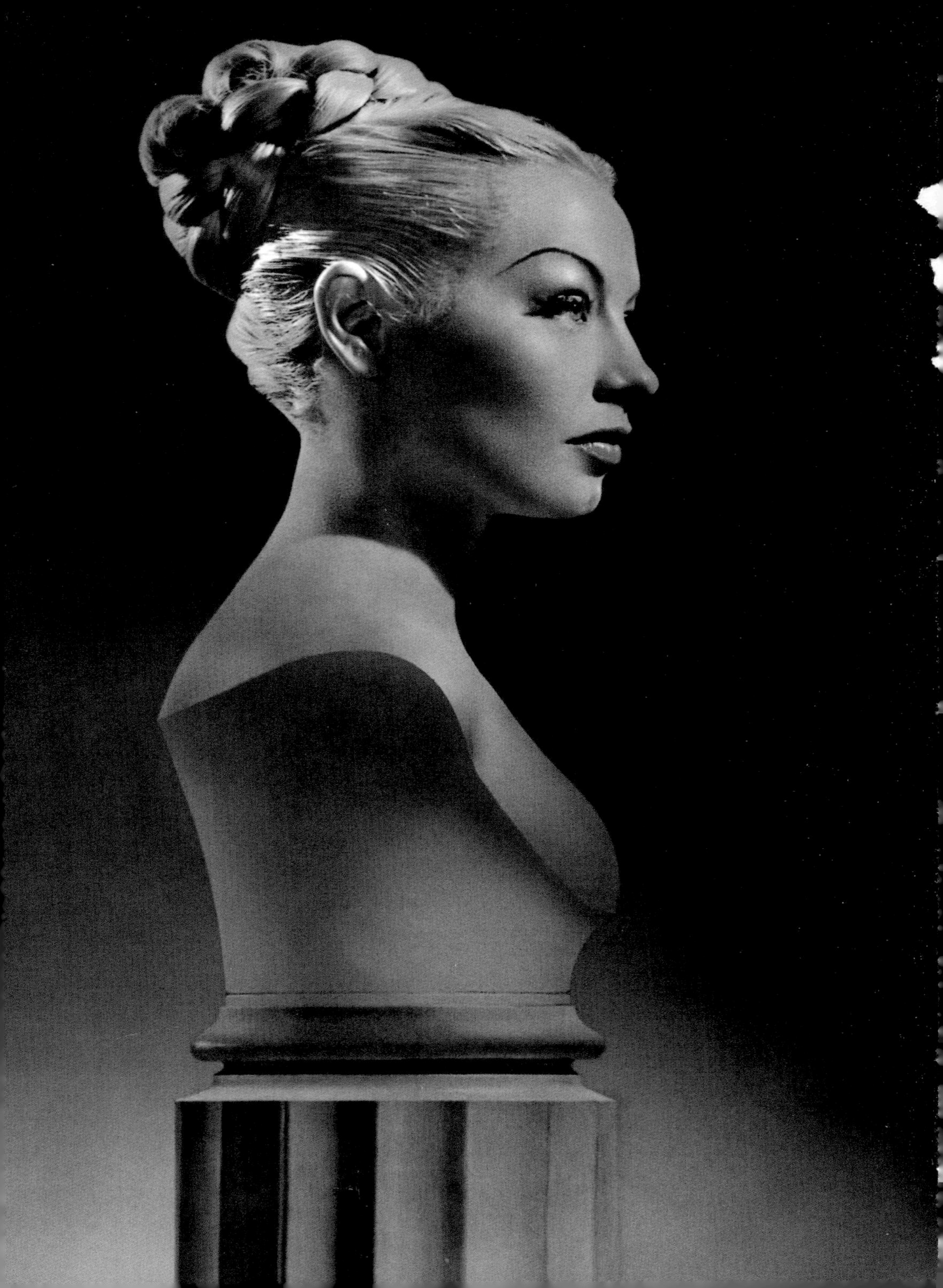

Die Schönheit

Anhang

Bibliographie

Die Schönheit und ihre Geschichte

Anthologia Graeca. Übers. v. Hermann Beckby, 6 Bde., München, 1958.
Les Blasons du corps feminin (Die Blasons des weiblichen Körpers). In: *Bibliothèque de la Pléiade/Poètes du XVI*e *siècle*, Paris, 1970.
Histoire universelle. 3 Bde. aus der »Encyclopédie de la Pléiade«, Paris, 1956–1958.
Histoire de l'art. 4 Bde. aus der »Encyclopédie de la Pléiade«, Paris, 1961–1969.
Barbey d'Aurevilly, Jules Amédée, *Diabolische Geschichten*. Übers. v. Ernst Sander, Frankfurt/M., 1993 (Reprint der Ausgabe Nördlingen, 1985).
Baudelaire, Charles, *Der Künstler und das moderne Leben*. Hrsg. v. Henry Schumann, Stuttgart, 1994.
Chaponnière, Corinne, *Le Mystère feminin ou Vingt siècles de déni de sens*, Paris, 1989.
Dayot, Armand, *L'Image de la femme*, Paris, 1899.
Duby, Georges u. Perrot, Michelle, *Geschichte der Frauen im Bild*. Übers. v. Eva Moldenhauer, Frankfurt/M., 1995.
Faure, Elie, *Histoire de l'art*. 4 Bde., Paris, 1985.
Garland, Madge, *Die schöne Frau im Wandel der Zeiten*. Autoris. Übers., Rüschlikon-Zürich, Stuttgart, Wien, 1962.
Gautier, Théophile, *De la mode*, Arles, 1993.
Grillet, Bernard, *Les Femmes et les fards dans l'antiquité grecque*, Paris, 1975.
Houdoy, Jules, *La Beauté des femmes dans la littérature et dans l'art du XIIe au XVIe siècle*, Paris, 1976.
Maigron, Louis, *Le Romantisme et les mœurs*, Genf, 1977.
– *Le romantisme et la mode*, Genf, 1989.
Marand-Fouquet, Catherine, *La Beauté pour quoi faire?*, Paris, 1982.
Tertullian, Quintus Septimius Florens, *Gli ornamenti delle donne*, Parma, 1987. Übers. v. Jan H. Waszinek, in: *Werke des Q. Septimius Florens Tertullian*, 2 Bde., Zürich, München, 1980.
Truc, Gonzague, *Histoire illustrée de la femme*. 2 Bde., Paris, 1940.

Das 20. Jahrhundert – Die Jahrzehnte

Barillé, Elisabeth, *Guerlain*, Paris, 1999.
Castelbajac, Kate de, *The Face of the Century: 100 Years of Makeup and Style*, London, 1995.
Chahine, Nathalie, Foufelle, Dominique, Deprund, Christine u. Forest, Françoise de la, *100 ans de beauté*, Paris, 1996.
Cohen Ragas, Meg u. Kozlowski, Karen, *Read my Lips: a Cultural History of Lipstick*, San Francisco, 1998.
Corson, Richard, *Fashions in Makeup: from Ancient to Modern Times*, London, 1972.
Czekowski, Nicole (Hrsg.), »Fatale beauté, une évidence, une énigme«. In: *Autrement* Nr. 91, Paris, 1987.
Demornex, Jacqueline, *Lancôme*. Aus d. Reihe »Mémoire de la beauté«, Paris, 1999.
Foufelle, Dominique, *100 ans de vie de femme*, Paris, 1997.
Jazdzewski, Catherine, *Helena Rubinstein*, Aus d. Reihe »Mémoire de la beauté«, Paris, 1998.
Leroy, Geneviève u. Vivian, Muguette, *Histoire de la beauté féminine à travers les âges*, Paris, 1989.
Schefer Faux, Dorothy, *What is Beauty? New Definitions from the Fashion Vanguard*, London, 1997.

Die fremde Schönheit

Allen, Charles u. Dwivedi, Sharada, *Lives of the Indian Princes*, London, 1984.
Al Moukhtarat (al-Muhtârât) Nr. 36 (hrsg. v. Institut du monde arabe), Paris, 1997.
Baker, Joséphine u. Bouillon, Jo, *Ausgerechnet Bananen*. Übers. v. Simon Saint-Honoré, Bern, München, 1976.
Barbieri, Gian Paolo, *Tahiti Tattoos*, Köln, 1998.
Barthes, Roland, *Das Reich der Zeichen*. Übers. v. Michael Bischoff, Frankfurt/M., 1981.
Beckwith, Carol u. Fisher, Angela, *Unbekanntes Afrika: Völker und Kulturen zwischen Hochland, Wüste und Ozean am Horn von Afrika*. Übers. v. Gabriele Graf, Köln, 1990.

Benchaâbane, Abderrazzak u. Abbad, Abdelaziz, *Les plantes médicinales commercialisées à Marrakech*. Aus d. Reihe »La Main verte«, Marrakesch, 1997.
Blauer, Ettagale, *African Elegance*, London, 1999.
Internationale de l'imaginaire, Bd. VIII, *Le Corps tabou*. Hrsg. v. Institut des cultures du monde, Paris, Arles, 1997.
Devi, Gayatri, *A Princess remembers: the Memoirs of the Maharani of Jaipur*, London, 1976 u. New Delhi, 1992.
Falgayrettes-Leveau, Christiane, *Corps sublimes*. Ausstellungskatalog, Paris, 1994.
Fisher, Angela, *Afrika im Schmuck*. Übers. v. Dieter Kuhaupt, Köln, 1984.
Guillain, Robert, *Les Geishas ou Le Monde des fleurs et des saules*, Paris, 1997.
Huet, Michel, *Afrikanische Tänze*, Einf. v. Jean Laude, ethnograph. Beschr. v. Jean-Louis Paudrat. Übers. v. Inge Maurer-Bolz u. Antje Pehnt, Köln, 1979. [Die Neuausgabe Paris 1994 mit Texten von Claude Savary, nicht übersetzt.]
Jain, Jyotindra u. Neubauer, Jutte Jain, *L'Idéal féminin dans l'art indien*. Ausstellung Galeries Lafayette, Paris, 1995.
Laoust, Émile, *Noces berbères: les cérémonies du mariage au Maroc*, Aix-en-Provence, 1993.
Leiris, Michel, *Phantom Afrika, Tagebuch einer Expedition von Dakar nach Djibouti 1931–1933*. 2 Bde. Übers. v. Rolf Wintermeyer, Frankfurt/M., 1980 u. 1984.
Lévi-Strauss, Claude, *Traurige Tropen*. Übers. v. Eva Moldenhauer, Frankfurt/M., 1979.
Maurin-Garcia, Michèle, *La Henné, plante du paradis*, Genf, 1992.
Saba Nr. 1, Brüssel, 1994.
Tata Cissé, Youssouf, Einführung in: Magnin, André (Hrsg.), *Seydou Keïta* (Portraitphotos aus Afrika), Zürich, 1997.
Thornton, Lynne, *Women as portrayed in Orientalist Painting*, Paris, 1985, 1994.

Kosmetik und Frauenmagazine

Archive der französischen Modezeitschriften *Marie Claire*, *Elle* und *Votre Beauté*.

Parfüms

Barillé, Elisabeth, *Coty: parfumeur et visionnaire*, Paris, 1995.
Charles-Roux, Edmonde, *Coco Chanel: ein Leben*. Übers. v. Erika Tophoven-Schöningh, Wien,1988 u. Frankfurt/M., 2000.
Corbin, Alain, *Pesthauch und Blütenduft: eine Geschichte des Geruchs*. Übers. v. Grete Osterwald, Berlin, 1996.
Delbourg-Delphis, Marylène, *Le Sillage des élégantes: un siècle d'histoire des parfums*, Paris, 1983.
Edwards, Michael, *Parfums de légende*, Paris, 1998.
Etherington-Smith, Meredith, *Patou*, London, 1983.
Fellous, Colette, *Guerlain*, Paris, 1987
Grayson, Susanne B., »The Myth of Fine Fragrance«. In: *American Cosmetics and Perfumery*, Oak Park/Illinois, 1972.
Huysmans, Joris-Karl, *Gegen den Strich*. Übers. v. Brigitte Restorff, Bremen, 1991.
Roudnitska, Edmond, *Die Kunst des Parfums*, Heidelberg, 1996.
– Beitrag in: Moréno, Odile, *L'Intimité du parfum*, Paris, 1974.
Sachs, Maurice, *La Décade des illusions*, Paris, 1950.

Zu Seite 4

Wilde, Oscar, *Das Bildnis des Dorian Gray*. Übers. v. Hedwig Lachmann, Frankfurt/M., 1999.

Seite 392:
Griechische Göttin. Lili St. Cyr, aufgenommen von Bernard of Hollywood.

Photonachweis

6 Privatslg. Serge Kakou. © D.R.
9 © Photo Cindy Sherman/Metro Pictures.
11 © Courtesy Deitch Projects, NY.
12 © Archiv Esquire.
13 © Photo Helmut Newton/ Votre Beauté.
15 © 1994 Matthew Barney/Courtesy Barbara Gladstone Gallery.
16 © Photo Philippe Halsman/ Magnum.
17 © The Andy Warhol Foundation, Inc./Art Ressource, NY.
19 © Photo René Burri/Magnum.
20 © Man Ray Trust/Adagp/ Télimage 1999.
23 © Photo David Seidner.
26 © D.R.
27 © Photo Laziz Hamani/Éditions Assouline.
28 Musée du Louvre, Paris. © Éditions Assouline.
29 © Photo Hermann Wagner/ Archaeological Receipts Fund.
30 Photo Araldo De Luca.
33 Archäologisches Nationalmuseum, Neapel. © D.R.
35 Musée du Louvre, Paris. © RMN.
37 Naumburger Dom. © AKG Photo Paris.
38 Musée royal des Beaux-Arts, Antwerpen. © AKG Photo Paris.
40 Kunsthistorisches Museum, Wien. © AKG Photo Paris.
41 Gemäldegalerie, Berlin. © AKG Photo Paris.
44 Galleria degli Uffizi, Florenz. © AKG Photo Paris.
45 Musée Condé, Chantilly. © Giraudon.
47 Städelsches Kunstinstitut, Frankfurt. © AKG Photo Paris.
49 © AKG Photo Paris.
50 Galleria degli Uffizi, Florenz. © AKG Photo Paris.
53 National Gallery of Art, Washington. © Giraudon.
55 Prado, Madrid. © AKG Photo Paris.
56 Bibliothèque des Arts décoratifs, Paris. © Photo J.-L. Charmet.
57 Kunsthistorisches Museum, Wien. © AKG Photo Paris.
59 Hatfield House, England. © AKG Photo Paris.
61 The Wallace Collection, London. © The Bridgeman Art Library, Paris.
62 Musée Condé, Chantilly. © AKG Photo Paris.
63 Bibliothèque nationale, Paris. © AKG Photo Paris.
65 Musée du Louvre, Paris. © RMN.
67 Kunsthistorisches Museum, Wien. © AKG Photo Paris.
68 Le *Bon Ton,* 1945. © D.R.
69 Metropolitan Museum of Art, New York. © The Bridgeman Art Library, Paris.
70 Kunsthalle, Hamburg. © AKG Photo Paris.
71 © Gilman Paper Company Collection, New York.
73 Tate Gallery, London. © AKG Photo Paris.
75 Musée du Louvre, Paris. © Photo Gérard Blot/RMN.
77 © Bibliothèque nationale de France, Paris.
81 © Arch. phot. Paris/CNMH.
82 Photo George Charles Beresford. © By courtesy of the National Portrait Gallery, London.
83 © D.R.
84 © D.R.
85 © D.R.
86 Privatslg. © D.R.
87 Photo Reutlinger. Privatslg. © D.R.
88 Bibliothèque des Arts décoratifs, Paris. © Photo J.-L. Charmet.
89 © Archiv Schwarzkopf.
90 Musée Carnavalet, Paris. © Cliché Joffre/Photothèque des Musées de la Ville de Paris.
91 © Photo J.-L. Charmet/Bibliothèque des Arts décoratifs, Paris.
92-93 1, 2, 3: © Archiv Elizabeth Arden; 4, 5: © Archiv Helena Rubinstein; 6: © Photo Laziz Hamani/Éditions Assouline.
95 Coll. Robert Cushman. © Mary Pickford Foundation.
96 © D.R.
97 © Rue des Archives.
98 © Archiv Nivea.
99 Galleria d'Arte Moderna, Venedig. © Austrian Archives, Wien.
100 © Photo Keiichi Tahara/Éditions Assouline.
101 Photo Malcolm Arbuthnot. © D.R.
102 © Archiv L'Oréal.
103 Privatslg. © D.R.
104-105 1, 5: © D.R.; 2, 7, 8: © Archiv Coty; 3: © Archiv Guerlain; 4: © Archiv Bourjois; 6, 9, 10: © Archiv Roger & Gallet.
107 © Association des amis de J.-H. Lartigue.
108 © Rue des Archives.
109 © Rue des Archives.
110 Montage Studio Manassé. © D.R.
111 © Man Ray Trust/Adagp/ Télimage 1999.
112 © D.R.
113 © Collection Viollet.
114 © Archiv Guerlain.
115 Coll. G.P.A. © Hulton Getty.
116 © D.R.
117 © Archiv L'Oréal.
118-119 Privatslg. © D.R.
120-121 1: © AKG Photo Paris; 2: © D.R; 3: © Boyer-Viollet; 4: © Photo J.-L. Charmet; 5: © Collection Viollet.
123 © Coordination, Paris/D.R.
124 © Rue des Archives.

125 Privatslg. © D.R.
126 © Rue des Archives.
127 © Rue des Archives.
128 © Archiv L'Oréal.
129 © Collection Viollet.
130 © D.R.
131 © Association des Amis de J.-H. Lartigue.
132-133 © Danziger Gallery.
134-135 © Archiv Max Factor.
137 © Kobal/PPCM.
138 © Archiv Votre Beauté.
139 © Collection Viollet.
140 © Photo Christian Bouvier.
141 © Archiv L'Oréal.
142 © Rue des Archives.
143 © Kharbine Tapabor.
144 © Archiv Rochas.
145 Privatslg. © D.R.
146 © Rue des Archives.
147 © Kobal/PPCM.
148 © Archives of Milton Greene.
149 © Photo Herbert List/Magnum.
150-151 1, 3: © Kharbine Tapabor; 2: © Rue des Archives; 4: Privatslg. © Photo J.-L. Charmet; 5: © D.R.
153 © Photo Arik Népo/D.R.
154 © Archives of Milton Greene.
155 © Illustration René Gruau/Sylvie Nissen.
156 © Archives of Milton Greene.
157 © Photo Philippe Halsman/Magnum.
158 © Archiv Wella.
159 © Photo Mark Shaw/Photo Researchers.
160 © Photo Jock Carroll/PPCM.
161 Photo Sam Lévin. © Ministère de la Culture, Frankreich.
162-163 1: © Van Hasselt/Sygma; 2, 3: © Privatslg. Alexandre; 4: © Photo Peter Knapp; 5: © Photo Mearson/Archiv Carita; 6: © Archiv Carita.
165 © Rue des Archives/Everett.
166 © Archiv Mary Quant.
167 © Photo Peter Knapp.
168 © Archiv L'Oréal.
169 © Archives of Milton Greene.
170 © D.R.
171 © William Klein.
172 © Hulton Getty.
173 © 1978 Bob Willoughby/MPTV
174 © Photo Berry Berenson.
175 © Photo Franco Rubartelli/Condé Nast Publications Inc.
176-177 © Photos Serge Lutens.
179 © Photo Bruce McBroom/MPTV
180 © United Artists/Kobal/PPCM.
181 © Photo Victor Skrebneski.
182 © Esquire/D.R.
183 © Columbia/Kobal/PPCM.
184 © Archiv L'Oréal.
185 © Archiv Votre Beauté.
186 © Photo Ron Galella/Sygma.
187 © Photo Gene Spatz/1979 Images.
188 © Rue des Archives.
189 © Photo Liaison Agency/Gamma.
190-191 1: © Miramax/Kobal/PPCM; 2: © Condé Nast Publications Inc.; 3: © Archives of Milton Greene; 4, 5: © Rue des Archives.
193 © Photo Norman Parkinson/Hamilton Photographers.
194 © D.R.
195 © Photo M. Childers/Sygma.
196-197 © Photos Roxanne Lowit.
198 © Photo Andy Schwartz/Orion Pictures Corp.
199 © Photo Svenska Dagbladet/Keystone.
200 © Photo François Dymant. Mit freundlicher Genehmigung von Virgin France.
201 © Photo Gilles Bensimon/Elle.
202-203 1: © Photo Tyen/Archiv Dior; 2: © D.R.; 3: © Archiv Thibault Vabre; 4: © Photo François Lamy; 5: © Archiv Givenchy.
205 © Photo Mario Sorrenti/Archiv Calvin Klein.
206 © Photo Mario Testino.
207 © Photo Pamela Hanson.
208-209 © Photo Peter Lindbergh.
211 © Photo Bill Davila/PPCM.
213 © Photo Kevyn Aucoin.
214 © Photo Gilles Bensimon.
215 © Photo Bruno Juminer.
217 © Photo Éric Traoré/Vogue Frankreich.
218-219 © Photos Wolfgang Ludes/Madison.
220 © Eidos.
221 Frisur Aldo Coppola, Make-up Fred Farrugia, für das Buch *Infinium.* © Photo Javier Vallhonrat/Michele Filomeno.
222-223 1: © Photo Albert Watson; 2: © Photo Nick Knight/Archiv Lancôme; 3: © Photo Nick Knight/Archiv Lancôme; 4: © Photo Patrick Swirc/MPA; 5: © Photo Ellen von Unwerth/Archiv Lancôme; 6: © Photo Wolfgang Ludes; 7: © Photo Dah Len.
227 © Photo Lehnert und Landrock/Musée de l'Élysée, Lausanne.
229 © Photo Albert Watson.
230 © Photo Fabio Paleari, 1993.
233 © Photo Toni Catany.
234 © Photo Peter Knapp.
237 Privatslg. © D.R.
238 © Photo Lynn Harey/Rue des Archives/Everett.
239 Privatslg. © D.R.
240 © Photo Dominique Darbois.
241 © Archiv Barbier-Mueller, Genf.

242 Photo von Marc Allégret für das Buch: André Gide, *Voyage au Congo.* © D.R.
243 © D.R./Archiv Helena Rubinstein.
244 Privatslg. Serge Kakou. © D.R.
245 © Archiv Barbier-Mueller, Genf.
247 © Photo Paolo Roversi.
249 © Photo Peter Lindbergh.
250-251 © Photos François Nars.
253 © Photo Claus Wickrath.
254 © AKG Photo Paris.
255 © Collection Viollet.
256 © Archiv Harry Winston.
257 © Collection Harlingue-Viollet.
258 © Photo John Dominis/ Life Magazine/PPCM.
259 © CFPA.
260 © CFPA.
261 © Photo Nick Knight.
262 © United Artists/PPCM.
263 © Archiv L'Oréal.
264-265 © Photo Fabrizzio Ferri.
267 © AKG Photo Paris.
269 © Photo James Strachen/ Fotogram.
270 Privatslg. © Archiv Barbier-Mueller, Genf/D.R.
271 © Archiv Votre Beauté.
273 © David Hanson/Stone.
274 © D.R.
275 Photo Roger Corbeau. © Mission du patrimoine photographique.
276 © Photo Armin Haab/ Musée de l'Élysée, Lausanne.
277 © Photo Nicolas Muray/ Courtesy George Eastman House, Rochester.
278 © Photo Barbara Brändli.
279 Privatslg. Serge Kakou. © D.R.
283 © Photo Torkil Gudnason.
284 © Archiv Guerlain.
285 © Collection Harlingue-Viollet.
286 © Archiv Nivea.
287 © D.R./Archiv Helena Rubinstein.
289 © D.R.
290 © D.R.
291 © Archiv Lancôme.
292 © Archiv Elizabeth Arden.
293 © Archiv Votre Beauté.
295 © Archiv Votre Beauté.
297 © Photo Torkil Gudnason.
298 © Photo Peter Knapp.
299 © Photo Wolfang Ludes.
300-301 Frisur Aldo Coppola, Make-up Fred Farrugia, für das Buch *Infinium.* © Photos Javier Vallhonrat/Michele Filomeno.
303 © Archiv L'Oréal.
307 © Archiv Votre Beauté.
308 © Condé Nast Publications Inc.
309 © Harper's Bazaar.
310 © Photo Franco Rubartelli/Vogue/ Condé Nast Publications Inc.
311 © Photo Milton Greene/Glamour/ Condé Nast Publications Inc.
312-313 © Photos Peter Knapp.
314 © Photo Gilles Bensimon.
315 © Photo François Deconinck/ Marie Claire.
316 © Photo Peter Lindbergh.
317 © Photo Paolo Roversi.
318-319 © Photo Ellen Von Unwerth/ Condé Nast Publications Inc.
320 © Photo Sante D'Orazio/Allure/ Condé Nast Publications Inc.
322 © Photo Torkil Gudnason.
323 © Photo Éric Traoré/Vogue Frankreich
326 © Archiv Penhaligon's.
327 © Archiv Guerlain.
329 © Photo Keiichi Tahara/Éditions Assouline.
330 © Archiv Coty.
331 © Photo Keiichi Tahara/Éditions Assouline.
332 © Archiv Coty.
333 © Photo Keiichi Tahara/Éditions Assouline.
334-335 © Photos Jean Chenel/ Archiv Baccarat.
336 © Archiv Caron.
337 © Paramount/Kobal Collection/ PPCM.
338-341 © Archiv Guerlain.
342 © Archiv Chanel.
343 © PPCM.
344 © Archiv Poiret.
346-347 © Archiv Patou.
349-350 © Archiv Lanvin.
351 © Archiv Caron.
352 © Archiv Elizabeth Arden.
353 © Archiv Worth.
354 © Archiv Schiaparelli.
355 © Rue des Archives.
356 © Archiv Rochas.
357 © Photo André Ostier.
360 © Archiv Nina Ricci.
362 © Archiv Grès.
363 Photo Louis Irizarry. © D.R.
364 © Archiv Estée Lauder.
365 © Archiv Dior.
366 © Illustration René Gruau/ Sylvie Nissen.
367 Boubat.
368 © Archiv Lancôme.
369 © Archiv Guy Laroche.
370 © Archiv Paco Rabanne.
371 © BIFI/MGM.
373 © Archiv Revlon.
374 © Illustration Pierre Le Tan.
375 © Archiv Saint Laurent.
376 © Archiv Cacharel.
377 © Photo Vincent Godeau/ *Air France Madame.*
378 © Archiv Annick Goutal.
379-381 © Archiv Serge Lutens.
382 © Archiv Prestige und Sammlungen.
383 © Photo Vincent Godeau/ *Air France Madame.*
384 © Photo Laziz Hamani.
385 © Archiv Mugler.
386 © Archiv Saint Laurent.
387 © Jean-Paul Goude/La Pac.
388 © Archiv Comme des Garçons.
389 © Archiv Calvin Klein.
391 © Photo Patrick Demarchelier.
392 Photo Bruno Bernard. © Courtesy of Bernard of Hollywood.

Dank

Dieses Buch wäre nicht zustande gekommen ohne das Verständnis und die wertvolle Unterstützung all derer, die bereit waren, auf die eine oder andere Weise mitzuwirken. Ihnen allen gilt der Dank des Verlages, doch angesichts ihrer großen Zahl mögen sie verzeihen, daß an dieser Stelle nicht alle namentlich erwähnt werden können.
Wir danken den Häusern: Alexandre, Elizabeth Arden, Baccarat, Bourjois, Cacharel, Carita, Caron, Chanel, Comme des Garçons, Coty, Christian Dior, Max Factor, Jean Paul Gaultier, Givenchy, Annick Goutal, Grès, Guerlain, Kenzo, Calvin Klein, Karl Lagerfeld, Lancôme, Lanvin, Guy Laroche, Estée Lauder, L'Oréal, Lux, Issey Miyake, Molinard, Thierry Mugler, Nivea, Patou, Mary Quant, Paco Rabanne, Revlon, Nina Ricci, Rochas, Roger & Gallet, Helena Rubinstein, Yves Saint Laurent, Schiaparelli, Schwarzkopf, Shiseido und Wella. **Dank auch an alle Art Directoren, Visagisten und Photographen, die uns unterstützt haben:** Kevyn Aucoin, Gilles Bensimon, Berry Berenson, Toni Catany, Dominique Darbois, Patrick Demarchelier, François Dymant, Olivier Echaudemaison, Fred Farrugia, Fabrizio Ferri, Vincent Godeau, Torkil Gudnason, Armin Haab, Laziz Hamani, Pamela Hanson, Bruno Juminer, William Klein, Peter Knapp, Nick Knight, David Lachapelle, François Lamy, Dah Len, Peter Lindbergh, Araldo de Luca, Wolfgang Ludes, Serge Lutens, Roxanne Lowit, Dilip Mehta, Heidi Moravetz, Nicolas Muray, François Nars, Helmut Newton, Fabio Paleari, Norman Parkinson, Matthew Rolston, Paolo Roversi, Franco Rubartelli, Sante D'Orazio, Victor Skrebneski, Mario Sorrenti, Gene Spatz, Patrick Swirc, Keiichi Tahara, Terry, Mario Testino, Topolino, Éric Traoré, Tyen, Ellen von Unwerth, Thibault Vabre, Javier Vallhonrat, Albert Watson und Claus Wickrath. **All denen, die uns ihr Vertrauen geschenkt haben, sei gedankt, insbesondere:** Nadja Auermann, Matthew Barney, Marisa Berenson, Björk, Naomi Campbell, Dominique Casta, Laetitia Casta, Catherine Deneuve, Miki Denhof, Devon, Farida, Farrah Fawcett, Jane Fonda, Marie Gillain, Bettina Graziani, Amy Greene, René Gruau, Jerry Hall, Shalom Harlow, Kim Iglinski, Iman, Grace Jones, Milla Jovovich, Kenneth und Victoria Meekins, Patrice Lerat-Nagel, Gong Li, Heather Locklear, Madonna, Rosemary McGrotha, Elle McPherson, Mariko Mori, Kate Moss, Karen Park Goude, Paloma Picasso, Cristiana Reali, Isabella Rossellini, Inès Sastre, Claudia Schiffer, Stephanie Seymour, Cindy Sherman, Jean Shrimpton, Stella Tennant, Christy Turlington, Twiggy, Veruschka, Estella Warren, Alek Wek, Leslie Winner und Inna Zobova. **Dank auch an folgende Agenturen, Sammler, Galerien, Zeitschriften und Museen, die zur Entstehung dieses Werkes beigetragen haben:** Stéphane Allart (Michele Filomeno), *Allure*, Elaina Archer (The Mary Pickford Foundation), die Bibliothèque des Arts décoratifs, Gabriel Bauret, Renate Benecke (AKG Photo), Alain Bernard (La Pac), Susan Bernard (Bernard of Hollywood), Anne-Catherine Biderman und Frédéric Doat (Mission du patrimoine photographique), Marie-Christine Biebuyck (Magnum), Bifi, Jacques Borgé, The Bridgeman Art Library, Pierre-Yves Butzbach (Télimage), la Caisse nationale des monuments historiques, Sophie Cantiniau (Lighthouse Artists Management), Cat, Nicole Chamson (Adagp), Jean-Loup Charmet, Nakiah Cherry, City, Condé Nast Publications Inc., Pierre Cosar, Fiona Cowan (Hamilton Photographers Limited), Sue Daly (Sotheby's), die Danziger Gallery, Corinne Decelle, Deitch Projects, Laure Deren (*Marie Claire*), Eidos, Elite, *Elle*, das Musée de l'Élysée in Lausanne, *Esquire*, Amy Fisher, Éditions FMR, Ford, Thierry Freiberg (Sygma), Florence Frutoso, Gamma, die Gilbert Paper Company Collection, Giraudon, die Barbara Gladstone Gallery, *Glamour*, Peter L. Gould (Images Pictures Inc.), *Harper's Bazaar*, Hélène (Marilyn Agency), Michael Houlette (Association des amis de Jacques-Henri Lartigue), Hulton Getty/Fotogram - Stone Images, Pierre Husson (PPCM), Huw (Art Partner), IMG, Anne de Jouvenel, Soffie Kage (Archives of Milton Greene), Serge Kakou, Keystone, Marc Kriendler Nelson, Derrick Lacey (Creative Exchange), Françoise de Lapparent, *Madame Figaro*, Candice Marks (Art Partner), *Marie Claire*, Laurence Mattet (Musée Barbier-Mueller), Metro Pictures, Sandrine Michard, die Photothèque des Musées de la Ville de Paris, Franck Nasso (Leyla Basakinci), die National Portrait Gallery/London, Sylvie Nissen, Karina Pollock, Prestige und Sammlungen, Deanna Raso (amerikanische *Vogue*), Diana Reeve (The Andy Warhol Foundation), Hassan Rizk, die Photothek der Réunion des Musées Nationaux, Roger-Viollet, Marina Rossi (*Vogue* Italien), Rue des Archives, Marie-Paule Sapijanskas (*Votre Beauté*), Shen She (CFPA), Stacy (Le Book New York), Michael Stier (amerikanische *Vogue*), Kharbine Tapabor, *Top Model*, André Tubeuf, *Vanity Fair*, Herr Vigoureux (Bibliothéque nationale de France), Virgin, Viva, *Vogue*, *Votre Beauté*, Linda Wells (*Allure*) und Marisa Zanatta (Industria Produzioni).

DANK DER AUTOREN

Catherine Jazdzewski dankt Olivier Echaudemaison und Peter Knapp.

Françoise Mohrt dankt Martine Paillard, Masha Magaloff, Terry by Terry, Béatrice Braun, Dominique Moncourtois und Michel Mohrt.

Fabienne Rousso dankt Annie Barbera (Bibliothek, Musée Galliera, Paris) und Josyane Sartre, Konservatorin, sowie Lysiane Allinieu, Bibliothekarin (Bibliothèque des Arts décoratifs, Paris).

Dorothy Schefer Faux dankt Heather Keller.

Francine Vormese dankt Françoise Dautresme, Esther Kamatari, Shi Kaï de Baecque und Song, sowie Abderrazzak Benchâabane und Apollinaire Yengayenge.

Zum Photonachweis: Für Abbildungen, die nicht erwähnt sind, konnten trotz Bemühungen keine Quellen ermittelt werden. Wir bitten, gegebenenfalls entsprechende Angaben dem Verlag zur Kenntnis zu geben, damit sie in weiteren Auflagen berücksichtigt werden können.